Manuel de graphologie

CHEZ LE MÊME ÉDITEUR :

LE TRAIT EN GRAPHOLOGIE, indice constitutionnel, par F. LEFEBURE et C. VAN DEN BROEK D'OBRENAN. 1986, 224 pages.

ABRÉGÉ DE PSYCHOLOGIE, par J. DELAY et P. PICHOT. *Collection Abrégés de Médecine*. 1984, 3e édition (5e tirage), 496 pages, 41 figures, 8 tableaux.

PSYCHOLOGIE MÉDICALE, par Ph. JEAMMET, M. RAYNAUD et S. CONSOLI. Préface de H. FLAVIGNY. *Collection Abrégés de Médecine*. 1980, 368 pages.

TRAITÉ DU PSYCHODIAGNOSTIC DE RORSCHACH, par E. BOHM. Traduit de l'allemand par M. WERNERT. 1985, 560 pages, 10 planches en couleurs.

DÉVELOPPEMENT AFFECTIF ET INTELLECTUEL DE L'ENFANT, sous la direction de B. GOLSE. *Collection Médecine et Psychothérapie*. 1985, 304 pages, 3 figures.

LE STRESS PERMANENT, par P. LOO et H. LOO. *Collection Médecine et Psychothérapie*. 1986, 128 pages, 7 figures.

Manuel de graphologie

par

Jacqueline PEUGEOT
Arlette LOMBARD
Madeleine de NOBLENS

2e tirage

MASSON
Paris New York Barcelone Milan
Mexico São Paulo
1987

ISBN : 2-225-80901-1

MASSON S.A.	120, Bd Saint-Germain, 75280 Paris Cedex 06
MASSON S.A.	Balmes 151, 08008 Barcelona
MASSON ITALIA EDITORI S.p.A.	Via Giovanni Pascoli 55, 20133 Milano
MASSON EDITORES	Dakota 383, Colonia Napoles, 03810 Mexico DF
EDITORA MASSON DO BRASIL Ltda	Rua Borges Lagoa 1044 CEP/04038 São Paulo

TABLE DES MATIÈRES

Introduction

L'écriture, spécifique à l'être humain, outil personnel et acte social, remplit plusieurs fonctions : elle est nécessaire à l'acquisition des connaissances et à leur transmission ; elle permet souvent une élaboration de la pensée plus approfondie que le langage oral, enfin, elle remplit un rôle de communication, au sens général du terme.

Elle est elle-même synthèse d'un langage sous-tendu par la pensée et d'un geste graphique, activité psychomotrice très fine, dirigée par le cerveau et ayant pour but de reproduire un ensemble de signes codés, traducteur de ce langage.

Dans nos civilisations évoluées actuelles, avec l'école obligatoire, elle tend à devenir pour tous les hommes, comme l'a écrit Marcel Cohen (1) « une sorte de fonction individuelle, à l'instar du langage dont elle est le doublement visible », et par là même expressive, comme la voix, la démarche ... et sans doute de façon plus profonde, étant donné tout ce qu'elle met en jeu[1]*.*

La graphologie est fondée sur l'expression de l'écriture, trace codée, qui a l'avantage de pouvoir être étudiée en dehors de la présence des scripteurs.

Parce que l'écriture est automatisée seulement au bout de longues années d'apprentissage et de pratique, on a cru pendant longtemps que les études graphologiques ne pouvaient se faire que sur des écritures débarrassées des difficultés graphomotrices. Cette opinion a dû être révisée, des travaux récents, tant en France qu'à l'étranger, ayant prouvé que, dès l'enfance, l'approche graphologique était possible, bien qu'à un moindre degré, et qu'elle avait en plus le mérite d'aider à la compréhension des écritures d'adultes. Pour cette dernière raison, le lecteur trouvera souvent dans ce livre des retours à l'origine et à la génétique de la scription.

La graphologie peut aussi être utilisée dans d'autres domaines : historique, par le fait qu'il y a des styles d'écritures correspondant à des époques ; national, car les tracés à la main sont susceptibles de porter en partie la marque de caractères collectifs, et cela de façon plus ou moins accentuée, les pays latins et en particulier la France en étant le moins imprégnés.

---

1. Il est à noter que d'après les neurologues, et en se référant à la pathologie, l'écriture serait en rapport avec plusieurs ordres d'activité cérébrale : par le lobe temporal, elle serait liée au langage parlé, par les circonvolutions pariétales, elle serait liée aux activités gestuelles de formulation symbolique (2).

Les aspects culturels, historiques, nationaux de l'écriture ne seront pas traités dans ce manuel.

La graphologie est une science humaine et une science de l'homme.

En tant que science humaine, elle se différencie des sciences exactes, ce qui ne veut pas dire qu'elle n'est pas « vraie », ni fondée sur la seule intuition au sens péjoratif du terme ; la véritable intuition, dans son sens noble, étant présente dans toutes les sciences.

La graphologie, en effet, est une science originale, qui a sa méthode propre, s'appuyant sur une technique d'observation rigoureuse et des interprétations à base de raisonnements analogiques fondés sur l'expressivité directe du geste graphique et le symbolisme archétypique des formes et de l'espace que l'on retrouve dans toutes les civilisations[2].

La graphologie est aussi une science de l'homme. Elle nécessite une connaissance approfondie de l'être humain, et, de la part du graphologue, une maturité qui lui permette à la fois de comprendre l'autre et de porter des jugements objectifs.

Le lecteur ne trouvera pas dans ce livre de théorie caractérologique, éthique ou philosophique, comme il peut en rencontrer dans les œuvres des pionniers, notamment. Nous avons fait nôtres en effet tous les acquis de la psychologie de ces dernières décennies, en particulier ceux dus à la psychologie des profondeurs, tout en évitant d'employer des termes psychanalytiques, que le graphologue n'a pas à utiliser pour rédiger ses analyses.

Notre optique a été de rester constamment proches de l'écriture en tant que geste graphique intriqué étroitement à la personnalité par les lois de la psychomotricité, et nous n'avons pas utilisé de typologies particulières, chaque écriture nous dictant par elle-même ses propres synthèses.

Nous n'avons pas abordé dans cet ouvrage le domaine très particulier des maladies mentales caractérisées.

Le livre se divise en deux parties : dans la première partie, qui propose les bases de l'étude graphologique, nous avons conservé les espèces françaises, riches et nuancées, en les classant dans des genres qui se rapprochent de ceux de Crépieux-Jamin, mais avec des variantes, une espèce participant souvent de plusieurs genres, et notre choix différant parfois de celui de Crépieux-Jamin.

Dans la deuxième partie, nous avons abordé les grandes synthèses, la méthodologie et terminé par un chapitre sur l'écriture de la main gauche des gauchers, en proposant un essai de réflexion générale, cette question ayant fait, surtout jusqu'à présent, l'objet d'observations partielles.

---

2. Le lecteur trouvera dans l'Appendice I une planche du symbolisme de l'Espace, schématique, mais indiquant l'essentiel, avec quelques commentaires.

Enfin dans l'Appendice II, nous avons relaté une étude statistique faite par les auteurs sur des signatures, indiquant par là aux étudiants, une des voies à suivre.

Science de l'expression, la graphologie n'est pas fondée sur des observations statistiques, mais les recherches sont nécessaires pour valider, confirmer les interprétations classiques, quelquefois les infirmer, y apporter des correctifs ou de la prudence, éliminer les idées préconçues, donner des repères et susciter aussi des hypothèses nouvelles : c'est le propre des recherches, et ce en quoi elles sont nécessaires au progrès de toute science.

Jacqueline PEUGEOT
Présidente de la Société
Française de Graphologie

Remarque

Il existe à l'heure actuelle des échelles graphométriques, à base d'évaluation chiffrée ou de mesures très précises des caractéristiques graphiques, étalonnées par rapport à des groupes de références normalisés, et validées statistiquement.

Ce genre d'approche peut se développer dans l'avenir de façon positive à condition toutefois que les résultats en soient garantis par le sérieux et la compétence de leurs auteurs.

Une aide pourra être apportée aux graphologues, comme les analyses de laboratoire aux médecins.

Mais l'utilisation de ces échelles n'est pas sans danger. Elle requiert, pour l'être à bon escient, des connaissances de graphologie approfondies ; c'est la finalité essentielle et indispensable de ce manuel.

Avant-Propos
le gribouillis

Il nous a paru intéressant, en avant-propos, d'évoquer les gribouillis des tout-petits, activité permise par le contexte social, mais néanmoins presque instinctive.

Très tôt en effet, vers 1 an, la main, organe très différencié, rend possible la tenue du crayon. A 18 mois environ, la tentation de tracer des signes sur un papier est susceptible de se déclencher chez le petit enfant pour peu qu'il soit placé dans des conditions adéquates, c'est-à-dire s'il a des crayons à portée de main, un adulte qui le sollicite, un frère ou une sœur qu'il a envie d'imiter [1].

Tout de suite, celui qui l'observe comprend qu'il ne s'agit pas d'un jeu ordinaire. L'acceptation enthousiaste de l'enfant, ses hésitations ou son rejet laissent à penser qu'il pressent, lui aussi, que cet acte n'est pas neutre. Comme l'avait noté Marthe Bernson [5], l'enfant est comme fasciné à la fois par l'espace limité du papier et par son mouvement qui, en laissant une trace, lui donne une preuve tangible de lui-même. Émerveillé et aussi déçu, car il n'obtient jamais ce qu'il croyait pouvoir obtenir. Et cette distance entre ce qu'il est et ce qu'il croyait être est déjà l'amorce de son désir de progression.

Pour la première fois, peut-être, son geste laisse une trace visible et, suivant la facilité qu'il a à l'exécuter, suivant le résultat obtenu, il en ressent joie ou dépit ; il propose son gribouillis à l'admiration de l'adulte ou le rature violemment ou le jette ; ce qui prime et ce qu'il exprime, dans ce gribouillis, c'est lui-même.

L'observation des gribouillis revêt un intérêt majeur pour le graphologue[2] parce qu'elle permet de voir naître le geste scripturaire : point lancé le plus souvent, puis tracé, dont l'appui ou la légèreté, le fractionnement ou la continuité, les différences d'amplitude, l'aspect courbe ou linéaire, la position dans l'espace graphique, l'allure générale enfin, contiennent en germe tout ce qui fait l'expressivité de l'écriture.

Le graphologue appréciera aussi combien ce geste a valeur de communication par la relation particulière qu'il suscite dans l'entourage. L'attitude de l'adulte n'est pas la même que celle qu'il aurait face à un autre type d'activité. Dès le départ, un clivage s'opère entre ceux qui considèrent le gribouillis comme « rien » (et alors pourquoi l'enfant continuerait-il ?) et ceux qui stimulent l'enfant en appréciant une production où son intelligence et ses capacités motrices trouvent leur utilisation.

S'il est nécessaire d'observer les gribouillis avec la plus grande prudence car la mobilité de l'enfant est extrême et s'il est nécessaire de le voir les exécuter car il serait malaisé de retrouver après coup dans quel sens il s'y est pris, on

1. L. Lurçat a étudié de façon très objective et sans interprétation les étapes du gribouillis des jeunes enfants à partir de 18 mois jusqu'à l'âge scolaire [3, 4].

2. A. Lombard a étudié, pour leur rapport avec le geste scripturaire, environ 400 gribouillis d'enfants de 18 à 24 mois suivis régulièrement de janvier à juillet 1968, à la crèche du personnel de l'hôpital Beaujon à Paris [6].

s'aperçoit qu'un certain type de tracé finit par se répéter et devenir représentatif d'un enfant précis. Cela se vérifie tout à fait si l'on dispose de longues séries de gribouillis numérotés.

Bien qu'ils aient une valeur en tant que partie intégrante d'une série, plus que pris isolément, nous montrerons quelques exemples émanant d'enfants ne parlant pas encore et qui nous apparaissent suffisamment représentatifs de leurs auteurs [3,4].

a

a) **Fille, 20 mois.** Gribouillis non centré, sans densité réelle mais en expansion dans la feuille dont il dépasse les limites, fait coutumier chez ce sujet. Par ailleurs, le tracé est habile ; l'appui est inégal et se fait surtout sur le geste d'extension, c'est-à-dire à l'inverse de la norme, s'apparentant par là à la pression déplacée (se reporter au chapitre 1) avec les significations de déplacement d'énergie, parfois sur un mode d'opposition, qu'elle introduit.

Abandonnée par sa mère à la naissance et en instance d'adoption, cette petite fille était très choyée dans sa famille d'accueil ; elle faisait preuve, cependant, de conduites de séduction et d'opposition, visant à monopoliser l'attention de l'adulte.

3. Nous nous limitons volontairement aux tout premiers gribouillis, notre but n'étant pas d'être exhaustifs dans ce domaine. Le lecteur intéressé par le développement ultérieur des gribouillis pendant la période pré-scolaire pourra se reporter au livre précité de L. Lurçat [3].

4. Les flèches qui figurent à droite des graphismes indiquent la direction vers le bas.

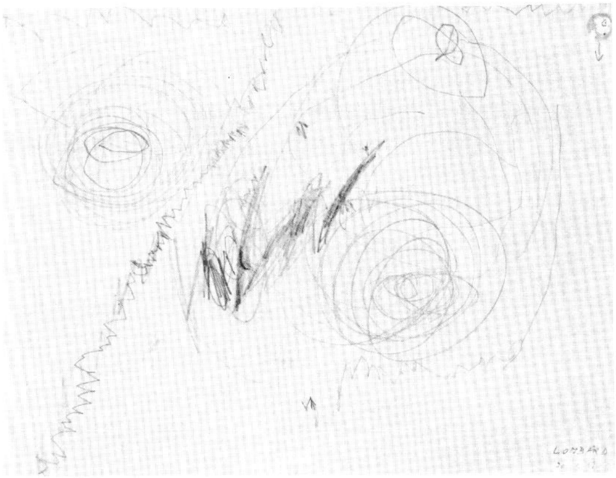

b

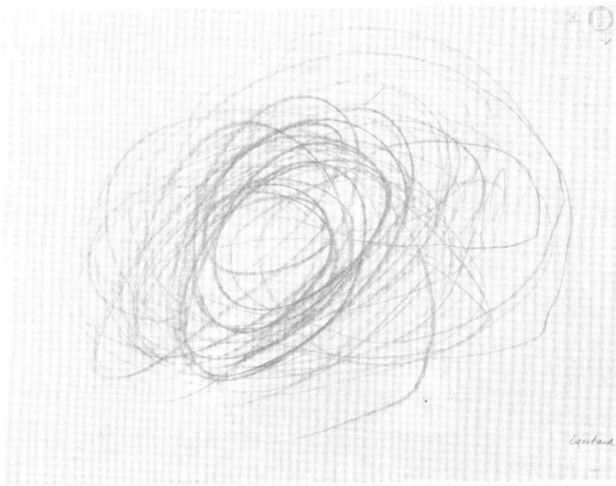

c

b et c) **Garçons 19 et 24 mois.** Gribouillis comportant des phases multiples et différentes. Le premier tracé a été cette ligne brisée exécutée en remontant, geste de concentration et d'effort, reflétant l'inhibition, la difficulté à sortir de soi. Puis, production de deux tracés concentriques plus légers situés de part et d'autre du premier tracé sans le recouvrir et qui respectent la limite de la feuille. Les gestes concentriques ont été exécutés d'un trait comportant peu de cabossages, mais léger et poreux. Ces travaux d'approche permettent à l'enfant des tracés linéaires en va-et-vient, appuyés, lancés, rapides, d'une expansion toute relative, qu'il ne se serait pas autorisés ou qu'il n'aurait pu exécuter en premier geste.

Sujet timide, sérieux, attentif, respectueux des consignes, pour lequel le soutien affectif était primordial. Un frère de six ans plus âgé.

Cinq mois plus tard, maturité du geste, maîtrise de l'espace, confiance en soi suffisante pour introduire un geste libre, avec ce qu'il faut de tonicité pour rester ferme et conduit. Geste continu, sans levée de plume, donc suffisamment souple et assuré pour n'avoir pas comporté d'interruptions ou de cabossages. Utilisation de la couleur, longtemps refusée par cet enfant.

C'est un de ses derniers gribouillis : les premières tentatives de bonhomme l'en ayant définitivement séparé.

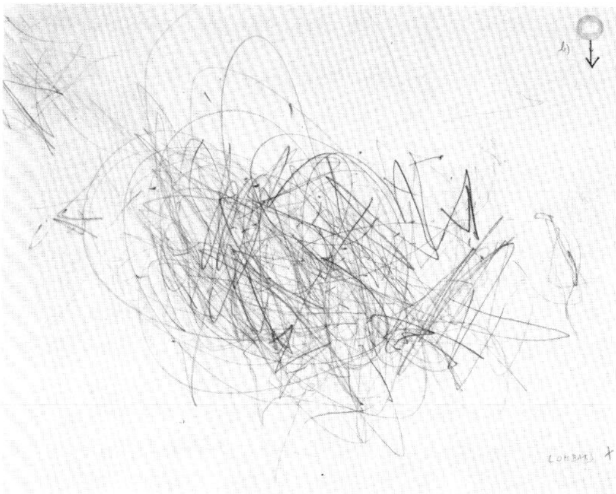

d

d) **Garçon, 21 mois.** Gribouillis violent et dense, centré dans la page, nombreux points lancés. Le tracé, d'abord concentrique et assez léger, a été rapidement recouvert d'un trait noir, net, vif, très appuyé, complexe et vivant dans son mouvement de va-et-vient. Tracé rageur qui traduit bien l'impact de ce jeune caïd bagarreur et impérieux.

Dès l'apparition du langage en effet, l'enfant va s'attacher à vouloir faire acte de représentation. Le gribouillis sera intitulé maison, chien, avion, maman, ou tout cela successivement. Parallèlement à la maturation du geste graphique et à sa pratique, l'intelligence de l'enfant, son besoin de différenciation comme son besoin de communication, à travers un langage commun oral et écrit, l'amèneront rapidement à dépasser le stade des premiers gribouillis et à commencer des simulacres d'écriture.

PREMIÈRE PARTIE

les bases : l'écriture en tant que matériau graphique de l'étude de la personnalité

1

le trait

pression selon Crépieux-Jamin

Le terme de pression, ou celui plus moderne de trait, que les graphologues utilisent plus volontiers depuis Hegar [7], ont chacun leur ambiguïté. La pression évoque la force exercée sur le papier à l'aide de l'instrument graphique pour écrire (la scription n'est possible qu'avec une tonicité suffisante) mais par ce terme, Crépieux-Jamin désigne aussi bien les modalités de cette pression, c'est-à-dire l'appui, que les qualités de la trace laissée sur le papier[1].

Le terme de trait, par ailleurs, évoque plutôt les qualités intrinsèques de la coulée d'encre : pâteux, net, etc.

A l'éventail des caractéristiques définies par ces deux termes, s'ajoutent encore des notions générales de tension, en rapport avec l'ensemble du déroulement graphique.

Il nous semble souhaitable, pour une terminologie unifiée en France et avec l'étranger, d'employer le terme de trait, plus neutre que celui de pression et pouvant englober toutes les caractéristiques du résultat de l'acte graphique, quand il est produit à l'aide d'un instrument encré, et de garder celui de pression, si on le désire, comme synonyme d'appui.

Dans l'observation du trait[2], explicitée un peu plus loin, nous considérerons donc :

1) *les espèces concernant l'appui* (pression au sens strict et réduit),
2) *les espèces concernant la qualité du trait* (dans l'examen du trait, on peut distinguer l'intérieur et les bords quand l'instrument graphique le permet),

---

1. Nous avions pensé commencer ce manuel par la Forme, but de l'écriture, mais avons finalement opté pour le trait, plus primitif, plus personnel, et élément constitutif de l'écriture.

2. **Trait**, *fig.* : ligne qu'on trace avec la plume . Écriture. (*Littré*). **Tracé**, *fig.* : écrit, mis sur le papier. Trait. (*Littré*). Bien que « trait » et « tracé » soient synonymes, à la suite surtout de l'importance donnée par Hegar au terme de « trait », les graphologues ont pris l'habitude de distinguer le trait, objet d'observation spécifique de la coulée d'encre, du tracé, signifiant d'une caractéristique plus générale de l'écriture.

3) *les espèces et les composantes concernant la tension du trait,* synthèse du mouvement et de l'appui dans la conduite du trait,
4) dans une quatrième partie (en fin de chapitre) nous parlerons de *la tenue et du choix de l'instrument graphique.*

La calligraphie d'autrefois, à l'époque des plumes, prescrivait une différenciation entre les pleins et les déliés qui n'est plus guère enseignée (mais le sera peut-être, à nouveau, dans l'avenir[3]) et se trouve atténuée par les instruments graphiques modernes, notamment le feutre. Cette différenciation qui crée un rythme, correspond au fait qu'il est plus facile, et donc dans la norme, d'appuyer sur le mouvement de flexion (descente du geste, adduction, plein) que sur le mouvement d'extension (montée du geste, abduction, délié). Cela dit, l'observation génétique des écritures d'enfants montre, à quel point, cette pression au sens large, est très tôt éminemment personnelle, dégagée des difficultés motrices de l'apprentissage répertoriées statistiquement [8][4], intriquée avec l'évolution de l'enfant dans son individualité. (Dans certains cas, la pression de l'enfant peut changer de façon très significative à de brefs intervalles de temps, traduisant des modifications dans la tonicité de l'enfant et dans son comportement[5].

Il en est de même pour l'adulte où le trait, en rapport tellement étroit avec le scripteur qu'il a pu donner à Hegar l'idée de l'assimiler à un réflexe, est un matériau de base où se rejoignent à la fois un élément de stabilité, image de l'identité profonde du scripteur, et des changements, exprimant de façon très directe, dans le temps, l'histoire du scripteur, ses moments de dynamisme, de santé physique et psychique, ainsi que les difficultés qu'il peut rencontrer, affectives ou organiques. Le trait ne permet pas de faire un diagnostic médical précis, mais c'est lui qu'on étudie électivement dans les observations d'écritures faites en collaboration avec les médecins. Le trait, pour ne citer que cet exemple, s'altère en cas de dépression [10].

Enfin, le trait laisse sur le papier, espace graphique symbolisant au sens large le monde extérieur, une empreinte très révélatrice de l'attitude du scripteur vis-à-vis des autres et de la réalité, de sa façon personnelle d'agir, de réagir et de communiquer.

En dehors de l'appui et de toutes les particularités afférentes au déroulement du geste graphique, le trait est aussi facteur :
- du papier sur lequel vient se tracer l'écriture,
- de l'instrument graphique utilisé et de sa tenue.

Il y a peu à parler de la nature du papier, la qualité actuelle de ce matériau étant suffisante pour ne pas créer d'incidence importante sur la qualité du trait. Néanmoins, il ne faut pas négliger la possibilité de notes prises, par hasard, sur un papier poreux donnant un trait « baveux » ; cela fait partie des limites de validité de la graphologie, de la prudence du graphologue et de la nécessité d'avoir plusieurs documents, ou un document valable. Le choix même d'un papier à lettre peut être une indication s'il est très marquant, c'est une donnée immédiate offerte au graphologue : le papier à surface très lisse, presque glacé, exprime le désir que le geste glisse à l'opposé du papier épais, presque rugueux qui résiste.

---

3. Projet de l'Éducation nationale : rechercher un instrument graphique pour un renouveau de l'enseignement de l'écriture, 1986.
4. Il s'agit des items de l'Échelle Enfant.
5. L'activité graphomotrice est en relation directe avec l'activité musculaire tonique et l'on sait combien la tonicité est en rapport avec le caractère [9].

La couleur de l'encre elle-même peut donner des renseignements, lorsqu'elle est le résultat d'un choix systématique. Les deux couleurs les plus utilisées sont le noir et le bleu ; le noir réputé plus viril, est, dans ses excès, plus triste que le bleu, qui est chaleureux. Le vert est fréquemment et momentanément utilisé par les adolescents ; plus tard il est la marque d'une recherche, assez contestable, d'originalité et de jeunesse. Le rouge, couleur de la passion, de l'excitation, est rarement utilisé régulièrement, ainsi que le violet, conforme aux anciennes traditions (il était la couleur de l'encre des écoliers d'autrefois), mais peu usité actuellement sauf avec les feutres.

Beaucoup plus important est l'instrument graphique utilisé et choisi, révélateur s'il n'est pas occasionnel, et la façon dont est tenu cet instrument. L'arrivée sur le marché d'instruments nouveaux, aussi largement utilisés que le stylo à encre, pose au graphologue des problèmes d'observation et d'appréciation. Nous avons jugé préférable de traiter d'abord dans ce chapitre toutes les espèces afférentes au trait avant de parler de cette question, la rendant ainsi moins abstraite et plus explicite.

Nous attirons aussi l'attention des lecteurs sur le fait que l'observation du trait nécessite le document original et, dans la plupart des cas, une loupe. La comparaison d'une photocopie avec l'original, peut faire apparaître, en caricature, les différenciations de l'appui, notamment les allègements.

Les interprétations proposées au début de ce livre font nécessairement appel à des espèces traitées dans les chapitres suivants du fait de la nécessité didactique de respecter un plan analytique. Dès le deuxième chapitre, le lecteur pourra commencer à mieux comprendre comment se créent les différentes associations d'espèces et leur signification conjointe. Nous conseillons aux étudiants de relire attentivement les premiers chapitres une fois terminée l'étude du manuel.

1. Espèces concernant l'appui (pression au sens strict)

APPUYÉE

Une écriture est APPUYÉE quand le scripteur accentue la pression sur le geste d'adduction, geste en flexion de haut en bas qui se prête à l'affirmation de soi. Son trait laisse une empreinte perceptible sur l'envers de la feuille, surtout avec un stylo à bille, signalant par là que le geste graphique s'inscrit fortement dans cette troisième dimension de l'écriture qu'est la profondeur. Avec une plume, surtout si elle est molle, le trait a tendance à s'élargir, les pointes à s'écarter si elle est fendue, sous l'effet d'un appui fort. Il est parfois difficile de distinguer ce type de trait du trait large, avec appui moyen ou faible, produit par une plume large (fausse pression) un peu analogue à l'effet donné par un feutre épais.

Quels qu'en soient l'origine, la qualité, l'usage fait, la pression appuyée est l'expression d'une force signifiant que le scripteur se sent appelé à faire front dans sa relation à l'autre et à la réalité. Les origines de cette attitude peuvent être très diverses : énergie vitale, affectivité exigeante, convictions fortes, recherche d'un pouvoir, tension intérieure.

Si l'écriture reste suffisamment élastique, elle émane d'un sujet actif qui investit d'autant plus son action qu'il y trouve une partie de sa justification. Ses prises de position résultent d'un choix, d'une décision en vue d'une action déterminée. L'obstacle est accepté comme faisant partie de la conduite. Il s'ensuit que l'engagement est grand, rendant parfois difficile une distance par rapport à soi-même comme par rapport aux autres.

Si l'élasticité du trait diminue, le tracé devient moins souple, rendant l'écriture moins vivante ; la pression forte va ralentir la progression en même temps que des éléments d'inhibition ou de raideur vont apparaître. Dans un premier temps, la force d'affirmation sera moins bien maîtrisée et utilisée d'où un risque d'autoritarisme, de témérité, d'entêtement, surtout s'il y a, par ailleurs, des jointoiements.

Si on note la présence d'un mouvement statique trahissant une inhibition, l'énergie ne se liquide pas. Le scripteur se crispe, s'enlise et n'utilise pas ses possibilités.

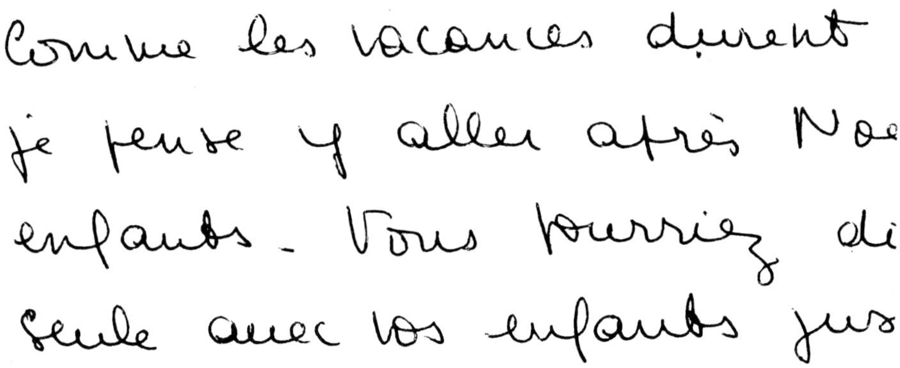
Comme les vacances durent
je pense y aller après Noë
enfants. Vous pourriez di
seule avec vos enfants jus

1

femme 30 ans

Écriture appuyée, nette, liée, jointoyée, arcades, guirlandes, angles, légèrement renversée, aérée. Affirmation, décision, combativité, stabilité dans la poursuite du but. Intelligence claire, lucide, efficace. Le mouvement reste contrôlé, l'intensité contenue dans l'appui, les convictions fortes n'empêchent pas la scriptrice d'être prudente et habile.

Comme beaucoup de composantes du graphisme, la modulation de la pression s'aménage progressivement. Il est fréquent que le jeune enfant appuie trop. Il le fait en fonction de son effort pour reproduire la forme demandée et, bien qu'il entraîne des blocages, l'appui fort paraît préférable à une trop grande légèreté génératrice d'une conduite aléatoire du trait.

Chez l'adolescent, il est rare de trouver une écriture appuyée dans un contexte souple ; c'est le raidissement et la résistance qui passent dans cette pression plus que la conviction authentique. L'affirmation se fait contre le monde extérieur plutôt qu'avec lui.

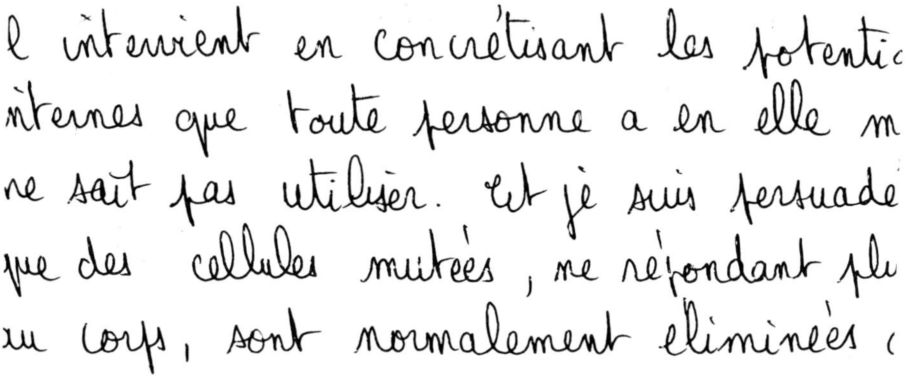

2

homme 25 ans

Écriture appuyée, nette, très liée, claire mais redressée, arcade anguleuse plutôt étrécie, mouvement contraint. L'élasticité est insuffisante, donc manque de souplesse dans le comportement de ce jeune adulte sérieux, consciencieux, organisé mais dont la communication se ressent de l'aspect défensif et un peu raide du tracé.

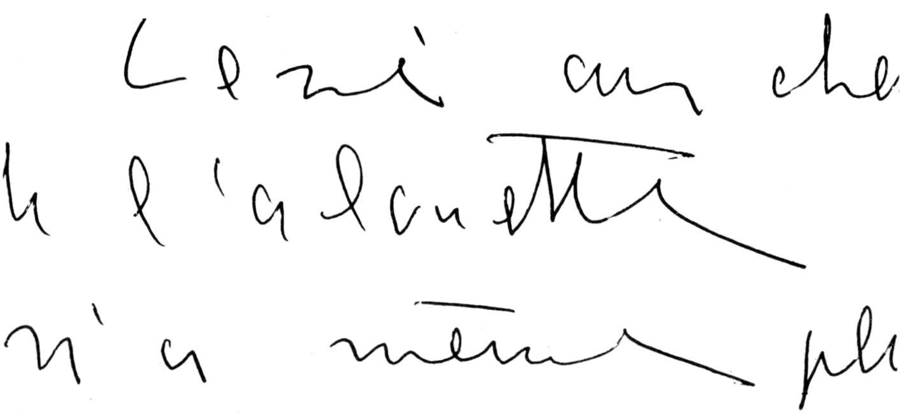

3

homme 40 ans

Écriture appuyée, nette, inharmonieuse, à grands mouvements, étalée, peu claire, formes abîmées, mauvais rythme de répartition. La progression est hâchée, très inégale. Personnalité forte et désir de puissance, mais peu de cohésion intérieure. La pression appuyée alliée au manque d'homogénéité risque de mettre dangereusement en évidence les contradictions du sujet.

LÉGÈRE

Dans l'écriture LÉGÈRE la pression sur le papier est faible, la plupart du temps il reste une légère différenciation entre les pleins et les déliés, qui, à l'extrême, peuvent disparaître, jusqu'à engendrer une anomalie consistant en l'allègement sur le plein. Le geste graphique s'inscrit peu en profondeur, montrant par là une attitude devant la vie fondamentalement différente de celle qu'introduit l'écriture appuyée. Dans un milieu graphique souple la légèreté accroît la vitesse.

Le potentiel d'énergie est parfois moins important, mais surtout, le désir d'affirmation est autre. Le scripteur se mobilise différemment, cherchant à réduire les antagonismes, préférant utiliser l'événement plutôt que d'agir sur lui. Il se sent moins appelé à intervenir parce qu'il préfère conserver diverses possibilités ou qu'il se sent moins assuré. De ce fait, il est prêt à revoir ses positions si l'interlocuteur prouve le bien-fondé des siennes. L'action est moins investie que chez le scripteur à écriture appuyée ; mais ses interventions peuvent être plus rapides et aussi efficaces bien que d'une efficacité différente.

On trouve ici moins de prise en charge et plus de disponibilité à l'événement imprévu, moins de force et plus de finesse.

L'écriture légère traduit la réceptivité, la délicatesse, l'hypersensibilité, la pudeur, une affirmation relative. Elle se prête à la mobilité intellectuelle et psychique. Elle est en relation avec l'intuition, les interrogations comme avec une activité promptement ajustée à la demande.

Mais il faut, pour qu'elle traduise les qualités précédentes, que la légèreté se place dans un contexte de souplesse ; car la pression légère traduit aussi tout le danger du manque de confiance en soi, de l'incertitude, de la difficulté à s'engager et souvent à poursuivre. C'est la propension à manquer de résistance et à se montrer vulnérable, impressionnable.

Au regard de la légèreté, la qualité du trait est primordiale[6] ; c'est elle qui conditionnera l'assurance et l'efficacité du sujet, son sens du réel aussi. L'allègement du trait peut être compensé par sa netteté ou accru par sa porosité.

La délicatesse devient alors faiblesse, l'attitude velléitaire ou l'excitabilité dominent. Il peut y avoir labilité émotionnelle et superficialité des relations avec l'autre.

Plus la souplesse du trait diminue, amenant un tracé mou ou raide, plus les formes se dissolvent ou s'abîment, plus on pourra craindre que la légèreté n'introduise des signes de faiblesse et de découragement.

Chez l'adolescent, l'écriture légère est fréquente [11] et correspond à la période d'attente et de transformations qu'il traverse.

Chez le sujet âgé, elle signale l'usure et la lassitude.

---

6. C'est peut-être ce qui explique que l'on trouve des écritures très légères chez des sportifs de haut niveau, dont les réserves vitales ne peuvent être mises en doute, mais dont la rapidité de jugement et d'appréciation sont indispensables.

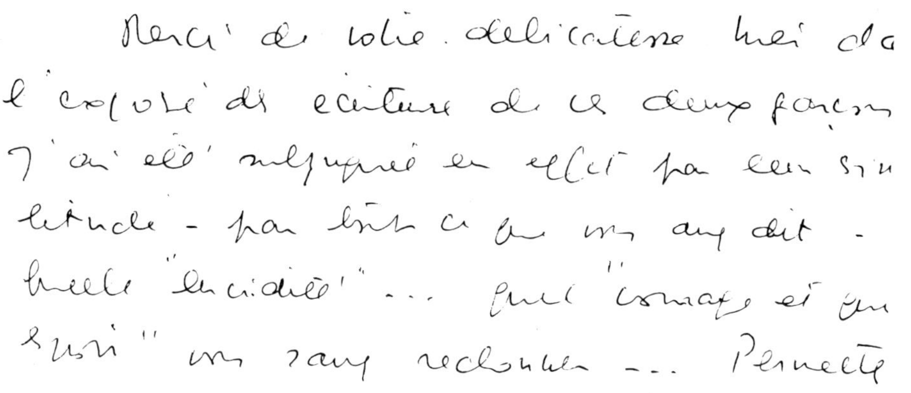

4

femme 42 ans

Petite écriture légère, sautillante, en relief, souple, rapide, rythmée, personnelle, progressive. Le geste graphique tout en nuances est au service d'une intelligence ouverte, enrichie par l'intuition et la sensibilité ; l'esprit vif, fin, agile, est prêt à rebondir sur une idée nouvelle. L'affirmation de soi privilégie l'intellect mais le trait net laisse prévoir l'efficacité et une certaine distance protectrice.

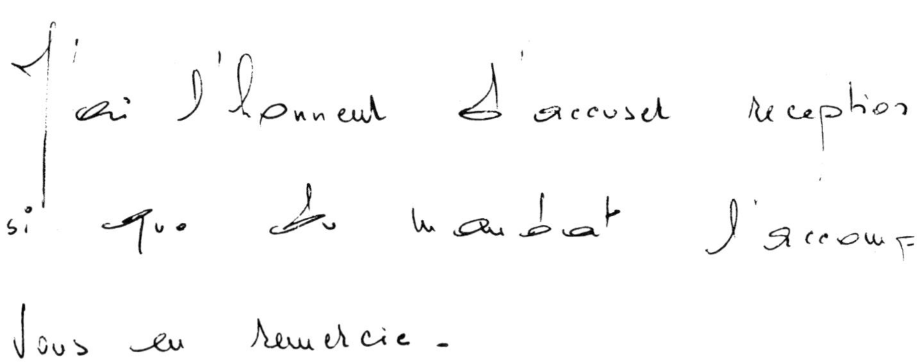

5

homme 45 ans

Écriture légère, allégée surtout sur les pleins, juxtaposée et légèrement trouée, étrécie et étalée, espacée, très fragile, monotone. Contradictions, entre les surélévations et les suspensions, les simplifications et les complications. Une difficulté d'affirmation est à redouter malgré l'ambition du sujet.

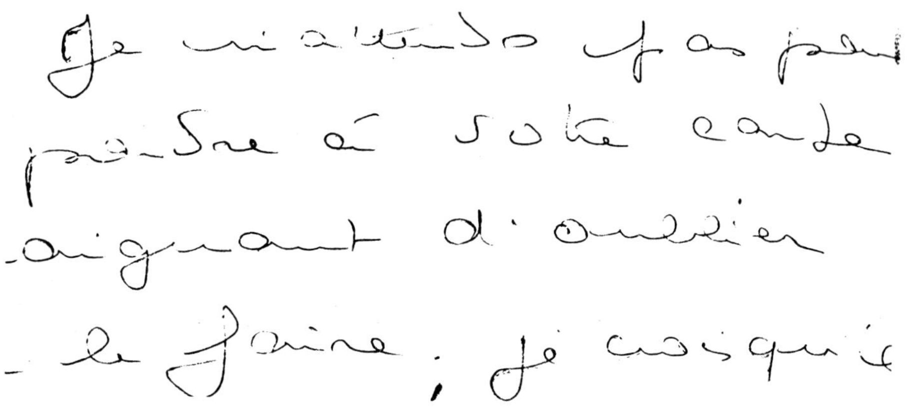

6

femme 40 ans

Écriture légère, à la fois filiforme et gonflée, étalée et sinistrogyre, imprécise, lâchée, trait mou et de mauvaise qualité. La progression du graphisme donne l'impression d'un glissement évoquant une personnalité insaisissable. Beaucoup d'irrationnel, de subjectivité, une conduite de dépendance chez ce sujet impressionnable.

EN RELIEF
PLATE

Dans l'écriture EN RELIEF, la différence de pression entre pleins et déliés n'est plus nuancée mais contrastée ; elle est le résultat d'un geste ferme à la pression très personnalisée. Le trait est particulièrement différencié, augmentant ainsi l'impression de relief et donc de volume du graphisme ; ceci quelle que soit l'épaisseur de l'écriture, mais surtout remarquable avec une écriture suffisamment nourrie.

Puisqu'il s'agit d'une différenciation de la pression mettant en relief par contraste les gestes de flexion et d'extension, l'écriture en relief signifie que les relations du scripteur, tant avec lui-même qu'avec le monde, sont vécues de façon personnelle et intensive ; sa façon de les exprimer stimule l'échange avec le milieu. Une forte individualité se dégage de cette écriture tonique.

Une écriture en relief qui demeure suffisamment harmonieuse réalise probablement le meilleur aménagement de la pression parce qu'elle implique à la fois force, modulation et personnalisation et qu'elle engendre à elle seule un rythme.

Toutefois, un relief trop accentué comporte le défaut de toute exagération, surtout si l'écriture est peu claire et heurtée. Parce que l'individualisme est trop impérieux, l'originalité peut engendrer un hermétisme, une communication réservée à une minorité. On peut paraître étrange en devenant trop différent [10].

Pour parvenir à ce trait en relief, il faut que le scripteur ait trouvé son identité propre, aussi on ne s'étonnera pas de ne le trouver qu'exceptionnellement à l'adolescence.

La dimension de la profondeur du relief a été particulièrement étudiée par Hegar dans la liaison dans l'espace comprenant l'arc dans l'espace qui fait alterner l'appui et l'allègement dans un geste continu. L'arc peut être concave, marquant l'accord entre perception sensible et réalisation, ou convexe, marquant par son allègement que la réalité est trop vivement ressentie [7].

L'écriture PLATE ne comporte pas de différence entre les pleins et les déliés quelle que soit l'épaisseur du trait. On la trouve, cependant, plutôt associée à la légèreté.

Ce manque de contraste aboutit à la production d'un trait uniforme qui est à l'inverse du trait d'échange contenu dans l'écriture en relief.

Le graphologue en déduira une passivité ou la défense d'un scripteur qui annule ses émotions pour ne pas donner prise sur lui.

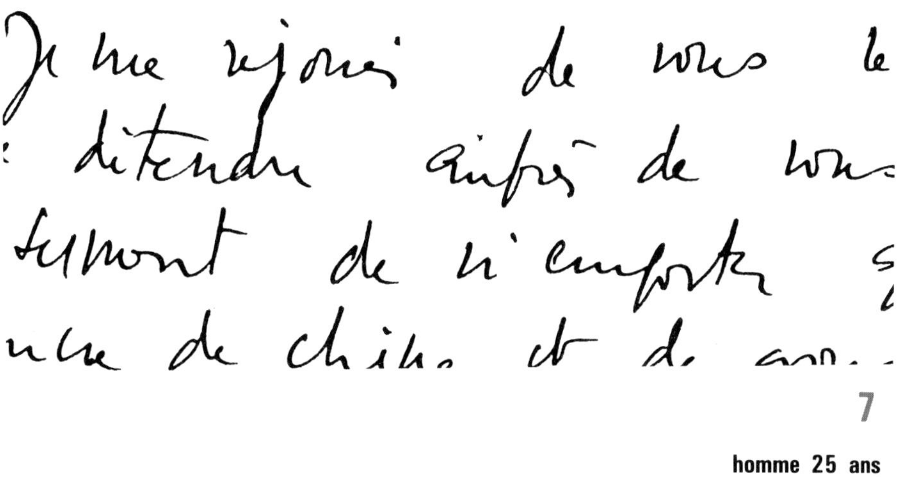

7

homme 25 ans

Écriture en relief, ferme et rythmée, personnelle, simplifiée, combinée, rapide. Beaucoup d'expressivité dans ce graphisme ; on note l'originalité tant dans la manière de vivre que sur le plan de l'intelligence. Le niveau d'intelligence a permis l'accès à une grande école scientifique, mais on devine que la personnalité est trop individualisée pour se satisfaire d'un cursus classique dans l'entreprise.

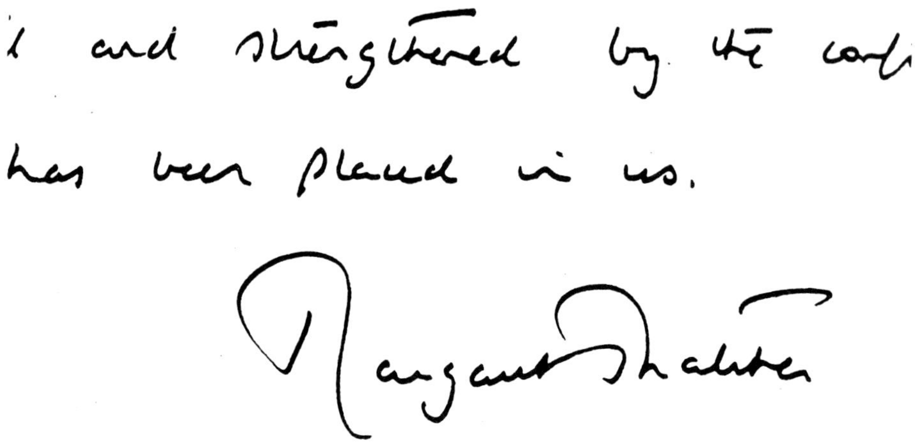

8

femme 55 ans

Arc dans l'espace et trait en relief dans cette écriture personnelle et rythmée, un peu espacée. Autorité sans sectarisme, habileté et originalité de ce Premier Ministre britannique. Intuition, imagination, liberté et conscience de ce qu'elle représente.

DÉPLACÉE

L'appui ne s'exerce pas naturellement selon l'axe vertical, axe normal d'affirmation, c'est-à-dire sur le plein de la lettre ; la pression est dite DÉPLACÉE ; elle se situe à d'autres endroits et, en particulier, sur les déliés ou, plus encore, sur les traits horizontaux. Or, renforcer le délié qui est un geste en extension vers l'extérieur et un geste normalement allégé, c'est opérer une résistance par rapport au milieu ; accroître la pression horizontalement sur la ligne de base revient à l'alourdir et freine singulièrement la translation du graphisme.

Quel que soit l'endroit où la pression se situe – cet endroit est signifiant en lui-même – il y a un phénomène de déplacement d'énergie coûteux pour le sujet puisqu'il est plus facile d'appuyer sur le mouvement descendant que sur le mouvement ascendant ou horizontal et qu'ici il fait le contraire. On peut considérer que le flux vital est faussement engagé et utilisé en forçage.

Le geste graphique est empreint d'une dominante de contrainte ; l'action comme la communication se feront dans certaines conditions ou seront étroitement canalisées. L'absence d'abandon, le refus de toute faiblesse attestent une force et un investissement important du scripteur dans ce qu'il fait mais aussi une tension intérieure dont les origines sont à rechercher.

Cette tension se traduira par d'autres signes que la pression déplacée : signes de raideur, rectilignité par exemple.

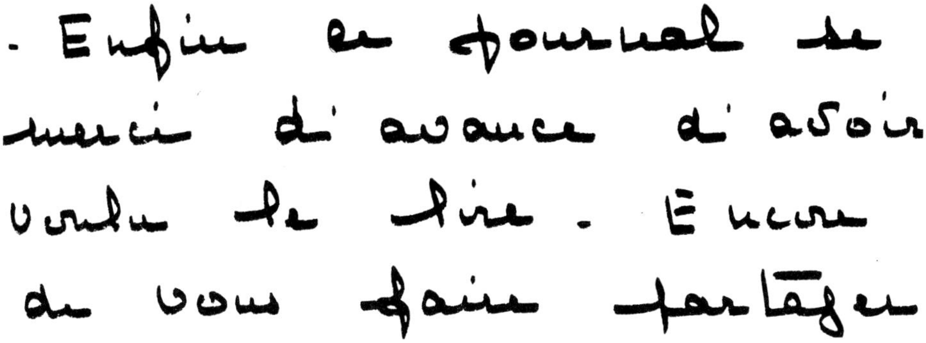

9

femme 45 ans

Pression fortement déplacée sur l'horizontale, engendrant une rectilignité et un étalement secondaire. Le déplacement est en relation avec l'intensité intérieure que la scriptrice s'efforce de contenir dans les limites d'une insertion sociale assez conventionnelle. Beaucoup de présence, le désir de réalisations concrètes, la poursuite têtue d'un objectif personnel. Il y a de l'énergie et du courage dans ce geste tendu. L'éthique sous-jacente est forte.

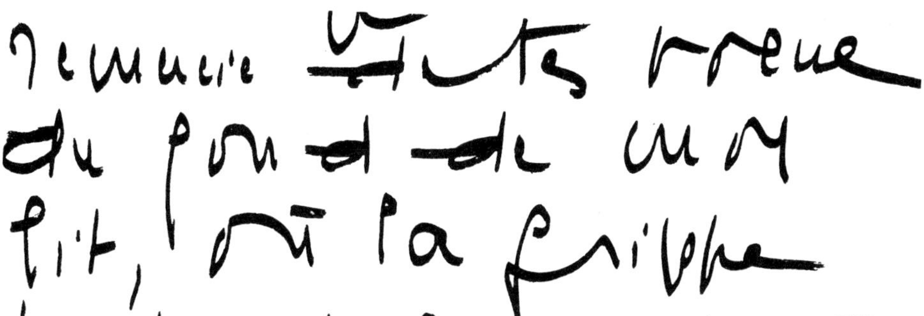

10

femme 35 ans

Écriture inharmonieuse, et pourtant du relief ; contradictoire par l'association étrécie-étalée, en liaison secondaire accentuée, finales suspendues, grossissantes, massuées, surélévations, jointoiements, discordances. La pression déplacée augmente les risques d'impulsivité, d'imprudence, d'autoritarisme.

On peut penser que le forçage résultant d'une pression déplacée est la conséquence d'un obstacle intérieur que le sujet s'efforce de dominer ; c'est une sorte de compensation active qui n'est pas dépourvue de courage. Le scripteur d'écriture à pression déplacée n'est pas neutre, son insistance à elle seule provoque et sollicite la prise en considération des efforts accomplis au nom d'une conscience morale ou sociale exigeante.

Mais, précisément, lorsque cette conscience morale est insuffisante, la force contenue dans la pression déplacée peut se manifester de façon anarchique ou agressive.

SPASMODIQUE

Il s'agit d'appuis contrastés faisant penser à des spasmes ; ils s'exercent de façon brusque, intermittente, à des endroits inattendus. On ne trouve pas ici l'alternance souple appui-allègement. L'écriture SPASMODIQUE engendre un tracé tendu, inégal et déroutant où l'arbitraire de l'appui s'ajoute à son renforcement ; les décharges du trait semblent se faire autant à l'encontre du sujet que du milieu.

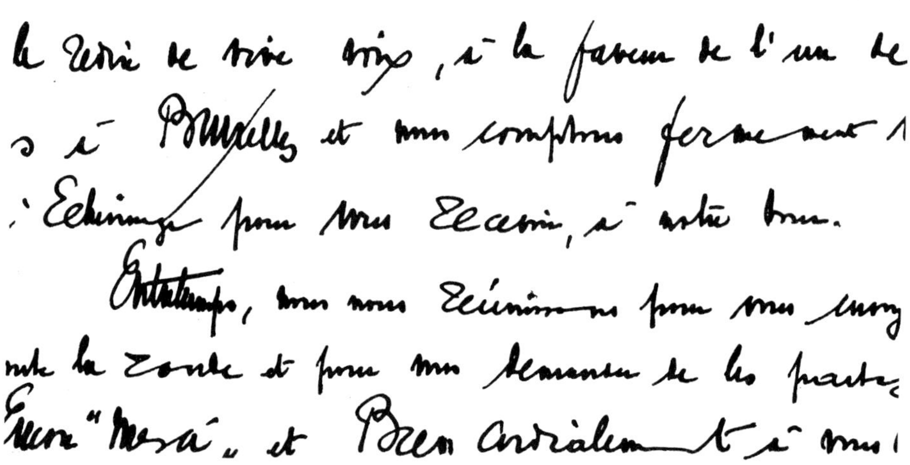

11

homme 50 ans

Écriture spasmodique, inharmonieuse, hétérogène (étrécie-étalée, gladiolée, grossissante). Personnalité arbitraire, déconcertante, crispée et captatrice, autoritaire (liée à hyperliée). Comportement imprévisible, compte tenu de la force mal maîtrisée qui émane de cette personnalité.

Dans cette difficulté à maîtriser la pression, on devine une forte impulsivité sous-jacente ; l'émotivité ou même l'agressivité peuvent faire irruption ; on note l'irritabilité, l'impatience qui rendent précaire l'insertion dans une équipe de travail.

Le graphologue recherchera les éléments de l'écriture susceptibles de corriger l'aspect un peu explosif du trait : l'ordonnance, par exemple, peut témoigner du possible contrôle de soi.

ACÉRÉE
MASSUÉE

L'écriture ACÉRÉE se manifeste par une décharge en pointe aiguë terminant la finale ; on trouve également des acérations dans certains signes libres : les barres de t par exemple. Elles portent principalement sur des traits orientés vers la droite et appuyés horizontalement, bien plus forts qu'une simple saccade. Mais, on peut trouver aussi des acérations dans toutes les directions, notamment vers la gauche et vers le bas. L'orientation de l'acération donne le renseignement à l'encontre de qui ou de quoi elle est dirigée.

Que ce soit dans la finale ou ailleurs, c'est un indice de libération de pulsion ou de tension sous forme d'impatience, de violence nerveuse si ce n'est d'agressivité. On sait que la finale, en concluant le mot, prépare la liaison avec le mot suivant ; la décharge placée sur elle n'introduit pas une relation complaisante à autrui ; le goût de la contradiction est proche, la confiance est refusée à l'autre.

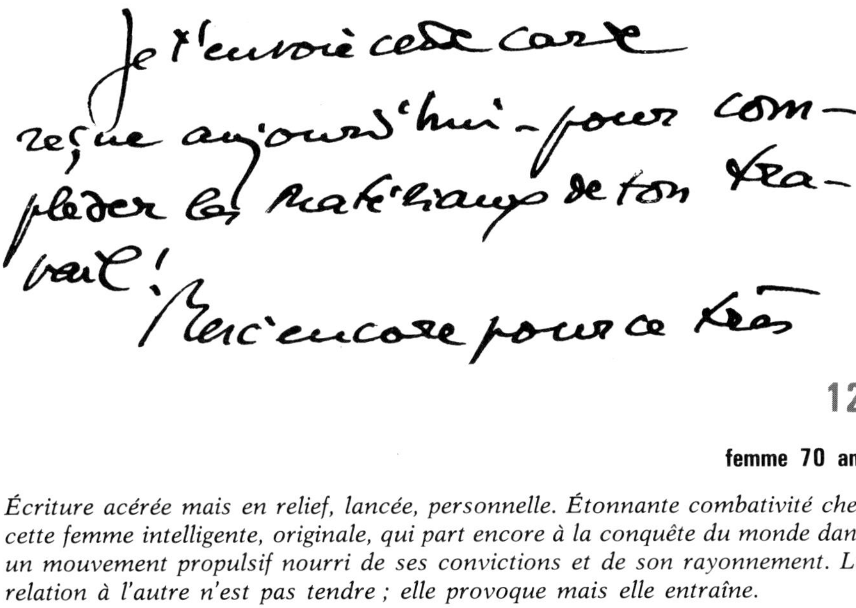

12

femme 70 ans

Écriture acérée mais en relief, lancée, personnelle. Étonnante combativité chez cette femme intelligente, originale, qui part encore à la conquête du monde dans un mouvement propulsif nourri de ses convictions et de son rayonnement. La relation à l'autre n'est pas tendre ; elle provoque mais elle entraîne.

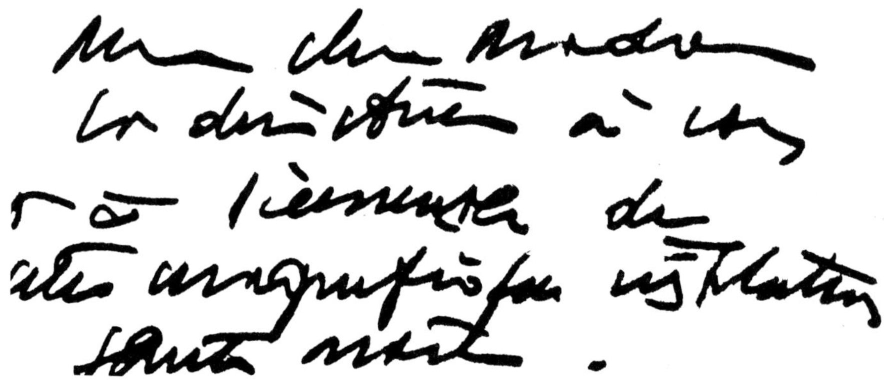

13

homme 60 ans

Écriture massuée, lancée, grande, personnelle, anguleuse, liée, peu claire, mouvement propulsif. Beaucoup d'impact dans ce graphisme combatif et impérieux. L'originalité, le besoin de puissance, les convictions entières auront dû être difficiles à contenir chez ce scripteur qui fût Président de l'Assemblée nationale. On remarque les massues dans les finales, sur les accents et les barres de t.

Les significations de l'écriture acérée vont varier en particulier en fonction de la vitesse et en fonction de la pression. Si l'attaque contenue dans un geste rapide est à mettre généralement au compte de l'impulsivité, elle sera plus inquiétante dans un contexte lent où l'on peut supposer une méchanceté réfléchie, une rancœur. D'autre part, le sens critique contenu dans l'écriture acérée peut être au service d'une intelligence percutante – fines acérations dans une écriture légère et rapide par exemple – mais plus le geste acéré est marqué et la pression appuyée, plus on risque des réactions intempestives de susceptibilité, une attitude vindicative ou méfiante.

Les acérations en fin de mot que l'on peut trouver dans des écritures d'enfant peu rapides attestent la maladresse d'un geste mal arrêté et ne sont pas forcément synonymes d'agressivité ; elles font partie des difficultés de contrôle du geste, ce que Crépieux-Jamin appelait des finales de détente.

L'écriture MASSUÉE est à base d'épaississement du trait, en finale surtout. A l'inverse de l'écriture acérée, elle dérive d'un geste de contrainte et de frein. Elle provient d'une tension née d'une impulsion ou d'une ardeur réprimée. Le geste s'écrase sur place en produisant une forme massuée qui alourdit le mot et n'introduit pas le mot suivant.

La fréquence et l'intensité des massues, comme aussi l'ordonnance et le rythme de répartition, permettent d'apprécier dans quelle mesure le sujet parvient à se contrôler.

L'écriture massuée traduit l'impétuosité, l'esprit batailleur d'une personnalité ardente et entière, aux convictions fortes, qui entend imposer son point de vue.

Comme tous les gestes excessifs, les massues tendent à imprimer une discordance à l'écriture. Tout ce qui compense cette discordance : rythme, espacements (c'était le cas de l'exemple précédent) ou tout ce qui l'accroît : monotonie, raideur, compacité, confusion, etc. doit être recherché avec attention.

FUSELÉE

L'écriture FUSELÉE naît d'une pression différenciée avec appui fort sur le milieu des pleins, hampes et jambages notamment, en forme de fuseaux. Elle existait surtout avec les plumes et l'enseignement calligraphique des pleins et des déliés. Elle constitue une anomalie de la pression, liée, semble-t-il, à la présence de décharges affectives ou sensuelles.

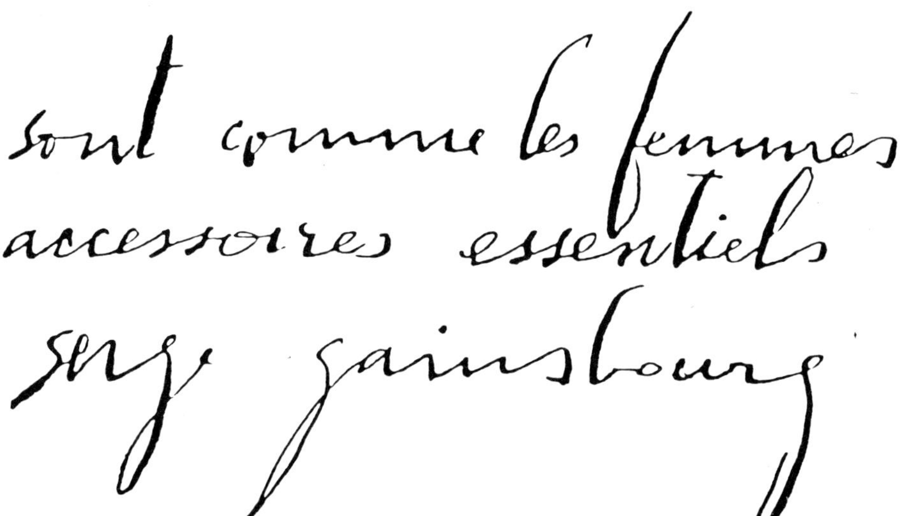

14

homme 50 ans

Tracé fulgurant, empreint de décharges brusques. Inharmonieux, anguleux, lié, prolongé. Écriture spectaculaire, au fuselage accentué. La personnalité du sujet s'impose au mépris de toute convention ; avec excès mais non sans un certain éclat.

EN SILLON

L'écriture EN SILLON est faite d'un trait qui s'enfonce dans le papier, c'est-à-dire à pression forte, et surtout constante, sur les pleins et les déliés ; il y a donc excès de pression sans différenciation. En conséquence, l'alternance rythmique n'est pas possible et la dépense d'énergie exagérée.

On en déduit que le scripteur exprime une force sans pouvoir se détendre ou prendre du recul ; l'affirmation et l'expansion sont poursuivies unilatéralement d'où d'inévitables excès.

Le trait en sillon est le contraire d'un trait d'échange qui, lui, est nuancé ; le scripteur se trouve fragilisé par cette tension permanente [12].

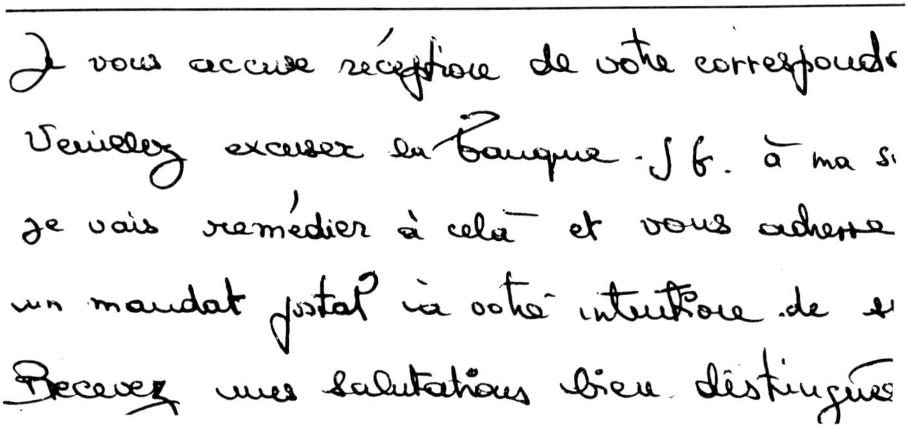
Je vous accuse réception de votre correspond
Veuillez excuser la Banque . S G. à ma s
je vais remédier à cela et vous adresse
un mandat postal à votre intention de s
Recevez mes salutations bien distingués

15

femme 35 ans

Écriture en sillon ; la tension intérieure accusée par ce trait enfoncé se retrouve dans les jointoiements, l'annelage, les signes libres, les finales.

2. Espèces concernant la qualité du trait

NETTE

L'écriture NETTE est faite d'un trait précis[7], homogène, aux bords bien délimités, qui demande une fermeté de geste.

Le trait net est celui du scripteur introverti[8] qui, ayant maîtrisé ses émotions, prend position de façon résolue, volontaire ; il exprime ainsi une distance par rapport au milieu et préserve son indépendance.

Il gagne en autonomie ce qu'il perd en réceptivité. C'est pourquoi l'on considère que la précision des bords du trait symbolise une sorte de protection pour le sujet ; on appelle d'ailleurs parfois les bords du trait net : bords défendus. Le scripteur, moins affectif et plus actif que celui à écriture pâteuse

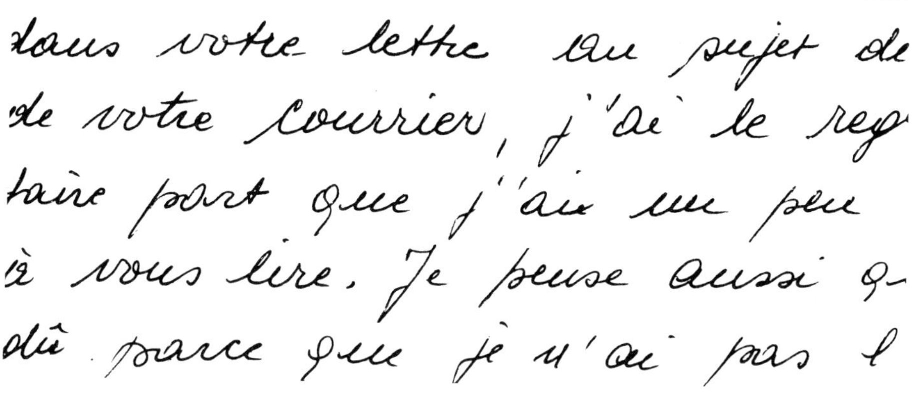

dans votre lettre au sujet de
de votre courrier, j'ai le reg
faire part que j'ai un peu
à vous lire. Je pense aussi q
dû parce que je n'ai pas l

16

femme 40 ans

Écriture nette, souple et ferme, aisée, aérée, en guirlande bien que proche de la calligraphie. Simplicité, sérieux, droiture, qualités d'organisation et de stabilité chez cette scriptrice qui n'a pas poursuivi d'études. La netteté traduit ici l'équilibre entre la lucidité et l'affectivité.

7. Nous reprenons la définition de Crépieux-Jamin, plus générale que celle de Hegar provenant de la tenue courte du stylo, comme il est signalé en fin de chapitre avec les remarques sur la tenue de l'instrument, et où le trait net s'oppose au trait pâteux par une attitude psychomotrice fondamentalement différente.

8. Le terme d'introversion est pris sous l'angle de l'attitude profonde au sens de Jung, plus que dans l'apparence. Cette association est due aux recherches de C. Bourreille [13].

est mieux armé pour résister aux influences ; aussi peut-on présager plus d'objectivité, de lucidité, de courage de ses opinions, plus de discipline.

L'attitude intérieure dont dérive la netteté privilégie l'intellect, la concentration, une sensibilité cérébrale, d'où moins d'états d'âme et plus de constance, mais aussi moins d'écoute et de présence chaleureuse.

La netteté est d'autant plus intéressante que le sujet a des responsabilités qui l'obligent à garder esprit critique et maîtrise de soi.

Mais il faut bien considérer que le trait net prend toute sa valeur s'il reste souple, car l'écueil de ce type de trait est un éventuel raidissement ; associé aux signes de fermeture qui tendent à isoler le scripteur, le trait net engendre intransigeance et froideur.

L'écriture nette, par le choix d'attitude qu'elle implique, n'est pas très fréquente à l'adolescence ; aussi valorisera-t-on sa présence quand on la trouvera dans un milieu graphique suffisamment souple [11].

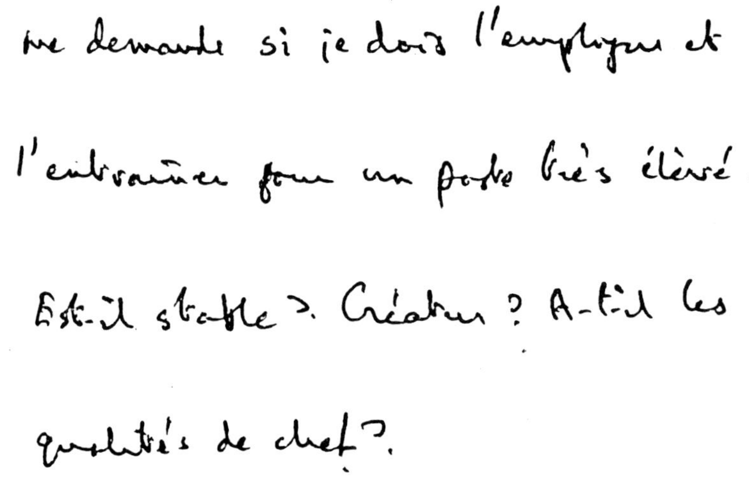

17

homme 60 ans

Écriture nette, petite, appuyée, sobre, personnelle, liée, anguleuse, mouvement retenu, léger renversement et grands interlignes. La netteté traduit la cérébralité de ce scripteur intelligent et travailleur pour qui toute faiblesse est un abandon. Le trait net n'a pas ici une parfaite élasticité ; son association à l'angle et au renversement trahit la tension intérieure de ce dirigeant d'une des premières agences internationales de publicité. L'interligne important donne la mesure de la distance que le scripteur s'impose par rapport à lui-même et aux événements. Les inégalités traduisent, par ailleurs, la sensibilité intériorisée de ce sujet très sélectif.

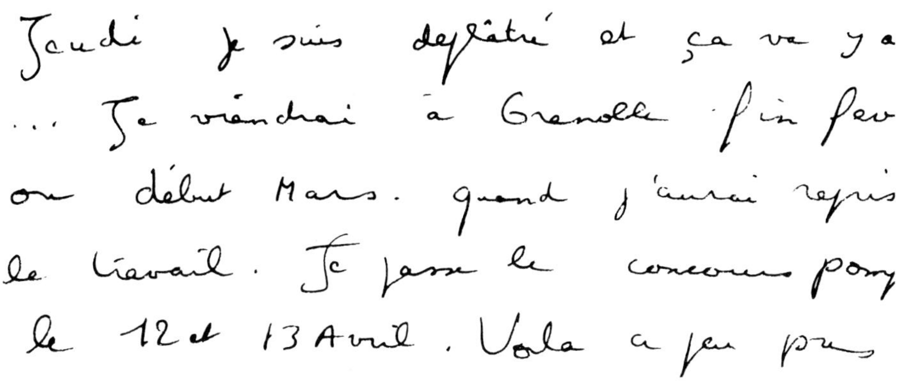
Jeudi je suis déplâtré et ça va y a ... Je viendrai à Grenoble fin fév ou début Mars. quand j'aurai repris le travail. Je passe le concours pour le 12 et 13 Avril. Voila à peu près

18

homme 25 ans

Écriture nette, plutôt appuyée, liée, petite, tendue, espacée, inégale. La netteté traduit le désir de ne pas se laisser dominer par une confiance en soi inégale et une vive sensibilité. Malgré la maladresse du déroulement graphique saccadé, on devine une personnalité courageuse, têtue, lucide.

PATEUSE
POREUSE

L'écriture PATEUSE[9] est tracée d'un trait uniformément large, plus d'un demi-millimètre, avec des bords un peu imprécis ; la pression est plus ou moins forte. C'est souvent une écriture peu contrastée parce que ni la tenue de l'instrument, ni l'attitude intérieure, moins volontaire et dont vient la tenue, ne favorise le contraste.

La pâtosité du trait est en relation avec une approche sensorielle et affective de la vie mais également avec une approche spontanée, directe.

Le scripteur est un extraverti[10] en état d'écoute instinctive par rapport au milieu dont il souhaite s'imprégner et non se distancer. C'est toute l'attitude devant la vie qui diffère de celle du scripteur au trait net ; cela ne gêne pas le scripteur au trait pâteux d'être, dans une certaine mesure, dépendant du milieu puisqu'il y trouve son inspiration.

9. Nous prenons la définition classique de Crépieux-Jamin et non celle de Hegar très spécifique que l'on trouvera dans la quatrième partie.

10. Le terme d'extraversion est, comme celui d'introversion, pris sous l'angle de l'attitude profonde au sens de Jung, selon les recherches de C. Bourreille [13].

Il en résulte une présence plus physique, une perméabilité, une syntonie qui facilitent l'adaptation et enrichissent la communication. L'affirmation est empreinte d'une tonalité affective avec l'intensité et la partialité qui peuvent en découler. Ce que le scripteur gagne en chaleur et en proximité de l'autre, il peut partiellement le perdre en objectivité et en autonomie.

La pâtosité, par ce qu'elle symbolise, apporte une qualité intéressante aux scripteurs dont le métier donne de l'importance aux relations humaines ou est fondé sur un monde sensoriel d'images : tous métiers de communication ou métiers artistiques par exemple.

Pour qu'un trait pâteux soit rayonnant, il faut qu'il soit associé à une pression suffisante et à une conduite ferme et que l'écriture reste vivante ; dans ce cas, l'activité est préservée.

Sinon, la composante passive de ce type de trait prend le dessus, trahissant la dépendance du sujet vis-à-vis du milieu ou de ses propres émotions ou sensations. Le trait pâteux est alors celui du scripteur qui ne s'oppose pas, appréhende l'obstacle, peut arriver à rechercher la facilité pour se faire plaisir, par intérêt matériel, par faiblesse.

La perméabilité du trait pâteux, quand elle est exagérée, donne l'écriture POREUSE, dont les bords communiquent trop avec le papier, signalant le manque de résistance d'un sujet par rapport au monde extérieur.

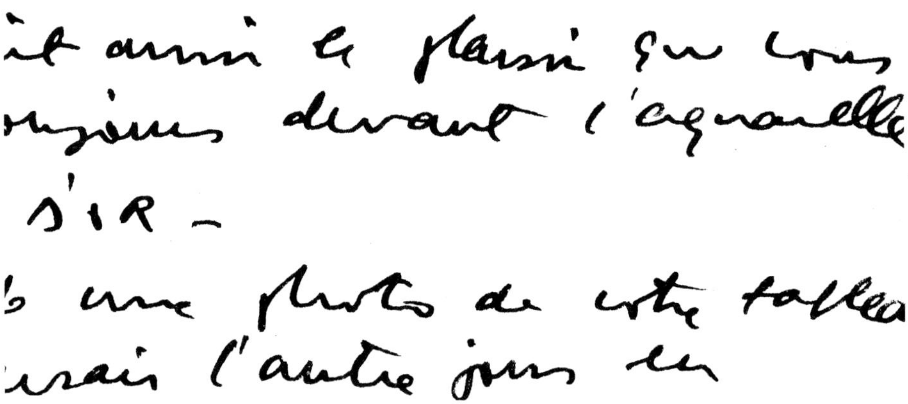

19

homme 35 ans

Écriture tracée au stylo d'un beau trait pâteux bleu appuyé comportant des reliefs. Écriture liée, étalée, personnalisée, rythmée, dextrogyre dans une large part. La pâtosité est ici le reflet d'une sensorialité développée et utilisée sur un plan artistique.

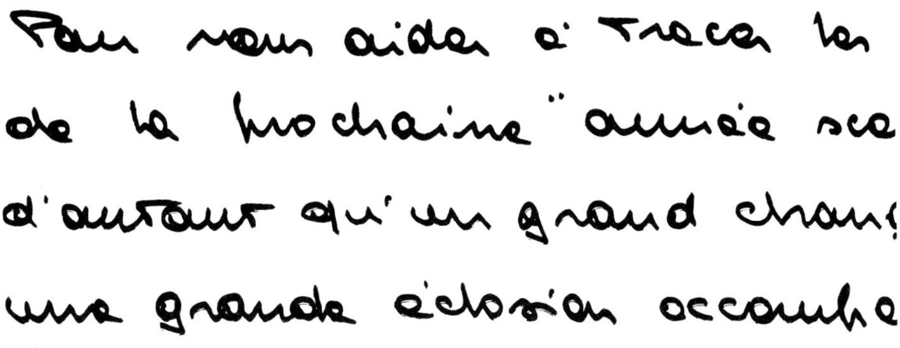

20

homme 40 ans

Écriture pâteuse, choix permanent du feutre ; tracé lourd sur la ligne, jointoyé, bas, renversé, en arcade anguleuse. Le déroulement est entravé par les gestes sinistrogyres. La dominante sensorielle ne se canalise pas facilement ; l'écriture très verrouillée fait apparaître une charge anxieuse. La pâtosité, par la perméabilité à l'ambiance qu'elle recèle indique que le sujet est tributaire de ses émotions et de son environnement. On notera les surélévations et les jambages très raccourcis.

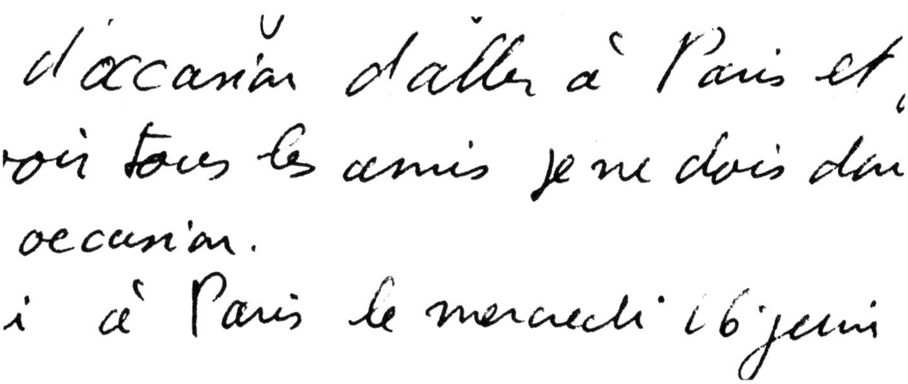

21

homme 50 ans

Écriture pâteuse, maladroite, précipitée et inégale dans son déroulement. Des enchaînements réussis, cependant, qui font apparaître l'intelligence pragmatique et l'habileté de cet ingénieur appelé à travailler sur le terrain. La pâtosité apporte la chaleur affective mais aussi la partialité et la difficulté à se maîtriser.

NOURRIE
VELOUTÉE

L'écriture NOURRIE est celle dont le trait bien encré et suffisamment appuyé, avec des bords bien délimités, réalise un juste milieu entre l'écriture fine et l'écriture épaisse. C'est un trait de bonne qualité, solide, le plus souvent souple.

Il est l'indice d'un bon potentiel, d'un équilibre personnel, d'une autonomie. C'est un signe de confiance en soi, de capacité à tirer parti de ses aptitudes ; c'est également un signe de bonne relation dans le respect de l'autre, suffisamment proche, suffisamment distant.

C'est un trait d'adulte par l'appui, l'homogénéité, la conduite qu'il suppose car il faut avoir fait des choix et décidé de les mettre en pratique pour engendrer ce type de trait.

Une écriture nourrie est toujours un indice positif.

L'écriture VELOUTÉE est faite d'un trait léger mais plein qui glisse sur le papier ; la tendance est légèrement pâteuse. Elle n'a pas la fermeté de l'écriture nourrie, plus résolue, plus résistante.

L'écriture veloutée témoigne d'un naturel, d'une affectivité ouverte, d'une séduction ; elle est imprégnée de sensibilité et traduit le désir du scripteur que les relations humaines se passent sans heurt.

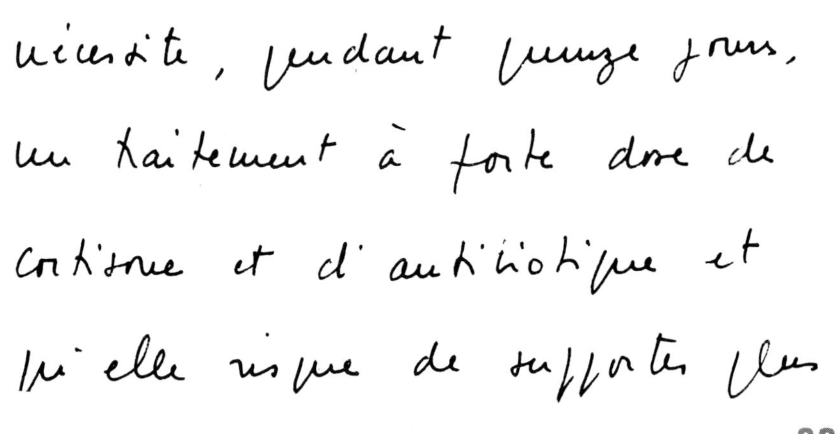

22

femme 45 ans

Écriture nourrie, bien proportionnée, souple, simple et claire, en guirlande, ordonnée, contrôlée, rythmée. Réceptivité et autonomie, équilibre et sens du devoir, aptitude à faire des choix, esprit réfléchi et pondéré, bonnes qualités relationnelles.

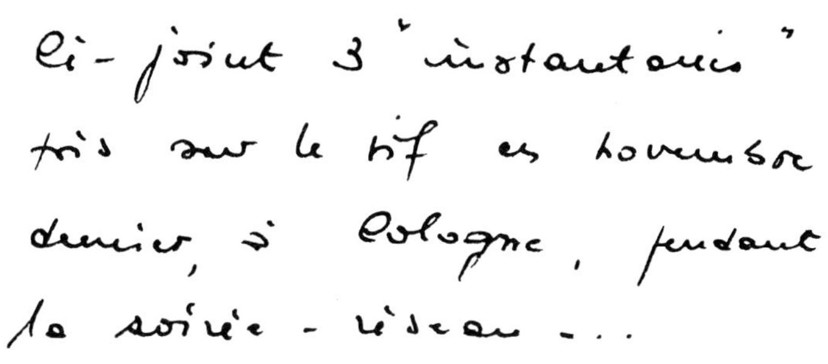

23

homme 50 ans

Écriture veloutée, légèrement pâteuse, souple, en guirlande, claire, mouvement presque coulant, aérée. Attitude simple et naturelle, chaleureuse et discrète chez ce scripteur disponible qui gagne sans peine la sympathie de ses collaborateurs. L'esprit est clair, ouvert à la discussion.

POCHÉE
BOUEUSE

Selon Crépieux-Jamin, une écriture POCHÉE consiste en l'empâtement des oves (*a o e d*) favorisé par un trait pâteux ou épais mais on la retrouve aussi associée à un trait plus fin où le pochage retient davantage l'attention du graphologue par la contradiction qu'il apporte avec le trait lui-même.

Le fait qu'il porte sur les lettres rondes est important parce que ce sont des lettres appelées « affectives »[11] du fait de leur particulière sensibilité aux réactions sentimentales du scripteur. Le noir à l'intérieur des lettres peut, néanmoins, se retrouver dans les hampes et les jambages.

Si l'oblitération des lettres rondes par l'encrage n'est pas le fait d'un instrument défectueux et se répète de façon manifeste, elle traduit une inquiétude, une difficulté à s'exprimer sur le plan affectif et le malaise qui en découle. Ce peut être aussi dû à la fatigue.

Dans l'écriture BOUEUSE, le trait est exagérément empâté et stagnant ; les bords sont frangés de bavures provoquant des pochages importants ; il y a une sorte d'engorgement de tout le tracé qui se présente comme un flux lourd et bourbeux avançant avec peine.

Si ce type de trait est habituel, il révèle un esprit peu clair, subjectif, une affectivité souvent anxieuse, une difficulté à démarrer une activité. La communication et l'adaptation vont s'en trouver singulièrement altérées.

L'hypothèse d'un déficit physique ou d'une imprégnation médicamenteuse n'est pas à écarter.

11. Elles le sont symboliquement pour deux raisons : par leur forme courbe et par leur situation dans la zone médiane.

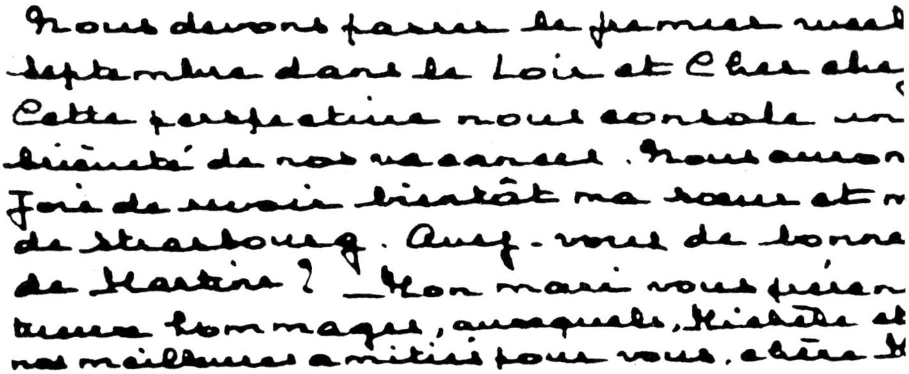
Nous devons passer le premier week
septembre dans le Loir et Cher chez
Cette perspective nous console un
brièveté de nos vacances. Nous aurons
joie de revoir bientôt ma sœur et
de Strasbourg. Avez-vous de bonnes
de Martine ? Mon mari vous présen
hommages, auxquels
nos meilleures amitiés pour vous, chère

24

femme 45 ans

Pochages massifs dans cette écriture où la liaison et la compacité accroissent l'oblitération. La prédominance de la zone médiane, l'aspect statique, la rectilignité, disent combien la scriptrice est prisonnière d'une forte tension intérieure. Communication vraiment malaisée, présence lourde pour l'entourage.

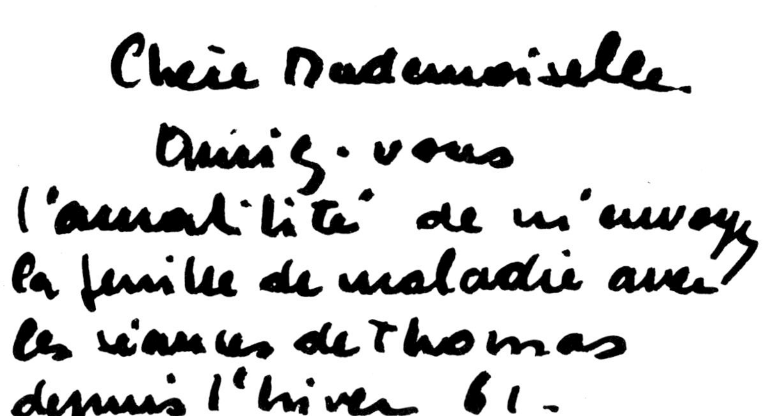
Chère Mademoiselle
Auriez-vous
l'amabilité de m'envoyer
la feuille de maladie avec
les séances de Thomas
depuis l'hiver 61.

25

femme 30 ans

Écriture boueuse, tracée au stylo, des pochages, progression ralentie bien que la pression soit plutôt légère. Ni la forme, ni le mouvement ne peuvent bien se dégager de cet empâtement du trait ; anxiété probable.

FINE

L'écriture FINE est faite d'un trait léger et ténu dont le peu d'épaisseur ne nuit pas forcément à l'élasticité [14] ni au rythme.

Par sa légèreté, elle montre que le scripteur s'affirme avec discrétion ; par sa qualité à la fois mince et vivante si le trait est souple, elle signale une attitude d'accueil, empreinte de prudence toutefois.

L'écriture fine témoigne d'une sensibilité un peu cérébrale, de finesse, de délicatesse, souvent d'intuition. La netteté éventuelle compense le caractère ténu du trait ; sans elle, il n'y a pas ici une grande résistance aux obstacles. Le sujet risque d'être rapidement troublé et inquiet.

Si l'écriture est, par ailleurs, inhibée, le trait fin entre dans les signes de retrait, d'effacement, de manque d'assurance.

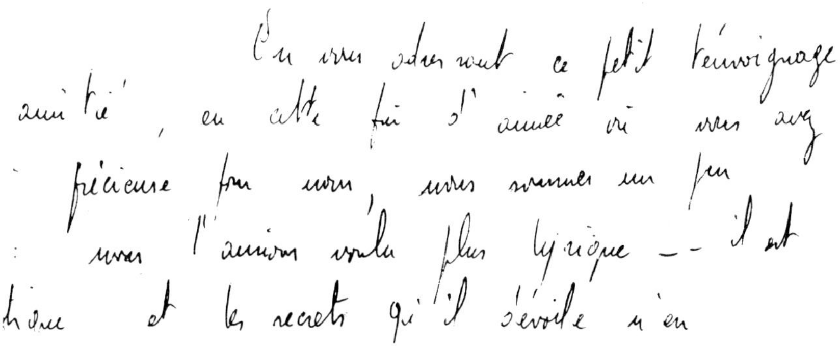

26

homme 45 ans

Écriture fine, nette, précise, étrécie, surélevée, simple, espacée. Sensibilité, délicatesse et réserve sont alliées à un esprit précis, pondéré, rigoureux ; activité soigneusement organisée.

GRÊLE (MAIGRE) SÈCHE

Quand le trait net n'a ni poids, ni épaisseur, on le dit GRÊLE.

Le déficit sensoriel et affectif s'accroît en même temps que la difficulté à s'affirmer ; le manque de confiance en soi, le sentiment de solitude, une certaine difficulté à s'exprimer, sont fréquents.

Le trait grêle est un des éléments d'un tracé abîmé par l'âge, sorte de dévitalisation provenant de difficultés graphomotrices par manque de tonicité ; dans ce cas, l'écriture est en voie de désorganisation.

Ce type de trait peut apparaître temporairement dans certaines maladies.

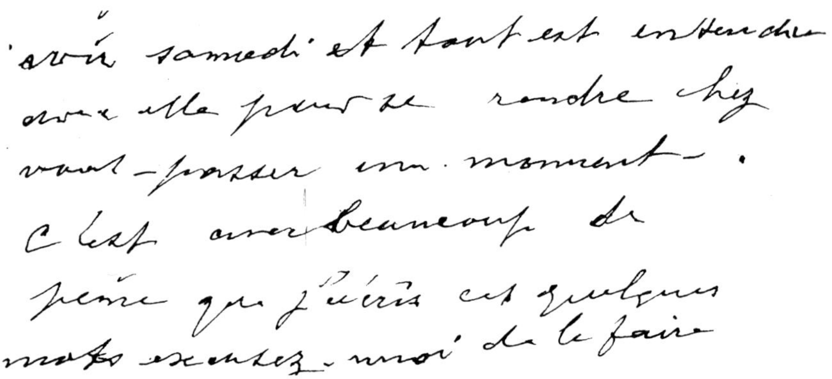

27

femme 90 ans

Écriture grêle, fragile, anguleuse mais encore liée et légèrement montante ; le trait est à la fois raide et mou, mais jamais lâché chez cette vieille dame qui lutte avec ténacité et lucidité contre le vieillissement.

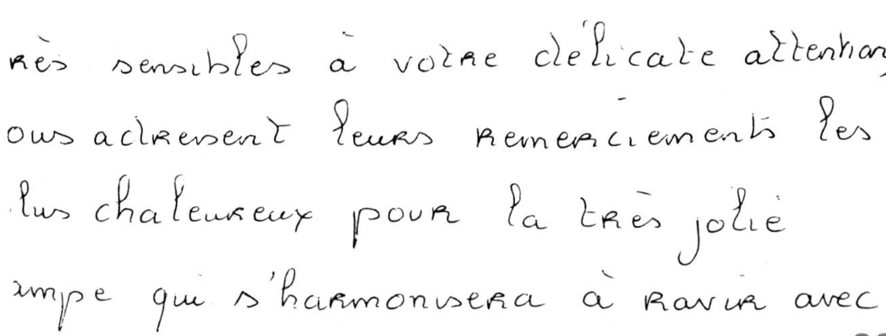

28

femme 26 ans

Écriture grêle, légère, fragile dans sa qualité du trait, précaire dans le déroulement juxtaposé monotone, torsions nombreuses sur les traits d'affirmation, lignes concaves et descendantes ; des majuscules dans le corps des mots. Une maîtrise de lettres a pourtant été obtenue malgré une anxiété importante, mais les difficultés d'insertion dans un poste de professeur ne surprennent pas.

Le trait grêle est le plus généralement associé à la saccade, aux crispations, à l'angle, non par choix mais par impossibilité à faire des courbes.

C'est un trait qui révèle une souffrance, un appauvrissement, une impuissance à maîtriser la réalité.

La dévitalisation du trait grêle alerte évidemment davantage chez un sujet jeune.

Le trait SEC est à la fois un trait grêle et tranchant ; il se prête au raidissement. Le sujet prend position de façon souvent abrupte et catégorique, trahissant ainsi son inconfort affectif. La susceptibilité est vive.

Comme pour toutes les significations plutôt négatives, il convient de regarder avec attention les éléments de l'écriture susceptibles de compenser la sècheresse du trait : dynamisme, proportions équilibrées, combinaisons intelligentes, bonne répartition spatiale, ou, au contraire, ceux qui l'accentueront : angles, étrécissements, acérations, manque de cohésion.

FLOUE
DÉLAVÉE

L'écriture FLOUE manque de netteté dans ses contours et de densité dans sa texture, ce qui laisse supposer une pression indécise et une mise en tension du trait inadéquate.

En conséquence, l'écriture est faite d'un trait poreux (voir écriture PATEUSE). Le sujet est influençable, suggestible, l'émotivité importante est difficile à canaliser et peut le rendre irrésolu. Il a tendance à repousser les décisions et à se montrer inconstant dans la poursuite de ses buts.

Le trait flou est à l'image d'une personnalité incertaine avec toute l'insécurité qui en résulte.

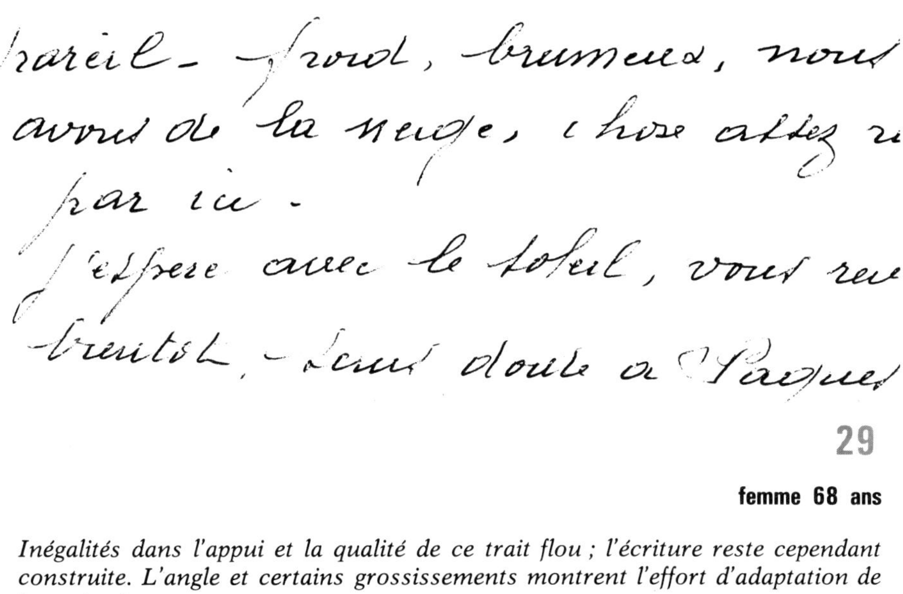

29

femme 68 ans

Inégalités dans l'appui et la qualité de ce trait flou ; l'écriture reste cependant construite. L'angle et certains grossissements montrent l'effort d'adaptation de la scriptrice.

Des causes somatiques ou psychologiques, l'usure de la vieillesse peuvent être à l'origine d'un trait flou.

Les significations que nous donnons ne peuvent s'avérer justes que si le trait flou est coutumier. Il convient de bien vérifier s'il n'est pas la conséquence d'un instrument ou d'un papier de mauvaise qualité.

L'écriture DÉLAVÉE est faite d'un trait décoloré ; c'est à la fois la pression et la consistance qui sont notoirement insuffisantes. Si elle est habituelle, elle retient l'attention du graphologue car elle traduit une énergie psychique qui se réduit, un manque de défense, un sentiment d'abandon, une tristesse. Les causes peuvent en être diverses et ne sont pas seulement fonction de l'âge.

MOIRÉE

On observe une inégalité dans la coulée d'encre entraînant une inégalité plus ou moins accentuée de la couleur du trait : l'écriture est dite MOIRÉE.

C'est une autre manifestation de la perméabilité au milieu, de l'impressionnabilité. Il y a chez le scripteur une difficulté d'appréciation de soi et des autres, d'où une mauvaise résistance à la frustration, des réactions subjectives et imprévisibles surgissant sur fond d'inquiétude et de susceptibilité.

Plus l'écriture est moirée, plus les réactions risquent d'être épidermiques ou disproportionnées. Il peut s'ensuivre une précarité dans les relations au sein d'une équipe de travail. Le scripteur à écriture moirée demande à être placé dans un cadre connu et sécurisant.

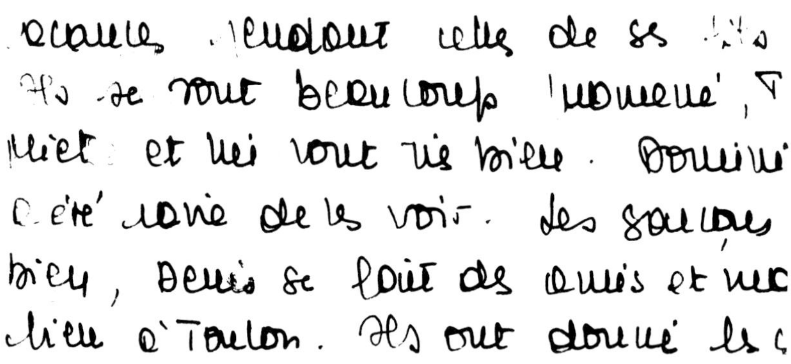

30

femme 35 ans

Écriture moirée, jointoyée, en guirlande annelée assez carrée, basse, conventionnelle. Beaucoup de rumination intérieure, d'incertitude et d'anxiété dans ce graphisme dominé par l'affectivité, mais une stabilité courageuse dans la réalisation des projets.

3. La tension, synthèse de l'appui et du mouvement dans la conduite du trait

Dans les composantes et espèces qui vont suivre, nous abordons la conduite du trait sous l'angle de sa mise en tension à laquelle nous avons déjà fait allusion.

La tension du trait résulte des phénomènes de contraction et de détente inhérents au geste graphique lui-même.

Les différents types de conduite du trait découleront des modalités d'association des gestes de flexion-extension et seront représentatives d'une attitude générale devant la vie dont l'observation sera bien entendu complétée par la recherche des autres espèces[12 13].

SOUPLE (composante de Gobineau)

Le trait SOUPLE est un trait élastique qui réalise une coordination naturellement aisée des gestes de flexion-extension[14]. L'effort de la flexion, geste en appui, s'enchaîne heureusement avec la détente de l'extension, geste en allègement ; il y a un rebondissement naturel d'un geste à l'autre en même temps qu'un ensemble homogène.

Le trait souple implique une fermeté du geste graphique puisqu'il faut une sûreté du geste pour que la pression soit bien répartie, mais le pôle majeur de l'écriture souple est axé sur la détente plus que sur le contrôle, c'est ce qui fait la différence avec l'écriture ferme ; il suppose, de ce fait, une mise en tension moyenne.

---

12. Le neurologue allemand Rudolph Pophal a construit tout un système de graphologie sur l'observation des degrés de tension du trait qu'il rattache à des localisations cérébrales.

Si ces localisations cérébrales peuvent être contestées, l'étude même de la tension du trait en cinq degrés reste d'un apport certain. Pophal observe la tension du trait allant du relâchement (hypotonique, degré I), à l'excès de tension rendant le trait cassant (hypertonique avec crispation, degré V), ces deux extrêmes rattachés à des centres cérébraux « archaïques » (pallidaire). Le degré médian allie la fermeté consciente, volontaire, à la souplesse d'un geste et d'un mouvement de va-et-vient, en rapport avec la partie du cerveau la plus évoluée, le cortical (degrés III et IVa). Le degré II en rapport avec la souplesse du graphisme, est relié au subcortical, et le degré IVb, raideur, est relié au striaire [15]. Le lecteur intéressé peut se reporter à l'article de C. de Bose sur Pophal [16].

13. Roda Wieser a aussi fondé un système de graphologie sur l'étude bipolaire de l'élasticité du trait, qu'elle nomme rythme de base. Son point de vue, élaboré à partir de très nombreuses observations, est différent de celui de Pophal. Ses ouvrages ne sont pas actuellement traduits en français. Nous citons un des ouvrages [17] les plus importants. C. de Bose a écrit plusieurs articles sur le rythme de base de Roda Wieser [18].

14. H. De Gobineau et R. Perron [19]ont répertorié les items de souplesse et de raideur en les incluant dans les composantes de personnalité appelées composantes P.

Par sa coordination réussie, le trait souple est économique en énergie ; par son alternance appui-allègement bien équilibrée, il engendre de lui-même un rythme ; par la liberté qui l'imprègne, il laisse supposer un sujet qui a confiance en lui, qui prend facilement contact avec la réalité et sait s'en détacher ; son énergie se canalise naturellement, sans variations subites ni crispations affectives.

Bien que ce soit un trait moyennement tendu, la tenue de l'instrument et la sûreté du geste assurent le maintien du modelé des formes et le suivi des liaisons.

Il y a une affinité entre le trait souple et la courbe, en particulier la guirlande.

Il traduit le naturel, l'authenticité, les facultés d'adaptation, l'esprit de conciliation, la capacité de don, la confiance en soi.

Si le trait n'est plus tout à fait assez ferme, la souplesse est le fait d'un sujet détendu, moyennement combatif.

On rencontre peu de trait vraiment souple à l'adolescence ; la confiance en soi n'étant pas le propre de cette période de la vie.

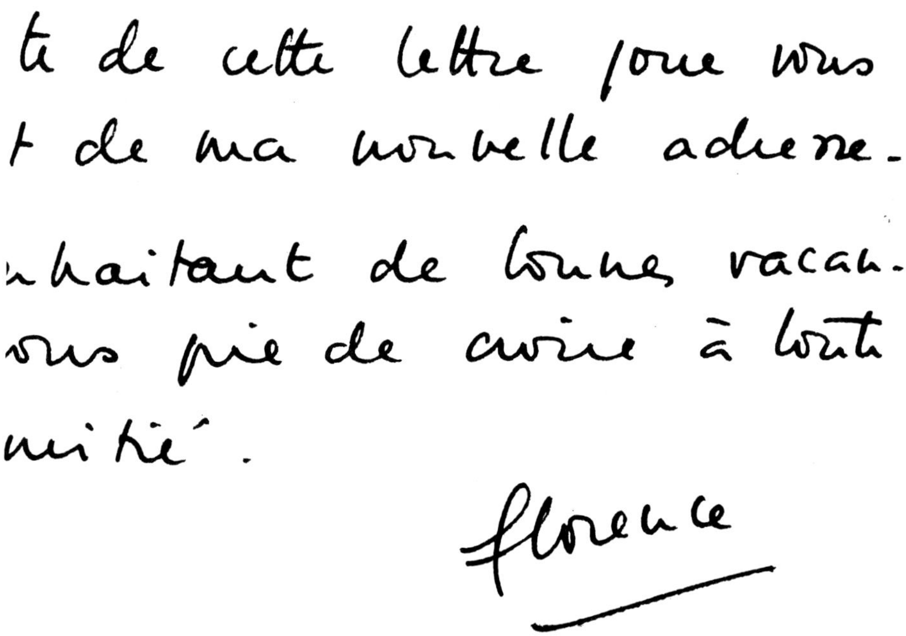

31

femme 30 ans

Écriture rythmée, ronde, souple et ferme, simple et personnelle, pâteuse, un peu étalée, bonne répartition des espaces. La souplesse dit l'intelligence ouverte, l'aisance et le goût des contacts ; le naturel, les qualités d'adaptation et la fermeté lui confèrent autonomie et détermination.

FERME (espèce de Crépieux-Jamin)

Le geste graphique qui préside au trait FERME est tonique, bien maîtrisé, résolu. La mise en tension du trait est équilibrée ; suffisamment forte pour engendrer un mouvement cursif soutenu, suffisamment régulière pour que le pôle majeur de l'écriture reste axé sur le contrôle.

L'équilibre qui se fait entre la forme et le mouvement de l'écriture montre un scripteur en possession de ses moyens et qui s'utilise de façon dynamique ; l'écriture ferme traduit un bon degré de maturité. Elle est la marque d'un caractère autonome, résolu, réalisateur, responsable, discipliné. Elle permet de prévoir l'esprit de décision, une bonne résistance aux événements, l'existence d'un projet qui canalise les forces du scripteur.

Il y a plus d'affinité entre ferme et net qu'entre ferme et pâteux, mais ce n'est pas une loi. Si une écriture nette peut difficilement ne pas être ferme, une écriture légèrement pâteuse peut l'être aussi.

D'autre part, si la fermeté du trait tend à engendrer des formes un peu anguleuses, la courbe nette et ferme existe aussi et n'en a que plus de valeur car elle adoucit ce qu'il pourrait y avoir de trop déterminé dans la fermeté.

Les qualités de caractère, qui permettent une écriture ferme, permettent en même temps une écriture vivante ; la fermeté du trait va donc de pair avec un certain rythme même s'il est un peu tendu.

A l'adolescence, le trait ferme sera d'autant plus intéressant qu'il marquera l'émergence de la confiance en soi, du sens des responsabilités, de l'aptitude aux positions nettes ; plus tôt il apparaîtra, plus tôt il signalera que l'adolescent a fait des choix.

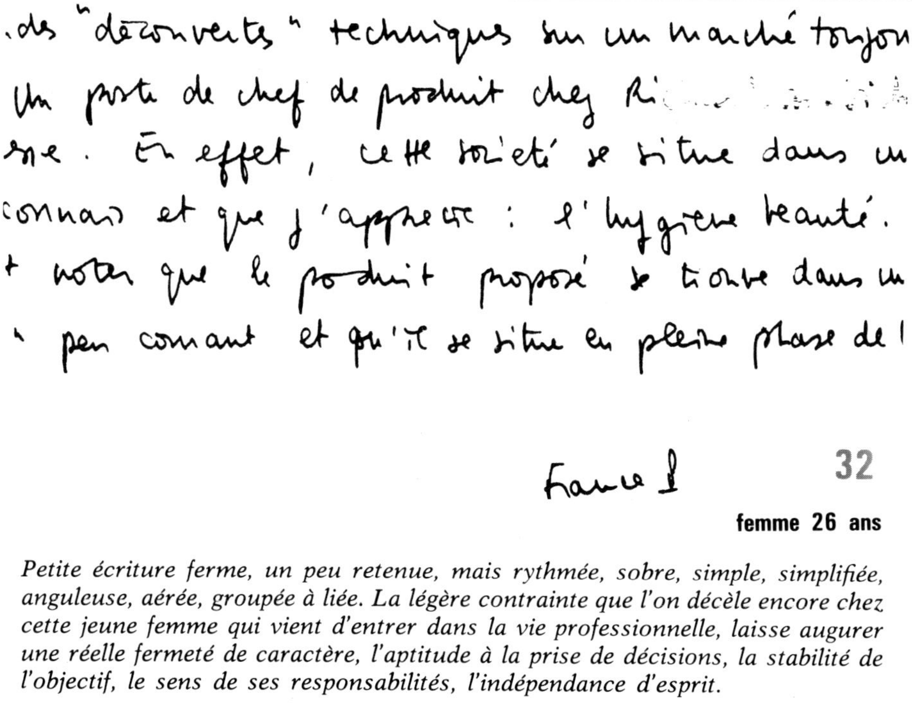

32

femme 26 ans

Petite écriture ferme, un peu retenue, mais rythmée, sobre, simple, simplifiée, anguleuse, aérée, groupée à liée. La légère contrainte que l'on décèle encore chez cette jeune femme qui vient d'entrer dans la vie professionnelle, laisse augurer une réelle fermeté de caractère, l'aptitude à la prise de décisions, la stabilité de l'objectif, le sens de ses responsabilités, l'indépendance d'esprit.

MOU (par opposition à FERME)

Un trait MOU est celui dont le pôle majeur est le relâchement ; c'est un trait sous-tonique, peu élastique, dont la résistance est faible et qui n'engendre pas naturellement un rythme du tracé.

Ni la flexion, ni l'extension n'ont le tonus adéquat pour une coordination réussie ; la pression est en général légère, aussi le trait mou n'est-il pas propice à la construction de bonnes formes ; les liaisons sont souvent dissoutes l'imprécision fréquente.

Le scripteur donne l'impression de ne pas avoir conscience des efforts à faire ou de ne pas avoir l'énergie pour les faire. L'adaptation est aléatoire ; le sujet se montre versatile, influençable, dépendant. Il risque d'y avoir ici une labilité émotionnelle, une tendance à la fuite des responsabilités et au découragement.

Plus le trait est mou et arythmique, plus le scripteur se montrera velléitaire dans l'utilisation de son potentiel.

Toutefois, si le trait mou est inclus dans un geste régulier avec un espace correctement traité, la composante passive sera en partie corrigée par l'acceptation d'une discipline. Certaines tâches habitudinaires, que des sujets plus réactifs ne supporteraient pas, s'accommodent de ce type de trait.

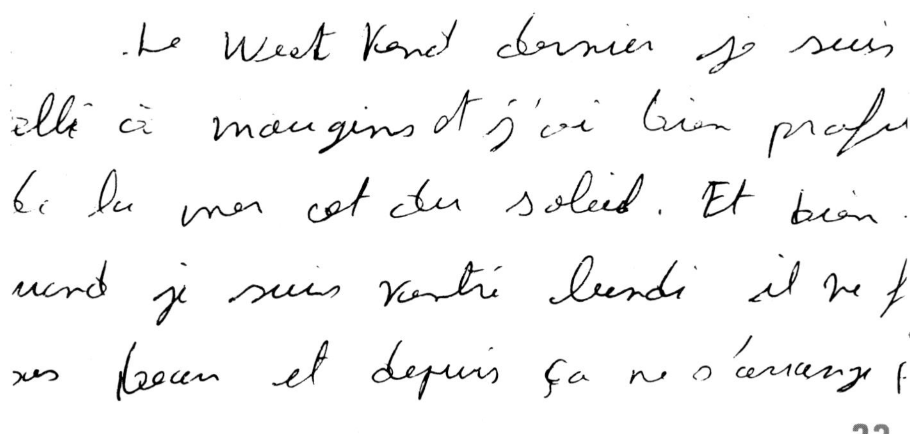

33

homme 30 ans

Trait mou, pression légère, tracé chancelant qui ne permet pas une bonne tenue de ligne. Le trait est net malgré sa fragilité, ce qui corrige l'aspect lâché du graphisme. Le scripteur est pourtant un homme intelligent mais de caractère faible.

RAIDE (composante de Gobineau)

Un trait RAIDE est à dominante de contrainte ; il suppose une tension constante du geste, il est peu élastique ou inélastique.

Le raidissement perturbe la coordination flexion-extension et peut aller jusqu'à l'interrompre en multipliant les levées de plume. On observe l'apparition d'éléments de raideur : formes anguleuses, étrécies, pauvreté du mouvement, organisation rigide ; la dominante générale de l'écriture est linéaire (à base de droites). Si l'écriture est curviligne, il s'agit d'une courbe raide donc sans les qualités spécifiques de la courbe qui sont à base de souplesse.

Que l'écriture soit droite ou courbe, il n'y a pas de facilités de passage d'une forme à l'autre ; il n'y a pas non plus d'aménagement heureux de la pression.

Cependant, il y a de multiples faciès de raideur et surtout de multiples dosages d'éléments de raideur susceptibles de marquer l'écriture sans pour autant la dominer.

Une raideur moyenne est tout à fait compatible avec une socialisation réussie et l'exploitation de son potentiel. On la trouve par exemple, dans le mouvement barré qui, s'il appelle des réserves, présente aussi un certain intérêt.

L'écriture acquise, par l'autosurveillance qu'elle requiert, est, elle aussi souvent empreinte de raideur sans que cela ne soit obligatoirement gênant dans la mesure où l'écriture reste vivante.

Le caractère résistant du sujet d'écriture moyennement raide peut trouver sa place dans des professions où une grande vigilance est nécessaire et où l'on doit faire acte d'autorité de façon rigoureuse ; dans ce cas, il faut que les formes restent construites, l'ordonnance claire.

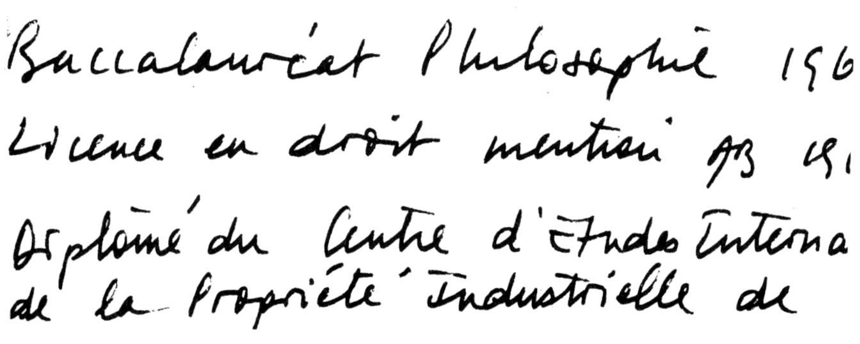

34

homme 33 ans

Écriture anguleuse, liée, appuyée, du dynamisme et des convictions dans ce mouvement barré mais aussi des résistances intérieures. La tension contenue dans la raideur se libère en combativité et en contestation. Malgré les qualités d'intelligence, travail difficile en groupe.

Mais si le trait raide s'associe à un ensemble monotone ou discordant, il trahit l'état d'alerte anxieuse, le sentiment d'insécurité, l'hyperémotivité, les réactions inopportunes, l'inhibition.

Plus le raidissement s'accentue, plus la résistance aux frustrations devient médiocre, plus le sujet est lié à lui-même par ce que nous appellerons un égocentrisme de tension.

Le trait raide est assez fréquent à l'adolescence ; il reflète l'insatisfaction, les désirs multiples, la crainte de l'échec, la décharge de l'anxiété sur l'autre ; mais il peut être tout à fait temporaire.

Dans ce cas, ses significations seront donc à moduler.

Si le trait raide de l'adolescent peut être suivi d'un trait ferme quand les examens auront été passés ou la place professionnelle trouvée, chez l'adulte au contraire, il apparaît plus constitutionnel.

La tension contenue dans une raideur moyenne est une force potentielle, elle ne devient faiblesse que si elle est excessive et l'on ne trouve pas tellement de raideur excessive chez les jeunes.

Une raideur excessive se retrouve dans des écritures pathologiques chez les scripteurs dont communication et adaptation sont réellement problématiques.

Nous terminerons les trois premières approches par la notion synthétique d'inégalité que nous retrouvons à chaque chapitre.

INÉGALE EN PRESSION, QUALITÉ, CONDUITE DU TRAIT

Il peut y avoir de grandes inégalités dans la pression et l'on parle couramment de pression inégalement légère ou inégalement appuyée.

C'est une observation que l'on fait particulièrement à l'adolescence quand l'affirmation de soi est à éclipses ou mal contrôlée. Une pression inégale, chez l'adulte, conserve ces caractéristiques d'émotivité et de réactivité.

La qualité et la couleur du trait peuvent également être inégales et nous avons abordé le sujet dans l'écriture moirée et l'écriture délavée. Sans aller jusque là, on trouve aussi à l'adolescence des traits inégalement pâteux et parfois inégalement nets traduisant ainsi l'incertitude générale ; la même signification se maintient chez l'adulte mais elle est évidemment moins fondée.

Plus gênante est l'inégalité, voire l'irrégularité, dans la conduite du trait et, partant, dans sa tension. Elle est le fait d'un trait à la fois mou et raide ; cette conjugaison étant plus fréquente qu'on ne le penserait *a priori*. C'est un trait anarchique qui fait déraper le tracé en gestes excessifs et mal contrôlés ; il empêche la réalisation d'un tracé continu, homogène et clair car les formes et les liaisons se dissolvent. La vitesse s'en trouve réduite, la dysrythmie y est de règle.

L'importance de l'association : raidissement-relâchement rend compte de l'importance des antagonismes intérieurs, le sujet maîtrisant mal sa relation à l'autre et à la réalité.

Une conduite du trait en tension très irrégulière frôle la pathologie et demeure l'exception.

4. La tenue et le choix de l'instrument graphique

1. La tenue. – Le but de ce livre n'est pas de décrire la motricité de l'acte graphique, ni les positions de la main, de l'avant-bras, ou les postures. Mais il nous a paru nécessaire de parler de la tenue de l'instrument, en raison de sa relation avec le caractère du scripteur et de son incidence directe sur le trait.

La tenue la plus courante, la mieux adaptée à l'usage de l'instrument graphique et enseignée calligraphiquement autrefois, est celle où l'instrument est placé entre le pouce et l'index d'une part, le côté gauche[15]du majeur d'autre part, et appuyé à la main sur l'articulation de la première phalange de l'index avec le métacarpe[16]. Les doigts sont ainsi en mi-flexion, mi-extension, posés à une distance du papier d'environ 4 cm.

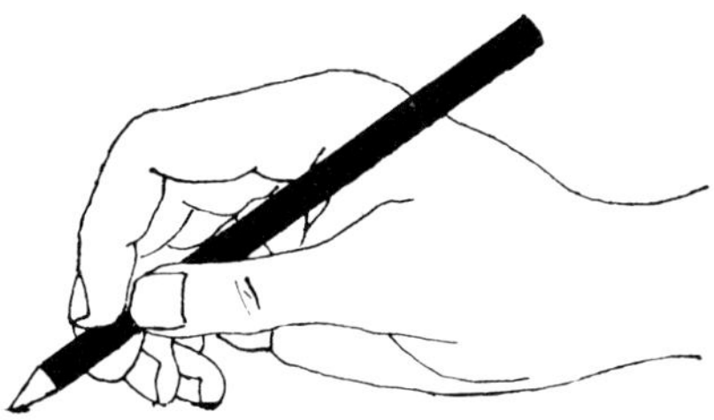

FIG. A.

La main, placée en-dessous de la ligne d'écriture, repose sur la table par la tranche (surtout du petit doigt et de l'annulaire joints) ainsi que l'avant-bras ; l'angle formé par la plume avec le papier est d'environ 45° [20].

Cette tenue correspond toujours à la tenue correcte, mais elle est peu surveillée actuellement par les maîtres, et les enfants adoptent souvent aux débuts de l'apprentissage des tenues plus ou moins défectueuses qui ne favorisent pas l'acquisition d'un geste graphique efficace, mais que nous n'avons pas à traiter ici.

Nous étudions en effet les scripteurs adultes, ou adolescents, qui possèdent une maîtrise normale de leur graphomotricité et qui ont une tenue de leur instrument, même si elle n'est pas toujours conforme à la norme, adaptée à un geste cursif ne présentant pas de difficultés majeures.

Cette tenue de l'instrument se trouve être relativement stable et personnelle. Les différentes modalités qu'elle peut prendre ont une relation directe avec le trait et il nous a semblé intéressant de décrire les deux principales.

a) *La tenue courte, verticale.* Lorsque le scripteur a une tenue trop courte, c'est-à-dire pose ses doigts à une distance inférieure à la moyenne, les rapprochant de la plume et du papier, il redresse en même temps sa plume vers la perpendiculaire, afin de garder un contrôle adroit de son geste graphique. L'angle formé par la plume avec le papier devient alors nettement

15. Pour la tenue de la main droite.

16. Dans l'apprentissage, on peut faire remarquer à l'enfant qu'il a deux doigts en-dessus et trois en-dessous.

supérieur aux 45 % de la tenue moyenne et entraîne un contact direct entre le papier et le bout de la plume, ce qui donne avec un stylo, un *trait net*, dont les bords se détachent bien du papier.

L'appui est en général assez fort, mais peut être très différencié, en particulier entre les pleins et les déliés.

Quand l'appui devient excessif, avec une tenue trop courte, un geste trop en flexion, crispation et index cassé, il crée des difficultés du déroulement cursif.

Le graphologue Hegar a fait remarquer qu'il y avait affinité entre l'écriture à tenue courte, verticale, engendrant le trait net, et le trait droit.

b) *La tenue longue, oblique.* Au contraire de la tenue précédente, les doigts sont posés sur l'instrument graphique à une plus grande distance de la plume que la moyenne et l'angle formé avec le papier devient plus petit que 45°. La plume arrive ainsi en contact avec le papier de façon oblique, et l'on peut constater dans certains cas, avec un stylo à encre, un trait pâteux au sens de Hegar, c'est-à-dire au bord extérieur net, et au bord intérieur (correspondant à la partie inférieure de la plume) pâteux, se terminant par des franges. En réalité, le plus souvent, ce que le graphologue observera est un trait pâteux au sens classique, dont les deux bords communiquent avec le papier.

La tenue, plus ou moins longue, favorise un appui léger ; si les doigts sont posés très loin, en extension, elle aura tendance à être molle et engendrera un tracé manquant de fermeté.

Hegar a fait remarquer que la tenue longue et le trait pâteux avaient des affinités avec le trait courbe.

Nous reproduisons deux figures B et C résumant le trait net et le trait pâteux selon Hegar, et leur formation [21].

Il est évident que les notions précitées ne sont valables que dans les grandes lignes, et que dans l'extrême diversité des tenues d'instrument, on peut trouver des tenues courtes avec appui léger, ou des tenues longues avec appui fort, mais elles sont moins fréquemment associées.

En règle générale, les tenues longues sont plus décontractées que les tenues courtes.

Il est non moins évident qu'il est rare de trouver des traits entièrement nets ou entièrement pâteux. Entrent en jeu, l'orientation des tracés, la différenciation de l'appui.

Le trait net demande que la plume soit continuellement orientée dans le sens du mouvement. Il semble aussi qu'il soit plus facile de tracer un trait net dans les pleins que dans les déliés (dans la flexion que dans l'extension). En relation avec le symbolisme de l'espace, l'observation précise des endroits où se situe le pâteux ou le net, dans une écriture, peut donner des renseignements très nuancés, mais il faut avouer que les instruments actuels permettent mal une description aussi subtile, et que dans la plupart des cas, le graphologue devra se contenter d'une approche plus globale.

c) *Remarque sur la tenue latérale.* Tout ce que nous venons de dire se rapporte à la tenue la plus usitée, c'est-à-dire celle où l'instrument graphique est sensiblement dans la même direction que l'avant-bras et le prolonge.

Il existe aussi une autre tenue, dite « latérale », où l'instrument graphique est perpendiculaire à l'avant-bras et parallèle à la ligne tracée.

C'est une tenue fréquente chez les gauchers.

Elle est parfois adoptée artificiellement par des adolescents pour se distinguer des autres, et dans ce cas, peut s'accompagner de prises spéciales, comme par exemple dans l'articulation entre l'index et le majeur.

Enfin, elle est une position habituelle chez un petit pourcentage de droitiers. Ses effets sur le trait, mal répertoriés, ne gênent en rien l'interprétation du graphologue, cette tenue, comme les autres tenues, restant étroitement liée à la personnalité du scripteur, ainsi que le trait qu'elle engendre.

d) *Remarque sur la pression exercée sur l'instrument.* – Dans certains cas, le scripteur fait plus porter l'effort neuromusculaire sur l'instrument, avec plus ou moins de crispation, qu'il ne l'utilise pour l'appui de la plume sur le papier ; il se crée alors un trait léger et mal contrôlé que l'on constate surtout chez des enfants et des adolescents ayant des difficultés graphomotrices, mais certains adultes peuvent aussi garder cette habitude graphomotrice déviante qui ne favorise pas une écriture aisée.

Le trait net

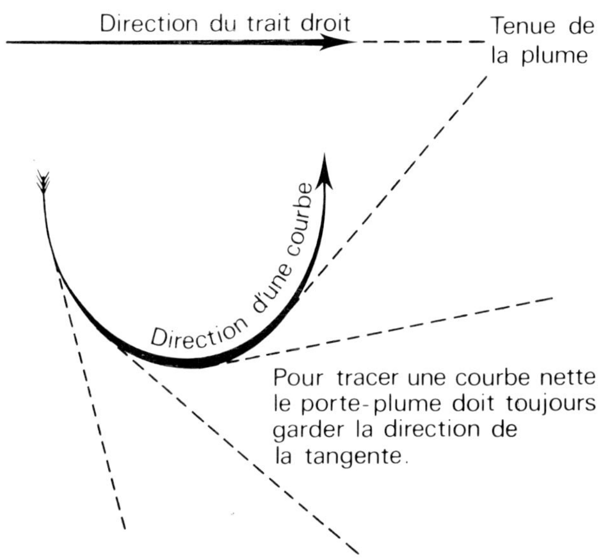

Physiologie et psychologie du trait net :
Dans le trait droit, le porte-plume prend la direction du trait même, dans la courbe celle des tangentes.
L'attitude est active, et, dans le trait droit, même agressive.
Il y a une affinité du trait net avec la ligne droite.

FIG. B

« Type idéal »
du trait pâteux

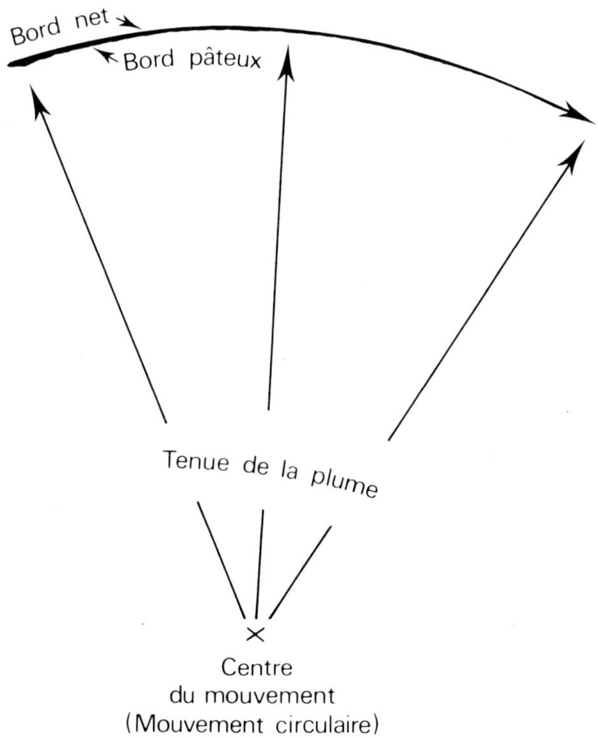

Physiologie et psychologie du trait pâteux :
Le porte-plume constitue le rayon d'un mouvement circulaire.
L'attitude est passive, affirme l'objet, le met en relief au lieu de se diriger contre lui.
Le mouvement circulaire démontre l'affinité du trait pâteux avec la courbe.

FIG. C

2. Le choix de l'instrument graphique. – La disparition de certains instruments graphiques, la plume trempée dans l'encre (conservée pourtant encore dans certaines écoles), la moindre utilisation du stylo à plume, l'apparition de nouveaux instruments à pointe unique encrée, stylo à bille, feutre large et feutre mince, ont obligé les graphologues à de nouvelles observations et réflexions, à une adaptation, afin de ne pas se priver de cet élément capital et personnel, le trait.

L'instrument graphique habituel, choisi délibérément, est significatif en soi, mais le graphologue doit être certain qu'il n'est pas en face d'un texte écrit fortuitement avec un stylo prêté. Ce sont les limites de validation auxquelles est confronté en permanence le graphologue prudent (avoir plusieurs documents qui ne soient pas écrits le même jour, notamment).

a) *Le stylo à bille* : il facilite un déroulement rapide et spontané du geste graphique, pour le scripteur à écriture petite, tenue fréquemment courte et verticale, et qui considère avant tout son écriture comme un « moyen » pour la transcription du langage.

Le graphologue s'est bien adapté à l'observation de l'écriture au stylo à bille, les inégalités de la pression et la force de l'appui se perçoivent de façon très précise en passant la main au verso de la feuille.

b) *Le feutre*[17] *large* : il convient au scripteur qui écrit grand, aime laisser une pâte sur le papier. Il s'accompagne d'une tenue longue, oblique, se rapprochant de celle des dessinateurs : il y a caresse du papier, peu de différenciation et de rythme dand l'appui, sensorialité, besoin de contacts chaleureux et faciles, qui « glissent », à l'opposé de la tenue courte avec pression forte qui exprime une attitude qui s'impose au monde extérieur, qui tranche.

Mais le feutre large peut aussi accompagner un trait droit et rapide, bien que plus rarement, avec une écriture qui reste grande et prend de l'espace : les scripteurs de ce style savent imposer leur volonté aux autres, tout en conservant de bons contacts (voir plus loin l'écriture n° 36 et, dans le chapitre de la signature, l'écriture n° 208).

Le feutre large est assez souvent employé par les scripteurs à écriture acquise[18], artificielle ou fabriquée. Dans ce cas, l'écriture est considérée comme finalité en soi par ses formes choisies en vue de la communication et de l'impression qu'elle va faire sur autrui, même si cette finalité est inconsciente chez le scripteur qui l'a produite.

Le feutre large peut aussi être utilisé par des scripteurs qui ont une écriture spontanée, mais ont besoin inconsciemment de faire prédominer le noir sur le blanc, de laisser une trace sur le papier, d'un aspect parfois sale, correspondant à des traits de caractère de scripteurs attachés à des objets, à l'argent, de caractère difficile[19].

Le trait produit par le feutre épais se rapproche de celui produit par la plume large, mais le graphologue fait la distinction parce que le trait au feutre n'est pas différencié ; l'écriture au stylo à bille a des affinités avec le trait net, l'écriture au feutre large avec le trait pâteux, et parfois boueux s'il y a excès.

Il y a pratiquement antinomie entre la bille et le feutre épais, lorsqu'il s'agit d'un choix : le scripteur à bille, à écriture petite, ne peut pas écrire avec un feutre large (sinon il se trompe dans ses choix profonds, voir l'écriture n° 37), de même que le scripteur à grande écriture au feutre souffre s'il est obligé d'écrire avec une bille. Généralement l'écriture au stylo à bille est une écriture où prédomine le Mouvement, l'écriture au feutre une écriture où est donnée la prédominance à la Forme.

---

17. Nous employons ce terme pour le stylo à pointe fibreuse.
18. Se reporter à l'écriture acquise au chapitre de la Forme, p. 66.
19. Dans les caractérologies inspirées des stades freudiens, ce qui se rapproche des traits de caractère anal.

c) *Le feutre fin* : en principe, il peut être utilisé par un grand nombre de scripteurs. En réalité, le fait qu'il glisse sans répondre par aucune élasticité à l'appui du scripteur, comme une craie sur un tableau, demande un appui léger, et de nombreux scripteurs, à stylo ou à bille, qui aiment sentir une réponse aux sollicitations de leur pression, n'aiment pas l'utiliser couramment. Par contre, parce qu'il permet d'écrire très fin, petit et léger, il peut être utilisé partiellement, pour faire des rectifications de texte, des ajouts.

L'écriture au feutre fin peut être spontanée, artificielle, petite, grande, etc., mais exprime presque toujours le désir de rapports humains sans heurts.

d) *Le stylo à plume* : bien qu'il soit l'instrument « moderne » le plus ancien, il ne nous a pas paru nécessaire de s'étendre à son sujet, toutes les observations de la graphologie classique, et les espèces décrites précédemment, s'appliquant parfaitement à son cas.

Rappelons que la plume a deux becs, qu'elle permet les pleins et les déliés, une grande différenciation du trait. Un appui fort permet, en principe (et à la loupe), de distinguer les deux sillons de la plume, un appui léger ne le permet pas.

Il existe des plumes souples ou dures, fines ou larges, dont les associations multiples produisent de grandes variétés de traits, décrites dans les espèces de ce chapitre.

La plume fine a des affinités avec le trait net, la plume large avec le trait pâteux et le feutre épais, mais il peut aussi y avoir des divergences.

Le graphologue doit se méfier des encres de mauvaise qualité, cartouches trop vieilles par exemple, utilisées par nécessité ou par hasard, qui peuvent donner un trait momentanément de mauvaise qualité ou délavé, et qui peut induire le graphologue en erreur (limites de validation). Par contre, les progrès très nets, accomplis pour les stylos à bille bon marché, a fait presque complètement disparaître les inconvénients des premiers temps, épaississements du trait, points à l'intérieur du trait, « crottes » laissées sur le papier ; mais une bille en train de s'assécher nécessite toujours un renforcement de la pression, et les feutres trop vieux donnent un trait qui s'effrite.

Tenue et instrument ne sont pas vus par le graphologue, si ce dernier ne regarde pas le sujet en train d'écrire. Leur identification est le résultat d'hypothèse, de raisonnement au deuxième degré, que le graphologue doit s'habituer à faire pour ne pas se priver dans ses analyses du très important apport donné par le trait et le choix de l'instrument graphique, révélateur s'il est habituel.

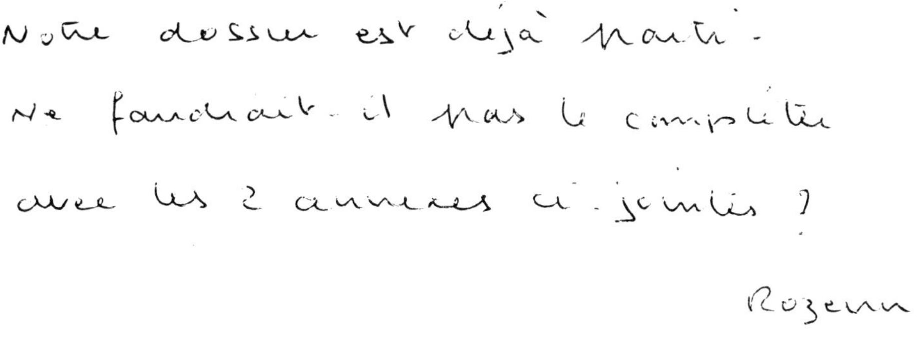

35

femme 25 ans

Rapide, petite, nette, au stylo à bille. La scriptrice ne peut pas écrire avec un feutre. Esprit vif, rapidité de décision.

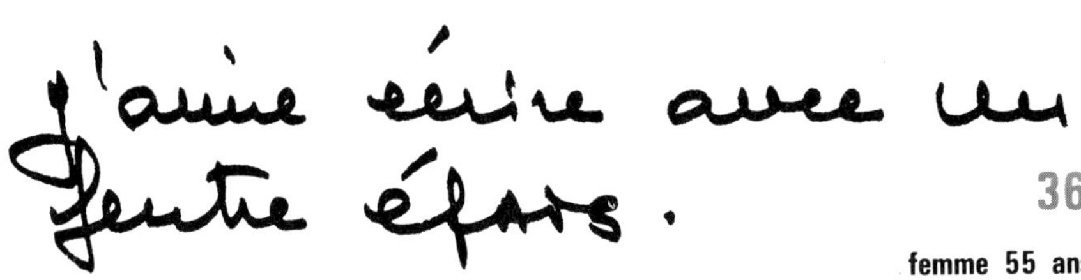

36

femme 55 ans

Grande, pâteuse, liée, au feutre large. La scriptrice déteste écrire avec un stylo à bille et n'arrive pas à écrire petit. Efficacité pratique, goût des rapports humains, besoin de jouer un rôle.

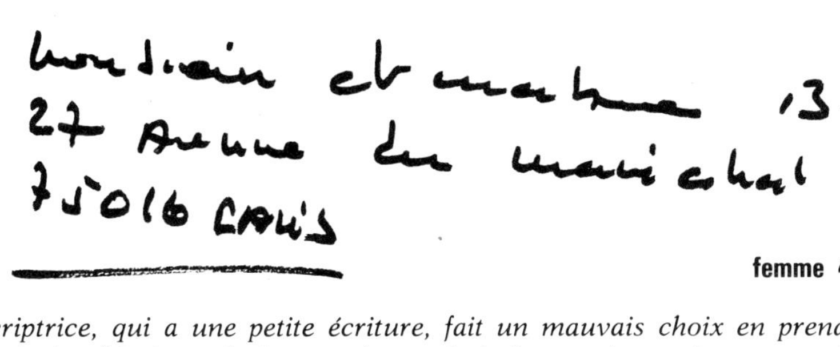

37

femme 42 ans

La scriptrice, qui a une petite écriture, fait un mauvais choix en prenant un feutre épais ; l'écriture devient confuse ; choix inconscient qui correspond aussi à quelques difficultés relationnelles.

3. Note sur Hegar. – Le graphologue Walter Hegar, dans son livre *Graphologie par le trait* [7] observe l'écriture sous quatre aspects : l'appui (léger, appuyé), la qualité du trait (pâteux, net), la tendance curviligne ou rectiligne du tracé (droit, courbe) et sa rapidité (lent, rapide).

Le droit et le courbe ne sont déterminants que lorsqu'il y a une accentuation très nette de l'un des aspects par rapport à l'autre – les bâtons droits curvilignes par exemple – mais l'observation, dans la majorité des cas, donne un résultat neutre, l'écriture étant un ensemble de courbes et de droites. Par ailleurs, la rapidité du trait, en soi, est très difficile à évaluer (se référer au chapitre 8 de la vitesse).

Les deux derniers aspects du trait précités sont donc moins usités par le graphologue, quelqu'en soit leur intérêt.

Il nous a paru néanmoins utile de reproduire les tableaux de Hegar, concernant ces quatre éléments, dans leur association deux par deux, car malgré quelques exagérations, ils sont d'un apport certain dans les cas

LES 24 COMBINAISONS A DEUX ÉLÉMENTS

TABLEAU A

	APPUYÉ (épais)	LÉGER
Droit	1. Énergie unie à la décision. Énergie appliquée à la poursuite des buts.	7. Décision facile. Sujet sensibilisé par la décision qu'il a prise.
Courbe	2. Énergie guidée par l'imagination unie au besoin de réaliser les images, de concrétiser les idées.	8. Imagination unie à la sensibilité. L'imagination et les perceptions s'influencent et s'excitent mutuellement. Recherche des perceptions qui correspondent aux images. Plus la courbe est grande, plus l'imagination l'emporte sur les perceptions qui peuvent en être inconsciemment faussées. Fantaisie. Mytomanie.
Rapide	3. Énergie augmentée par l'activité et inversement.	9. Activité facile à déclencher (comparez n° 7).
Lent	4. Travail intense intérieur ; éventuellement : grave inhibition.	10. De l'assimilation et l'observation jusqu'à l'hésitation, la timidité, l'épuisement, la maladie.
Pâteux	5. Énergie tenant compte de la réalité, des sentiments et de la vie des sens. Énergie entravée par l'affirmation instinctive de ce qui se fait sentir comme existant. Conflits entre l'énergie et la jouissance. (Éventuellement : jouissances brutales).	11. Impressionnabilité des sens. Du sens de la couleur jusqu'à l'abandon aux besoins des sens. Soif d'impressions. Délicatesse des sentiments.
Net	6. Énergie guidée par des lois rigoureuses de la morale individuelle ou par des principes quelconques. Énergie incorruptible ou impitoyable. Énergie détachée de la vie des sens, des états physiques (de la fatigue) ou les surmontant.	12. Sensibilité intellectuelle ou cérébrale. (Froideur du cœur).

Tableau B

	Droit	Courbe
Rapide	13. Extrême décision. (Manque d'imagination.)	17. Imagination étroitement attachée à un complexe d'idées ; idées stéréotypées ; activité stimulée par un complexe d'idées.
Lent	14. Décision accompagnée par la prudence ou l'hésitation. Sujet décidé, malgré la timidité provoquée par le sentiment des obstacles. Manque d'assurance.	18. Imagination influencée par le sentiment des obstacles. Sens de la forme, du cérémonial. Sentiment d'obstacles augmenté par l'imagination. Anxiété, inquiétude, angoisse.
Pâteux	15. Décision au service des sens ou du cœur (ou inversement). Tendance à synthétiser les décisions et les besoins. (Tristesse provenant de la résignation.) Corruptibilité des décisions.	19. Imagination alimentée par la vie des sens ou les sentiments. Sentiments et vie des sens sublimés par l'imagination. Appréciation des formes qui s'offrent aux sens (sens esthétique). Imagination entraînée par les sens (images sensuelles).
Net	16. Décision incorruptible au point de vue de la morale individuelle ou de principes quelconques. Décision froide, insensible et qui ne tient pas compte des impondérables, des sentiments et de la vie des sens.	20. Imagination alimentée par des idées morales, sociales ou religieuses ou par des principes. Images en dehors des choses terrestres supérieures à elles ou utopiques. Illusionisme. Idées romanesques.

Tableau C

	Rapide	Lent
Pâteux	21. Activité au service des sens ou des sentiments ou inversement (v. n° 15). (Activité corruptible).	23. Le sentiment des obstacles et l'affirmation, par le sentiment, de ce qui se fait sentir comme existant s'excitent mutuellement. Passivité unie au besoin du contact avec la réalité. Manque d'activité ou paresse accompagnée par du malaise physique. Dépression morale. Fatigue. Épuisement.
Net	22. Activité inspirée par des idées relevant d'une morale individuelle ou par des principes rigoureux. Activité froide insensible et qui ne tient pas compte des impondérables, des sentiments et de la vie des sens.	24. Obstacles intérieurs se dressant contre la liberté du sujet vis-à-vis des conjonctures de la vie. (Refoulement de sentiments et des besoins des sens.)

d'écriture où les éléments sont très nettement représentés, et en particulier pour les associations qui sont peu fréquentes, comme courbe et net par exemple ou pâteux et droit.

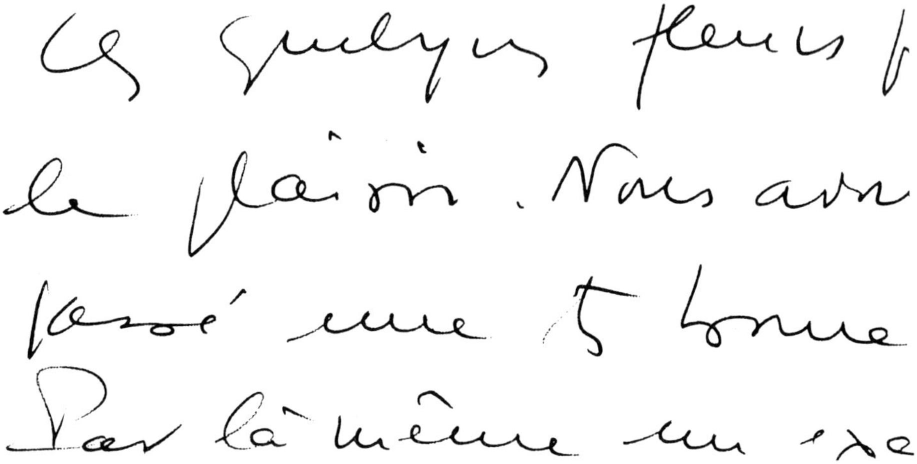

38

homme 50 ans

L'association nette plus courbe, moins usitée que nette plus droite, indique selon Hegar l'imagination, la créativité, qui peuvent se déconnecter du réel et s'alimenter d'idées morales, religieuses, parfois utopiques, malgré le haut niveau de l'écriture.

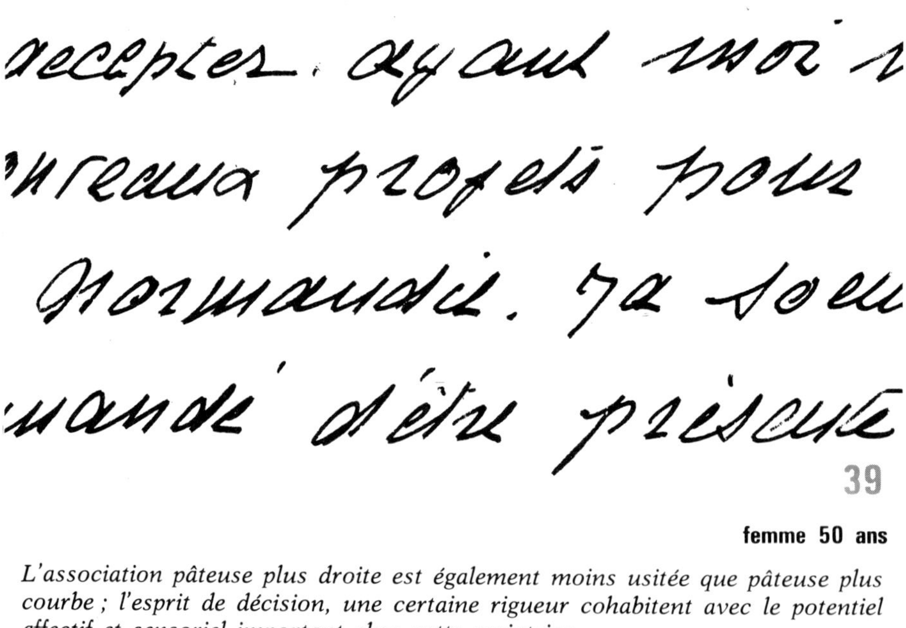

39

femme 50 ans

L'association pâteuse plus droite est également moins usitée que pâteuse plus courbe ; l'esprit de décision, une certaine rigueur cohabitent avec le potentiel affectif et sensoriel important chez cette scriptrice.

2

la forme

La forme est le premier code imposé au début de l'apprentissage, au travers d'une calligraphie « art de bien former les lettres » (*Littré*).

Son étude s'impose donc tout naturellement après celle du trait.

Il est nécessaire de connaître la calligraphie de base, et surtout les gestes qui lui sont afférents, pour comprendre comment l'écriture, après s'être construite selon le modèle, s'en est éloignée.

Il est également souhaitable de connaître la calligraphie des étrangers dont on veut analyser l'écriture.

Cependant, il est bien évident que l'étude des transformations de l'écriture, faites à partir de la calligraphie d'origine, n'est pas la seule approche du graphologue. Il existe des formes de base communes à tous les styles d'écriture[1], et l'écriture évoluée est un tout vivant, avec un trait, un tracé qui s'inscrit dans l'espace-feuille de papier[2].

La calligraphie est un ensemble de courbes et de bâtons créant différents types de lettres avec des dimensions et des proportions.

Dans notre écriture cursive liée, on distingue les lettres de la zone médiane, les hampes et les jambages, bouclés ou non bouclés.

Dans la calligraphie française actuelle (dite anglaise), il n'y a pas d'angle dans la forme des lettres, ce qui n'a pas toujours été le cas autrefois (écriture gothique, sacré-cœur, ...).

En ce qui concerne la liaison entre les lettres, elle est aussi en principe arrondie, avec des nuances suivant les modèles et surtout l'écriture des maîtres, car certains peuvent avoir, par caractère, des écritures avec des liaisons un peu raides.

---

1. Michon s'est livré ainsi à l'exercice d'une observation-interprétation brillante d'une écriture en caractères chinois, inconnus de lui [22].

2. Le graphologue allemand, Klages, pensait, un peu paradoxalement, qu'avec sa loi de l'expression, il pouvait analyser n'importe quelle écriture d'étranger sans savoir à quels modèles calligraphiques son apprentissage avait été soumis [23].

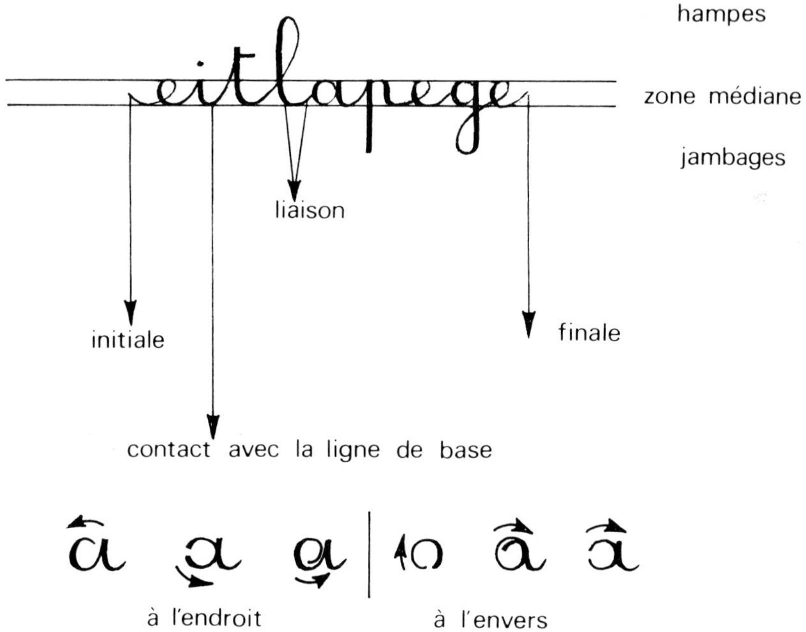

FIG. D. – *Sens du geste et lieu d'attaque*

Nous attirons l'attention des lecteurs sur le fait que le terme de forme de liaison, utilisé par de nombreux graphologues[3], pour caractériser la guirlande, l'arcade, etc., nous semble susceptible d'introduire des confusions.

Nous préférons pour cette raison conserver le terme général de forme pour ces aspects du graphisme et, nous référant à la génétique, réserver le terme de liaison au tracé qui relie deux lettres entre elles[4].

La courbe (ou sa transformation anguleuse par certains scripteurs) prend différentes modalités dans l'écriture. Ce sont, essentiellement :

l'arcade, *n, m, p, h,*

la guirlande : *u* surtout, *v, w, y,*

le cercle ou ce qui s'en rapproche, pour les lettres rondes intérieures, ou oves *o, a, d, g, q,* portion du *c,*

les boucles : *e,* hampes et jambages bouclés : *l, b, g, f,* etc.

Les autres lettres se rapprochent du geste de l'arcade ou de la guirlande, ou du bâton droit qui doit être tracé de haut en bas.

La calligraphie enseigne aussi un sens pour l'exécution des lettres dans la logique d'un mouvement cursif se déplaçant de gauche à droite.

3. « Les formes de liaison sont les formes par lesquelles les pleins d'un graphisme sont reliés entre eux » [24].

4. La graphologie de Moretti en Italie a la même optique [25].

En conséquence, les lettres rondes sont tracées dans le sens inverse des aiguilles d'une montre (*a, d, g, q, o*), ainsi que les hampes bouclées, partant de la ligne vers le haut de la feuille (*l, b, h, f*), alors que les jambages, partant de la ligne vers le bas, sont tracés dans le sens des aiguilles d'une montre (*g, j, y, z*).

Font exception, dans notre calligraphie qui favorise la dextrogyrité : le « s » et la première partie du « x », geste dont la finale est dirigée vers la gauche[5], ainsi que le jambage du « f », dont le sens sinistrogyre est à l'inverse du sens des autres jambages.

Lorsque le sens des lettres n'est pas suivi par le scripteur, il donne lieu à l'espèce « à rebours », dont les différents aspects et significations seront décrits dans le chapitre de la direction, bien que cette espèce participe aussi beaucoup de la forme.

La calligraphie est plus hésitante sur l'endroit de l'attaque des *a, d, g, q,* : à droite, ce qui est le plus souhaitable, mais souvent à gauche (ce qui favorise les enroulements, que nous verrons dans l'espèce jointoyée) ou les dissociations (que nous verrons dans la continuité).

Par contre, l'attaque de ces lettres n'est jamais conseillée en bas et nous pourrons en voir aussi la signification dans la direction.

Il ne nous semble pas nécessaire de chercher à donner une signification philosophique, in abstracto, au concept de forme. Les codes qui ont permis la transcription du langage ont varié dans le temps et dans l'espace. Pour signaler des extrêmes, rappelons les écritures qui utilisent des formes prépondérantes – pictogrammes, idéogrammes – et l'ancienne écriture cunéiforme dont la forme était réduite à sa plus simple expression.

Par contre, est significative l'importance que le scripteur peut donner, consciemment ou inconsciemment, à la forme dans son écriture, à sa prépondérance par rapport au mouvement qui l'imprime ou à son contraire.

C'est dans le chapitre qui traitera du rapport de la Forme et du Mouvement que nous pourrons traiter de la forme en tant qu'entité significative en graphologie.

Dans une première partie, nous étudierons les formes restées proches de la calligraphie et les formes personnalisées.

Dans une deuxième partie, nous traiterons plus précisément des espèces correspondant aux formes scripturaires de base, éléments constitutifs de l'écriture.

Dans une troisième partie, nous observerons les espèces en rapport avec l'accentuation de la fermeture et de l'ouverture des formes.

Dans une quatrième partie enfin, nous terminerons par la notion d'homogénéité de forme.

---

5. Certains scripteurs qui veulent lier, en particulier les enfants, terminent ces lettres par un petit lasso qui va rejoindre la lettre suivante.

1. Les formes restées proches de la calligraphie les formes personnalisées

CALLIGRAPHIQUE

Le but de l'apprentissage de l'écriture est l'acquisition de la calligraphie ; il est atteint en général vers 10 ans. Le modèle peut être conservé à l'âge adulte, sans être jamais reproduit de façon identique toutefois : c'est l'écriture CALLIGRAPHIQUE, celle qui reproduit le plus fidèlement la forme enseignée, dans ses contours, ses proportions, son déroulement contrôlé, son ordonnance.

A travers cette reproduction s'expriment le respect de la forme apprise et la sécurité qu'elle introduit, la discipline personnelle et le désir d'être compris. L'écriture calligraphique révèle un scripteur sérieux, consciencieux, ayant du bon sens et qui accepte la réalité telle qu'elle est.

Si cette écriture est souvent conservée par des scripteurs n'ayant pas poursuivi d'études[6] elle est néanmoins signifiante car nombre d'entre eux sont incapables de la produire ou s'en sont plus ou moins séparés.

On trouve plus fréquemment l'écriture calligraphique dans certaines professions : instituteurs, comptables, que le métier oblige au départ à une surveillance de leur tracé et qui, finalement, conservent un style qui leur convient.

L'écriture calligraphique appartient aussi à des scripteurs qui écrivent quotidiennement mais restent fidèles au modèle, montrant par là leur attachement à un certain formalisme. S'ils font ainsi preuve de peu d'originalité, ils montrent, néanmoins, leur sens de l'effort régulier, leur discipline, leur correction dans les rapports sociaux.

L'écriture calligraphique, par ses contours nettement précisés, se prête à une accentuation de la forme au détriment du mouvement. Le scripteur semble figé dans son rapport à l'écriture. C'est ce qui a parfois fait relier l'écriture calligraphique à un manque d'imagination ou à une difficulté à évoluer.

Toutefois, il serait erroné de penser que des formes restées proches de la calligraphie sont nécessairement figées ; elles peuvent se transformer imperceptiblement par des proportions personnelles, par la qualité d'un trait ou s'enrichir d'un rythme qui modifie tout à fait le faciès du graphisme et lui donne vie.

6. Dans ce cas, il y a eu absence de nécessité graphomotrice d'avoir à transformer les formes de base pour accroître la rapidité de l'écriture (se reporter au chapitre 1, deuxième partie).

Les trois exemples suivants montrent combien une espèce prépondérante commune peut recouvrir des écritures différentes et justifient ainsi l'importance que nous attribuerons tout au long de ce livre aux syndromes graphiques.

Une écriture ne se définit pas par une espèce mais toujours par un ensemble dans lequel elle s'inscrit. Comme il n'y a pas deux êtres identiques, il n'y a pas deux ensembles graphiques identiques.

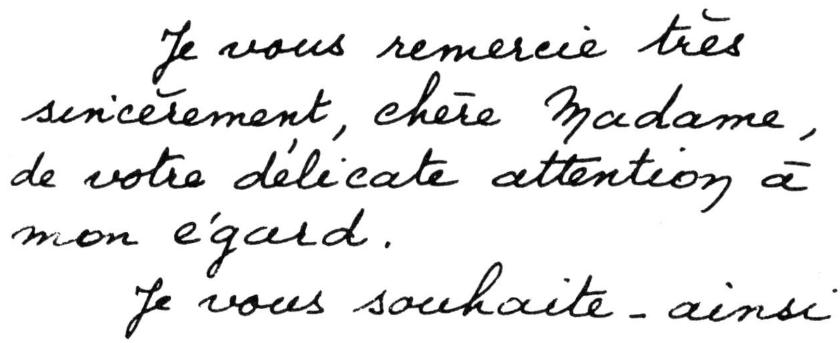

40

femme 40 ans

Calligraphique, claire, contrôlée, ordonnée, liée, pâteuse, éléments qui traduisent le sérieux, le souci d'exemplarité, la sociabilité un peu conventionnelle mais chaleureuse de cette institutrice.

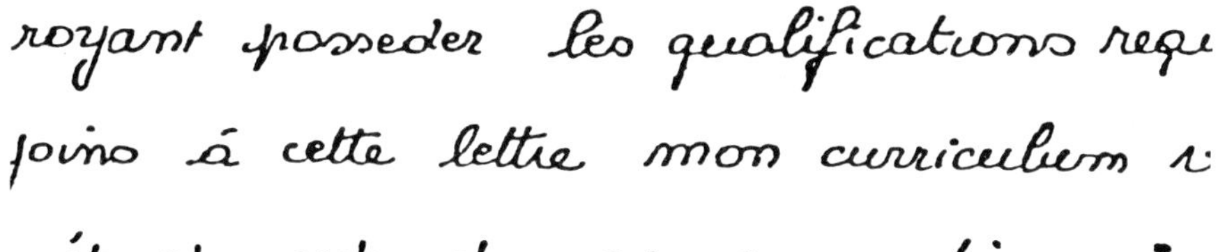

41

femme 28 ans

Écriture calligraphique malgré quelques gestes et proportions personnels ; très peu de mouvement chez cette jeune femme ingénieur, consciencieuse, attentive, tenace. La conservation presque scrupuleuse du modèle scolaire, surtout eu égard au niveau d'études, laisse supposer le besoin d'un statut stable et sûr. La bonne répartition des espaces allège ce tracé rectiligne.

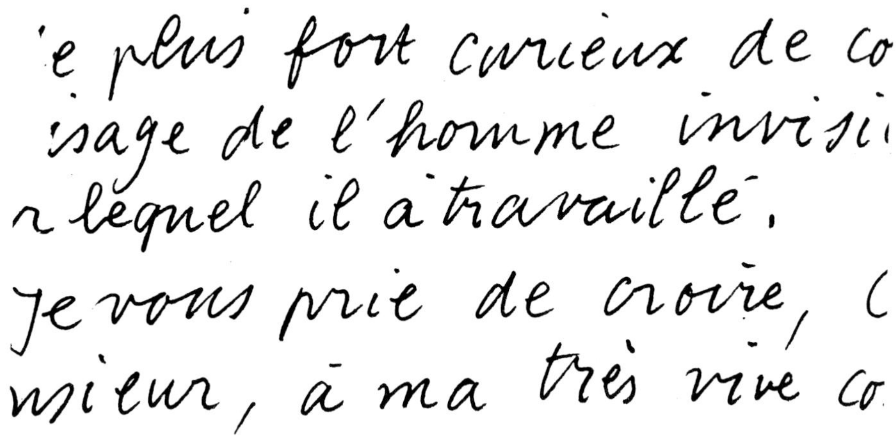

42

homme 65 ans

Formes proches de la calligraphie mais tracées avec liberté – proportions, tenue de ligne sinueuse – malgré une sorte de maladresse ; plus que la discipline ou la recherche de sécurité, ce sont la simplicité, l'authenticité, la fraîcheur qui dominent dans l'écriture de ce publiciste connu dont la source d'inspiration est précisément une sorte de malice presque enfantine.

PERSONNALISÉE

L'écriture se personnalise en général très vite et, à la limite, toute modification, si infime soit-elle, est personnalisation (voir la personnalisation de l'écriture, n° 42, restée pourtant proche de la calligraphie). On dit toutefois, qu'une écriture est PERSONNALISÉE sur le plan de la forme quand elle se différencie nettement de la calligraphie. C'est ce type de personnalisation que nous abordons ici sans oublier que l'écriture se personnalise en fait dans tous ses aspects.

En s'en tenant seulement à la forme des lettres, on va trouver toute une gamme de personnalisations plus ou moins accentuées, plus ou moins authentiques et selon des modes infiniment variés : par simplification, par création de formes originales plus ou moins simples, par acquisition d'un mode particulier, conventionnel ou stylisé.

La personnalisation n'est pas une qualité en soi, elle vaut par le choix des éléments qui la composent. Elle procède de la faculté naturelle qu'a l'individu d'exprimer sa différence ou de l'accentuer, mais aussi du besoin de se construire une apparence fût-elle à base conventionnelle. La personnalisation de l'écriture peut témoigner de ce fait autant, de l'évolution naturelle de haut niveau et de la liberté d'invention, que d'une véritable contrainte que le sujet s'impose, au départ du moins.

Quel que soit le type de personnalisation, il doit demeurer dans des limites compatibles avec la lisibilité ; cela suppose que la capacité à reconsidérer les formes enseignées et leurs enchaînements, voire à créer des formes nouvelles, s'allie à la conservation de la clarté et de l'homogénéité, tout en sachant que ce qui se trouve ainsi révélé dépasse une fois encore les intentions expressives du sujet et la conscience qu'il en prend [26].

Une personnalisation précoce de l'écriture va souvent de pair avec un peu de confusion, ce qui rend très positif une écriture adolescente à la fois personnelle et claire.

SIMPLIFIÉE

L'écriture SIMPLIFIÉE s'éloigne de la calligraphie dans la mesure où le scripteur, loin de renforcer la forme, en élude certains éléments : boucles, œilletons, par exemple. La personnalisation se fait au travers d'un dépouillement du graphisme. Parallèlement, il arrive que la dimension verticale soit réduite et que la progressivité du tracé accroisse l'étalement horizontal ; cela s'accompagne de modifications de la continuité qui s'avère plus ou moins liée, ce qui n'est pas une règle car on trouve beaucoup d'écritures simplifiées liées.

Simplifier c'est faire un choix, hiérarchiser, ne retenir que ce que le scripteur considère comme essentiel. Si le choix est judicieux, c'est-à-dire allant dans le sens d'une plus grande rapidité et efficacité, le scripteur fait preuve d'initiative, d'intelligence, d'esprit critique. L'agilité mentale qui en découle prédispose à l'aptitude à tirer le meilleur parti des faits, surtout si l'écriture est exécutée avec une bonne qualité de trait et une bonne répartition des espaces. C'est un signe de personnalité évolutive et plus directement orientée vers le but à atteindre.

Le danger inhérent à cette démarche est d'introduire une diminution de la lisibilité ; ce qui est simplification pour le scripteur peut devenir obscur pour le lecteur ; tout est question de mesure. Le choix des simplifications est donc plus contestable s'il rend l'écriture trop elliptique.

Ce choix, qui porte préférentiellement sur certains gestes, est révélateur des préférences du sujet.

Bien que l'écriture simplifiée ne soit pas antinomique d'une plénitude de formes, la tendance est plutôt au sous-investissement de la forme, ce qui donne une importance accrue à la qualité du trait. Une écriture simplifiée associée à un trait maigre révèle que le scripteur tend à s'éloigner de la réalité ; son cheminement peut le conduire vers les théories, l'abstraction, l'austérité.

Il arrive que les simplifications portent électivement sur certaines lettres, d'autres lettres étant, par ailleurs, compliquées ; deux gestes contradictoires qui retiendront l'attention du graphologue et retentiront sur l'efficacité réelle du scripteur.

Chez l'enfant et même chez l'adolescent, les simplifications s'apparentent davantage à une esquive car, le plus souvent, elles ne sont pas accompagnées d'une bonne structure de l'écriture ; les simplifications sont alors un abandon plus qu'un dépouillement et elles ne proviennent pas d'un choix délibéré.

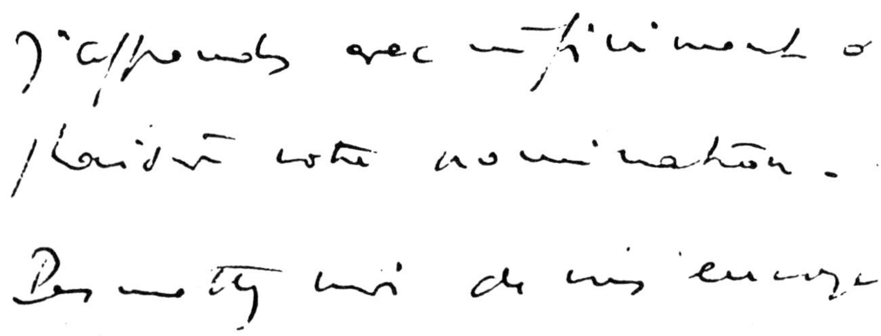

43

homme 50 ans

Écriture simplifiée, progressive, liée, légère, à tendance filiforme, petite, étalée : celle d'un ingénieur vif, intelligent, sensible. La personnalisation se fait par le dépouillement de la forme pour une plus grande efficacité et rapidité. Mouvement vibrant et dynamique ; écriture rythmée.

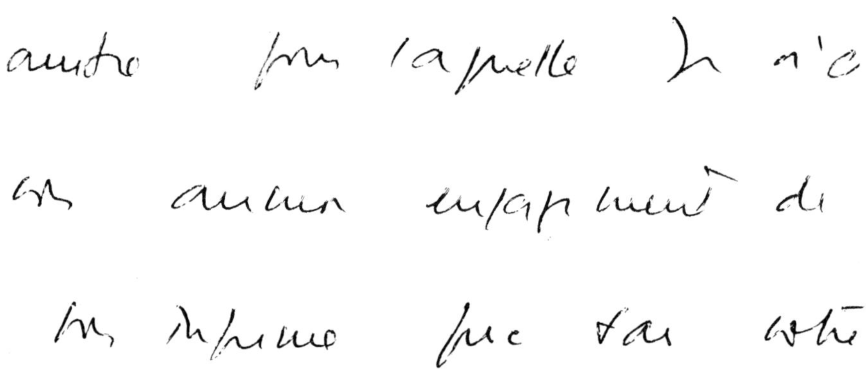

44

femme 30 ans

Écriture simplifiée, personnelle, rythmée, nette, lancée, appuyée, espacée, d'une jeune femme intelligente, résolue, active. La majorité des gestes va dans le sens d'une plus grande efficacité ; corrélativement, les inégalités, les suspensions, dans un ensemble projeté vers la droite, trahissent une certaine tension. Les simplifications importantes créent parfois une lisibilité imparfaite ; leur choix va de pair avec une stylisation révélatrice des tendances de la scriptrice.

COMPLIQUÉE
ORNÉE
BIZARRE

L'écriture COMPLIQUÉE est encombrée de gestes inutiles ou complexes. A l'inverse de l'écriture simplifiée, la personnalisation se fait par la complication.

Tous les types de complication sont possibles et il serait vain de vouloir les répertorier ; cela part de l'adjonction de quelques éléments et va jusqu'à une complication du geste telle que tout le graphisme est modifié par les disproportions ou la complexité qu'elle engendre.

La calligraphie associe une forme simple à une trajectoire logique ; c'est le contraire dans une écriture compliquée dont il arrive que le cheminement ne cesse de surprendre.

En face d'une écriture compliquée, on a tout lieu de croire que le scripteur ne voit pas clair en lui, il est à la recherche d'arguments personnels dont les mobiles restent obscurs et qui le rendent peu accessible à une argumentation rationnelle. Il s'ensuit un malaise qui filtre dans la conduite ; l'extériorisation se fait sans naturel, voire avec maladresse ou à travers des dissimulations gratuites. Le jugement est subjectif, le sujet a tendance à se raidir.

Plus les complications sont insidieuses (jusqu'à engendrer l'écriture bizarre ou l'écriture confuse), plus le graphologue doit y prêter attention, le scripteur demeurant prisonnier d'un réseau plus ou moins inextricable de sentiments ou d'idées.

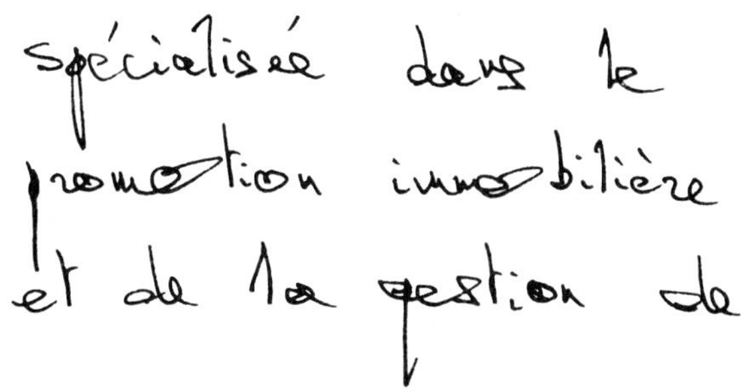

45

femme 25 ans

Complications et jointoiements nombreux dans cette écriture contrainte, appuyée, nette, barrée. Par ailleurs des simplifications et une ordonnance personnelle qui signalent le bon niveau socio-culturel. Malgré l'adaptation correcte, tout demeure, en fait, très compliqué.

Ce type de complications amène l'écriture ORNÉE où la valorisation de la forme est évidente. L'ornement est le plus souvent à base de gonflements plus ou moins compliqués qui vont engendrer des disproportions dommageables à l'harmonie, même s'ils sont le fait d'une personnalité créative.

Si l'écriture est ornée de façon notoire, elle traduit une tendance au lyrisme, le goût du faste, le désir d'attirer l'attention ou de faire de l'effet, non sans ostentation ou insolence, non sans naïveté aussi. Elle suggère l'habileté à circonvenir. L'affirmation de soi est, en partie, factice.

L'écriture ornée le demeure aujourd'hui presque uniquement sur les majuscules qui sont plus représentatives du moi social et dans la signature. Elle est parfois le fait de scripteurs de niveau socioculturel modeste qui en font une compensation. L'ornement traduit alors une ambition sociale qui peut être tout à fait motrice.

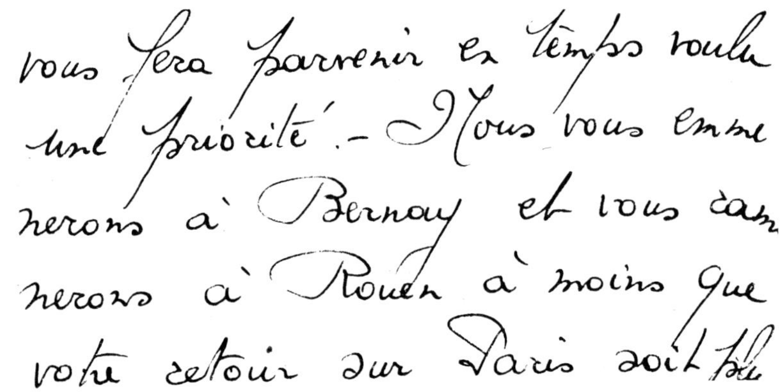
vous fera parvenir en temps voulu
une priorité. - Nous vous emme
nerons à Bernay et vous ram
nerons à Rouen à moins que
votre retour sur Paris soit fi

46

homme 60 ans

L'ornement ne porte que sur le gonflement des majuscules, montrant le prix que le scripteur accorde à la réussite sociale ; les surélévations vont aussi dans ce sens. Attitude compréhensible chez ce scripteur de niveau socioculturel modeste, travailleur et fier d'une réussite qu'il ne doit qu'à lui-même.

L'écriture compliquée peut l'être sur un mode d'extériorisation. Le scripteur donne l'impression de devoir prouver davantage mais il le fait avec des gestes souvent habiles, à base d'expansion et non de rétraction.

Ce type de complications spectaculaires, à l'inverse des complications plus discrètes mais plus insidieuses, est facile à déceler pour le graphologue. Il semble bien que le scripteur tire un bénéfice secondaire de complications qui visent à circonvenir autrui. Séduction, imagination, maniérisme dominent une communication qui se fait sur un mode que l'on pourrait dire ludique et qui n'est simple pour personne.

Les complications peuvent ne porter que sur certaines lettres ; ce peut être les majuscules ou certaines minuscules ou seulement la signature, et, parfois, l'accentuation ; chaque type de complication étant signifiant.

On trouve parfois une écriture compliquée de manière théâtrale et un peu baroque chez certains artistes.

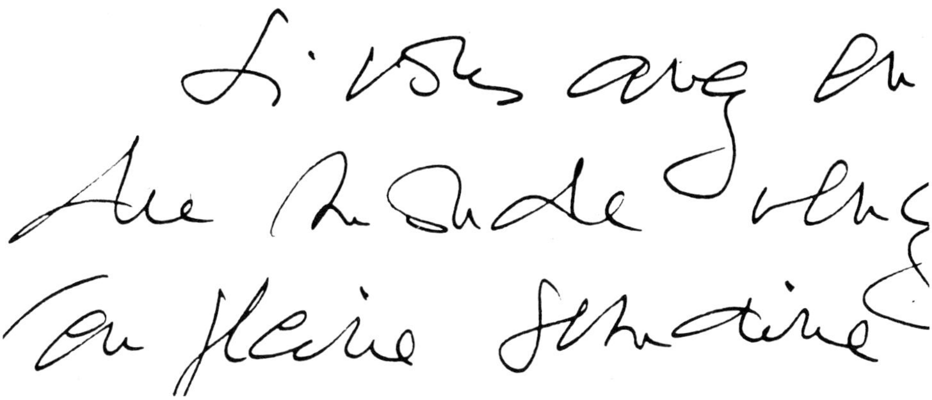

47

femme 50 ans

Écriture grande et compliquée, avec torsions et volutes, lancée, mal contrôlée, disproportionnée. Imagination débordante, captation, exaltation, illusion.

Les complications de tous ordres peuvent amener aux étrangetés de l'écriture BIZARRE : bizarrerie spectaculaire à travers laquelle le scripteur se libère mais aussi bizarrerie portant sur certaines lettres sans que le graphisme ne le soit, à première vue, dans sa totalité (voir écriture n° 90).

Le graphologue sera alerté par ce type de bizarrerie surtout si le contexte général est anxieux et s'il s'agit d'un sujet jeune.

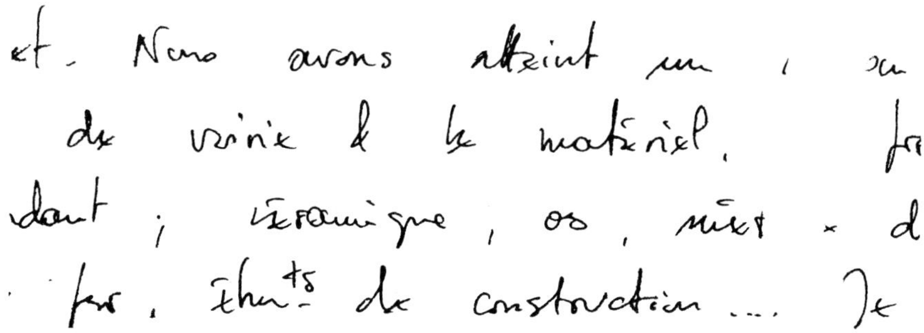

48

homme 22 ans

Écriture très personnelle, simplifiée, rapide, mélange de formes bizarres et de formes élaborées. Haut niveau d'évolution chez ce jeune homme mais une étrangeté qui le rend difficile à comprendre et à aider.

ACQUISE
ARTIFICIELLE

Si, dans une écriture compliquée, voire ornée ou même bizarre, le scripteur a recours à certains artifices qui surprennent, il n'en demeure pas moins l'inventeur de ses propres formes. Il en va autrement dans toute une série de personnalisations où le sujet se contraint volontairement à adopter une manière d'écrire différente de son graphisme spontané, inspirée d'une mode, d'un code différent, ou au contraire, d'un retour marqué à la calligraphie.

Ce sont les écritures ACQUISES où la personnalité du sujet s'exprime dans l'écriture sous la protection d'un faciès choisi. Elles sont empreintes de modifications durables assez accusées pour donner au graphisme un style particulier à la différence des écritures ARTIFICIELLES, modifiées temporairement et dans un but précis qui ne concerne, d'après Klages, que la dissimulation ou l'embellissement de sa propre écriture.

Puisque l'écriture est expressive du sentiment que nous avons de nous, une écriture volontairement transformée signifie que le scripteur ne se laisse pas aller à son penchant naturel parce qu'il ne s'en satisfait pas ; il se voudrait autre qu'il n'est ; il a pris conscience d'une insuffisance réelle ou imaginaire contre laquelle il a besoin de réagir. L'écriture qu'il se choisit a pour but de donner à l'autre une image de lui correspondant à l'impression qu'il désire faire sur autrui[7] mais elle peut aussi l'aider à se construire.

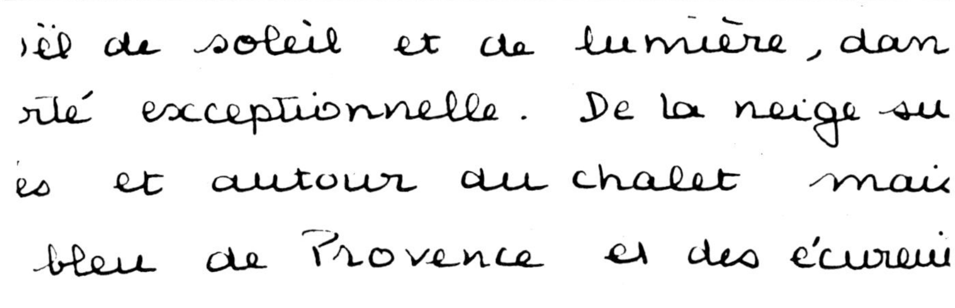

49

femme 50 ans

Écriture acquise, contrôlée, résolue, claire, simple. Dominante d'une forme construite ; liaisons secondaires qui augmentent le suivi de la ligne ; concentration de la dimension autour de la zone médiane. L'écriture est basse mais reste aérée. Construction volontaire dictée par l'obligation d'un style de vie strict. Au risque d'une banalité apparente, c'est la discipline, la présence responsable, le courage, la persévérance, le réalisme qui demeurent.

7. Cette explication correspond au sens donné par Klages et Hegar à l'écriture acquise.

Les écritures acquises se faisant sur un mode de contrainte, nous retrouvons dans leur tracé ce qui découle d'une application volontaire : la pression accrue (et fréquemment l'utilisation d'un feutre large), l'organisation rigoureuse, le redressement et, en ce qui concerne la forme, une valorisation par le contour et la dimension ; tous ces éléments, sont, le plus souvent, associés à un raidissement plus ou moins accentué.

Malgré le contrôle exercé par le scripteur sur son geste graphique, certaines caractéristiques échappant en grande partie au contrôle volontaire, notamment l'accentuation, la liaison, certaines formes de lettres basses, les espacements, renseignent à son insu. Elles sont d'ailleurs prises particulièrement en considération dans les expertises d'écritures.

Nous reproduisons ci-dessous le tableau de Klages qui a consacré tout un chapitre à l'écriture acquise ; il y donne les lois selon lesquelles un tracé peut se transformer volontairement le plus facilement : loi de la direction de l'attention, du degré de difficulté du tracé et des effets accessoires qui s'accroissent involontairement [27].

A. Direction de l'attention

+	
Formes des lettres grandes, longues, moyennes Grandeur, largeur, position, « tempo », intensité Jambages	Formes des lettres courtes Toutes les autres propriétés graphiques Déliés intérieurs et accents

B. Degré de difficulté du tracé

←

Tracé facile : Pression, lenteur, petitesse – Grandeur, rapidité, absence de pression – Verticalité – Manque de sveltesse – Organisation – Régularité – li > ls – Étroitesse – Disjonction – Inclinaison – Largeur – – – D. L. grandes – Liaison – Angles – Is > li – Arcades – Guirlande – Trait filiforme – D. L. petites – Manque d'organisation – Irrégularité – Sveltesse : *Tracé difficile.*

→

C. Effets accessoires

S'accroissent involontairement : Régularité, étroitesse, pression, disjonction.

Tableau extrait du livre de Klages :
L'expression du caractère dans l'écriture [27].

Si, pendant la phase où les tracés acquis ne sont pas encore intégrés au graphismc naturel, l'écriture est partiellement fabriquée, J. Ch. Gille fait remarquer que la transformation intentionnelle de l'écriture, en introduisant certains tracés qui plaisent (au nom de la représentation de Klages), devient, avec le temps, une deuxième nature pour le scripteur ; ces tracés se modifiant conformément à sa personnalité [28].

CONVENTIONNELLE
SCRIPT
STYLISÉE

L'écriture CONVENTIONNELLE emprunte une forme à la mode, à une époque et dans un milieu donné. Le scripteur la choisit parce qu'il la juge élégante ou qu'elle est celle de personnes auxquelles il aimerait s'identifier ; sa confiance en lui s'en trouvant renforcée.

Le scripteur qui produit une écriture conventionnelle s'oriente majoritairement vers le désir d'une bonne assise sociale pour la conquête de laquelle il est prêt à faire des efforts ou même des sacrifices.

On trouve des écritures conventionnelles surtout chez les femmes ; la valorisation de ce type de forme va de pair avec le respect des traditions, un certain besoin de sécurité mais également un souci d'efficacité.

Il y a une cinquantaine d'années, un apprentissage calligraphique très directif a engendré ce qu'on a appelé l'écriture « Sacré-Cœur » à base d'angles, de traits couvrants et d'une grande régularité associée à une continuité liée. On n'y relevait aucun abandon ; l'affirmation de soi passait par une éthique exigeante qui soutenait les scriptrices dans des tâches souvent difficiles, non sans engendrer une certaine intolérance.

Aujourd'hui, l'écriture conventionnelle est, le plus souvent, à base d'une forme en courbes accrues révélant plus de captation que de réelle affirmation.

Une proportion non négligeable d'adolescentes adopte, en général temporairement et librement, ce mode d'écriture où la séduction trouve son compte.

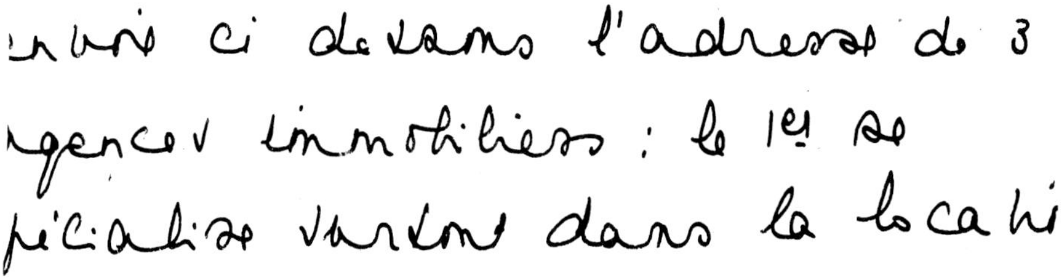

50

femme 40 ans

Écriture conventionnelle comportant des stylisations ; mélange de raideur et d'adresse, d'éthique et de demande affective. Sens de sa dignité personnelle, courtoisie en même temps que ténacité et efficacité. La conformité à une attitude un peu mondaine soutient la scriptrice plus qu'elle ne la rend dépendante parce que les qualités de la personnalité sont réelles ici. La convention ne tient pas lieu de personnalité comme il arrive parfois.

L'adaptation, pour superficielle qu'elle soit et un peu factice, n'en est pas moins effective.

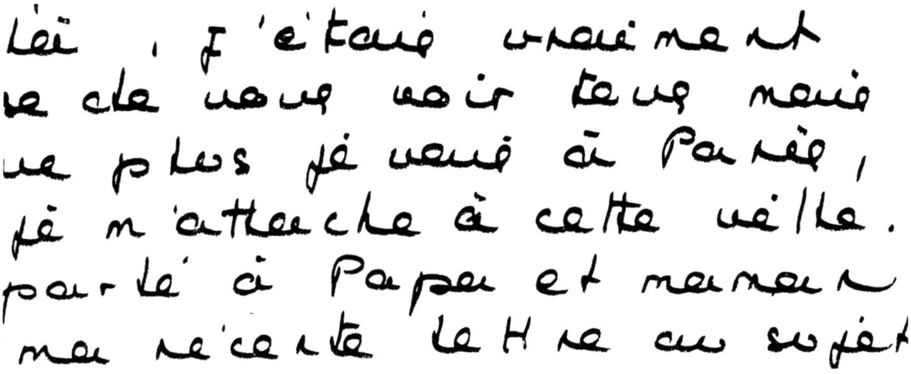

51

femme 18 ans

Écriture conventionnelle assez typique de sa génération mais qui s'inscrit ici dans une évolution intéressante. Elle est issue d'une petite écriture raide, anguleuse, étrécie et fragile ; si l'on décèle les traces de forçage (pression déplacée) et de blocage (gestes sinistrogyres, jointoiements), l'adoption d'une forme à la mode permet une cohésion du graphisme ; parallèlement, on peut penser que la personnalité se consolide.

L'écriture SCRIPT est faite de lettres proches des caractères d'imprimerie et juxtaposées comme eux. Elle a été enseignée comme écriture de base dans certaines écoles, notamment en Suisse [29] puis abandonnée parce qu'elle freine l'accélération du tracé par les levées de plume qu'elle impose. Actuellement, elle est encore donnée comme modèle pour l'inscription des titres et conservée pour des enfants qui, pour des raisons diverses, peuvent avoir trop de difficultés à produire une écriture cursive lisible.

L'écriture script a le mérite d'être claire et ordonnée mais elle risque d'introduire une raideur voire un tracé stéréotypé.

Elle signifie le désir d'une bonne présentation et d'une socialisation correcte, une conduite stable, un contrôle de soi mais la dominante de contrainte montre combien le sujet se surveille, ce qui freine son adaptabilité. Lorsqu'elle est délibérément choisie par l'adulte, elle traduit une composition ; le sujet y retrouve sans doute plus d'assurance.

Dans certaines professions : architectes, dessinateurs, projeteurs, on adopte volontiers l'écriture script ; elle est ici dans la lignée du dessin ou du plan qu'elle accompagne et perd une partie de son caractère artificiel.

Il n'est pas rare dans la pré-adolescence de voir apparaître une période script, étape transitoire entre la calligraphie et l'écriture personnelle.

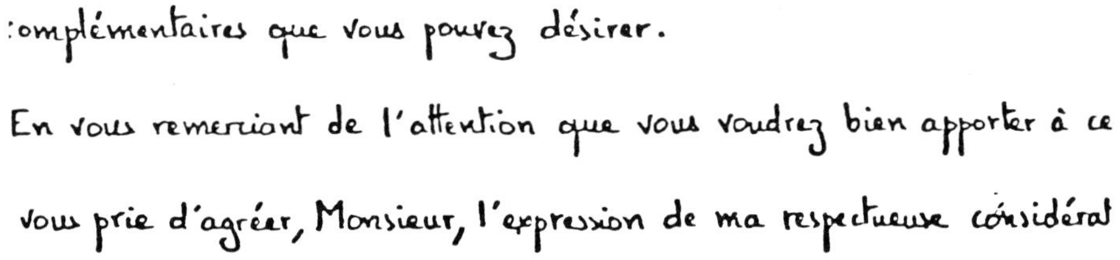

52

homme 27 ans

Écriture à dominante script, statique, juxtaposée, claire malgré sa petitesse. La discipline, le sérieux, le désir d'être estimé caractérisent ce jeune ingénieur, mais il faudrait que cet ensemble trop parfait bouge, s'anime, pour que l'on se trouve en présence d'une personnalité dynamique. L'absence de mouvement est trop importante ici pour le niveau d'études.

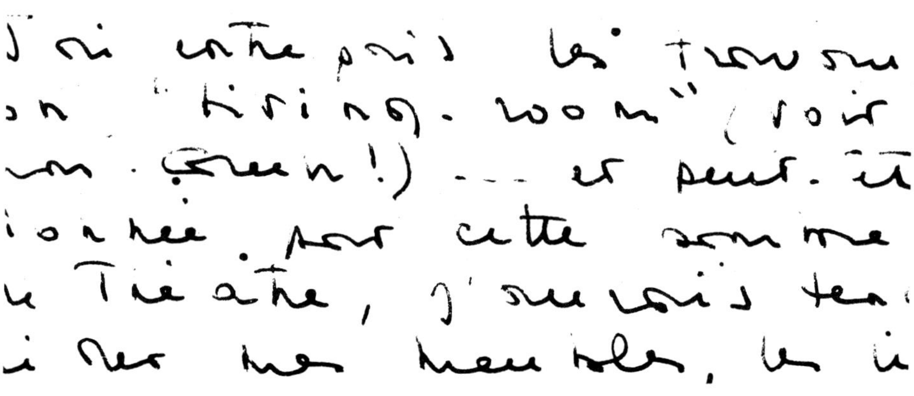

53

femme 40 ans

Écriture stylisée, pâteuse, assez basse, certaines formes script et liaisons en arcade, étalée mais moirée, trouée, souvent sinistrogyre, mouvements coulant et cabré associés. Compte tenu de la stylisation et du trait pâteux, le graphologue peut faire l'hypothèse d'un sens esthétique, du goût pour une présentation recherchée ou originale ; beaucoup de captation dans les contacts, de la séduction aussi.

L'écriture STYLISÉE est une écriture acquise. Sa particularité en est la forme choisie en fonction d'une certaine plastique.

L'écriture stylisée renvoie au scripteur l'image d'un « beau » graphisme. Ce souci de présentation et d'esthétisme correspond à une tendance profonde, il n'imite pas une mode, il exprime un goût pour une forme jugée plus élégante ou plus intéressante. C'est dans cette mesure qu'une écriture stylisée, bien qu'acquise, participe davantage de la personnalité qu'une écriture conventionnelle.

L'écriture stylisée témoigne d'une recherche dans la présentation, d'une sélectivité, de la valorisation d'une forme souvent simplifiée ; ce sont les éléments de stylisation choisis qui donneront leur signification à l'écriture. L'élégance des formes n'est pas sans freiner, parfois, la vie du tracé.

2. Les grandes formes scripturaires de base

ARCADE

L'ARCADE est la forme classique des lettres *m n p h* ; c'est un geste vers soi qui évoque l'image de la voûte, du pont. Pour les *m* et *n*, c'est un geste qui part de la ligne et y revient, contribuant ainsi à une stabilisation de la zone médiane.

L'effort que fait l'enfant pour tracer les arcades montre toute l'application volontaire qu'elles requièrent ; une écriture d'enfant où elles sont mal exécutées s'effondre tant elles participent à sa construction.

L'arcade scolaire est conservée dans les écritures restées proches de la calligraphie. Le scripteur ne peut ou n'ose pas changer le modèle appris ; il préfère conserver la sécurité d'une forme connue (voir l'écriture calligraphique).

Par sa trajectoire, qui établit comme une clôture, l'arcade ne favorise pas la liaison ; elle introduit souvent une levée de plume et on la retrouve fréquemment dans les écritures juxtaposées où la guirlande apparaît rarement ; l'écriture script en est une illustration. Une des interprétations de l'arcade en est ainsi précisée : distance maintenue entre soi et l'autre, distance, qui est aussi respect de l'autre.

Mais, la plupart du temps, l'arcade évolue. Entraînée par l'accélération du geste vers la droite, elle s'ouvre et perd une partie de son caractère construit pour devenir plus légère, plus souple et permet, de ce fait, une liaison plus facile. Elle s'associe fréquemment à la guirlande ou devient anguleuse ; ce faisant, elle conserve suffisamment d'assise à l'écriture sans freiner son élasticité. Le caractère retenu, la réflexion, la discrétion, le maintien d'un acquis, inclus symboliquement dans l'arcade, demeurent tout en laissant prévoir une participation du sujet plus souple.

Plus l'arcade devient expressive du tracé (c'est-à-dire plus elle devient une de ses caractéristiques majeures), plus on est autorisé à penser que le scripteur est tourné vers son monde intérieur et craint l'ingérence d'autrui. Il se garde et s'abrite, son extériorisation est pleine de circonspection même si elle reste courtoise. La difficulté à s'ouvrir à d'autres points de vue que le sien peut engendrer isolement et égoïsme.

L'exemple 55 montre combien il y a peu d'abandon dans une écriture à dominante d'arcade ; c'est sans doute une des raisons expliquant sa présence assez fréquente dans les écritures conventionnelles et surtout dans les écritures empreintes de raideur.

L'arcade rentre, en effet, dans les signes de résistance ; son auteur se surveille et ne se répand point ; l'arcade n'envahit d'ailleurs que rarement tout le graphisme comme peut le faire la guirlande.

Néanmoins quand l'arcade se généralise et s'associe à des traits couvrants, et quelquefois à de la lenteur, elle signifie que le scripteur se renferme et peut dissimuler.

La présence prolongée de l'arcade dans les écritures d'adolescents, les filles en particulier, retient l'attention [11]. En favorisant la lisibilité et l'ordre, elle conserve à l'écriture un aspect correct qui fait présager une bonne socialisation et la capacité de résister aux influences. La notion d'un repère précis et respecté est en liaison avec la conscience morale ; on remarque que l'on trouve rarement d'écriture lâchée en arcade.

Par sa présence dans des mots très « investis » (moi, mère) l'arcade s'avère sensible aux retentissements des conflits intérieurs générateurs d'inhibition ; on remarque parfois dans les tracés de dépressifs une difficulté à exécuter le *m* et le *n* ou même un véritable laminage de ces lettres : l'arcade devient un trait, les autres formes de lettres étant conservées ; ceci avant toute autre détérioration.

Inversement, il existe un renforcement du *m* ou du *n* par la raideur et l'étrécissement et par l'augmentation du nombre des jambages ; le *m* à 4 jambages, le *n* à 3 jambages peuvent apparaître momentanément chez l'enfant et l'adolescent ; ce n'est pas un bon signe d'équilibre psychique s'ils persistent à l'âge adulte.

Les *m* et *n* sont de petits signes parmi d'autres, mais les modifications répétées deviennent signifiantes.

Il semble bien qu'il y ait ici une relation entre les *m* et les *n* et le sentiment que le scripteur perçoit de son identité.

Il est une forme d'arcade appelée arcade rentrante où le second jambage du *m* ou du *n* prend une direction sinistrogyre qui va à l'encontre de la liaison à la lettre suivante : c'est un geste de retrait qui peut traduire l'inhibition ou la méfiance mais aussi la captation ou le calcul.

L'exagération des courbes normales en forme d'arc produit un graphisme contourné, affecté et toujours ralenti. Dans certains cas, l'écriture ne présente aucune ligne droite ; la main semble tourner avec la plume ; on dit que l'écriture est CONTOURNÉE traduisant ainsi une recherche de soi.

L'ARCADE ANNELÉE est exécutée avec un geste sinistrogyre en forme de petits anneaux à la base. Suivant l'élasticité du tracé ou sa raideur, on peut considérer que l'annelage permet un rebondissement du geste ou, au contraire, qu'il accentue la fermeture de l'arcade. Le milieu graphique aidera donc le graphologue à décider s'il s'agit d'un savoir-faire efficace, d'une ténacité ou si l'annelage s'apparente au jointoiement (voir écriture n° 90).

Les liaisons entre les lettres, enseignées en guirlande sur la ligne de base peuvent se faire en arcade. (Le scripteur privilégie ainsi le haut de la zone médiane avec une tendance à couvrir le graphisme qui procède bien d'un geste en arcade.) On les appelle liaisons surplombantes (voir écriture n° 247).

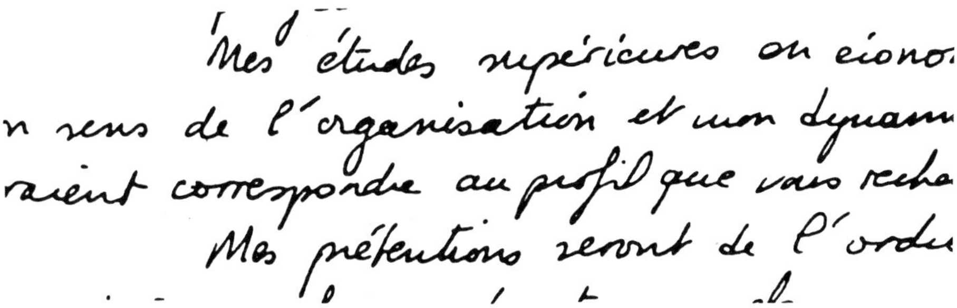

54

homme 30 ans

Écriture en arcade anguleuse associée à quelques guirlandes. C'est une arcade souple ne s'opposant pas à la liaison ; l'écriture est d'ailleurs liée et rapide, le mouvement dynamique. Préservation d'un acquis et solidité en même temps que bonnes capacités évolutives chez ce jeune ingénieur.

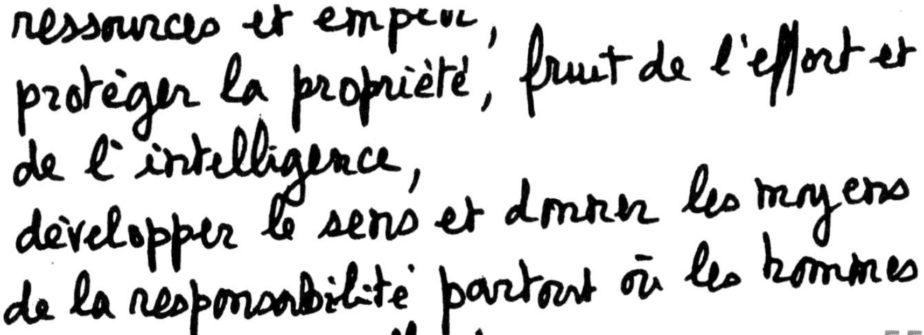

55

homme 60 ans

Écriture en arcade et même arquée au sens où l'entendait Crépieux-Jamin [14]. Appuyée, pâteuse, noire, étrécie, retenue et résolue. Personnalité très construite d'un scripteur tenace, aux convictions fortes. Esprit calculateur qui tient farouchement à son indépendance.

GUIRLANDE

A l'inverse de la forme en arcade, s'inscrit la forme en GUIRLANDE pour laquelle on évoque le symbole de la coupe. Une écriture est dite en guirlande quand les *m* et *n* enseignés en arcade sont exécutés en guirlande ; les liaisons le demeurant aussi. Cette transformation peut atteindre tout le graphisme, en particulier les *a o*.

La guirlande est un geste courbe et ouvert ; elle se relie spontanément à la lettre qui suit faisant dire à Klages que, des diverses formes, la guirlande est la seule où s'exprime l'attente de ce qui est prêt au rattachement [23]. C'est aussi un geste dont la partie centrale repose sur la ligne. La guirlande va dans le sens d'une plus grande dextrogyrité et facilite l'accélération du graphisme.

Crépieux-Jamin note à son propos que la guirlande découle d'un mouvement doux, sinueux, aisé, d'où sa signification de douceur et de souplesse [14]. C'est un des meilleurs éléments de souplesse à la condition d'être exécuté de façon suffisamment ferme. En effet, parce qu'elle facilite le geste dextrogyre, la guirlande introduit facilement le relâchement.

Correspondant symboliquement à une adaptation naturelle et à l'accueil de l'autre, la guirlande souple et ferme, ou un peu allégée, a pris les significations de réceptivité, naturel, franchise, bonnes facultés relationnelles, séduction, tolérance. Une petite guirlande dans un graphisme souple, simplifié, rapide, est en relation avec une intelligence ouverte, un esprit agile.

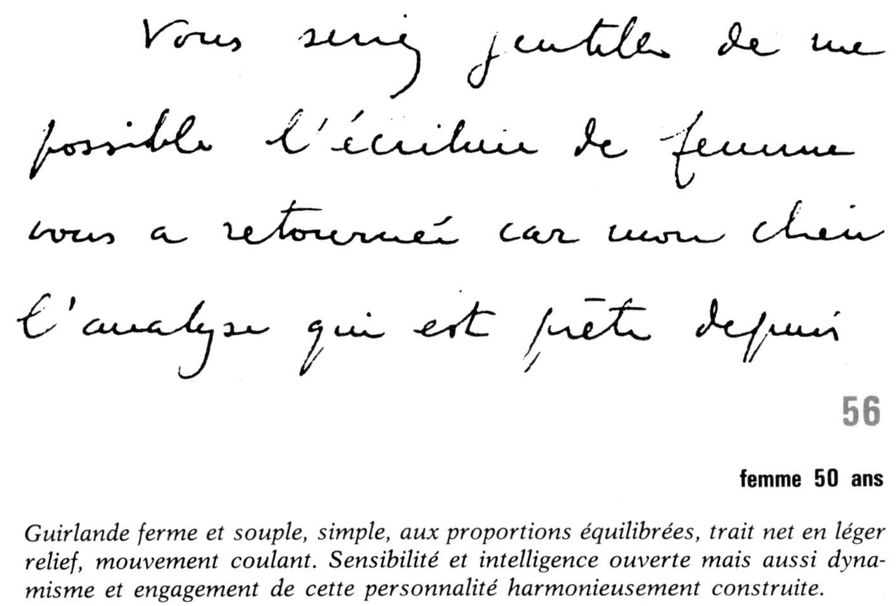

56

femme 50 ans

Guirlande ferme et souple, simple, aux proportions équilibrées, trait net en léger relief, mouvement coulant. Sensibilité et intelligence ouverte mais aussi dynamisme et engagement de cette personnalité harmonieusement construite.

Si le tracé manque de fermeté et si la tension du trait est insuffisante, la guirlande devient molle et s'écrase sur la ligne. Le relâchement propice à la labilité émotionnelle s'installe avec l'influençabilité et la dépendance. L'ouverture se meut en impressionnabilité, la confiance devient attente anxieuse de l'affection de l'autre, l'adaptation se fait par le biais de la facilité.

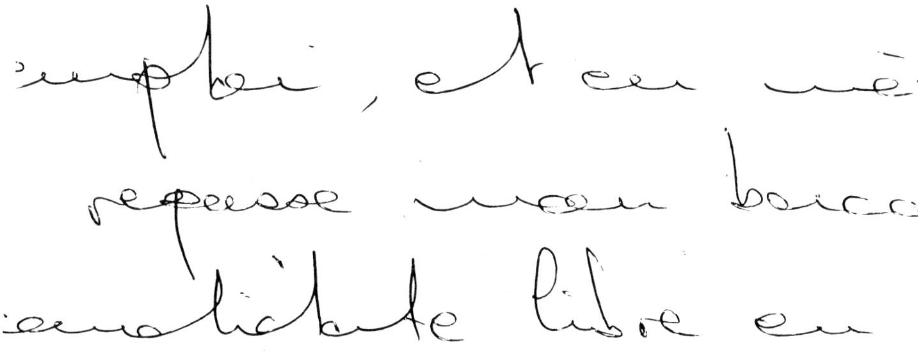

57

femme 40 ans

Guirlande étalée, lâchée et cabrée, qui tend vers le filiforme. Trait maigre et net. Manque évident de structure, dépendance, versatilité et caprice, nonchalance et exigence, impressionnabilité et anxiété. La guirlande n'a plus rien à voir ici avec la réceptivité (on remarque les jointoiements). L'adaptation est tout à fait superficielle.

Si la tension du trait augmente, la guirlande se durcit, perdant pour une autre raison sa souplesse d'origine. C'est pourquoi l'étude de la guirlande est intéressante pour comprendre, dès le début d'études graphologiques, l'importance de la notion d'élasticité qui introduit celle de souplesse. Que la guirlande perde cette élasticité en devenant molle ou raide, les significations classiques s'en trouvent profondément modifiées.

Il n'y a plus qu'un degré à franchir pour trouver une guirlande à la fois raide et acquise, c'est la GUIRLANDE CARRÉE, dont le nom évoque l'antagonisme qui lui est inhérent.

Si la guirlande perd parfois son élasticité, elle peut perdre aussi sa légèreté. Il est courant, surtout avec l'usage du feutre, de voir apparaître une guirlande lourde associée à des formes très arrondies dans une continuité liée.

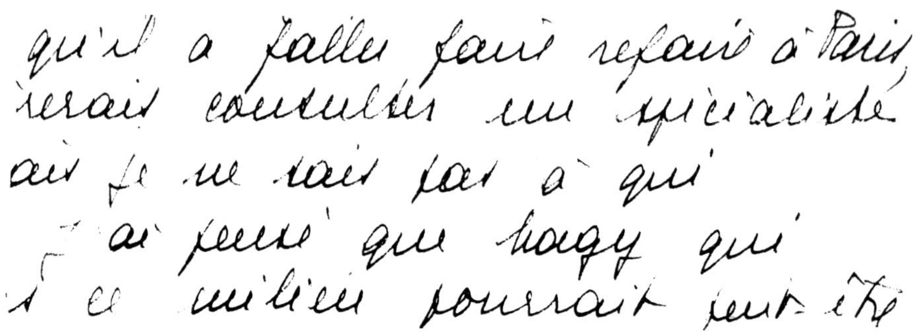

58

femme 45 ans

Guirlande annelée tendue chez cette femme courageuse et droite ; l'écoute de l'autre est liée au sens du devoir plus qu'à une réceptivité naturelle.

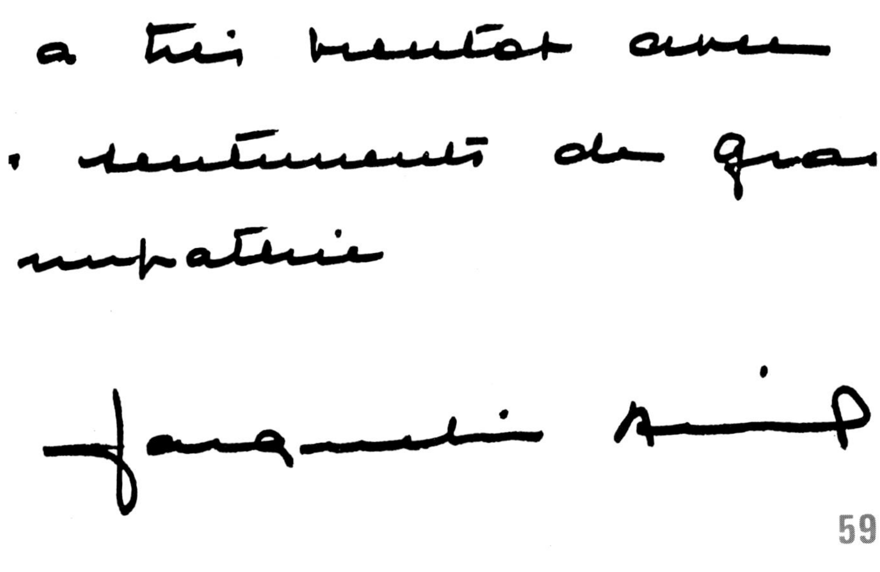

59

femme 40 ans

Guirlande anguleuse, carrée, écrasée et lourde, très étalée ; pression déplacée, mais écriture résolue, liée, appuyée, aérée, ordonnée. Il y a sans doute eu réceptivité chez cette femme pilote, victime d'un grave accident, mais ce qui subsiste ici c'est la volonté farouche et douloureuse d'un être énergique et déterminé. Par ce quasi-automatisme, la guirlande prend un caractère acquis.

La GUIRLANDE ANNELÉE, plus fréquente que l'arcade annelée, est également à base de petits anneaux sinistrogyres ; s'ils restreignent un peu la légèreté et la dextrogyrité de la guirlande, ils permettent aussi un geste habile qui peut être tout à fait aisé et rapide et qui renforce la continuité, déjà liée le plus souvent. La guirlande annelée, dans un milieu graphique souple et rythmé, traduit l'habileté, l'efficacité, le savoir-faire, l'entregent.

Mais la guirlande annelée s'observe également dans des écritures contraintes ou monotones où le trait lourd ou raide ne permet pas le rebondissement d'un geste adroit. L'annelage s'apparente alors davantage au caractère secret et parfois tourmenté traduit par le jointoiement ; la notion de ténacité contenue dans l'annelage peut devenir une tendance à l'entêtement ou une propension à ressasser ses préoccupations. Si le milieu graphique est empreint d'une sinistrogyrité majeure, de raideur, de lenteur, d'arythmie, l'écriture annelée suggèrera l'amabilité calculée, la captation, l'égoïsme.

L'annelage est un bon exemple de l'influence déterminante du milieu graphique sur la signification d'une espèce.

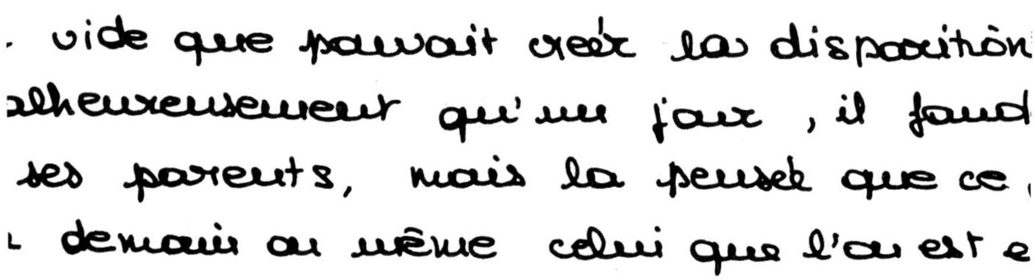

60

femme 30 ans

Guirlande lourde, annelée et presque carrée, basse, liée appuyée. La réceptivité est utilisée pour servir la capacité de travail, l'adresse, une ténacité sans faille. L'annelage fait ici autant partie de l'aptitude à ne jamais perdre de vue l'objectif que de l'aspect secret de la personnalité. Cette jeune femme a des responsabilités assez lourdes dans son entreprise. On remarque la concentration et la densité de la zone médiane.

On appelle GUIRLANDE ENSELLÉE celle dont la coupe est profonde et le plus souvent étrécie ; le geste est retenu et raidi. La réceptivité devient douloureuse, surtout si l'écriture est monotone. Le sujet se laisse impressionner sans pouvoir réagir correctement ; une sélectivité défensive préside à la relation à l'autre.

Ces longues considérations sur la guirlande qui peut aller du signe d'une adaptation souple à une adaptation superficielle, laborieuse ou tendue, montrent une fois de plus combien des gestes différents se regroupent sous une même appellation.

Comme nous l'avions noté pour l'arcade, le mélange arcade-guirlande est fréquent à l'adolescence. Bien que certains adolescents, les garçons surtout, adoptent souvent une petite guirlande légère et souple, on remarque que la guirlande n'acquiert que progressivement une réelle souplesse ; ceci est assez logique : souplesse et autonomie vont de pair.

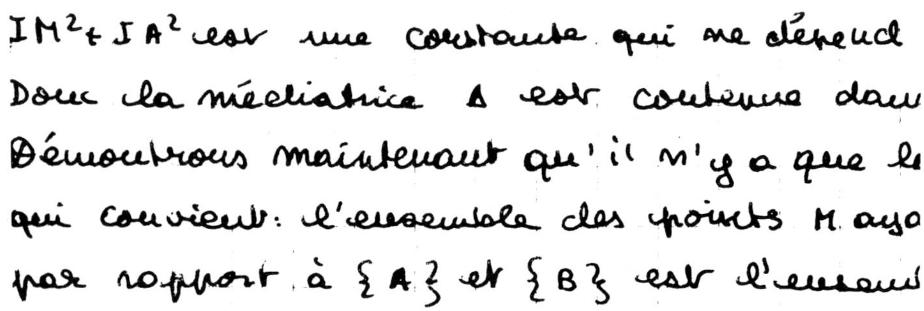

61

garçon 16 ans

Petite écriture en guirlande souple, ramassée dans la zone médiane, liée avec beaucoup d'adresse et de sobriété ; quelques restes d'arcade, un léger jointoiement. Concentration d'esprit et clarté, souplesse de l'intelligence et maturité précoce chez ce jeune garçon aussi brillant en lettres qu'en sciences.

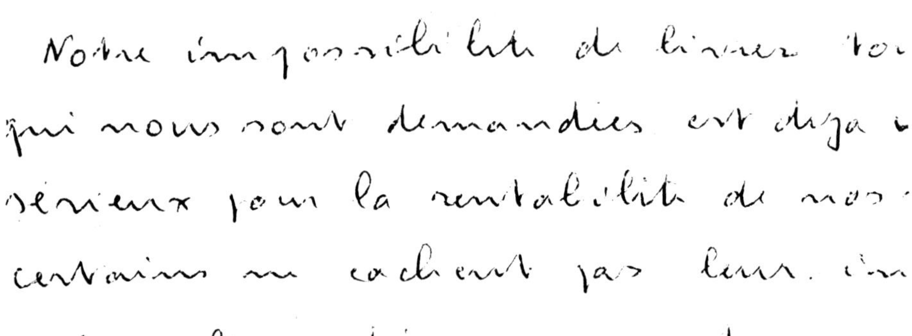

62

homme 50 ans

Indifférenciation de la courbe dans un ensemble inhibé aux gestes bâtonnés, brisés, atrophiés, au trait dévitalisé qui disent l'anxiété majeure d'un scripteur dépressif. L'identité du sujet s'estompe avec la perte de confiance en lui. La double courbe restitue ici l'ambiguïté d'une conduite qui paraissait encore adaptée alors que la personnalité était profondément atteinte.

On appelle DOUBLE COURBE une forme courbe (arcade ou guirlande) non différenciée par rapport au haut et au bas de la lettre. Il s'agit principalement des *m* et *n* qui n'enregistrent aucune différence de forme au sommet et sur la ligne de base.

C'est un signe d'agilité intellectuelle et de débrouillardise, dans un bon milieu graphique mais c'est aussi une ambiguïté de forme qui ne laisse pas présager un sentiment très défini de son identité. Si elle s'impose dans le graphisme, elle amène le graphologue à rechercher d'éventuels autres signes d'imprécision.

L'aspect un peu ambigu de l'écriture à double courbe a engendré les significations d'insaisissabilité, d'esquive et, dans un ensemble mou, celle de penchant à la facilité, d'indécision, d'attitude vélléitaire.

ARRONDIE
GONFLÉE

Le rond, c'est le cercle, c'est aussi une des premières formes que s'efforce d'exécuter le petit enfant. La recherche maladroite et tenace d'une forme close et qu'il souhaite en général ronde, bien qu'elle soit élargie par maladresse[8] a quelque chose d'émouvant, tant on devine que cette forme fermée deviendra le bonhomme, et donc l'enfant lui-même et tout son entourage.

L'écriture ARRONDIE est celle dont les courbes calligraphiques normales sont accentuées ou dont les angles normaux sont remplacés par des courbes. Elle est dite « curviligne ». Ce sont surtout les lettres rondes intérieures *a o d g q* qui sont concernées, c'est-à-dire celles qui englobent du blanc, mais les bâtons peuvent aussi devenir curvilignes. Ce terme s'emploie par opposition aux écritures à dominante droite, comme l'écriture anguleuse par exemple, que l'on appelle « linéaires ».

Les formes rondes sont davantage présentes jusqu'à 11 ans que les formes linéaires. On les trouve fréquemment à l'adolescence, surtout chez les filles par suite de leur intérêt prédominant pour la vie affective.

Chez l'adulte, l'écriture arrondie a une relation étroite avec la demande affective, la féminité, le narcissisme, la captation comme avec le monde fantasmatique et, plus spécialement, celui de l'enfance. Elle est en corrélation avec un comportement de bonne sociabilité, parfois une complaisance, d'où tout bénéfice secondaire n'est pas exclu ; elle accompagne aussi un goût de la vie.

Dans le contexte d'une petite écriture à tendance linéaire, la présence de lettres intérieures nettement rondes est intéressante par la compensation ou la contradiction que ces formes, dites « pleines » dans la terminologie de Klages [23], apportent à des formes par ailleurs étrécies ou rétractées.

Si l'écriture arrondie se trouve dans un ensemble mou, le graphologue est fondé à penser au manque d'initiative, à l'adaptation passive au milieu.

8. Ce type de forme arrondie élargie par maladresse est appelée DODUE [8].

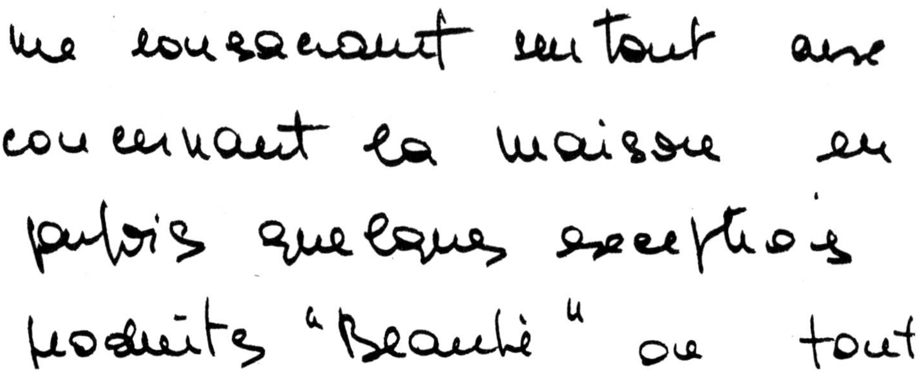

63

femme 30 ans

Arrondie, en guirlande annelée, pâteuse, lourde sur la ligne (choix permanent du feutre noir), plutôt grande, assez claire ; cette écriture traduit narcissisme et autorité, bonne sociabilité apparente mais peu d'intérêt réel pour l'autre. Le geste égocentrique de captation est renforcé par la guirlande annelée, les jointoiements et le mouvement cabré. Jambages très courts.

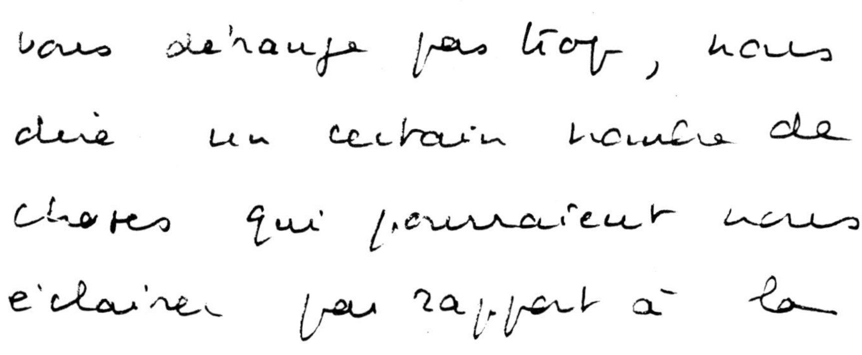

64

femme 50 ans

Écriture arrondie mais totalement dépouillée, légère, simple, claire aérée, un peu étalée, mouvement presque coulant qui dit l'adaptation et la spontanéité. Sensibilité féminine, esprit ouvert et compréhensif, sociabilité faite d'intuition et de don de soi. L'indépendance du sujet est préservée.

Dans l'écriture GONFLÉE, essentiellement curviligne, l'exagération des courbes porte, outre les oves, sur les hampes, les jambages et les majuscules. Cette amplification de la courbe dépasse le niveau d'une forte demande affective. Il se manifeste là une attitude spectaculaire, assez vaniteuse parfois, visant à capter l'attention ; l'autre est manipulé, il est plus objet que sujet. On note une tendance à l'exaltation et au bluff alliés au manque de discernement.

Si l'on s'attend à trouver des gonflements dans une écriture déjà arrondie grande et étalée par exemple, on peut aussi en trouver sporadiquement dans une écriture petite, ce qui révèle un aspect de la personnalité en contradiction avec l'ensemble. L'attention du graphologue est d'autant plus retenue que le gonflement est moins flagrant.

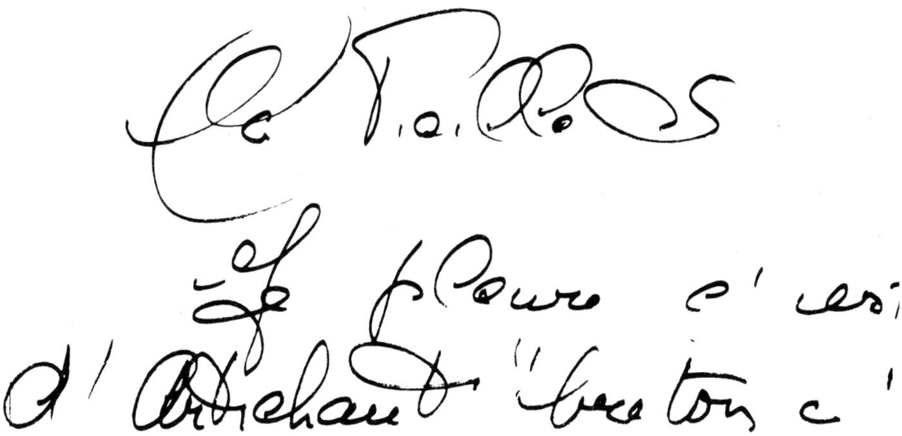

65

femme 40 ans

Beaucoup d'exagération dans cette grande écriture gonflée, inharmonieuse, surélevée, aux gestes en lassos sinistrogyres. Parade, séduction, subjectivité, esprit chimérique, lyrisme et affectivité chaleureuse bien qu'envahissante. La réalité n'apparaît qu'au travers du prisme personnel ; le sentiment de soi est probablement moins assuré qu'il n'y paraît. C'est aussi une écriture compliquée.

ANGULEUSE

Une écriture ANGULEUSE est une écriture linéaire, c'est-à-dire à dominante droite ; elle est caractérisée par l'accentuation des angles, par le remplacement des courbes par des angles ; les liaisons peuvent avoir également une trajectoire anguleuse.

Loin de la conciliation contenue symboliquement dans la guirlande, il y a une sévérité incluse dans l'angle. On retrouve le parallélisme des archétypes : courbe-féminité, angle-virilité.

Le geste anguleux correspond à un net changement de direction ; il est intersection plus que continuité ; c'est un geste de rétraction qui peut être ferme mais qui devient vite empreint de raideur, il entre dans les signes de contrainte et de tension.

D'où les significations de combativité, courage, sens du devoir, obstination, donc d'une adaptation sur un mode de lutte, parce qu'il faut plus d'énergie pour faire un angle qu'une courbe ; mais cette énergie est à base d'un effort coûteux et il arrive un moment où c'est la résistance qui domine. C'est pourquoi l'angle a également les significations de brusquerie, entêtement, intransigeance, esprit buté, contrariant, agressivité, surtout si l'on est dans un ensemble dysharmonique.

Crépieux-Jamin observe que la signification des différents angles peut se déduire de l'opportunité, du naturel et de l'union heureuse des forces qui les produisent [14], cela est vrai pour toutes les espèces mais particulièrement pour l'angle dont l'interprétation verserait facilement du côté négatif.

Ce qui est spécifique à l'angle, quand il fait partie d'un tracé dynamique, c'est l'aspect résolu, volontaire d'un scripteur qui raisonne et fait des choix qu'il assume. Il est vrai que ces choix sont à base de refus plus que d'acceptation ; ils sont aussi refus de complaisance et il est souvent plus difficile de dire

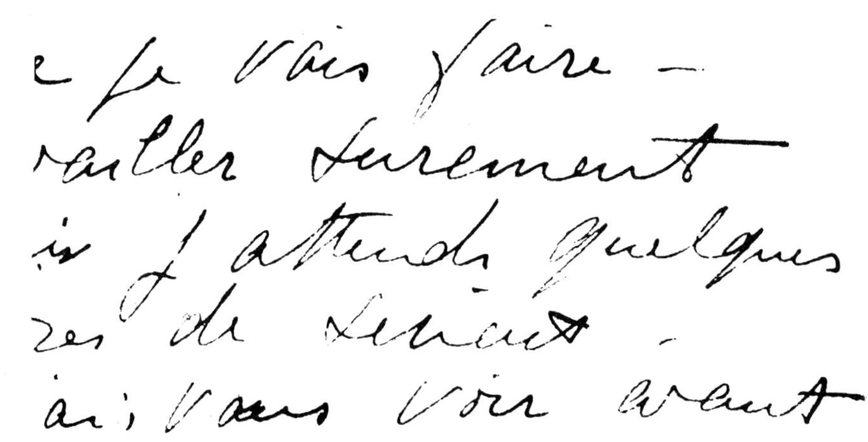

66

femme 55 ans

Des angles mais aussi des arcades et des guirlandes dans cette grande écriture lancée, liée, au mouvement propulsif, surélevée, inégalement appuyée. Ardeur, volonté combative, détermination, ténacité de cette personnalité forte qui impose son rythme. Douée d'une intelligence lucide et d'esprit critique, la scriptrice agit et réagit en femme d'action quoi qu'il lui en coûte. C'est l'écriture de Coco Chanel.

non que de dire oui quand on a des responsabilités. Dans ce cas, d'ailleurs, l'angle procède d'un geste ferme et non raide, et, s'il est expressif du sujet, il n'est pas son seul mode d'expression. Il joue ici un rôle de soutien, il renforce la fermeté des autres éléments.

Dans l'exemple 66, l'angle fait partie d'un ensemble très dynamique qui conserve suffisamment d'élasticité et de courbes. L'absence de rectilignité prouve l'habileté dans l'appréciation de la réalité. On résiste à l'autre mais il demeure un partenaire et l'effort que l'on fait rend digne de l'autorité qu'on prend.

Moins l'angle se combinera à d'autres formes, plus le caractère linéaire l'emportera, plus l'élasticité diminuera.

Il existe une forme particulièrement anguleuse de jambages dite « en triangle » (voir écriture n° 174), elle signe un caractère autoritaire, parfois même tyrannique si cette forme est très accentuée.

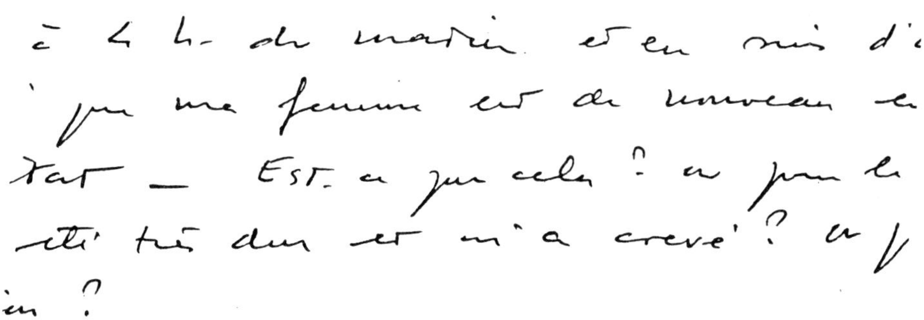

67

homme 60 ans

Petite écriture anguleuse, simplifiée, personnalisée, liée, nette, précipitée, étalée dans un mouvement tendu. L'angle traduit à la fois l'effort et le raidissement du comportement. Malgré la vivacité de l'intelligence, le scripteur contrôle mal son insatisfaction sous-jacente. Difficulté à trouver une relation confiante au sein d'un groupe.

Si la présence de l'angle devient tout à fait dominante, dans un contexte de tension mal contrôlée, la relation à l'autre s'établit sur un mode d'affrontement qui peut aller jusqu'à une agressivité plus ou moins violente. On enregistre des réactions de vive susceptibilité, d'impatience, de partialité.

Cependant, si l'écriture reste vivante, quoiqu'empreinte d'un rythme heurté, les autres sont présents même s'ils sont malmenés. Il en va différemment dans des écritures au tracé automatique, sans rythme, où l'angle conduit à une restriction importante, ou dans des tracés inhibés, à la fois mous et raides d'où toute élasticité est bannie (il faut savoir, en effet, que mollesse et raideur sont fréquemment associées dans un tracé dysharmonique).

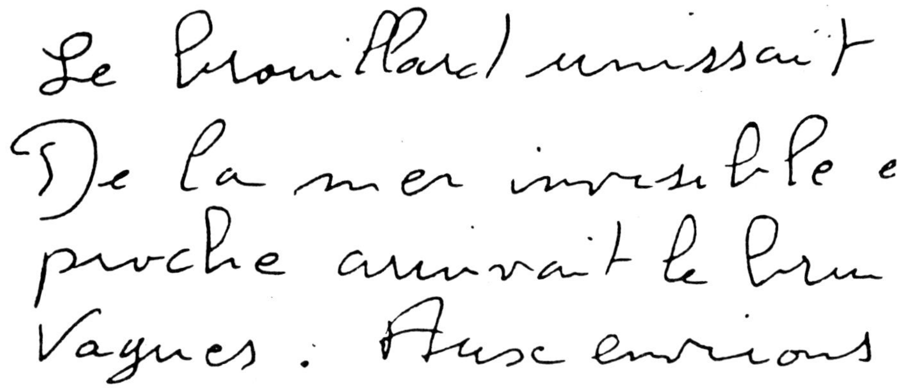

68

homme 35 ans

Écriture anguleuse, inharmonieuse, à la fois molle et raide, hétérogène, ligne fluctuante. Le geste discontinu et hésitant montre toute la difficulté à vivre et le sentiment d'échec. La relation à l'autre est annulée, c'est le désintérêt avec l'égoïsme forcené qu'il engendre.

Il semble que le plus souvent (écritures du type de l'exemple précédent exceptées) on trouve, au départ de l'angle, un sentiment conjugué d'intensité et d'insatisfaction ; il peut se révéler moteur en provoquant une mise à l'épreuve et des compensations réussies ; d'où sa présence fréquente dans le mouvement barré.

C'est l'importance de l'association avec des éléments conservant une élasticité suffisante qui est essentielle sinon le sentiment d'impuissance entraîne des réactions d'opposition.

Certaines professions socialisent mieux que d'autres les pulsions incluses dans l'angle.

Chez l'enfant, « on ne sera pas étonné de constater que ceux dont l'écriture a un contact anguleux avec la ligne ont des difficultés d'adaptation à leur entourage immédiat, de même que ceux qui ont des courbes cabossées ont une sensibilité d'une très grande vulnérabilité » [30], ce qui est vrai à un degré moindre chez l'adolescent. L'angle ne favorise pas la communication surtout chez les filles dont le faciès type de l'écriture n'est pas l'angle.

L'angle, par impossibilité à maintenir un tracé souple, entre dans les signes de vieillissement et de fatigue (voir l'écriture n° 27).

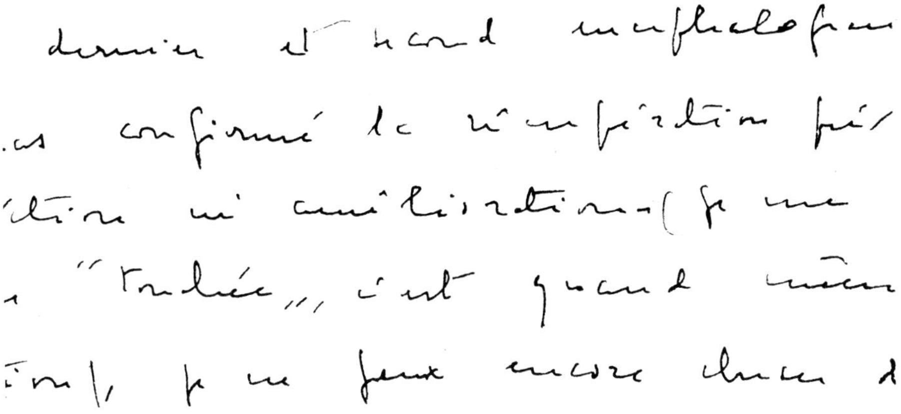

69

femme 75 ans

Petite écriture personnelle où les formes et le trait sont abîmés par la maladie. Un angle d'effort a remplacé la guirlande, habituelle chez la scriptrice. Le trait tremblé et discontinu atteste la difficulté à réaliser. Cependant, sobriété, simplicité et même le rythme de répartition traduisent la qualité de l'intelligence et de la sensibilité.

FILIFORME

Le tracé de l'écriture FILIFORME est celui d'un fil graphique où la précision des formes est plus ou moins éludée ; il y a sous-investissement ou altération de la forme, en particulier en zone médiane (*m* et *n* surtout) dont on sait qu'elle reflète le mieux la conscience que l'individu a de lui-même.

Il y a des écritures filiformes fortes et des écritures filiformes faibles, comme cela s'est vérifié pour les autres grandes formes de base.

Par son aspect représentatif, une forme claire, en rapport avec une conscience claire de soi, offre des repères protecteurs permettant au sujet de mieux se situer et à l'entourage de mieux le percevoir. Privée de ce support, la lisibilité étant assurée surtout par les hampes et les jambages, l'écriture filiforme devra être interprétée selon la qualité de son trait, le dynamisme de son mouvement, l'organisation de son espace [31].

Le graphologue doit pouvoir reconnaître si la liberté dont fait preuve le scripteur par rapport à la calligraphie provient du désir de suivre une pensée rapide, d'aller plus vite et plus droit au but ou d'un désinvestissement de la forme par labilité, passivité, dissimulation, auquel cas le trait manque de force et l'écriture manque de rythme.

On trouve, en effet, l'écriture filiforme associée à un haut niveau graphique chez des scripteurs à la personnalité riche qui peuvent hésiter ou ne pas souhaiter faire un choix parmi de multiples possibilités ; ce qui, pour l'entourage, demeure une attitude un peu imprécise.

Dans un tracé rapide, simplifié, sobre, efficace, la filiformité va de pair avec la vivacité et l'intuition d'un esprit sans *a priori* ; l'appréciation globale, parfois un peu hâtive, de la réalité, est palliée par les capacités de compréhension et de renouvellement. La qualité du trait renseigne sur la force d'affirmation et sur les convictions du sujet. Dans ces cas de scripteurs exercés, à la pensée élaborée, la filiformité, en fin de mot, conséquence d'une grande progressivité du geste graphique, constitue une abréviation et rejoint les sens de l'écriture gladiolée : subtilité, aptitude à deviner l'interlocuteur, habileté dans la discussion (mais aussi difficulté à conclure).

La filiformité associée à une bonne pression et à un trait solide appartient à des scripteurs à l'instinct sûr, qui ont besoin de réalisations concrètes.

Du fait que la forme soit éludée – mis à part le cas d'une filiformité engendrée par la rapidité d'un esprit évolué – les scripteurs à écriture filiforme auront souvent en commun une incertitude sur leur propre valeur. Ils y réagiront par une conduite individualiste ou par des hésitations et, parfois, par des réactions abruptes marquant le décalage entre l'intelligence et l'affectivité.

Dans un tracé filiforme léger où l'imprécision s'affirme, où la discontinuité intervient, la vulnérabilité affective n'est plus compensée par un engagement suffisant. Le scripteur s'en défend parfois par un détachement apparent, une faculté de conciliation qui fait illusion sur sa participation réelle. L'apparente simplicité du graphisme recouvre un jeu affectif complexe. La diminution du rythme de l'écriture renseignera le graphologue.

Dans un tracé lâché où la tonicité manque, la filiformité laisse supposer que les doutes du scripteur ne trouvent plus de résolution et que sa subjectivité est grande.

Par l'ambiguïté que suggère l'imprécision de l'écriture filiforme, elle peut entrer dans les signes de dissimulation.

L'érosion des formes donne parfois un tracé de type filiforme dans des écritures dépressives très monotones par ailleurs ; la filiformité est ici le résultat d'une négligence à former les lettres ; elle reflète la passivité et le découragement.

Chez l'enfant et l'adolescent, l'apparition d'un tracé filiforme n'est pas à mettre au compte de la rapidité mais à celui d'un escamotage de formes. C'est un geste qui traduit les conflits intérieurs ou le manque de construction de la personnalité. La filiformité entraîne une confusion qui laisse prévoir de mauvais résultats scolaires.

La quasi impossibilité d'associer, à l'adolescence, la filiformité à une ordonnance claire fait penser qu'il faut beaucoup de maturité pour assurer ce type de forme avec succès.

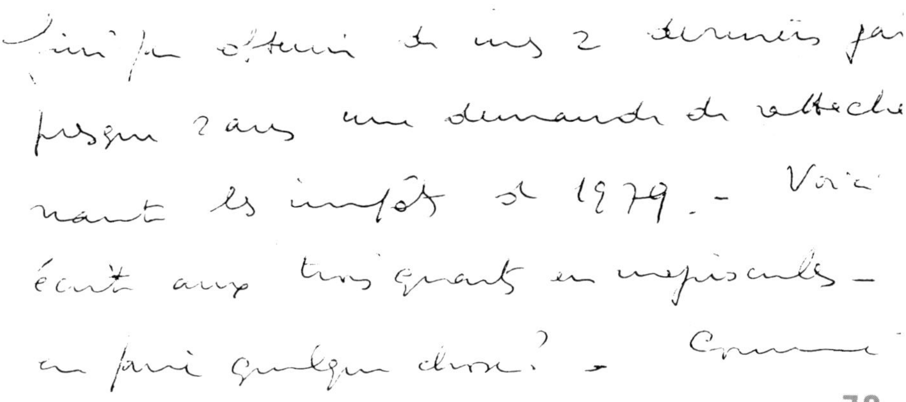

70

homme 55 ans

Écriture filiforme, simplifiée, sobre, rapide, légère, rythmée, mouvement vibrant à coulant, bonne répartition des masses graphiques. Sensibilité, acuité d'une belle intelligence. L'émotivité et une incertitude intérieure peuvent cependant engendrer des réactions maladroites.

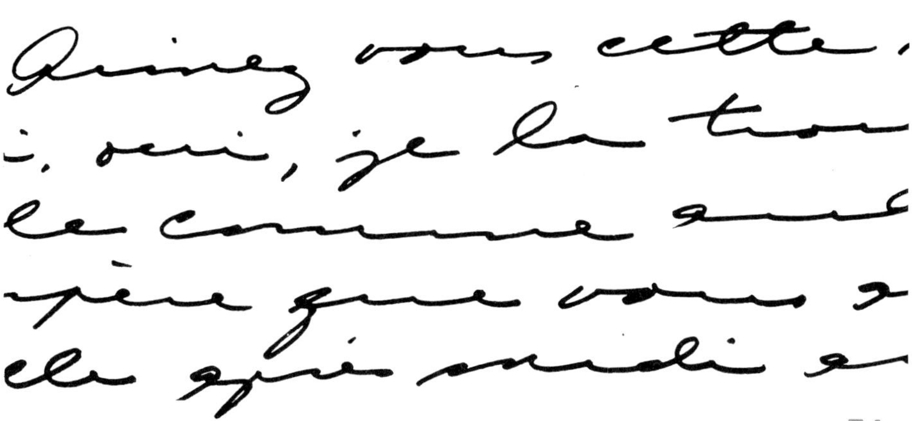

71

femme 30 ans

Écriture filiforme, élastique malgré de petits angles ; très étalée, appuyée, pâteuse ; feutre noir toujours choisi. L'aspect lié a quelque chose d'inéluctable et rejoint la captation contenue dans le lasso du a *majuscule. Comment échapper à la conquête de cette personnalité impérieuse et mystérieuse, sûre d'elle, adroite et tenace. L'absence presque totale de blanc dans les lettres rondes signale pourtant le malaise affectif. Les jointoiements et les autres signes sinistrogyres donnent la mesure de ce que la scriptrice entend préserver.*

SIMPLE

La simplicité est une des composantes de l'harmonie ; à ce titre elle entre dans les signes d'équilibre, de naturel, de droiture, qui faisaient partie de l'éthique de Crépieux-Jamin.

S'il est vrai qu'une écriture SIMPLE est toujours un signe positif, sa signification se précise par rapport à son association avec les autres éléments du graphisme.

On n'attribuera pas la même qualité à la simplicité dans une écriture évoluée rapide, combinée, simplifiée, par exemple, où le scripteur a largement fait évoluer le modèle en parallèle avec l'évolution de son intelligence, ou dans une écriture restée simple parce que restée proche de la calligraphie, c'est-à-dire, sans grand remaniement de formes.

La simplicité peut aussi être le fait d'un scripteur ne disposant que de moyens limités ; elle est alors associée à des formes pauvres (mais des formes pauvres pourraient aussi être associées à une complication ou à une confusion qui agiraient négativement sur l'écriture).

L'aspect vivant de l'écriture, la qualité du trait, le traitement de l'espace, aideront le graphologue dans cette observation.

D'autre part, la simplicité d'une écriture doit être considérée par rapport au niveau socio-culturel du sujet.

On dit d'une écriture simple que c'est un tracé économe parce qu'il n'y a pas de dispersion de gestes ; il en est de même dans l'écriture sobre.

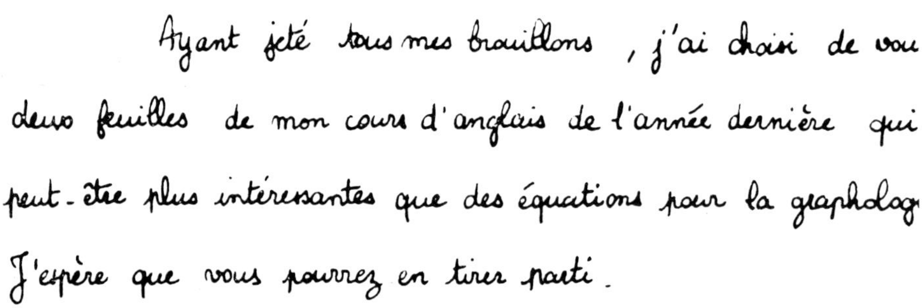
Ayant jeté tous mes brouillons, j'ai choisi de vou
deux feuilles de mon cours d'anglais de l'année dernière qui
peut-être plus intéressantes que des équations pour la graphologi
J'espère que vous pourrez en tirer parti.

72

femme 22 ans

Écriture simple, claire, ordonnée, liée, retenue. Aptitude à voir l'essentiel et à agir avec réflexion, prudence, discipline, sérieux, ténacité chez cette jeune fille qui venait d'être reçue major d'une de nos premières Grandes Écoles.

CLAIRE
CONFUSE

La clarté, comme la simplicité, est une qualité majeure de l'écriture et entre dans les composantes d'harmonie.

Une écriture est CLAIRE quand elle se lit facilement grâce à la précision des formes et à la bonne relation noir-blanc à tous les niveaux : dans la lettre, entre les lettres, entre les mots, entre les lignes. Les marges et l'ordonnance générale contribuent aussi à la clarté.

La précision des formes correspond à des mots de contour bien structuré et de bonnes proportions formant un tout bien individualisé. Le mot est une entité distincte, d'autre part, parce qu'il est mis en valeur par l'espace[9].

Cette définition de la clarté en montre toute la portée. Si Crépieux-Jamin considérait que la clarté est la marque essentielle des meilleures qualités de l'intelligence et du caractère, c'est parce qu'elle découle d'un accord entre des éléments fondamentaux de l'écriture tels que la fermeté, la structure de la forme, une bonne répartition spatiale, apportant ainsi un concours décisif aux autres éléments du graphisme.

Comme la simplicité, la clarté est indépendante du type d'écriture. Toutefois, la qualité de la clarté est différente suivant le milieu graphique où elle se situe : il est plus logique de la retrouver dans une écriture script que dans une écriture simplifiée, plus évoluée.

D'autre part, et bien que la clarté soit toujours un signe positif, elle prend son sens plein dans un tracé vivant (il en allait de même pour la simplicité) mais on la trouve aussi dans des écritures régulières mais monotones, par exemple, que la confusion aggraverait.

Dans un milieu graphique vivant, la clarté indique un esprit clair, une pensée logique, une honnêteté intellectuelle ; elle témoigne de l'équilibre du scripteur, de son authenticité, de sa droiture. La clarté, impliquant une fermeté et une maîtrise de soi, introduit une adaptation équilibrée.

Dans un milieu graphique de niveau plus modeste, elle traduit la tendance du sujet à s'en tenir aux évidences tout en demeurant contrôlé et précis.

Dans un milieu graphique monotone, la clarté empêche les discordances avec lesquelles elle est incompatible, traduisant ainsi un minimum de bon sens.

Puisqu'il y a deux niveaux dans la clarté : la lisibilité du mot lui-même et la qualité du traitement de l'espace, on peut admettre que l'un soit plus réussi que l'autre ou que l'un rattrappe l'autre. Chez les intellectuels, par exemple, une bonne répartition peut compenser une relative clarté.

---

9. Les termes « mots de contour bien structuré » et « mots mis en valeur par l'espace » correspondent respectivement à la composante 9 du degré de fermeté et à la composante 3 du degré d'organisation des composantes de personnalité répertoriées par H. de Gobineau. Ces termes sont passés dans le langage graphologique courant [19].

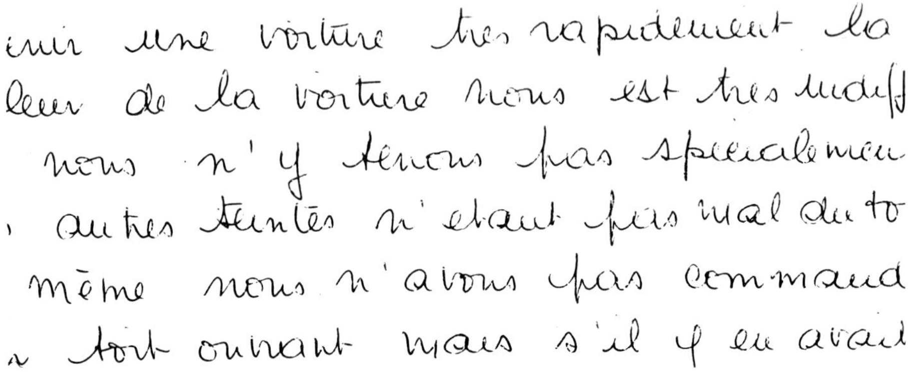

73

femme 35 ans

Écriture claire par sa lisibilité, par la bonne répartition des mots dans l'espace graphique, arrondie, légère mais nette, liée. Le mélange arcade-guirlande atteste un savoir-faire. Bonne conscience de soi sans fatuité. Le mouvement contrôlé et l'ordonnance équilibrée laissent prévoir une bonne utilisation des aptitudes.

A l'inverse d'une écriture claire, une écriture est CONFUSE, quand elle est difficilement lisible, suite à des anomalies portant, soit sur la structure du mot (imprécisions, disproportions, complications excessives, abus de combinaisons), soit sur la répartition des espaces (arythmie, compacité, mauvaise ordonnance).

Dans l'un et l'autre cas, on touche à des éléments fondamentaux de l'écriture en rapport, pour le scripteur, avec le sentiment de son identité, avec sa relation à l'autre, avec la clarté de son esprit, ou avec le désir de dissimulation dans les écritures hétérogènes d'instables ou d'escrocs, qui sont une population marginale.

La confusion d'une écriture est toujours un signe négatif dont la signification doit être recherchée à la fois dans les espèces qui l'engendrent et dans les associations d'espèces dont elle fait partie. Une confusion par enchevêtrement n'a pas le même sens qu'une confusion par imprécision, disproportion ou précipitation. La vitesse interviendra dans la mesure où la confusion attirera davantage l'attention du graphologue dans un ensemble lent que dans un ensemble rapide et simplifié, par exemple.

Comme la clarté, la confusion se situe aux deux niveaux de la forme et de l'espace ; c'est davantage la forme qui nous intéresse ici ; la confusion par mauvaise qualité de répartition de l'espace est plus facile à détecter (se reporter au chapitre 9).

Si l'on fait une exception pour la polymorphie, dans un bon milieu graphique, due alors à un scripteur créatif, on peut distinguer la confusion engendrée soit par la similitude de lettres différentes, soit par la polymorphie de lettres semblables soit par les « mauvaises formes »[10] (voir exemple n° 75).

La signification de la confusion par la Forme sera d'autant plus péjorative que le milieu graphique sera faible.

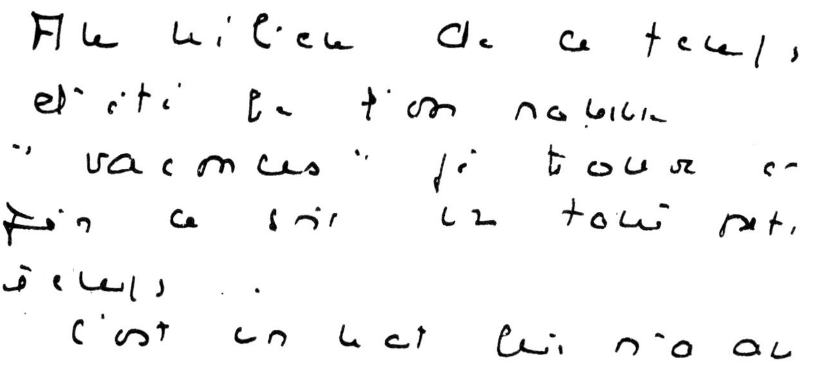

74

femme 45 ans

Confusion par imprécision et ambiguïté : a *comme* o, e *comme* c, u *comme* i *; mauvaises proportions, zones mal différenciées, irrégularité de dimension, suspensions, mauvaise répartition des espaces. Le mot, morcelé et illisible, perd son entité. On devine, cependant, un bon niveau socio-culturel. Personnalité dépressive.*

10. Terme employé par Ajuriaguerra dans son échelle de dysgraphie pour la composante d22 [8].

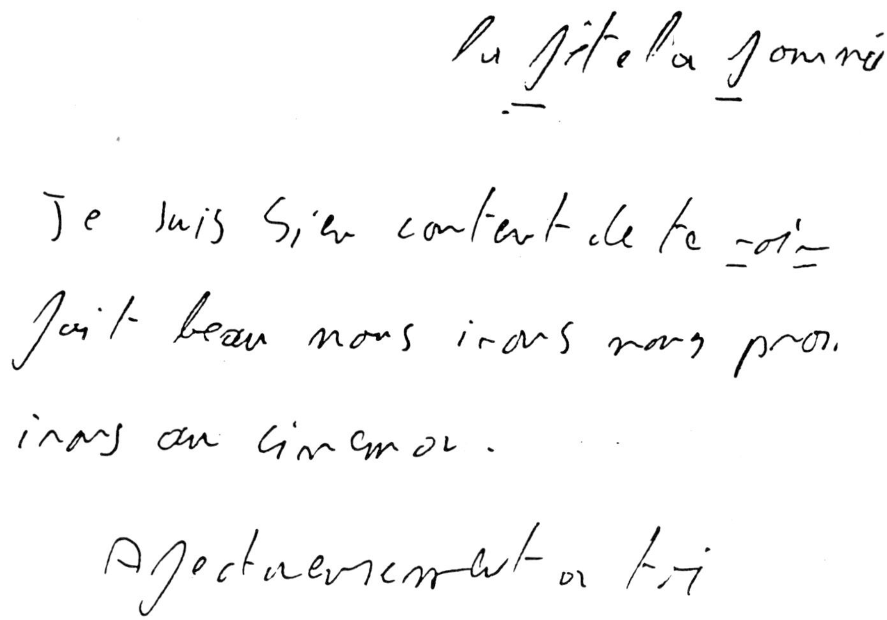

75

garçon 15 ans

Inhibé, émotif, vulnérable, réussissant mal sa scolarité malgré une intelligence de haut niveau.

L'écriture, au geste à la fois hâché verticalement et mou dans sa translation, est particulièrement ambiguë dans ses formes.

On peut noter la confusion des o *et des* a, *confusion fréquente chez les enfants, qui portent sur des lettres affectives et n'a que peu d'importance quand il n'y a pas d'autres confusions dans l'écriture.*

Mais, dans cette écriture, il y a bien d'autres ambiguïtés et mauvaises formes : le v *comme un* r, *alors que le* v *doit être en forme de coupe, le haut du* g *semblable au haut du* y, *le* b *ressemblant à un grand* s, *les* f *toujours faits comme des* j, *etc.*

Le scripteur est passif, hésitant dans ses choix d'identification ; il aspire à une autonomie qu'il ne se sent pas capable d'atteindre. La relation affective qu'il entretient avec les autres peut aussi bien se jouer sur un mode agressif et opposant que sur une attitude passive et un manque de résistance.

L'ambiguïté, lorsqu'elle persiste chez l'adulte, exprime la difficulté à communiquer sur un mode responsable, dans l'acceptation d'un code.

3. *Accentuation de la fermeture et de l'ouverture des formes*

A. *FORMES FERMÉES*

Les formes fermées sont à base de gestes retournant vers la gauche et appelés sinistrogyres (se reporter au chapitre 7). Elles peuvent consister en une exagération des formes sinistrogyres de la calligraphie, en création de formes retournant à gauche quand le déroulement cursif les oriente à droite, en formes superflues valorisant le geste sinistrogyre, en exagération des enroulements aux initiales et aux finales ainsi qu'aux signes libres.

Toutes ces formes ont en commun un geste de retour sur soi ; le moi du sujet étant son principal repère de jugement.

Ce geste de fermeture s'oppose à la translation normale du tracé.

On peut le trouver dans des écritures qui conservent une bonne qualité de souplesse, mais il tend à introduire une raideur et un alourdissement du tracé.

JOINTOYÉE
EN LASSO

L'écriture JOINTOYÉE est celle dont les oves se verrouillent par des œilletons, des oblitérations, des enroulements. Le jointoiement est favorisé par l'attaque à gauche des lettres. On le trouve peut-être plus fréquemment dans des écritures féminines à dominante de forme. Il est d'ailleurs un des éléments de l'écriture acquise à la mode aujourd'hui.

S'il y a toujours égocentrisme et subjectivité dans le jointoiement, il peut aussi exprimer la séduction et le plaisir de vivre. Le scripteur prend plus qu'il ne donne mais sa présence reste chaleureuse. Dans ce cas, le tracé est souple, adroit, vivant. Le jointoiement peut encore exprimer la ténacité.

Dans un tracé trop dextrogyre, le jointoiement, s'il n'est pas exagéré signe parfois une réaction salutaire de frein contre l'élan inconsidéré de tracés où l'on devine l'imprudence possible.

Plus le tracé s'alourdit et se raidit, plus le jointoiement traduit la rumination d'un sujet qui ne sort pas de son propre moi, objet exclusif de ses préoccupations. C'est l'indice d'un caractère renfermé, méfiant, souvent égoïste.

Dans un tracé lent, le jointoiement entre dans les signes de dissimulation.

L'écriture EN LASSO s'élance à droite pour revenir à gauche avec une plus ou moins grande amplitude. Elle est facile à détecter dans les signatures où elle est assez fréquente et dans les textes quand elle participe d'un geste ample (écritures par ailleurs gonflées ou dilatées, par exemple).

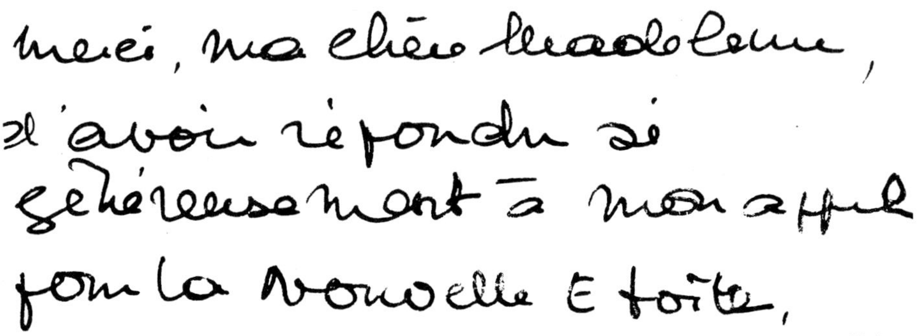

76

femme 45 ans

Écriture jointoyée, annelée, arrondie, rythmée, rapide, nourrie, pâteuse et souple. S'il y a captation, il y a aussi dans ce graphisme l'activité adroite, l'aisance sociale, une certaine gaieté et même de la spontanéité alliée à la capacité de taire ce que la scriptrice veut garder secret.

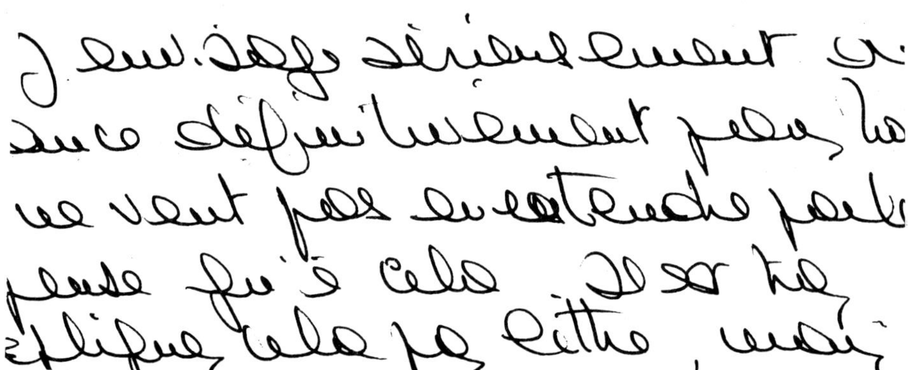

77

femme 45 ans

Écriture arrondie, gonflée, renversée qui regroupe les jointoiements, la guirlande annelée, les petits lassos (sur les s*) ; on y trouve aussi des gestes à rebours (*p*) et des traits étayés (d'autres* p*). Le geste circulaire égocentrique est ici le geste d'élection. L'écriture est curviligne mais raide dans son déroulement. Séduction et ténacité sans faille pour parvenir au but (dans le sens d'un intérêt personnel). Bien qu'ils soient en contradiction avec les gestes concentriques de fermeture, les jambages en vasque (geste ouvert, dextrogyre) vont dans le sens de l'habileté générale.*

Il en va différemment quand le lasso est fait d'un petit geste sinistrogyre bien intégré dans la zone médiane où il peut passer inaperçu.

La signification de l'écriture en lasso ira de l'habileté à l'amabilité calculée jusqu'à l'intrigue, mais elle traduira aussi la débrouillardise, le désir de séduction et de captation plus ou moins avoué, surtout dans le petit lasso que l'on retrouve assez fréquemment à l'adolescence.

Les jambages en angles et à rebours, les traits couvrants, les hampes en coup de fouet sont des formes fermées mais elles seront traitées avec les formes sinistrogyres qu'elles sont aussi (se reporter aux chapitres 6 et 7).

Les formes fermées sont importantes à déceler car elles trahissent la tendance à posséder et à garder pour soi seul qui amène à considérer l'autre comme un concurrent immédiat ; ce qui ne facilite pas le travail en groupe.

B. FORMES OUVERTES

Les formes ouvertes comprennent toutes les transformations de l'écriture qui sont à base de dextrogyrité (voir chapitre Direction), c'est-à-dire que les formes normalement dirigées vers la gauche ont tendance à être supprimées et remplacées par des formes orientées vers la droite. Elles comprennent aussi les formes caractérisées par une ouverture au sommet de la lettre.

Elles vont dans le sens de l'aisance graphique et permettent un accroissement de la vitesse. Elles font partie de bon nombre de simplifications.

De ce fait, elles sont plus fréquentes dans les écritures de scripteurs ayant beaucoup l'habitude d'écrire, spécialement dans les écritures d'intellectuels.

C'est pourquoi, tant les formes fermées que les formes ouvertes, devront être mises en rapport avec le niveau socio-culturel du sujet.

CRÉNELÉE PROGRESSIVE

L'écriture CRÉNELÉE contient une ouverture dans la partie supérieure des oves qui devraient être fermés.

Ce peut être une simplification efficace dans un tracé dextrogyre ferme où la continuité montre le suivi de l'idée directrice, mais c'est aussi le refus de changer de geste pour produire les lettres en cercle avec attaque à droite ou à gauche, et cela, en général, sans levée de main, soit par refus de l'effort, nonchalance, ou abandon plus ou moins relatif aux événements.

Dans un milieu graphique suffisamment structuré et rythmé, l'écriture crénelée indique l'ouverture et l'agilité d'esprit ; elle est en relation avec l'intuition, la spontanéité, l'adaptation facile et rapide, l'aisance sociale.

Dans un milieu graphique mou et lâché, elle entre dans les signes de vulnérabilité, d'influençabilité, de démission, de dispersion, de tendance à l'adoption de solutions faciles. C'est alors un geste de dextrogyrité sans qualité.

Certains jambages peuvent être considérés comme des formes ouvertes : le jambage en vasque, qui remonte à droite au lieu d'être bouclé à gauche et le jambage en pince, qui remonte également à droite mais de façon plus raide. Ces deux formes de jambages sont susceptibles d'aider à une translation plus rapide du tracé et, de ce fait, souvent associés à l'écriture progressive (voir les écritures nos 77 et 134).

L'écriture PROGRESSIVE est une espèce synthétique et qualitative, souvent traitée dans la Direction parce qu'elle est à base de formes dextrogyres (se reporter chapitre 7). Si le tracé de l'écriture progressive est nettement dirigé vers la droite, avec tout ce qui y est symboliquement inclus, il s'y ajoute d'autres notions qui lui donnent beaucoup plus de valeur qu'une écriture simplement dextrogyre.

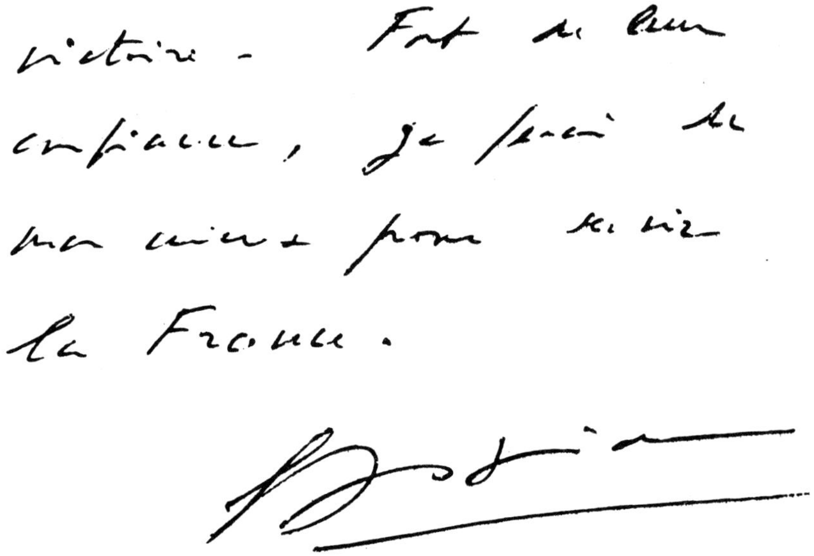

78

homme 60 ans

Écriture aux formes ouvertes par progressivité et par crénelage ; personnalisée par simplifications, très rythmée, dynamique, simple, sobre, lancée, étalée. L'ouverture signale la réceptivité de l'intelligence, le regard tourné vers l'avenir, la sensibilité. Elle ne nuit pas aux convictions, à l'indépendance, à l'engagement personnel parce que l'écriture reste ferme. La signature – dans la même dynamique que le texte – montre l'unité de la personnalité. C'est l'écriture de Georges Pompidou qui fût Président de la République.

Interviennent, en particulier, des notions de sobriété, de simplification et de combinaison de formes. La progressivité favorise l'accentuation de l'ouverture des formes ; il sera donc nécessaire que le tracé soit empreint d'un trait suffisamment ferme pour que la structure des lettres demeure.

Crépieux-Jamin dit que l'écriture progressive vise constamment à la progression la plus intelligente et la plus rapide. C'est pourquoi la progressivité permet de déceler les qualités d'intelligence et de compréhension de sujets ayant une bonne maturité.

D'autre part, l'efficacité du rapport Forme-Mouvement qu'elle réalise, à la fois dynamique et équilibré, laisse prévoir une bonne faculté d'adaptation et un caractère actif. Les initiatives sont prises dans le sens d'une possibilité de progrès.

4. La notion d'homogénéité de forme

L'homogénéité est une composante globale qui signale cet accord entre tous les éléments de l'écriture dont Crépieux-Jamin faisait une des conditions fondamentales de l'harmonie ; à ce titre, nous l'avons d'ailleurs incluse dans les composantes d'harmonie.

L'HOMOGÉNÉITÉ DE FORME, au sens large, est indépendante du type de forme mais sa qualité est tributaire du milieu graphique où elle se situe.

Tous les profils sont possibles pourvu qu'ils soient habités d'un élément formateur commun. Cet élément formateur lui-même peut être générateur de cohésion au travers d'une écriture personnelle ou au travers d'une écriture acquise. En empêchant, dans l'un et l'autre cas, toute discordance de forme, de mouvement ou de répartition, il apporte une unité naturelle ou construite.

Les écritures de sujets bien insérés dans la vie ont cette homogénéité témoignant d'une cohésion intérieure ; c'est pourquoi son absence est révélatrice d'un équilibre intérieur précaire.

La qualité du rythme de l'écriture permettra de faire la différence entre une homogénéité fondée sur un équilibre et une liberté du sujet et une homogénéité de contrainte.

La notion d'homogénéité recouvre également les différentes écritures qu'un même sujet peut produire suivant le propos qu'il poursuit en écrivant, ou suivant le format, le destinataire, les circonstances où il se trouve.

On peut s'efforcer d'écrire plus lisiblement pour remplir des papiers officiels ; on peut rapetisser ou étaler son graphisme quand on prend des notes ; un brouillon de travail reflète les incertitudes ou l'application du sujet.

Les différents graphismes conservent alors des similitudes profondes qui, en témoignant de la double finalité de l'écriture comme instrument personnel de travail et comme communication, marquent l'adaptation du scripteur à ce qu'il fait.

La variabilité d'une écriture à l'autre doit, cependant, être contenue dans certaines limites même si l'on sait que cette variabilité intervient pour une raison précise.

Ces limites mêmes sont intéressantes pour le graphologue qui demande, pour faire ses analyses, plusieurs documents. Il y a une notion de stabilité de forme soutenue dans la notion d'homogénéité.

Enfin, il arrive que certains états : fatigue, maladie, deuil, froid, modifient passagèrement le graphisme, la personnalité n'en est pas modifiée pour autant ; encore qu'il faille bien différencier une cause mécanique d'une cause psychique : le retentissement de celle-ci étant, par ailleurs, tout à fait signifiant.

La notion d'homogénéité de forme recouvre aussi la relation texte-signature (se reporter au chapitre 10). Bien que la signature soit un geste libre et éminemment individualisé, elle peut conserver le même type de forme que le texte ou en différer.

Mis à part quelques créateurs de haut niveau qui peuvent avoir plusieurs écritures, chacune étant homogène (c'était le cas de Balzac, Jules Verne, Victor Hugo), une écriture qui se modifie sans cause apparente, au cours de plusieurs documents du même type ou même au cours d'un même document, manque d'homogénéité ; elle est hétérogène.

La fréquence et l'importance de sa variabilité de forme la font rapporter à un élément d'instabilité. Il n'y a pas, précisément dans ce cas, de force structurante assurant la cohésion de la personnalité, d'où un comportement imprévisible où la puissance des affects n'est pas endiguée par une construction ou un surmoi suffisant. Les difficultés de structuration se voient d'ailleurs le plus souvent dans la signature.

Il arrive, cependant, que certains graphismes soient marqués par des changements d'allure du geste graphique portant essentiellement sur la direction (changements de train[11]) mais aussi sur la forme. Cette modification peut être tout à fait passagère chez l'enfant ou le pré-adolescent. Le sujet cherche à sortir de la calligraphie en se trouvant une écriture personnelle ; le geste enregistre ses tâtonnements. C'est pour une raison similaire, qu'au même âge, le script est adopté de façon transitoire. Dans le comportement cela ne va pas en général au-delà de quelques fluctuations d'humeur.

11. Se reporter au chapitre 7.

3

la dimension

La dimension globale d'une écriture est un élément relativement facile à apprécier d'emblée ; c'est elle qui délimite l'écrit et donne une première image de l'expansion, importante, modérée ou insuffisante, que le scripteur s'autorise dans son espace graphique.

La dimension est étroitement liée à la forme ; celle-ci s'inscrit au départ dans des limites et selon des proportions données et tire ensuite une partie de sa signification des modifications de ces proportions.

Elle s'évalue en fonction de l'amplitude des mouvements, essentiellement selon un axe vertical et selon un axe horizontal[1], en relation avec le geste de flexion-extension et le geste de progression sur lesquels retentissent les effets multiples de la vitalité du sujet, de son affectivité, de son intelligence, de son type d'extériorisation.

Bien que l'observateur, dans sa vision de l'écriture perçoive la dimension globalement, c'est-à-dire par rapport aux trois zones de l'écriture ; le terme de Dimension, en graphologie française, est réservé à la dimension verticale de la zone médiane, zone du Moi affectif, relationnel, actif. La dimension horizontale de cette même zone est précisée par des espèces différentes. Une écriture petite en hauteur et grande en largeur sera dite : « petite et étalée » et non « petite en hauteur et grande en largeur ». Les zones haute et basse, qui donnent toute l'étendue du tracé, sont observées séparément et dans leur rapport avec la zone médiane ; l'importance de la variabilité à l'intérieur d'une même zone est également un élément important.

On admet que la dimension de l'écriture est liée au sentiment de soi et, par conséquent, au type de relation que le scripteur entretient avec autrui et avec la réalité.

---

1. La graphologue Jeanne Dubouchet a mis au point une méthode d'observation de l'écriture dans laquelle elle intègre toutes les espèces de Crépieux-Jamin dans une synthèse de deux axes : vertical et horizontal. Cette appréhension de l'écriture convient tout particulièrement à la dimension [32].

Avant d'aborder les différentes espèces de la dimension, nous précisons les normes suivantes :

a) En hauteur :

Zone médiane. En calligraphie, on distingue :
la grosse : 8 mm
la demie-grosse : 6 mm
la moyenne : 4 mm
la fine : 2 mm.

En graphologie classique, la norme de l'écriture moyenne est de 2,5 mm, dimension qui a aussi été retenue par Ajuriaguerra dans son Échelle Enfant [8], mais il convient de signaler qu'à partir du moment où l'enfant utilise le papier à carreaux ligné, l'intervalle des petites lignes n'est que de 2 mm.

L'enfant écrit grand par maladresse sur papier blanc assez tardivement, mais s'adapte tôt au respect de l'interlignage scolaire.

Zones du haut et du bas : le dépassement est variable suivant les modèles calligraphiques, et surtout les cahiers d'apprentissage ou l'écriture des maîtres. Il est le plus fréquemment d'une et demie à deux fois la hauteur de la zone médiane, les hampes et jambages non bouclés étant, en principe, plus courts que les hampes et jambages bouclés.

b) En largeur : les modèles, dans les cahiers d'apprentissage, indiquent un *u* inscrit soit dans un carré, soit dans un rectangle légèrement en hauteur. La liaison entre deux lettres est d'environ 1 mm, à peu près la moitié d'un *u*. Il est à remarquer que la dimension en largeur est plus tôt dégagée des contraintes ; elle attire moins l'œil des enseignants, sauf si elle est exagérée, et sa normalisation n'est pas favorisée par les petits interlignages, comme pour la dimension en hauteur.

1. La zone médiane

A. L'axe vertical

GRANDE

Une écriture est GRANDE quand elle dépasse nettement les dimensions moyennes de la calligraphie, soit à partir de 3,5 mm ; elle est assez grande entre 2,5 mm et 3,5 mm ; exagérément grande au-delà de 6 mm. L'importance de l'amplitude du geste va au-delà du nécessaire ; sous quelle impulsion s'opère ce développement ?

L'accentuation de la dimension est en relation avec une accentuation du sentiment de soi sous l'impulsion de mobiles très différents mais qui contiennent tous un besoin d'expansion ; ce dernier peut être lié à la vitalité du sujet et être susceptible de favoriser, au départ, un élan de nature à donner au scripteur confiance en ses possibilités et goût à s'extérioriser.

Le caractère affectif de cette auto-estimation, s'il freine l'objectivité et comporte par-là même des risques, permet d'aller au-delà de soi-même avec une ardeur, un enthousiasme, un rayonnement ou une envergure qui se révèlent souvent entraînants et créatifs.

Par la qualité d'expansion qu'elle recèle, l'écriture grande, quand elle est alliée à la fermeté et reste proportionnée, fait prévoir l'aptitude à jouer un rôle actif et le désir d'un champ d'action suffisamment vaste pour que le sujet puisse s'exprimer à sa mesure. Elle trouve sa meilleure expression dans un contexte d'authenticité, de résolution et de souplesse.

L'esprit de conquête, la présence, sont bénéfiques pour l'ensemble du groupe auquel appartient le scripteur.

L'écriture grande est en corrélation avec la liberté d'action, avec une audace parfois nécessaire à certaines opérations commerciales nouvelles ou difficiles ainsi qu'avec la mise en vedette inhérente à des professions où la personne publique revêt une importance particulière ou majeure (relations publiques, politique, professions de la communication ou du spectacle).

Toutefois, la grandeur de l'écriture n'est pas un indice suffisant, car on peut citer maints exemples de personnalité en vue ayant conservé une écriture

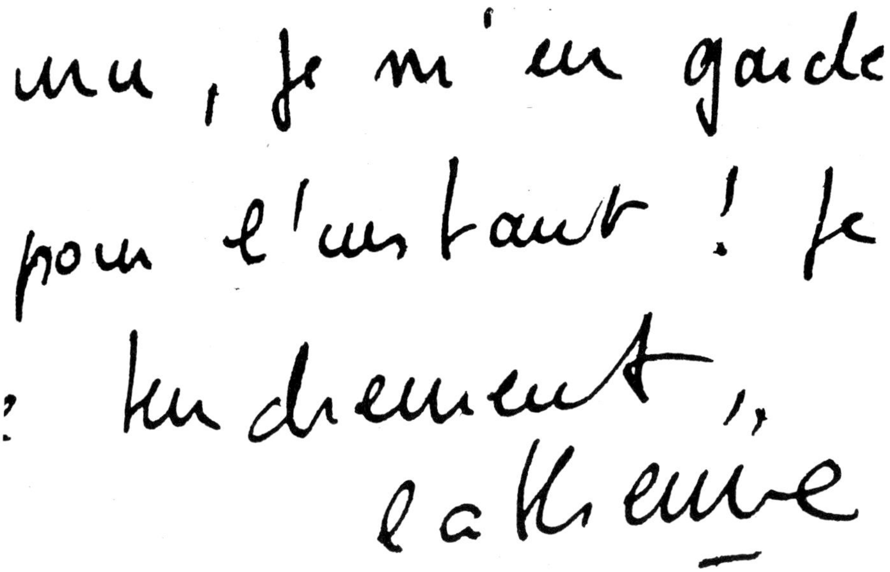

79

femme 40 ans

Grande, un peu étrécie par rapport à la grandeur, en relief, rythmée, en guirlande, claire, rapide, mais aussi inégale, trouée, espacée, acérée ; signature semblable au texte. Énergique, enthousiaste, passionnée, sans complaisance et pourtant inquiète, impulsive et contrôlée ; l'esprit et la répartie sont vifs. La grandeur traduit l'importance de la conscience de soi, le besoin d'un vaste champ d'action, l'ardeur, la présence, sans exclure les interrogations et les doutes. Les formes simples révèlent l'authenticité de la personnalité.

moyenne ou même petite. On notera, cependant, que, dans ce cas, l'amplification de la signature est largement utilisée (se reporter au chapitre 10).

Il en va différemment si le sentiment de soi gagne en importance sans être suffisamment étayé par des possibilités et une confiance en soi réelles, engendrant ainsi présomption ou compensation, exaltation ou vanité.

Dans un contexte sinistrogyre et mal proportionné, les exigences se multiplient parallèlement à la demande affective ; l'égocentrisme et le manque de jugement nuisent à un travail en groupe.

Dans les écritures grandes à dominantes de forme et souvent acquises ou conventionnelles (ce sont surtout des écritures féminines), on note la présence de formes rondes, plus ou moins enroulées qui traduisent une forte conscience de soi sans qu'il y ait un bon rapport avec l'autre. Le narcissisme ou le sentiment d'appartenir à un groupe social privilégié poussent le sujet à se glorifier de ses actions, à capter l'attention de l'entourage, rendant impossible un vrai dialogue.

Les associations contradictoires : grande-étrécie, grande-renversée, grande-molle rendent compte d'une difficulté relationnelle malgré une conscience de soi réelle ou venant en compensation d'une insuffisance ressentie.

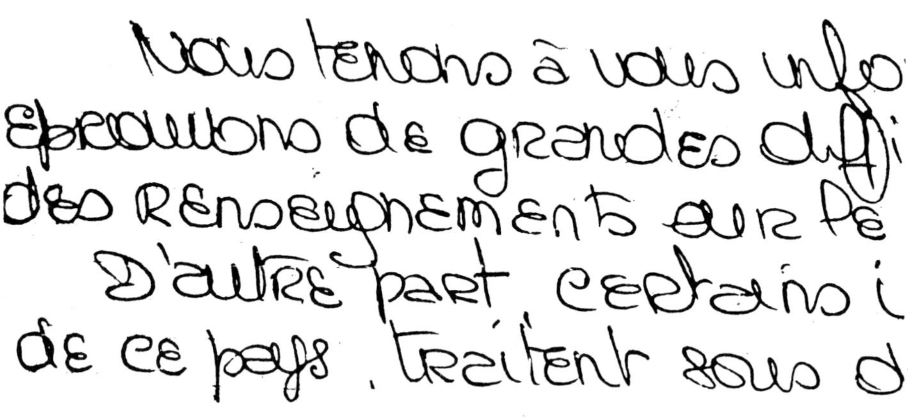

80

femme 35 ans

Grande, cabrée, nette, fermée (jointoyée, annelée, à rebours, renversée, compacte) en même temps qu'arrondie, gonflée. Le geste concentrique de captation est majeur, la zone médiane n'est pas équilibrée par les autres zones. L'intérêt personnel prime. Caractère inauthentique, partial, autoritaire de ce cadre bancaire, par ailleurs travailleuse et tenace. Le niveau intellectuel est masqué par le caractère impérieux de la demande narcissique.

A l'adolescence, si l'on trouve une majorité d'écritures moyennes, on s'aperçoit surtout que la dimension de l'écriture est en relation avec le sexe du sujet : les filles écrivent, d'une façon générale, plus grand que les garçons.

Cette observation est également valable chez l'adulte. Malgré le changement de statut social d'un grand nombre de femmes, la dominante affective qui tend à accroître la dimension du graphisme demeure une composante féminine.

Enfin, il arrive que dans un même texte, certains mots plus chargés de signification affective, soient écrits plus grand.

PETITE

L'écriture est PETITE entre 2 et 1,5 mm ; elle est exagérément petite au-delà de 1,5 mm. La réduction de la dimension est en relation avec une prise de conscience de soi différente de l'écriture grande ou avec une réduction du sentiment de soi pour raisons diverses. Elle est aussi en relation avec le travail de la pensée qui provoque une concentration des mouvements par l'attention qu'elle requiert.

Il n'y a pas, dans l'écriture petite, ce potentiel d'expansion naturelle que l'on trouve dans l'écriture grande ; le sentiment de vie, l'impulsion du Moi sont, en quelque sorte, plus intériorisés. La résistance du sujet à l'effort n'en est pas moins élevée pour autant.

Quand la dimension est inférieure à la moyenne, le graphologue se demandera si la petitesse est liée, pour le scripteur, au sens de sa relativité sans diminuer pour autant sa confiance en lui, ou à celui d'une insuffisance ressentie, qu'elle soit physique, psychique, relationnelle, intellectuelle, entraînant un sentiment de dévalorisation. Il sera aidé en cela par la qualité du rapport forme-mouvement, celle du trait ou de la répartition spatiale par exemple.

Si l'écriture petite se place dans un milieu graphique à la fois simple, sobre, personnel, où la petitesse se conjugue aux liaisons adroites pour accroître la vitesse et la vie de l'écriture, on en conclut que, la personnalité étant plus cérébrale, le souci d'objectivité, la réflexion, la concentration, une conscience de soi plus sensible à l'auto-critique, limitent l'amplitude du geste.

Ces éléments introduisent une relation entre la petitesse et l'intelligence. Il y a d'ailleurs une forte corrélation entre la petitesse et les écritures d'intellectuels [33]. La tendance à l'introversion va aussi dans ce sens.

Ceci ne veut pas dire que la petitesse signifie limitation de l'action. Le sujet agit sur un mode différent du scripteur à l'écriture grande, en privilégiant la réflexion, la gestion, la prévision. La petitesse ne nuit pas à la précision de l'écriture traduisant ainsi la précision d'esprit du scripteur.

D'autre part, l'investissement de l'action, l'assurance que donne la conscience de son potentiel, la volonté de puissance même, bien qu'intériorisés, peuvent surprendre chez le scripteur à écriture petite. Le graphisme est plus petit mais solide, rythmé, souvent lié et appuyé.

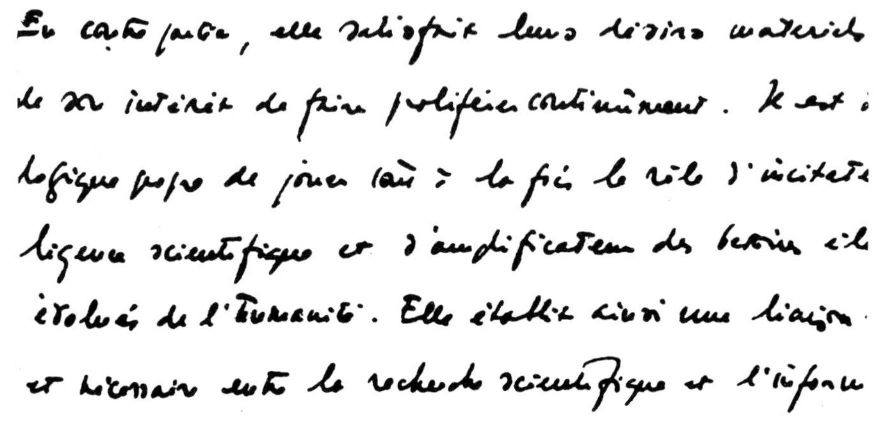

81

homme 50 ans

Petite, personnelle, rythmée, simplifiée, ferme, progressive, nourrie. Une intelligence vive et nuancée imprègne le graphisme équilibré de cet ingénieur. L'écriture dense, liée, rapide, régulièrement inclinée, sans raideur, montre la décision et la stabilité d'objectif. On peut supposer une auto-estimation réaliste et une simplicité qui permettent une adaptation aisée. Humilité, pudeur, adhésion spontanée à ce qu'il considère comme son devoir ; réceptivité et conviction donnent au scripteur sa force et son humanité.

Dans un milieu graphique simple, sobre, clair, équilibré, la petitesse peut être en relation avec une humilité authentique ; c'est sans doute plus fréquent qu'on ne serait tenté de le croire, en particulier chez ceux qui se donnent complètement à leur travail sans aucune recherche de leur intérêt personnel mais pour que leur entreprise réussisse.

Si l'écriture petite est associée à des formes étrécies, anguleuses, saccadées, dans un ensemble inhibé, trop léger ou trop appuyé, la restriction l'emporte sur la concentration ; la communication est entravée par l'esprit critique ou une sélectivité trop importante ; le sujet ne se limite plus, il se rétracte dans une attitude anxieuse et solitaire qui peut ne pas être dépourvue d'un certain égoïsme.
On peut aller jusqu'à inclure, dans une écriture très petite, des réactions d'opposition.

L'écriture petite associée à des formes abîmées, écrasées ou mal proportionnées dit la précarité du sentiment de soi. Dans un milieu graphique peu homogène, au mouvement lâché, le sentiment de dévalorisation et d'impuissance, devant une réalité ressentie comme trop lourde, est flagrant.

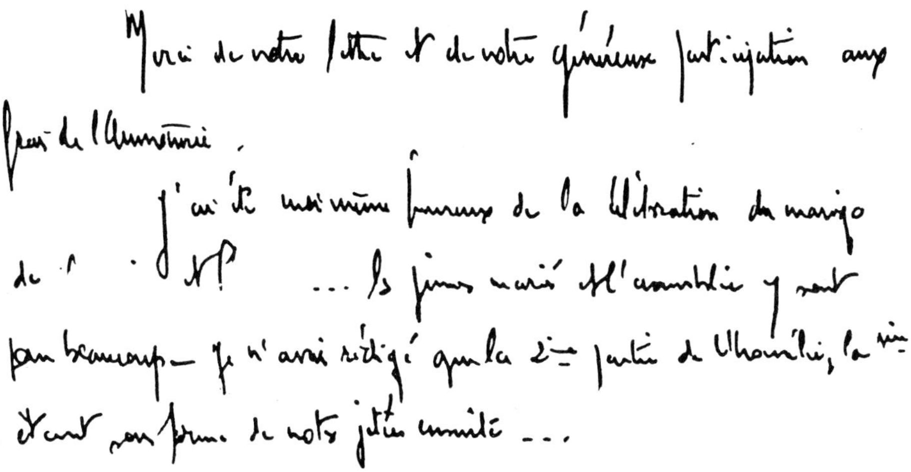

82

homme 40 ans

Petite, mais prolongée et surélevée, anguleuse, étrécie, liée, appuyée, serrée entre les mots : une éthique intransigeante et douloureuse marque ce graphisme raide. La communication se fait surtout sur un plan idéologique, mais, malgré le désir de rigueur, les idées risquent d'être maladroitement explicitées. Le scripteur s'efforce de juguler une sensibilité vive et un amour-propre exigeant. Mais il y a tant de tension intérieure et d'aspect défensif dans l'écriture de ce prêtre que l'on peut se demander si la petitesse ici n'est pas réactionnelle.

En ce qui concerne l'enfant, autant il est classique qu'un jeune enfant écrive grand, avant 8 ans, sur papier blanc, autant l'écriture trop petite attirera l'attention du graphologue qui devra rechercher les causes de ce qui est alors un rapetissement en rapport avec un sentiment d'infériorité. Une petitesse excessive, dans un ensemble contraint, anguleux et lâché, parfois associé à de mauvaises formes ambiguës, peut exprimer l'opposition et même des troubles du comportement.

Toutefois, dans un ensemble graphique clair et bien organisé, la petitesse laisse prévoir une dominante intellectuelle chez les enfants notamment à partir de 9-10 ans environ.

A l'adolescence, la sexualisation de l'écriture se précisant, on observe que les garçons écrivent, dans l'ensemble, plus petit que les filles.

Les états dépressifs, la fatigue, le vieillissement entraînent une restriction des mouvements et un rapetissement de l'écriture associés à un trait de mauvaise qualité et à une conduite saccadée.

La petitesse de la signature, surtout si elle est plus accentuée que le texte est très signifiante (se reporter au chapitre 10).

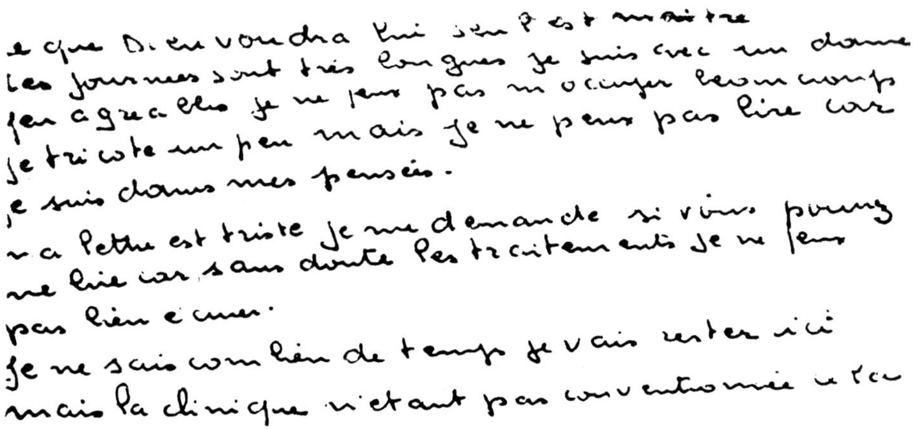

e que Dieu voudra lui seul est maître
Les journées sont très longues je suis avec une dame
fort agréable je ne peux pas m'occuper beaucoup
je tricote un peu mais je ne peux pas lire car
je suis dans mes pensées.
Ma tête est triste je me demande si vous pouvez
me lire car sans doute les traitements je ne peux
pas bien écrire.
Je ne sais combien de temps je vais rester ici
mais la clinique n'étant pas conventionnée

83

femme 30 ans

Petite, inégale, filiforme, écrasée, légère, lâchée, étalée. Graphisme peu structuré, dextrogyrité d'abandon. La scriptrice a perdu confiance en elle et les obstacles qu'elle rencontre ne font qu'augmenter son sentiment d'impuissance. Le découragement, la crainte, le sentiment d'insécurité dominent la relation à autrui. La petitesse vient ici en cumul négatif des autres signes de fragilisation.

GROSSISSANTE

Crépieux-Jamin considérait l'écriture GROSSISSANTE comme s'accroissant progressivement en fin de mot ou de ligne, révélant le désir du scripteur d'emporter l'adhésion ou de conclure son action en accentuant son effort[2], de façon un peu fruste. On peut aussi trouver l'écriture grossissante dans un ensemble par ailleurs mouvementé ou dilaté où elle ne surprend pas.

Il n'en est pas toujours ainsi ; le grossissement peut n'être pas progressif et porter brusquement et électivement sur la seule finale. Cette particularité a paru assez intéressante à Muller et Enskat pour en faire une des variables essentielles à rechercher dans une écriture [34].

La finale d'un mot prend, en effet, une importance particulière dans la mesure où elle conclut le mot tout en amorçant le mot suivant. On peut la considérer sur le plan de l'action et de la relation.

2. Crépieux-Jamin en faisait une caractéristique de l'écriture des enfants la pensant expressive de leur effort. Il ne nous semble pas souhaitable de retenir cette observation ; les études récentes de population d'enfants ne l'ayant pas retrouvée suffisamment présente statistiquement.

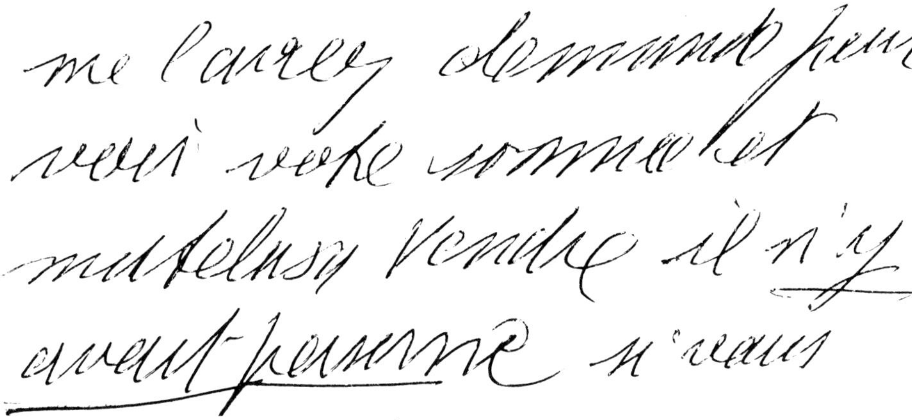

84

homme 45 ans

Grande écriture mouvementée et maladroite, anguleuse, liée, saccadée, imprécise et grossissante. L'obstination n'a d'égal que le caractère irascible et rapace de ce marchand d'objets d'occasion parvenu à posséder plusieurs boutiques dans la même rue. Le grossissement est en accord avec l'ensemble de cette écriture combative et mal contrôlée.

L'accentuation de la finale par le grossissement marque « un sursaut qui rompt la continuité normale et l'harmonie du tracé » d'autant plus qu'il s'inscrit à l'encontre de la progressivité de l'écriture. C'est l'emploi inopiné d'énergie qui retient l'attention, surtout s'il intervient dans une écriture restée par ailleurs assez sobre et contrôlée. L'accentuation de la dimension en finale s'accompagne souvent de l'accentuation de la forme avec l'élaboration et l'effort que cela suppose.

La finale grossissante, par la surprise qu'elle constitue dans un ensemble maîtrisé, crée une contradiction qui retient l'attention du graphologue. Elle laisse, à la fois, prévoir un potentiel de réserve et un comportement peu homogène. Le scripteur peut faire preuve d'un caractère interventionniste qui le pousse à prendre des initiatives sans égards suffisants pour les autres et à justifier sa position ou seulement à se révéler plus convaincant ou courageux qu'on ne l'aurait pensé.

Il y a donc une impulsion à la fois instinctive et raisonnée qui peut se révéler agressive dans un milieu graphique arythmique, tendu, inégal. La personnalité du sujet est aux prises avec des antipathies ou des partis pris qui sont générateurs d'imprudence.

Le graphologue ayant été alerté par la finale grossissante vérifiera qu'elle n'alterne pas avec une finale gladiolée révélant ainsi l'alternance contradictoire du mode de comportement.

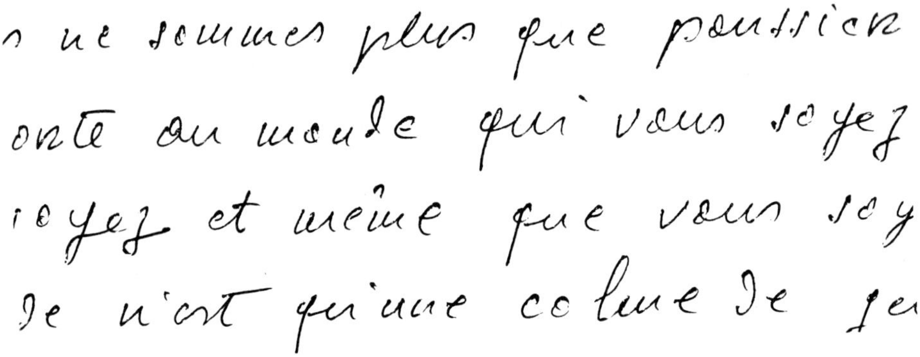

85

homme 50 ans

Écriture vivante, mais inégale, juxtaposée, sinueuse, trait appuyé, maigre, saccadé, légère pression déplacée. L'accentuation de la finale surprend et accrédite l'hypothèse d'un comportement moins naturel que l'apparente aisance ne le laisserait supposer.

GLADIOLÉE

L'écriture GLADIOLÉE va en diminuant progressivement en fin de mot, de ligne ou même de paragraphe. Comme cette réduction de la dimension se fait dans le sens de la progressivité de l'écriture, elle surprend moins que son accentuation.

L'important est de savoir si le gladiolement est un geste efficace d'économie, il se justifie alors comme signe d'abréviation dans les écritures combinées dont il favorise la rapidité, ou s'il résulte d'un geste qui ne peut maintenir une dimension donnée.

Dans l'un et l'autre cas, cependant, le scripteur d'écriture gladiolée ne souhaite pas se trouver en position d'affirmation flagrante : son attitude est autre, il préfère se faire petit, s'insinuer. Dans un milieu graphique rythmé, sobre, combiné et souvent de dimension réduite, le gladiolement prend le sens de subtilité, finesse, esprit critique quand le trait est net, même s'il laisse prévoir un peu d'impatience à conclure une action. Associé à des éléments de souplesse et à des mobiles de conquête, il entre dans les signes d'habileté ou d'opportunisme.

Associé à des discontinuités, des arythmies, un mouvement lâché, des formes labiles ou un ensemble lourd, le gladiolement rejoint la difficulté d'affirmation, l'attitude de démission, le découragement. Par le fléchissement de tonus qu'il peut traduire, il entre dans les signes de fatigue, de dépression, de vieillissement.

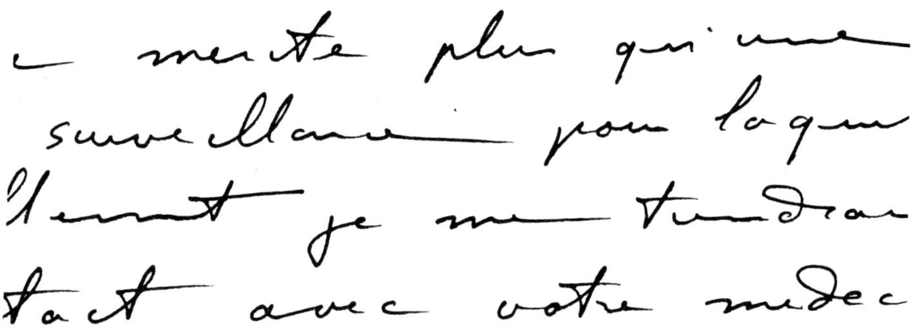

86

homme 50 ans

Écriture gladiolée, lancée, nette, liée, acérée, espacée. Intelligence critique, rapidité de décision et d'intervention, mais tension traduisant la difficulté à soutenir un niveau d'activité sans doute trop important. La relation à l'autre est marquée d'une mise à distance en même temps que d'une tonalité assez agressive.

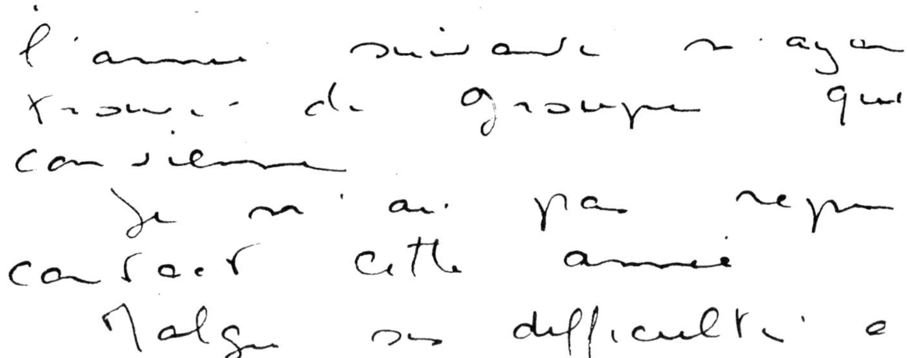

87

femme 45 ans

Gladiolement dans un ensemble filiforme très étiré avec mauvaise répartition spatiale. Adaptation difficile et douloureuse face à un obstacle justifié.

Par l'imprécision des formes à laquelle peut aboutir le gladiolement, on est amené à penser que le scripteur échappe plus ou moins à travers cette réduction d'amplitude. S'il y a là quelque chose de déconcertant et parfois de désinvolte, la signification de ruse ou de dissimulation donnée parfois ne se vérifierait que si d'autres imprécisions nombreuses se révélaient, alliées ou non, à un manque de rapidité.

Le gladiolement est un signe intéressant : il exprime des qualités de négociateur, mais aussi le risque que, devant une tâche trop aride demandant une persistance dans l'effort, le scripteur ne se sente moins concerné à la fin de l'action qu'au début.

La réduction de dimension peut intervenir sur la seule finale, constituant une surprise comme la finale grossissante, si cette réduction est très marquée. Elle signale ainsi la possibilité de réactions imprévues.

B. L'axe horizontal

En abordant l'axe horizontal, nous étudierons la largeur de base des lettres appelée : largeur primaire et la largeur de la liaison interlettres appelée : largeur secondaire[3]. Ces deux aspects de la dimension horizontale sont codés au départ et déterminés relativement à la hauteur de la zone médiane. Tous deux participent à l'étalement ou à l'étrécissement ; d'autres éléments peuvent également intervenir sur le plan de la continuité et de l'espace.

ÉTALÉE

Une écriture est ÉTALÉE quand le rapport de la largeur sur la hauteur est supérieur aux normes calligraphiques[4]. A partir de ces deux types de largeur (primaire et secondaire) se développent plusieurs formules d'étalement. Toutes ont en commun une expansion vers la droite dont la qualité est d'abord fonction de la fermeté.

---

3. Les graphologues allemands Muller et Enskat [88] distinguent les variables « ample » et « maigre », par la largeur des lettres, des variables « étalée » et « étrécie » qu'ils réservent à la largeur secondaire. Nous n'avons pas utilisé cette distinction en raison de l'ambiguïté du terme « maigre », espèce de la pression, dans le vocabulaire de Crépieux-Jamin.

4. Ainsi que nous l'avons signalé dans le chapitre précédent, notre observation de l'écriture, s'inspirant de l'étude des écritures d'enfants et de la génétique, établit tout particulièrement une discrimination entre les lettres et la liaison entre les lettres.

Cette distinction est aussi très bien respectée par la graphologie italienne issue de la méthode du Père Girolamo Moretti. Pour ce qui est de la dimension en largeur, elle met l'accent sur la largeur des lettres et celle de l'espace entre les lettres [35].

Le graphologue suisse Max Pulver [24] distingue aussi la largeur primaire entre les pleins d'une lettre et la largeur secondaire entre deux ou plusieurs lettres.

1. Étalement primaire et secondaire associés : c'est la formule la plus répandue et sans doute la plus homogène puisqu'elle procède, aux deux niveaux de largeur, d'une même expansion vers la droite.

Quand l'étalement est modéré et suffisamment ferme, il recouvre le propos de Pulver disant qu'à droite se trouve symboliquement le Toi : monde extérieur, avenir ; celui qui s'étend dans cette direction se montre disposé à assimiler ce qui lui est étranger (gens, faits, expériences). Il éprouve le besoin d'élargir ses connaissances et de se saisir de l'autre. L'étalement révèle le besoin de conquête, l'esprit d'entreprise, une certaine foi justifiée ou non dans la valeur de la spontanéité, une promptitude à se mobiliser, le désir d'être sollicité, parfois de l'avidité.

Dans une écriture grande, où l'expansion est déjà évidente, l'étalement accroît de façon notoire l'espace occupé par le sujet, mais il ne surprend pas, il découle des mobiles inhérents à la grandeur et les renforce.

Dans une écriture petite, où l'expansion ne s'est faite que modérément, l'étalement opère une compensation significative. Une conscience de soi raisonnable se trouve alliée au désir d'avoir un champ d'action ou même une surface sociale à la mesure d'un désir de conquête peu exprimé par ailleurs. L'aspect réservé de la communication se trouve élargi par les capacités de sociabilité qui se font jour dans l'étalement.

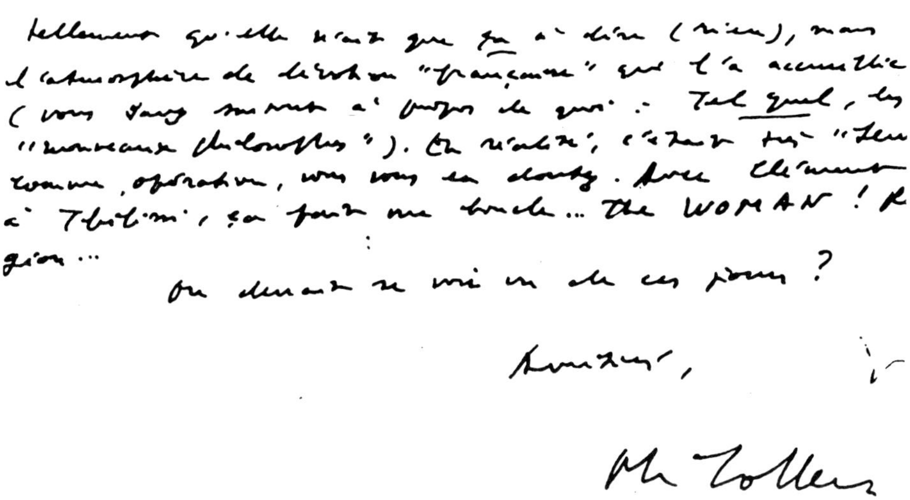

88

homme 40 ans

Très petite écriture, étalée, lancée, progressive, simplifiée, rapide. Mobilité d'un esprit agile, curieux, résolument tourné vers la nouveauté de l'événement, prompt à se saisir des arguments qu'on lui oppose. L'inclinaison renforce le geste d'étalement.

Si la fermeté manque, l'étalement étant associé à un geste mal maîtrisé, lâché, à un filiforme mou et souvent au gladiolement, on en déduit la propension à se laisser influencer, la difficulté à se ressaisir, la précipitation inefficace.

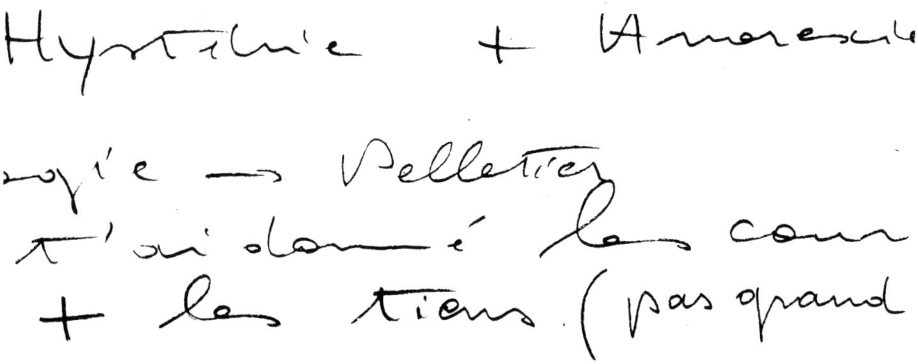

89

homme 24 ans

Étalée avec des inégalités, légère, mauvais rapport forme-mouvement, arythmie des espacements. Association de raideur et de mollesse. Bien des difficultés à se situer chez cet étudiant, tendance à l'instabilité émotionnelle, au laisser-aller, à l'improvisation et, en même temps, gestes vifs, acérés, à pression déplacée qui disent la réactivité et l'inégalité des efforts.

2. *Étalement primaire seul :* plus facile à observer dans des écritures grandes, souvent arrondies dont il renforce l'impression de confort intérieur ; on le trouve aussi dans des écritures petites. Ce type d'étalement peut porter électivement sur certaines lettres : les lettres rondes ou les *m* par exemple.

3. *Étalement secondaire seul :* on le remarque d'autant plus qu'il se prête à une tension du geste donnant un aspect artificiel à l'expansion ; le forçage qui en résulte étant souvent trahi par la pression déplacée. Il n'est pas rare de trouver des lettres étrécies associées à ce type d'étalement. La contrainte apparaît dans la conduite et intervient sur le mode d'adaptation et de sociabilité (se reporter au chapitre 5).

Une écriture étalée et renversée indique la contradiction entre l'attitude de retrait et le désir d'expansion. On peut tout à fait, dans certains milieux graphiques, considérer l'étalement secondaire comme une compensation positive à un caractère défensif ; il traduit la volonté du sujet de passer outre ses inhibitions.

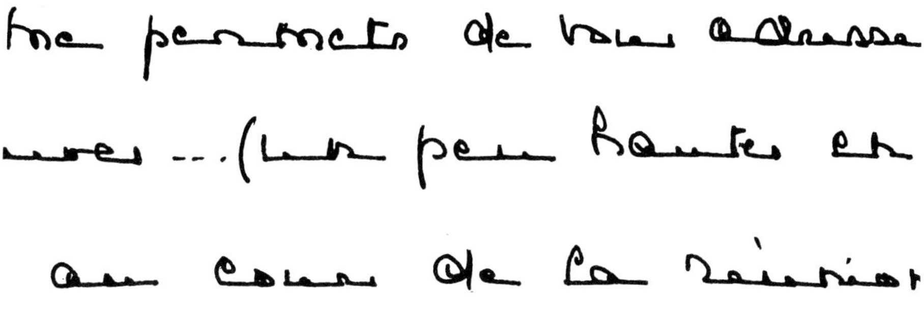

90

homme 50 ans

Écriture acquise, jointoyée, arcade et guirlande annelées, statique, appuyée, raide et rectiligne. Antinomie flagrante entre les lettres étrécies et jointoyées et l'étalement secondaire dont la tension prouve la complexité de la personnalité. Translation lourde du tracé. Intensité intérieure et forte contrainte chez ce scripteur qui s'astreint avec opiniâtreté à de bonnes réalisations concrètes et y parvient, non sans habileté. Par ailleurs, défense quasi totale d'un monde clos personnel.

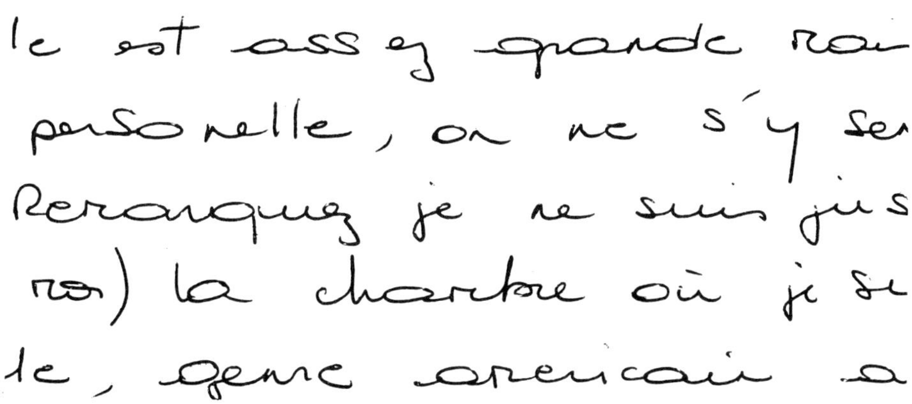

91

fille 15 ans

Demande affective importante, inhibition et expansion associées, confiance et méfiance, maladresse et habileté. L'ensemble est tendu mais reste vivant. L'alliance étrécie-étalée portant exclusivement sur certaines lettres devient presque un procédé ; il y a tout lieu de croire qu'il est temporaire. On remarque l'importance de la zone médiane (jambages raccourcis) et l'ovalisation des lettres rondes (dodues).

A l'adolescence, il n'est pas rare de rencontrer l'association étalée – étrécie, portant électivement sur certains mots et sur certaines lettres, notamment les *a o* étalés et les *m n* étrécis ; c'est probablement le reflet de l'ambiguïté du jeune scripteur (plus souvent des filles), ambiguïté qui peut être considérée comme ponctuelle et qui, d'ailleurs, ne nuit pas à l'homogénéité du graphisme.

Il en va différemment quand on trouve cette association chez l'adulte où elle devient une anomalie.

ÉTRÉCIE

L'écriture ÉTRÉCIE est caractérisée par le resserrement de la base des lettres (primaire) ou de la liaison interlettres (secondaire) ; les deux types d'étrécissement étant plus ou moins associés. Le scripteur répugne à progresser vers la droite avec tout ce que cela signifie de retenue ou de retrait. Une compensation à cette diminution de l'amplitude horizontale s'opère fréquemment par l'accroissement de la dimension verticale ou par des surélévations.

Si l'étrécissement n'est pas exagéré, l'écriture conservant par ailleurs suffisamment de souplesse et d'authenticité, on peut en déduire que le sujet puise

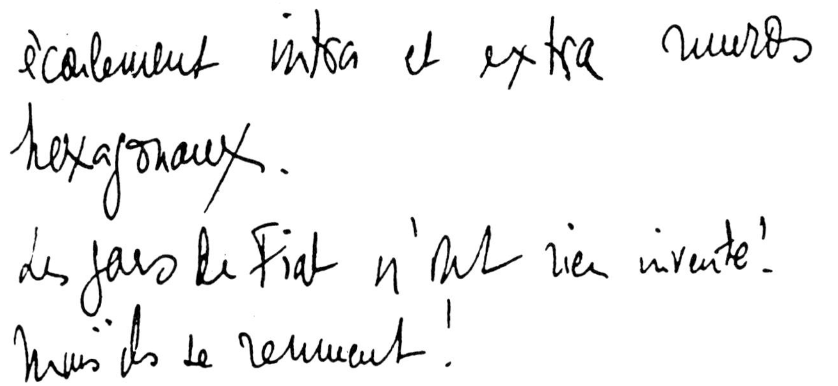

92

homme 60 ans

Étrécie, ferme, liée, nourrie, en relief, souple malgré des arcades et des guirlandes anguleuses ; les espacements un peu grands bien qu'inégaux compensent l'étrécissement. Retenue et discipline mais pas d'inhibition, l'écriture est assez grande, les finales grossissantes. Le scripteur va au bout de ce qu'il a décidé avec rigueur et fermeté et son refus de se laisser influencer consolide son groupe de travail sans le limiter. L'étrécissement plus primaire que secondaire laisse prévoir une bonne qualité de socialisation, dénuée de toute familiarité.

sa force dans la réflexion et la retenue. Primauté est donnée à l'auto-contrôle, à la prudence, à la concentration, à la valeur de principes exigeants. On observe une tendance à conserver et à consolider les valeurs jugées sûres ; la gestion est serrée, prudente, préservant l'indépendance en calculant étroitement le risque. On observe une difficulté à déléguer, une crainte devant l'événement imprévu, une propension à se retrancher dans une attitude de dignité.

La contrainte incluse dans l'étrécissement introduit facilement une tension du tracé et une monotonie, surtout s'il s'y associe des formes anguleuses, en arcade, un trait sec. L'affirmation de soi n'est pas libre, elle se fait sur un mode excessif ou maladroit avec intransigeance, esprit de contradiction, autoritarisme. Le risque calculé avec trop d'appréhension ou de méfiance pousse à des conduites égoïstes ou à une agressivité intempestive. Parfois l'affirmation n'aboutit pas. L'étrécissement en milieu graphique inhibé montre combien la contrainte l'emporte.

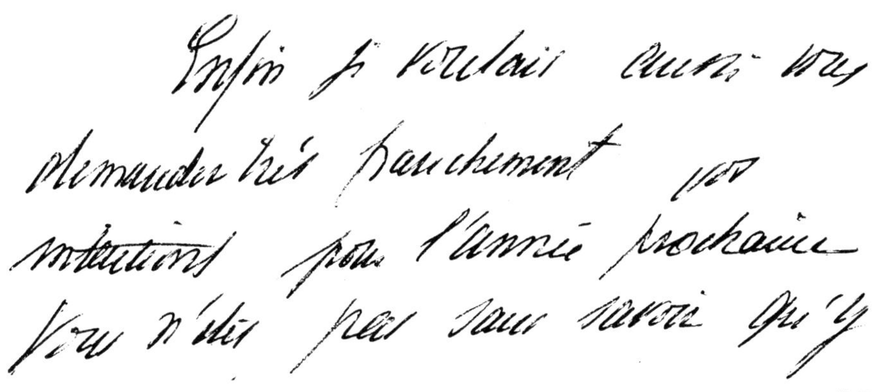

93

femme 60 ans

Écriture étrécie jusqu'aux traits couvrants, anguleuse, sèche, acérée, barrée mais résolue et liée, inclinée. Esprit critique, parcimonie, caractère contestataire. Rien n'échappe à cette femme méfiante mais autoritaire et déterminée qui refrène pourtant son agressivité.

L'étrécissement peut être tel que le scripteur supprime l'écart entre les pleins ou repasse sur une partie du plein, c'est le TRAIT COUVRANT ou, dans le second cas, le TRAIT ÉTAYÉ (se reporter au chapitre 5).

A l'adolescence, la signification d'un étrécissement relativement fréquent peut se borner à l'appréhension de l'avenir, au manque de liberté et d'aisance dans la relation à l'autre, à une certaine timidité. C'est le plus souvent un étrécissement temporaire qui, s'il indique une tendance de la personnalité, n'en deviendra pas forcément une composante majeure. L'étrécissement peut provenir de contraintes ressenties trop fortement par l'adolescent ou par l'enfant.

2. Les proportions des zones

Crépieux-Jamin note que la proportion des tracés dans une écriture est la principale condition de l'harmonie et qu'elle est étroitement associée à l'ordre et à la clarté [14]. Klages, parlant du formniveau, lui accorde une grande importance [23].

Si les différents éléments du tracé sont concernés par cette proportion, les dimensions relatives des zones jouent un rôle capital dans l'équilibre d'une écriture amenant certains graphologues [32], à dire que plus encore que la grandeur absolue, il convient de considérer le rapport des lettres basses, des hampes et des jambages. Ce rapport est, d'ailleurs, le plus souvent une constante dans le graphisme d'un scripteur donné.

La zone médiane étant le noyau central de l'écriture, son centre de gravité, elle ne prendra toute sa force que si les zones supérieure et inférieure sont en rapport équilibré de dimension avec elle et qu'elle-même conserve une suffisante régularité.

De bonnes proportions haut-bas, renforcent la zone médiane ; de mauvaises proportions la déséquilibrent et donc la fragilisent. Il ne s'agit pas pour autant de prôner trop de régularité. La vie d'une écriture réside dans l'infinie variété de ses nuances, les légères variations de proportions sont mêmes souhaitables mais toujours dans la limite d'un équilibre suffisant avec la zone médiane.

Les bonnes proportions sont liées à la confiance en soi, à l'aptitude à participer et à reconnaître la valeur du monde extérieur ; elles montrent qu'il n'y a pas de carence ni de prévalence exagérée des principales fonctions de la personnalité. La maîtrise de soi, le bon sens, la qualité du jugement s'en trouvent renforcés.

Les proportions équilibrées et d'une variabilité nuancée sont en rapport avec l'autonomie du sujet et sa bonne insertion dans le groupe social.

Inversement, des proportions trop personnelles ne devront pas nuire à l'homogénéité de l'écriture pour que l'individualisme soit assumé avec succès, et des proportions discordantes, qui rompent l'homogénéité, témoignent de la difficulté d'adaptation.

L'enfant a très vite le sens des proportions des zones au début de l'apprentissage, même si ces proportions sont imparfaites[5]. Elles ont tendance à se régulariser entre 7 et 12 ans dans des proportions voisines de la calligraphie, avec néanmoins, des nuances (jambages un peu trop courts ou hampes un peu grandes notamment).

---

5. Il n'a pas été nécessaire de répertorier dans l'Échelle Enfant d'Ajuriaguerra les erreurs de proportion.

Quant à la difficulté à différencier les zones, si elle a fait l'objet d'un item génétique dans la même Échelle (F 14), il est à signaler que cette particularité disparaît très rapidement (12 % seulement d'enfants à 8 ans présentent encore quelques lettres qui peuvent déraper dans une autre zone, *t* comme un *i*, ou *i* comme un *t* par exemple).

En fait, les erreurs de proportion importantes ou l'indifférenciation des zones ne se rencontrent guère que chez les enfants dysgraphiques.

Le mélange des zones chez l'adulte en est d'autant plus surprenant et met en cause la difficulté du jugement objectif.

A l'adolescence, la difficulté à se situer et les insatisfactions ressenties retentissent sur les proportions de l'écriture ; celles-ci deviendront pourtant précocement personnelles. Si l'aspect négatif des mauvaises proportions est à minorer, la solidité de la zone médiane devra toujours retenir l'attention du graphologue.

Le symbolisme de l'espace, dont une planche est présentée dans l'appendice n° 1, peut nous donner, sur le sens des variabilités des proportions, des indications qui doivent être très nuancées. En effet, nous mettons nos lecteurs en garde contre le fait que le symbolisme du haut et du bas est moins bien cerné quant aux interprétations que celui de la gauche, de la droite et de la zone médiane, auquel nous souscrivons et qui est tout à fait validé par l'expérience.

SOBRE

Une écriture est SOBRE quand son tracé est exempt de gestes superflus tout en restant lisible et qu'il s'inscrit dans des dimensions modérées. La zone médiane est équilibrée de façon économe par les autres zones ; il n'y a pas de dispersion de gestes mais des proportions équilibrées sont conservées.

La sobriété est une des composantes de l'harmonie et Crépieux-Jamin la considérait comme une espèce qualitative, de celles qui marquent profondé-

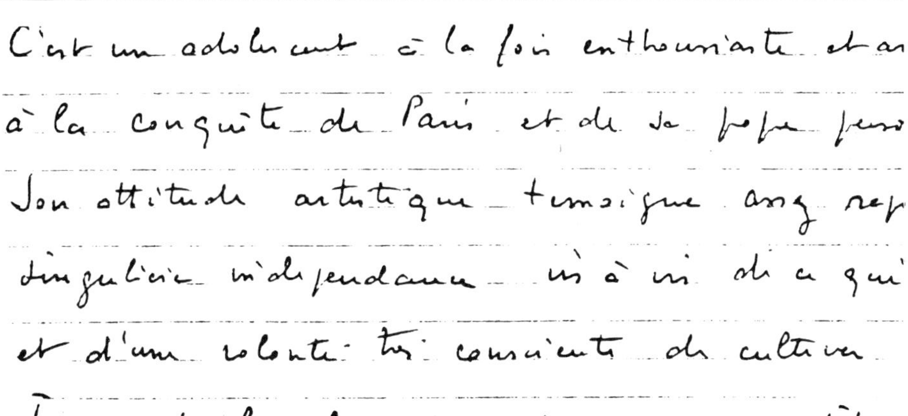
C'est un adolescent à la fois enthousiaste et ar
à la conquête de Paris et de sa propre perso
Son attitude artistique témoigne assez rap
singulière indépendance vis à vis de ce qui
et d'une volonté très consciente de culture
Incompris la plupart du temps, maudit,

94

femme 50 ans

Petite écriture sobre, simple, simplifiée et précise, aisée, rythmée, un peu étalée, par des blancs surtout. Authenticité, dépouillement, sélectivité, sérieux, mise au service des autres ou d'une cause en toute humilité et en toute dignité. Esprit clair, pondéré, ouvert, intuitif.

ment un graphisme. C'est aussi pour H. de Gobineau [19] une composante d'autonomie faisant présager la maturité du sujet ; elle rejoint en cela Pulver.

La sobriété exprime la maîtrise de soi, la simplicité, la modération, la réflexion, l'attention ; elle va dans le sens de l'introversion. Par son dépouillement, la sobriété est associée aux signes d'intelligence en tant qu'aptitude à saisir l'essentiel et à hiérarchiser ; elle procède donc d'une certaine élaboration. Dans une écriture peu personnalisée, la sobriété traduit le bon sens, la probité, la prudence d'un sujet qui connaît ses limites.

La limitation des mouvements de l'écriture sobre est, plus ou moins consciemment, voulue ou souhaitée ; elle se situe dans un milieu graphique vivant et se différencie de la limitation des mouvements qui peut intervenir dans un milieu graphique inhibé où cette limitation appauvrit l'écriture.

PROLONGÉE HAUT ET BAS

L'amplitude accrue porte sur les deux zones mettant ainsi la zone médiane dans un déséquilibre d'autant plus grand que l'écriture sera plus prolongée.

Si l'on retient l'observation de Pulver : « Plus la maturité personnelle s'affirme dans un caractère, plus les tendances vers le haut et le bas s'orientent vers l'équilibre central, plus la conscience concentre le jeu des possibilités vers ce qu'on pourrait appeler, au sens large du mot, réalisation » [36], le prolongement haut-bas signale une personnalité en recherche. Klages pour sa part, considère, que nous tendons aux grands mouvements en proportion de l'éloignement du but que nous poursuivons.

Il s'ensuit les significations de distorsion entre les aspirations du scripteur et sa capacité de réalisation avec toute l'insatisfaction qui peut en résulter. Le reliement des hampes et jambages à la zone médiane, la solidité de celle-ci, la souplesse de l'écriture, son mode de continuité, sa répartition spatiale aideront le graphologue à évaluer les possibilités effectives de réalisation.

Le prolongement haut-bas, haut surtout, est fréquent à l'adolescence, surtout chez les garçons, peut-être en fonction d'un idéal social plus exigeant, mais aussi chez les filles qui ne se sentent pas en conformité avec ce qu'elles souhaitent être. Il peut s'avérer générateur de progression par les aspirations et le désir de participation qu'il incarne. Mais c'est un signe d'effort, finalement peu économe sur le plan du geste graphique. Trop de prolongements même chez l'adolescent traduit une propension à l'illusion et à une vive susceptibilité. Chez l'adulte, où les perspectives d'évolution sont nécessairement plus limitées, le prolongement haut-bas traduit la difficulté à s'accepter tel qu'on est, la dispersion possible, l'indécision, l'utopie, l'affirmation illusoire.

On remarquera, toutefois, que le prolongement haut-bas, s'il est ferme, peut constituer une sorte d'ancrage positif et venir en compensation d'une zone médiane notoirement mal structurée.

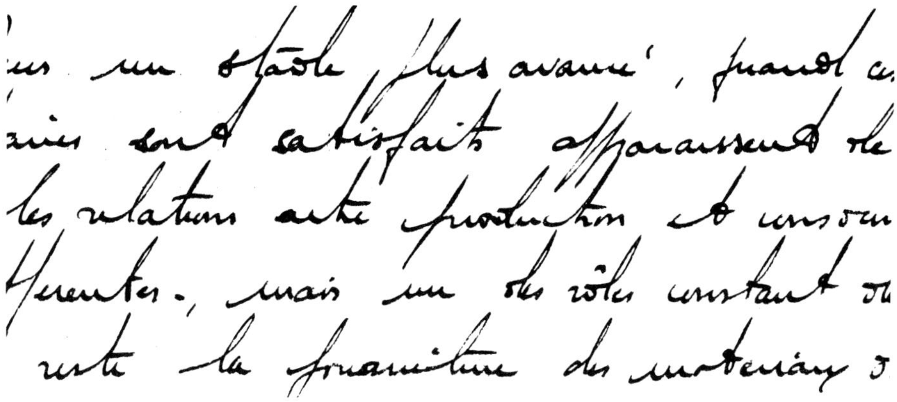

95

homme 18 ans

Écriture prolongée haut et bas, surélevée, appuyée, en relief, claire, liée. Les prolongements, qui traduisent les aspirations et l'anxiété mêlées, sont tous reliés à une zone médiane solide dont on peut penser, qu'elle finira par être équilibrée par les autres zones. Le sentiment d'une distance à parcourir, l'amour-propre important, sont évidents mais la capacité de réalisation personnelle aussi.

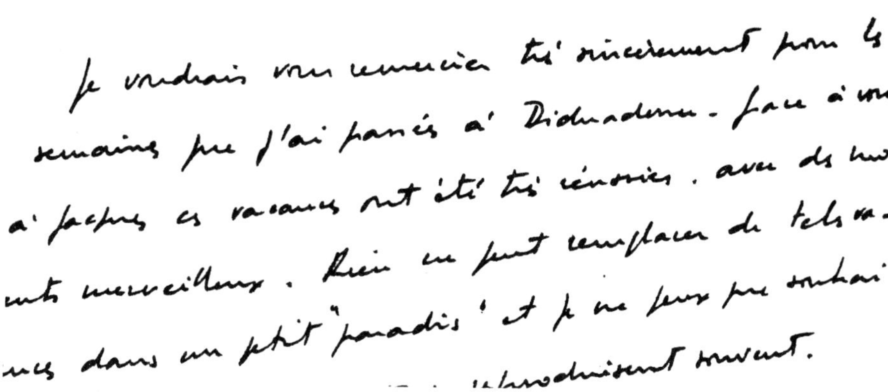

96

Écriture du même scripteur à 26 ans, après entrée dans la vie professionnelle. Cette écriture sobre, dynamique, bien proportionnée est une bonne illustration du propos de Pulver : « La maturité, quand elle a atteint un certain degré, s'oppose à tout écart » [37].

PROLONGÉE HAUT
PROLONGÉE BAS

L'écriture peut n'être prolongée que dans la zone supérieure ou dans la zone inférieure. Le geste d'abduction, plus difficile à tracer traduit l'effort, et celui vers le bas traduit l'affirmation. Parallèlement au symbolisme du geste, on remarque, en accord avec le symbolisme de l'espace, la valorisation du domaine du haut ou du bas (se reporter à l'appendice n° 1).

Si l'écriture est PROLONGÉE HAUT sans excès et s'inscrit dans une zone médiane suffisamment solide et vivante, le prolongement haut peut s'avérer moteur dans la mesure où il est censé inspirer au scripteur le désir de faire mieux, d'où les significations d'idéal élevé, d'ambition, de perfectionnisme ; ceci dans la mesure où la hampe étant bien reliée à la zone médiane, on peut supposer que l'esprit critique reste vigilant.

Si les hampes sont prolongées avec excès, soit avec une zone médiane faible, soit dans un ensemble au mauvais rapport forme-mouvement, répartition spatiale inégale ou trait précaire, le graphologue est habilité à penser que les aspirations du sujet sont du domaine de l'illusion, de l'évasion, de l'exaltation, de l'irrationnel : ce qui introduit insatisfaction et dispersion.

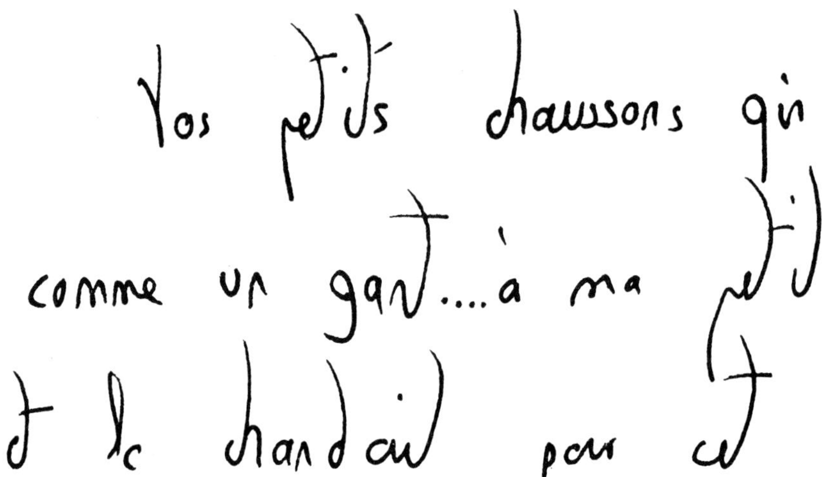

97

femme 28 ans

Prolongements hauts très accusés dans cette écriture que l'on peut aussi dire élancée, zone médiane à la relative structure, juxtaposée, étrécie, arrondie dans certaines lettres, imprécise, tordue. Pensée irrationnelle qui ne rentre dans les normes que par nécessité chez cette jeune femme peintre mais aussi docteur en droit. La réalité ne peut être vue telle qu'elle est ; la médiocrité, la banalité sont refusées.

Le prolongement haut peut être bâtonné ou gonflé. Nous signalons la hampe gonflée des enfants qui traversent une période de rêverie.

L'écriture PROLONGÉE BAS, comme l'écriture prolongée haut, peut l'être selon toute une gamme de gestes différents quant à la forme, à la fermeté, à la tension et à la qualité du trait, à son reliement à la zone médiane.

On note de grandes différences, en effet, entre un jambage prolongé mou et pendant où l'affirmation est mal contrôlée, un jambage prolongé bâtonné et enfoncé comme un pieu, signe d'activité mais où l'affirmation risque de se faire sur un mode tendu ou oppositionnel, un jambage prolongé anguleux et ferme dont la signification d'autoritarisme et de détermination est à l'opposé de la signification du jambage pendant.

La forme du jambage sera considérée en étroite corrélation avec le trait et avec l'allure générale de l'écriture. Signalons l'accentuation fréquente des jambages dans les écritures de niveau socio-culturel moyen (se reporter au chapitre 1, deuxième partie).

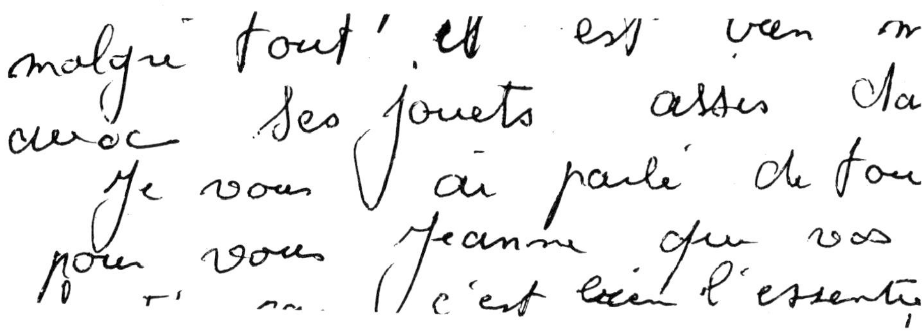

98

femme 40 ans

Écriture inharmonieuse, perturbée dans sa forme et son rythme par des inégalités de toutes sortes. Écriture vivante mais fébrile. Tension, insatisfaction en même temps qu'obstination.

L'écriture prolongée soit haut, soit bas, attirera d'autant plus l'attention que les jambages dans le premier cas, les hampes dans le second seront atrophiés.

Plus on s'éloigne des proportions équilibrées, plus il sera nécessaire de trouver par ailleurs dans l'écriture des éléments de force et de souplesse capables de compenser les disproportions.

BASSE

Dans l'écriture BASSE, les lettres extérieures ont une dimension inférieure aux proportions calligraphiques. Dans les écritures très basses, elles ne se différencient presque plus des lettres de la zone médiane ; c'est dans cette zone que le scripteur s'exprime quelle que soit la dimension de celle-ci.

Si l'orientation vers l'équilibre central de l'écriture est favorable à la maturité, les proportions doivent demeurer dans certaines limites, franchies dans l'écriture basse. C'est la composition de la zone médiane d'abord, l'ensemble du graphisme ensuite, qui éclaireront le graphologue sur les raisons de cette réduction d'amplitude haut-bas.

Il est en effet, des écritures presque basses mais très rapides et rythmées où la zone médiane n'est pas mise en valeur pour autant. Cela se produit chez des intellectuels qui écrivent beaucoup et dont la pensée précise conduit à cette économie de mouvement.

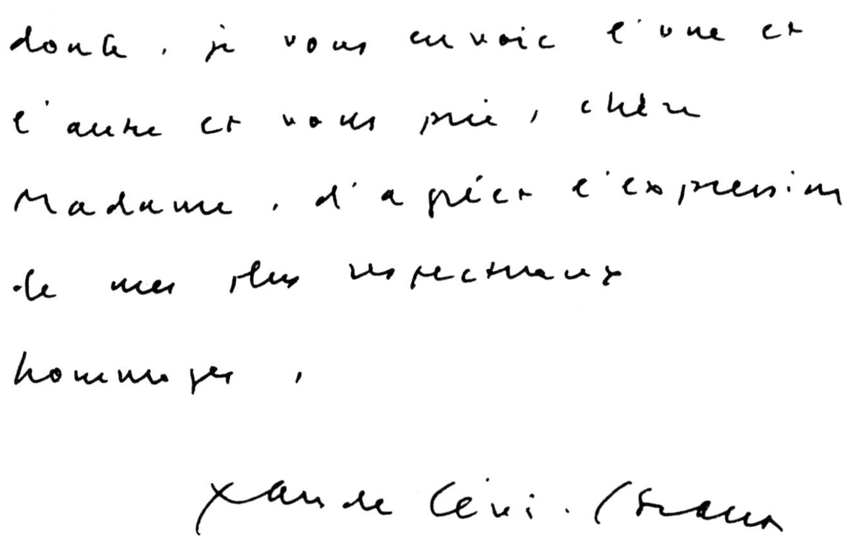
donc, je vous envoie l'une et l'autre et vous prie, chère Madame, d'agréer l'expression de mes plus respectueux hommages,

Claude Lévi-Strauss

99

homme 72 ans

Aspect modeste, discret et prudent de l'homme et du savant. Écriture simple, simplifiée, aérée, claire, sobre et presque basse, juxtaposée à groupée, vibrante, chevauchante. Si l'écriture est concentrée dans la zone médiane, petite, c'est néanmoins une zone ouverte sur le monde.

On comprend par cet exemple combien l'écriture basse prend son sens en association avec d'autres signes et principalement avec l'authenticité de ses formes et le rythme de son déroulement.

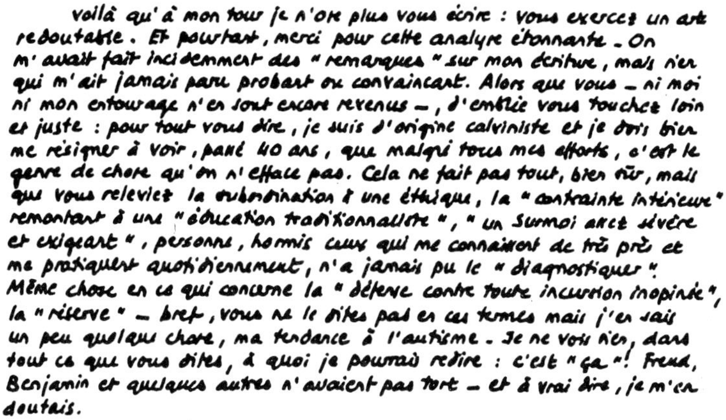

voilà qu'à mon tour je n'ose plus vous écrire : vous exercez un art redoutable. Et pourtant, merci pour cette analyse étonnante. On m'avait fait incidemment des « remarques » sur mon écriture, mais rien qui m'ait jamais paru probant ou convaincant. Alors que vous — ni moi ni mon entourage n'en sont encore revenus —, d'emblée vous touchez loin et juste : pour tout vous dire, je suis d'origine calviniste et je dois bien me résigner à voir, passé 40 ans, que malgré tous mes efforts, c'est le genre de chose qu'on n'efface pas. Cela ne fait pas tout, bien sûr, mais que vous releviez la subordination à une éthique, la « contrainte intérieure » remontant à une « éducation traditionnaliste », « un Surmoi assez sévère et exigeant », personne, hormis ceux qui me connaissent de très près et me pratiquent quotidiennement, n'a jamais pu le « diagnostiquer ». Même chose en ce qui concerne la « défense contre toute incursion inopinée », la « réserve » — bref, vous ne le dites pas en ces termes mais j'en sais un peu quelque chose, ma tendance à l'autisme. Je ne vois rien, dans tout ce que vous dites, à quoi je pourrais redire : c'est « ça » ! Freud, Benjamin et quelques autres n'avaient pas tort — et à vrai dire, je m'en doutais.

100

homme 40 ans

Petite, basse, tout en respectant les zones, stylisée, condensée et compacte, précise, claire, régularité nuancée, trait nourri en léger relief ; mise en page insulaire. Peu de mouvement ici, la recherche esthétique est profondément vécue, l'intensité est donnée par la qualité de ces formes rigoureuses. La dimension basse traduit l'engagement total d'un écrivain dans son œuvre, sa réflexion approfondie, le souci de cerner au plus près le mot juste, la défense qu'il exprime contre toute incursion inopinée.

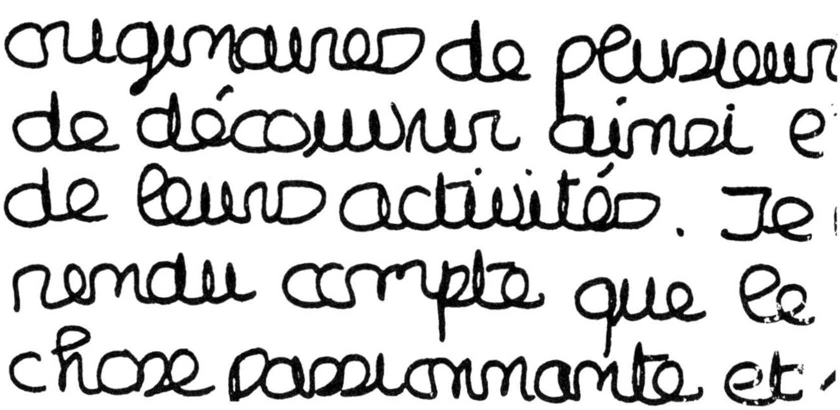

originaires de plusieur
de découvrir ainsi e
de leurs activités. Je
rendu compte que le
chose passionnante et

101

homme 30 ans

Grande, presque basse, à tendance cylindrique, annelée, jointoyée, liée, appuyée, pâteuse, statique. Inflation de soi et inauthenticité de cette écriture acquise, presque féminine, compacte, captatrice. Valorisation excessive d'une zone médiane où s'exprime le narcissisme. Pas de rythme. Limitation des échanges avec l'autre.

L'écriture à jambages raccourcis n'est plus suffisamment implantée dans la zone inférieure prise dans son sens de zone d'affirmation et d'enracinement.

Si le raccourcissement du jambage participe de la concentration de la pensée dans une écriture simplifiée, rapide, ramassée sur elle-même, il entre dans les signes de réduction des possibilités d'affirmation et, parfois aussi, de difficultés d'insertion dans le réel, en particulier si ce raccourcissement est observé dans un ensemble inhibé où il apporte un renforcement négatif.

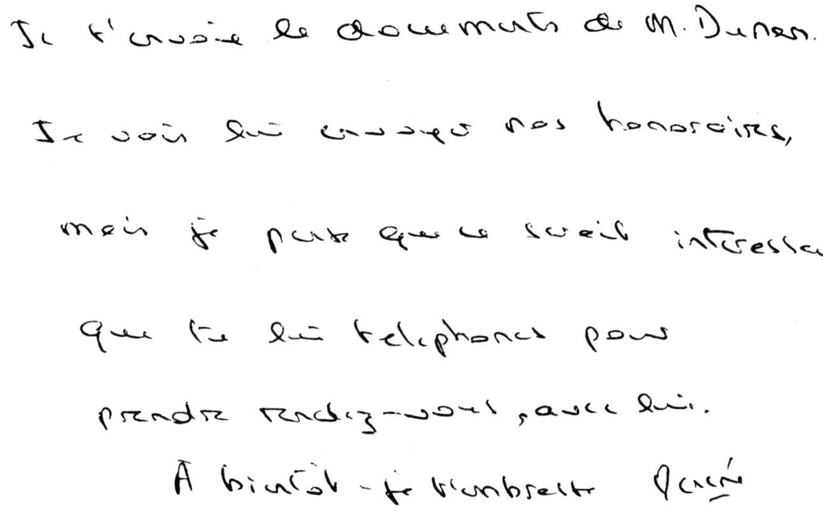

102

femme 50 ans

Nombreux signes d'anxiété dans cette écriture inhibée, renversée, légère, juxtaposée, imprécise surtout par inachèvement et suspension. Difficulté à maintenir un jambage suffisant, ce qui accroît la fragilité de ce graphisme douloureux. Les simplifications et l'extrême sobriété montrent le niveau d'intelligence et l'intuition.

Dans un milieu graphique perturbé et mou, l'absence de reliement du jambage à la zone médiane renforce la signification négative du raccourcissement. La personnalité du sujet manque d'assise, se coupe de ses bases ; l'efficacité et le réalisme sont hypothétiques.

SURÉLEVÉE

La surélévation de l'écriture consiste en un allongement anormal de certaines lettres, soit par l'augmentation de la dimension, soit par l'adjonction d'un trait au-dessous de la lettre lui servant ainsi de piédestal ou au-dessus de la lettre, ce qui en accroît la hauteur [38].

La surélévation est une espèce complexe dont les modalités sont très diverses et qui prend sa signification en association avec les autres éléments de l'écriture. Le graphologue devra observer le geste de surélévation en tant que petit signe, signifiant par lui-même s'il se répète, car de grandes différences d'interprétation interviendront selon les lettres par le fait même du geste qui les constitue.

Certaines minuscules : *p j s q g r t* et toutes les majuscules, le *m* majuscule en particulier, se prêtent à la surélévation. On observera dans quelle zone de l'écriture elle s'exerce et de quelle zone part le geste qui la produit. Une même lettre peut d'ailleurs être surélevée de façons fort différentes.

Les significations de la surélévation du *p* minuscule, par exemple, ne seront pas les mêmes selon les cas. La simplification d'un *p* bâtonné tracé à partir de la zone supérieure entre, s'il reste ferme, dans les signes d'affirmation nuancée seulement d'une susceptibilité qui peut pousser au dépassement de soi. Le bâtonnement ferme du *p* surélevé réalise l'ancrage d'une zone médiane faible ou participe à la valorisation de la zone supérieure chez un sujet un peu exalté. La surélévation du *p* minuscule peut aussi se constituer à partir d'un geste prenant appui sur la ligne de base.

L'exemple du *s* minuscule est tout autre parce qu'il repose calligraphiquement sur un geste sinistrogyre que la surélévation accentue et renforce souvent par un petit lasso à la base.

Le *m* majuscule se prête à des modalités multiples qui vont de toutes les variations de l'allongement des trois jambages dans la zone du haut jusqu'au geste se terminant en forme de soulignement ou, tout simplement, d'allongement, dans la zone du bas.

Le *j*, qui est l'initiale en français du pronom le plus fréquemment utilisé dans le langage parlé, concernant la personne en tant que sujet agissant, est de ce fait chargé d'une expressivité très profonde et très fiable en graphologie ; le graphologue remarque d'autant plus les surélévations dont il fait l'objet.

Nous bornerons là nos exemples en rappelant l'importance du petit signe répété de façon manifeste et qui peut devenir trait distinctif de l'écriture.

Nous retiendrons les significations d'amour-propre un peu excessif avec son corollaire de susceptibilité, mais aussi le désir de faire davantage ou d'être davantage, l'autorité un peu hautaine, l'ambition, l'orgueil, la recherche d'un prestige, l'appel à la considération, l'attrait d'objectifs élevés. Le graphologue recherchera à travers quelles associations de formes s'exprimera la surélévation, à travers quel type de mouvement elle s'actualisera. Une écriture petite surélevée signale parfois la force de se mettre en avant chez un scripteur, par ailleurs modeste.

A l'adolescence, le *j* minuscule ou majuscule est réellement marqué par la personnalité du sujet ; la surélévation traduit tout à la fois son égocentrisme et ses aspirations.

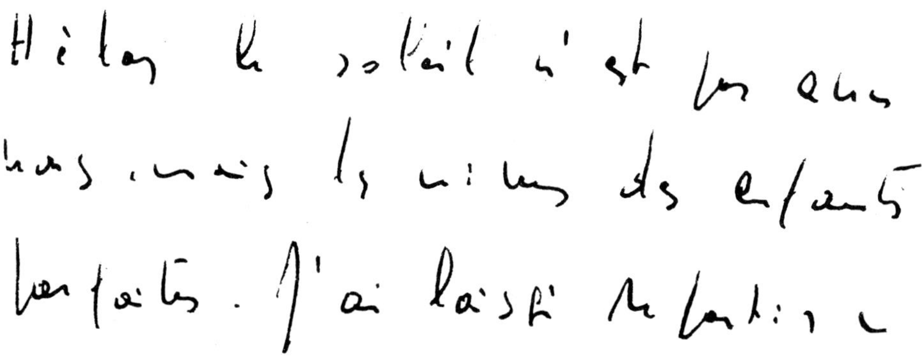

103

femme 45 ans

Surélévations de types multiples dans cette écriture rythmée, stylisée, en relief, élancée, aérée mais aussi très inégale, en zone médiane surtout. La surélévation rend bien compte de la relation entre un idéal de soi haut placé et la crainte de n'y point parvenir malgré l'originalité de la personnalité. On note les lignes descendantes.

Nous aborderons ci-après deux espèces où l'ensemble des proportions est modifié.

A GRANDS MOUVEMENTS DILATÉE

L'écriture à GRANDS MOUVEMENTS manque plus ou moins de dimensions moyennes. Les gestes sont majorés dans toutes les directions, extérieures principalement et le risque est grand de verser dans la discordance car l'accord entre les différents éléments de l'écriture est rompu et la zone médiane ne peut plus jouer son rôle de centre de gravité de l'écriture.

L'écriture à grands mouvements signale le besoin excessif d'expansion et le plus souvent de captation par le biais d'une représentation de soi assez théâtrale.

Toutefois, si l'écriture demeure authentique, souple, avec une zone médiane suffisamment solide, on y verra une participation facilement déclenchée, une socialisation fondée sur une bonhomie, le goût de jouer un rôle. La capacité à se faire illusion et à faire illusion est importante mais la présence du sujet est dynamique.

Si l'écriture perd son authenticité, la qualité de son mouvement, de son trait ou de ses espaces, les grands mouvements traduisent une excitabilité, une surestimation aventureuse, une impatience. Le scripteur est encombrant pour les autres considérés comme des objets plus que comme des partenaires à part entière. Il demande toujours davantage avec tout le danger d'éparpillement, d'insatisfaction et, finalement, de fermeture, qui en découle.

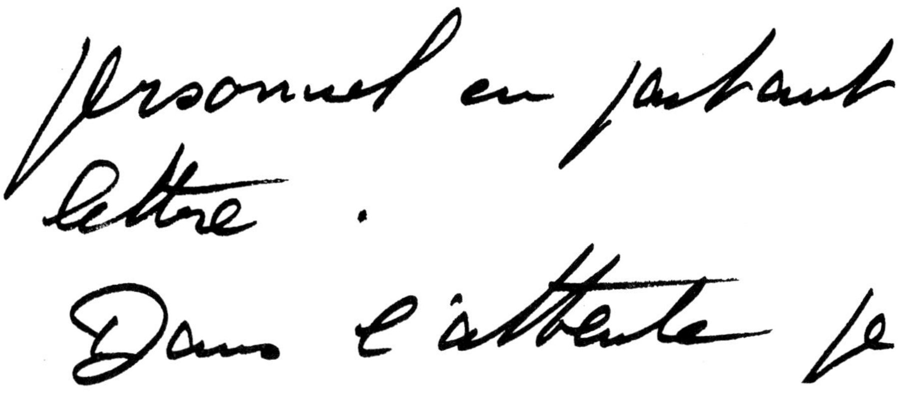

104

homme 40 ans

Écriture lancée, emportée, à grands mouvements et zone médiane très inégale, anguleuse, acérée, mais trait pâteux, presque flou par endroits. Personnalité vivante et entreprenante, mais excessive, impulsive, impérieuse. Le bien-fondé des initiatives appelle des réserves.

L'écriture DILATÉE se signale par une expansion accrue dans ses formes, surtout ses courbes, et dans les espacements.

L'écriture, activité psychomotrice qui participe au sentiment de plénitude ressentie, peut être passagèrement dilatée sous l'influence d'un état d'euphorie.

Si la dilatation est coutumière, elle témoigne d'une manifestation d'expansion qui peut être affectivité communicative, amour de la vie, gaieté, si l'écriture reste proportionnée et ferme, avec une base de ligne souple.

Si les formes sont originales et authentiques et s'il y a du mouvement, le graphologue pensera à une imagination artistique.

Mais si le milieu graphique s'avère lâché, trop dextrogyre, insuffisamment structuré, l'écriture dilatée fait craindre le bavardage, l'insouciance, la prodigalité, la dépendance.

Les formes dilatées se retrouvent assez souvent dans la signature alors même qu'elles ne sont pas présentes dans le texte (se reporter au chapitre 10).

Nous terminerons ce chapitre par la notion globale de stabilité ou de variabilité de la dimension.

RÉGULARITÉ INÉGALITÉ IRRÉGULARITÉ

Contrairement au modèle calligraphique dont la régularité, pour exemplaire qu'elle soit, n'est pas vivante, l'écriture est constituée de tout un jeu de variations spécifiques de la personnalité de son auteur.

Une écriture est régulière en dimension quand le contour des mots n'est que légèrement fluctuant. La croissance de l'écriture porte beaucoup sur cette régularisation qui se trouve à peu près acquise entre 8-9 ans et 11-12 ans.

La régularité nuancée [39], c'est-à-dire celle qui conserve au graphisme son homogénéité en même temps que sa vie, entre dans les composantes d'autonomie [19]. Elle exprime la maîtrise de soi, la discipline, la stabilité ; elle va de pair avec un mouvement contrôlé.

La régularité est à interpréter en fonction du niveau d'études et de la profession exercée dans la mesure où l'on sait que l'obligation de rapidité ou une pensée rapide ne concourent pas à maintenir la régularité de l'écriture. Il faut que le rapport forme-mouvement soit bon pour que la régularité aille de pair avec la vitesse.

Les significations positives de la régularité diminuent précisément dans la mesure où le tracé devient plus monotone ou plus raide. L'ensemble de l'écriture dira si la régularité traduit l'aptitude à des tâches répétitives ou si elle s'apparente à une pauvreté émotionnelle qui nuit à la réactivité et freine l'adaptation.

Une légère inégalité de dimension, que l'on peut dire aussi inégalité nuancée, fait partie de la vibration de l'écriture ; elle rend perceptible la sensibilité du scripteur et l'enrichit dans la mesure où elle n'entame pas la cohésion du graphisme et, parallèlement, la confiance du scripteur en lui-même.

Si la variabilité d'amplitude s'accroît, surtout en zone médiane, l'écriture, en devenant franchement inégale, enregistre les incertitudes du sujet. Le graphologue recherchera si cette inégalité de dimension s'accompagne d'inégalités de pression, de continuité, d'espacement. Les difficultés d'auto-estimation, l'émotivité, apparaissent avec les réactions imparfaitement maîtrisées qu'elles entraînent : la susceptibilité, les réponses inadéquates au milieu.

Plus la variabilité d'amplitude, tant verticale qu'horizontale, s'accroît, plus l'écriture devient irrégulière jusqu'à devenir discordante et, en conséquence, inharmonieuse. Toute irrégularité notoire retentit sur la fermeté de l'écriture traduisant l'inconfort intérieur du scripteur. Le graphologue devra rechercher les éléments susceptibles de compenser cette irrégularité ou ceux qui, au contraire, l'aggravent.

D'autre part, toutes les inégalités contradictoires par rapport aux composantes majeures de l'écriture (écriture grande, très étrécie par exemple ou écriture grande, signature petite), si elles sont très accentuées, vont dans le sens de l'hétérogénéité.

4

le mouvement

On fait volontiers à la graphologie française le reproche de considérer l'écriture sous un angle statique et de négliger son aspect « mouvement ». C'est un reproche exagéré – voire injustifié – et fondé surtout, en fait, sur une question de terminologie.

Car c'est bien au geste graphique, en effet, que se référaient constamment les grands pionniers français, et toute la graphologie de Michon et de ses successeurs en est une interprétation dans une symbolique de « psychologie du mouvement »[1], même si le mot n'est pas prononcé.

Crépieux-Jamin n'a donc probablement pas pensé qu'il était utile de faire du mouvement un genre à part. Le terme de mouvement n'apparaîtra chez lui que dans l'espèce « mouvementée » où « la mobilité du tracé saute aux yeux » et dans celle qu'il nomme « à grands mouvements étendus » qui englobe forme et dimension en « majorant les mouvements normaux ». Mais si on considère les descriptions, par exemple, de l'écriture sobre ou de l'écriture aisée, ou encore de l'écriture inhibée, on est frappé de leur éloquence à cet égard.

L'écriture sobre est celle « dont les mouvements sont contenus dans des dimensions modérées ».

On reconnaît l'écriture aisée « à l'harmonie de ses mouvements ».

L'écriture inhibée « se caractérise par une diminution ou un arrêt plus ou moins brusque des mouvements ».

En analysant ainsi les facteurs qui caractérisent ces espèces, Crépieux-Jamin y fait apparaître le rôle du mouvement de façon évidente, et le fait qu'il en réserve le terme aux deux espèces qui dénoncent leurs excès confirme combien la notion est pour lui inhérente à l'écriture même.

---

1. La psychologie du mouvement est actuellement traitée d'une façon encore plus explicite par Suzanne Bresard [40]. Pour l'auteur, c'est le mouvement qui prend des formes et l'interprétation, dans les synthèses graphiques, est faite en fonction d'une psychologie du mouvement fondée sur une théorie originale de la personnalité. Le livre, très psychologique, nécessite, pour être bien compris, des connaissances de base de graphologie classique.

Le mouvement représente une notion complexe qui en recouvre plusieurs – on le voit déjà par la description même de ces espèces –. Il n'est facile ni à appréhender ni à décomposer. Son approche est moins concrète et moins quantifiable que l'approche de la dimension ou de l'inclinaison, par exemple, ou même que l'approche de la forme qui peut être étalonnée par rapport à des formes de référence.

Il en ira de même, bien entendu et *a fortiori*, pour le rythme, et cela peut-être davantage pour nos esprits cartésiens.

On peut noter ici l'incidence de la marque « nationale » et de la marque du temps sur chacun de nous et sur chacun de nos grands maîtres. L'harmonie, dont les espèces sobre et aisée sont des composantes, est bien française ; elle est en rapport avec une époque qui privilégiait l'intelligence logique et la volonté, et tendait à donner comme modèle idéal une écriture trouvant préférentiellement son accomplissement dans un ordre et une mesure, assortis cependant d'une aisance, résultante d'un mouvement souple.

On peut noter également que la psychologie des profondeurs a largement exploré les mobiles et les motivations sous-jacents à toute l'écriture, ces derniers sont reliés de très près au mouvement de l'écriture, à ses élans, à ses freins, à ce mouvement dont parle Pulver losqu'il dit que le graphologue est « traducteur de mouvement » [41], mais aussi à celui que Crépieux-Jamin proposait de « revivre pour définir une écriture » [42].

Il nous a donc semblé utile d'ajouter un chapitre sur le mouvement aux chapitres concernant les genres classiques habituels et d'étudier ses rapports avec la forme dans le chapitre des rapports de la forme et du mouvement.

Cette étude du mouvement est faite pour une didactique meilleure et plus moderne, si elle n'en est pas plus aisée : l'acte graphique étant bien une simultanéité qui englobe tous les genres. Sans la pression l'écriture ne se ferait pas trace, sans le mouvement la lettre ne serait qu'un point...

Le mouvement est expressif de façon relativement directe, plus que d'autres genres comme par exemple la forme ou l'ordonnance. Il est davantage en relation avec la motricité et les difficultés de l'apprentissage : c'est le mauvais mouvement qui abime la forme et la conduite du tracé graphique.

Les dysgraphies, dans leurs diverses catégories [8] nous en donnent des illustrations caricaturées, renseignant bien par ce fait qu'y apparaissent comme grossies les difficultés représentées par l'acquisition d'un mouvement de progression libre.

Il faudra, pour écrire avec aisance, intégrer dans son propre mouvement une forme et une dimension apprises, mouvement qui, bien maîtrisé, rendra possible une évolution positive de la forme, selon la personnalité de chacun.

Si l'on remonte aux débuts de l'apprentissage de l'écriture, il est aisé de distinguer un mouvement d'inscription des lettres et un mouvement de progression du graphisme (de gauche à droite dans notre calligraphie) que l'on nomme communément le mouvement cursif. Ces deux mouvements chez l'adulte sont indissociés dans le geste graphique ; c'est de ce mouvement au sens large qu'il sera question. C'est bien aussi ce mouvement global que les graphologues allemands étudient dans ce qu'ils nomment le « rythme de mouvement ».

Si le mode de progression (contrôlé, propulsif, barré, par exemple) est particulièrement spécifique du type de mouvement, l'inscription, dans sa relation à la progression concourt à ce mouvement par l'enchaînement des lettres (continuité) et par la vitesse. C'est ce deuxième aspect, plus analytique, qui a probablement retenu l'attention de Crépieux-Jamin lorsqu'il a classé dans la continuité ou la vitesse les espèces relatives au mouvement.

Hélène de Gobineau, qui a eu le grand mérite d'étudier le mouvement dans une observation séparée [19], semble avoir été tentée d'axer son étude sur le mouvement cursif. Elle était vraisemblablement influencée par ses recherches sur les écritures d'enfant. Son « mouvement immobile » rejoint « l'absence de mouvement » (de progression) habituelle chez les enfants qui apprennent à écrire. Son « mouvement coulant » (qui a pour sous-titre « cursif ») est celui qui court le mieux de gauche à droite.

Nous garderons les espèces de mouvement de Gobineau et y intercalerons les espèces qui permettront de décrire le mouvement global, nécessaire aussi bien à la transcription des lettres qu'à leur progression. Nous ne conserverons cependant pas ce même ordre qui s'achève par le mouvement dynamique, degré le plus fort dans son échelle quantitative[2]. L'ordre que nous suivons à partir du mouvement immobile, sans vouloir être pour autant génétique, décrit, après chaque type de mouvement, ses écueils (un contrôle excessif amène à la contrainte) et nous conduit à terminer par les mouvements où apparaît un antagonisme.

Nous étudierons :

- le mouvement immobile (Gobineau),
- le mouvement contrôlé, l'écriture résolue (Crépieux-Jamin),
- les écritures inhibée, retenue, contrainte (Crépieux-Jamin),
- le mouvement flottant (Gobineau), l'écriture lâchée (Crépieux-Jamin),
- le mouvement coulant (Gobineau), l'écriture aisée (Crépieux-Jamin),
- le mouvement dynamique (Gobineau, l'écriture dynamogéniée (Crépieux Jamin),
- le mouvement propulsif (Bresard), les écritures emportées et lancées (Crépieux-Jamin),
- les mouvements vibrants et effervescents, l'écriture mouvementée (Crépieux-Jamin),
- les mouvements cabré et barré (Gobineau).

Certaines de ces espèces jaminiennes sont parmi les grandes espèces qualitatives, parce qu'elles donnent synthétiquement l'essentiel d'un graphisme : les écritures aisée, inhibée, retenue, sont de celles-là. Leurs appellations sont presque déjà en elles-mêmes interprétations et peuvent aider le graphologue à fonder une première perception[3].

Nous nous proposerons, en outre, de reconnaître au travers des différents modes de mouvement les données essentielles que sont l'inhibition, la progressivité, le rythme ou l'absence de rythme.

Pour Crépieux-Jamin l'écriture RYTHMÉE est une espèce parmi les autres ; il y met l'accent sur l'alternance. La graphologie française actuelle a élargi cette notion d'alternance à la vie du graphisme. Le mouvement, éminemment personnel, participe par excellence au rythme.

---

2. Échelle côtée en 5 degrés, dans son étude graphométrique de la Personnalité [19].
3. Se reporter au chapitre de la Méthodologie.

MOUVEMENT IMMOBILE
(absence de mouvement)

Lorsque l'enfant commence à écrire, il pose ses lettres sur la ligne sans « apparence de mouvement » dit Hélène de Gobineau [19] et à sa suite Ajuriaguerra [8].

Il semble agir comme s'il composait une ligne de texte imprimé, bien que ses formes soient maladroites, ses dimension et direction irrégulières, ses lignes mal tenues. Son effort porte sur le respect de cette forme code (dans son sens global de forme-dimension-proportions) à telle enseigne que Gobineau intitule cette difficulté de mise en mouvement « prédominance des formes sur le mouvement » [19].

L'apprentissage est long et l'échelle d'Ajuriaguerra fait apparaître la persistance de cet item chez 68 % des enfants de 11 ans. L'acte graphique est rarement maîtrisé avant 14 ans. Pour que l'écriture puisse courir sur la page, pour que soit aisée cette activité de très fine motricité dont Ajuriaguerra [9] dit que parmi toutes les activités diverses de la main, elle est celle qui lui laisse le moins de liberté, il faut un psychisme libre mais aussi de la pratique et de l'exercice.

Ce facteur exercice est donc à prendre largement en compte lors de toute approche graphologique et tout particulièrement au regard de ce mouvement qui ne s'acquiert, de façon positive, que tardivement et avec peine. Cela est évident lorsqu'il s'agit de l'enfant : là les mois comptent et il serait juste de connaître les types d'exigences, les modèles données. Cela est important aussi à l'adolescence, longue période au cours de laquelle la pratique de l'écriture variera beaucoup selon les sujets, et chez l'adulte que le graphologue devra, dans tous les cas, replacer dans son contexte socio-culturel[4] et professionnel (certains métiers, dessinateurs, instituteurs, par exemple, peuvent avoir une influence sur l'écriture).

Certains sujets n'écrivent que très épisodiquement après leur sortie de l'école et, bien que la scolarité actuelle se prolonge jusqu'à 16 ans, les degrés de maturité graphique présentent à ce stade des différences appréciables.

Cependant, chez l'adulte et même chez l'adolescent, le mouvement IMMOBILE (souvent remplacé par le terme « absence de mouvement apparent ») retient l'attention du graphologue.

L'aspect statique du tracé engendre un faciès monotone d'où la vie, le désir, le projet, semblent absents ou empêchés de se réaliser. Il peut également signaler des aspects contradictoires de la personnalité, non résolus, qui arrivent à neutraliser tout mouvement de vie. Dans les meilleurs des cas, ces éléments s'ajustent dans les limites étroites d'une tâche répétitive.

La réflexion du graphologue s'exercera à comprendre les motifs du sujet. On peut surveiller son graphisme avec un regard si tourné vers soi que la projection vers l'extérieur ne peut pas s'opérer, qu'il s'agisse d'un excès de complaisance ou de l'excès contraire produisant les mêmes effets, parce qu'il paralyse par préoccupation. On peut éprouver le besoin de fabriquer une représentation de soi arbitraire ou artificielle pour ne pas donner prise ou pour être exemplaire.

---

4. Se reporter au chapitre sur l'Organisation.

L'inscription, d'une manière générale, n'a pas de raison de ne pas s'animer en s'associant à une progression vivante, en imprimant un tempo personnel – voire un rythme – au tracé. L'animation à quelque degré que ce soit est synonyme de vie ; le mouvement est succession et diversité, et favorise l'évolution en passant par l'adaptation. Cela suppose un désir de se mettre en marche et une force pour le faire ; cela permet un mode d'expression différent et surtout plus complet.

On sera donc attentif aux signes de cette mise en route dans l'évolution de l'écriture. Chez des sujets qui écrivent rarement, on saura apprécier ce qui la laisse pressentir ou la traduit : ce pourra être simplement une tension positive dans la conduite du tracé. Certaines écritures même très proches de la calligraphie, ou des écritures script, peuvent en être animées si elles sont en accord avec l'acquis graphique du scripteur ou avec ce qu'il vit, temporairement peut-être, ou professionnellement (les scripteurs dont l'écriture est statique trouvent leur place dans certains domaines professionnels où prévaut une exécution technique exigeant la régularité et la patience, par exemple).

S'il n'existe pas, chez l'adolescent, cette animation, on peut penser qu'il traverse une période de stagnation ou même de régression[5].

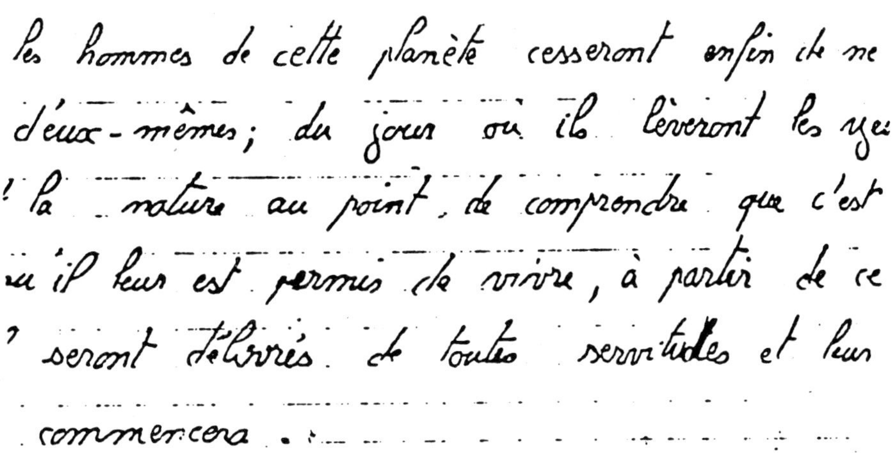
Les hommes de cette planète cesseront enfin de ne
d'eux-mêmes ; du jour où ils lèveront les yeu
la nature au point de comprendre que c'est
qu'il leur est permis de vivre, à partir de ce
seront délivrés de toutes servitudes et leur
commencera.

105

homme 21 ans
niveau secondaire, pupitreur

En dépit de l'inclinaison et de l'essai d'une liaison malaisée et retouchée, l'écriture avance à peine, elle est très hésitante, le trait est presque tremblé. La tension n'est pas positive, l'expansion vers la droite très réduite, les lettres dissociées, suspendues, l'accentuation un peu lourde, complètent un important tableau d'inhibition.
Le travail est accompli avec beaucoup de sérieux, de scrupules. Les relations s'établissent très difficilement à cause du manque de confiance en soi.

5. Kestemberg parle de l'hyperlatence prolongée qui peut s'installer à ces périodes d'âge alors qu'il devrait y avoir réorganisation spécifique [43].

D'une manière générale, qu'il y ait passivité, indifférence dans un tracé inerte et souvent peu structuré, tension intérieure entraînant une inhibition, dominante de contrainte amenant le sujet à considérer toute nouveauté comme le germe d'un risque, construction artificielle, il y a surtout uniformité et donc impossibilité de rythme.

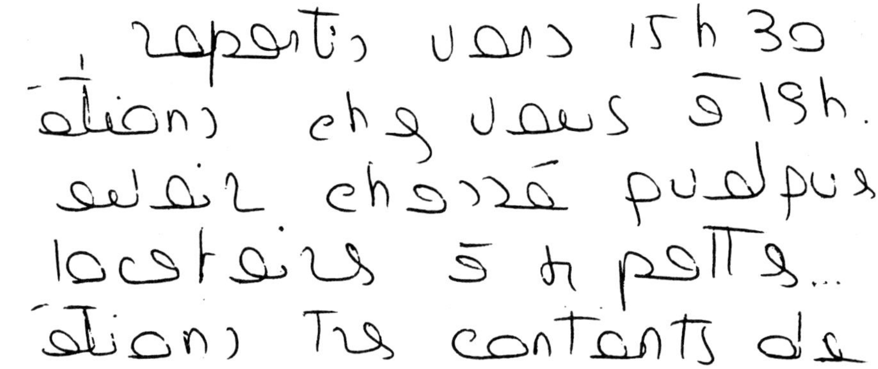

106

femme 30 ans
mariée, 2 enfants

Il y a très peu de mouvement apparent. Le geste concentrique, encré en bleu léger, ne débouche ni vers la droite, ni vers la ligne de base de façon suivie à cause des suspensions. Les lettres à rebours ne créent aucun lien avec celles qui les suivent (la juxtaposition, avec quelques groupements, est statique) alors que la rondeur générale, les petites attaques courbes, la forme choisie, l'absence de marge dans cet ensemble qui conserve les gonflements dodus de l'enfant, appellent la tendresse et le regard. Le rythme est cassé par les arrêts, les trous, les espacements grands et inégaux, les cheminées.
Inhibition en profondeur malgré une aisance sociale de surface et des activités bien menées.

MOUVEMENT CONTRÔLÉ ÉCRITURE RÉSOLUE

L'écriture à mouvement CONTROLÉ[6] suppose une progression vers la droite ferme et organisée qui prend appui sur la ligne. C'est un mouvement général empreint de discipline et marqué par une certaine retenue. Le sujet maîtrise bien son geste graphique mais il se surveille ; le conscient domine, la volonté

6. Par mouvement Contrôlé nous entendons ici une écriture régie par un contrôle positif parce qu'il semble en accord avec la nature du scripteur. Nous réservons à l'écriture Retenue et à l'écriture Contrainte les connotations de frein et d'inhibition.

intervient pour contenir d'éventuelles impulsions ; il y a, sous-jacente, une certaine résistance à l'événement.

L'expérience, consignée statistiquement [11], a montré que chez les adolescents l'écriture au mouvement contrôlé (ou posé) est facteur de progression raisonnable et souhaitable vers l'écriture de l'adulte : la majorité des bons éléments scolaires, qu'il s'agisse de leur sociabilité ou de leurs résultats, produit encore en classe de Terminale une écriture contrôlée dans son mouvement. Les filles conservent cet avantage en pourcentage plus élevé que les garçons. On peut se demander si certains impératifs sociaux (même dans nos sociétés actuelles) en sont une cause ou s'il faut penser à des données constitutionnelles différentes face à certaines formes d'activité et d'agressivité, au sens large du terme.

Ce stade logique dans l'évolution de l'écriture ne peut être sauté sans dommage. Le sujet dysgraphique est celui précisément dont l'écriture, n'évoluant pas selon les lois normales, conserve une importante maladresse et n'accède pas à une bonne maîtrise de sa motricité et de son mouvement ni, en conséquence, de sa forme.

L'adulte qui a peu l'habitude d'écrire produit logiquement une écriture dont le mouvement est contrôlé. Il est rare et même quasiment antinomique qu'une écriture dite fruste ou primaire soit, de manière positive, à dominante de mouvement efficace, l'aisance graphique requise pour bien maîtriser un mouvement s'acquérant par la pratique et l'exercice. Il convient donc de ne pas dévaloriser le contrôle, même s'il contraint un peu l'écriture, dans ces types de graphisme, qui peuvent se personnaliser par leur trait, une répartition rythmée, de la souplesse et qui seront alors d'autant à remarquer. Il convient également de rester prudent devant un mouvement mal contrôlé qui retentirait sur la structure de l'écriture.

Si l'allure générale de l'écriture à mouvement contrôlé est posée, son calme apparent n'est pas synonyme de neutralité. Il peut y avoir intensité et contrôle.

Ce type de mouvement traduit une détermination, une décision plus ou moins avouée de la part du scripteur de se mouvoir dans des limites choisies et acceptées. Ce choix peut être fait par éthique, prudence, conservatisme, expérience.

Le quotidien est assumé avec discipline et ténacité. L'avenir est envisagé avec prudence mais sans méfiance et le risque est bien calculé. Le sujet cherche à faire la part des choses sur le plan de sa vie affective mais aussi dans son jugement ; son adaptation est raisonnable, en rapport avec son potentiel.

L'écriture contrôlée est maîtrisée mais reste vivante. Elle a un rythme, parfois relativement fort, soutenu, car, s'il y a contrôle, il y a généralement forces à maintenir. La mise en page est le plus souvent conventionnelle mais une bonne répartition des masses graphiques se trouve favorisée par la maîtrise du geste.

La force du mouvement contrôlé peut être le fondement d'une écriture RÉSOLUE.

L'écriture résolue constitue une résultante graphique ; c'est une espèce importante qui situe bien un milieu graphique et le place sous le signe d'une homogénéité dirigée. Son train déterminé et soutenu s'accompagne d'un trait solide, de formes et de proportions nettes, d'une vitesse efficace. Son antonyme est l'écriture hésitante.

L'implication se fait à part entière, le caractère est indépendant dans tous le sens du terme. Le sujet se donne à un projet parce qu'il l'a choisi et le croit réalisable.

Sur le plan intellectuel l'écriture résolue traduit généralement un esprit positif, clair et concret, plus ou moins nuancé, toutefois.

Sur le plan du caractère, le scripteur est fiable, responsable. En revanche, il peut manquer de souplesse et de subtilité. C'est un actif en force plus qu'en finesse.

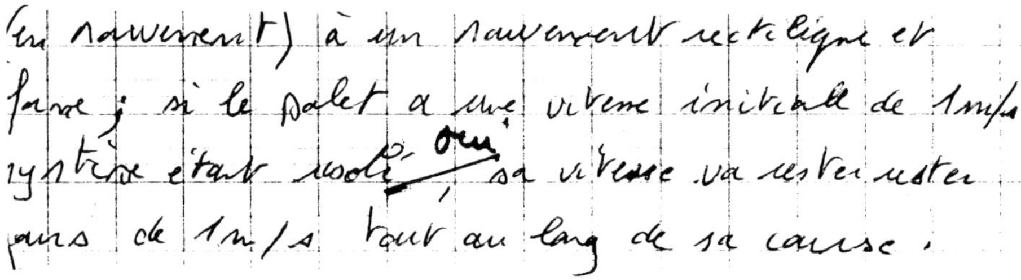

107

garçon 17 ans, seconde Technique E
résultats scolaires moyens

Écriture irrésolue. Mouvement mal contrôlé.
Écriture assez typique de garçons de cette classe d'âge qui ne maîtrise bien ni son mouvement, ni sa direction, ni sa tenue de ligne (le papier est ligné), ni ses espaces, ni sa dimension très inégale.
L'écriture est fine, vive et réactive, saccadée, tendue avec des angles et des écrasements. Les jambages sont inachevés. La liaison relativement suivie et l'appui donnent une certaine cohésion et une certaine force au mot.
Sensibilité, finesse, mais émotivité, vulnérabilité, difficulté à trouver la note juste. Tension, mais vers des objectifs mal définis encore : l'attitude de fond est incertaine et un peu sceptique.

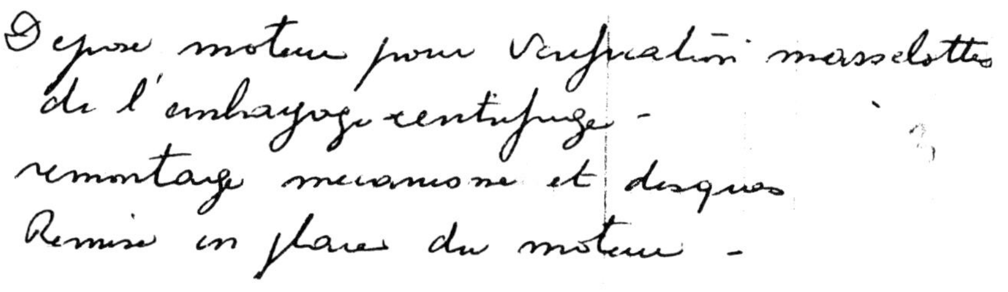

108

homme 50 ans
garagiste-mécanicien

Écriture petite, liée, très homogène, condensée, qui progresse vers la droite avec fermeté et aisance, surtout au regard du niveau socio-culturel. La forme, simple mais adroite et avec quelques simplifications, la dimension, la liaison, les finales contiennent et contrôlent un mouvement qu'on sent fort et déterminé. On peut remarquer cependant l'inégalité de la marge de gauche qu'accompagnent les jambages un peu happés à gauche d'une part et l'accentuation très en avant de la lettre (et très haute) d'autre part. L'écriture est résolue. Elle a un rythme.

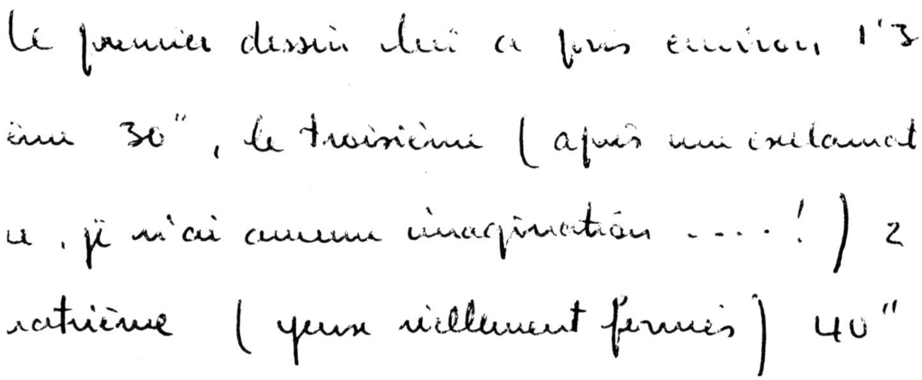

109

homme 40 ans

Fermeté d'ensemble d'un graphisme contrôlé. Verticalité, trait dense, ligne bien tenue, espacements très structurés qui donnent un rythme posé mais assez fort et soutenu. Concentration et efficacité dans un projet concret, déterminé, précis. Bon équilibre entre les courbes et les droites, petites inégalités, quelques oves un peu ouverts, embases sur la ligne larges mais assez souples : une réceptivité réaliste est présente à côté de la détermination.

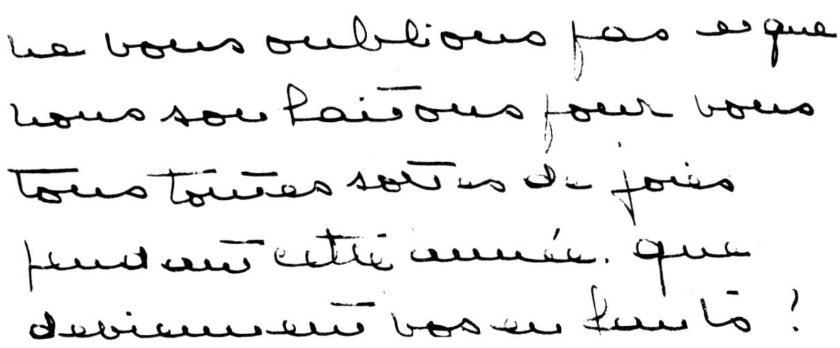

110

femme 45 ans
nombreuses activités sociales

Écriture résolue, compacte, avec une zone médiane prédominante. Rythme cadencé imposé par un contrôle proche d'une contrainte morale. La scriptrice s'autorise peu de détente. La guirlande carrée, légèrement annelée avec de l'étalement secondaire ne lâche pas une ligne de base que le déplacement de pression charge et noircit encore. La ligne est comme soulignée par les barres de t.
Beaucoup de constance et de suivi dans l'activité, fort investissement personnel à ce niveau et à celui des relations. Sens de l'effort, stabilité.

ÉCRITURE INHIBÉE
ÉCRITURE RETENUE
ÉCRITURE CONTRAINTE

L'écriture INHIBÉE se manifeste par une diminution ou un arrêt plus ou moins brusque des mouvements [14]. Elle recouvre des espèces multiples parce que l'inhibition se traduit par toutes sortes de signes graphiques. Une écriture peut marquer son inhibition au premier degré, de façon directe ou par compensation, de façon indirecte par un accroissement de dimension, d'appui, par exemple.

Dans les écritures retenues et contraintes, la progression du tracé est freinée. Une écriture peut être RETENUE à divers degrés, les freins de l'écriture contrôlée relèvent de la volonté du scripteur, ceux de l'écriture retenue sont guidés par une appréhension plus instinctive. Le contrôle devient très important.

Si un peu de retenue (et même un peu d'inhibition pense Crépieux-Jamin) est nécessaire dans toute vie socialisée, son excès entrave la spontanéité, la liberté d'expression et d'action. Une attitude de circonspection domine nettement la progression du mouvement chez le scripteur qui a une écriture retenue, le milieu environnant étant probablement ressenti peu accueillant ou coercitif. La pudeur, des exigences sociales ou morales, la forte prévalence donnée à la maîtrise de soi engendrent de la raideur, ou une grande réserve.

Si le mouvement de progression de l'écriture est encore moins libre, l'écriture est dite CONTRAINTE. L'inhibition y est plus forte. Un sentiment d'insuffisance ou de culpabilité, des principes contraignants ou en désaccord avec les tendances du sujet peuvent engendrer cette forte retenue ressentie comme une entrave.

Une écriture est retenue ou contrainte par une convergence de signes et on ne classera pas dans ces importantes espèces qualitatives (qui participent au milieu graphique à un niveau fondamental) un graphisme qui serait par exemple, un peu suspendu ou étréci ou qui présenterait des formes un peu raides. On dira qu'il y a des signes de contrainte, de retenue ou d'inhibition.
Il convient de regrouper tout ce qui aura concouru à freiner le cours du graphisme.

Si le milieu graphique n'est ni homogène ni clair, s'il est peu spontané, la retenue peut traduire la dissimulation, et la contrainte l'artifice.
Le manque de liberté des écritures inhibées restreint l'expression de soi sur le plan relationnel mais bride aussi l'expression de l'imagination et peut inciter un sujet à rester cantonné dans ce qu'il connait et a expérimenté, à se restreindre afin de ne pas donner prise à la critique, à l'investigation d'autrui ressentie comme ingérence.
L'adolescence est une période où l'inhibition est fréquente et on peut y craindre le blocage lorsque les écritures deviennent trop statiques, trop monotones, trop raides. Une trop grande sensibilisation au monde extérieur

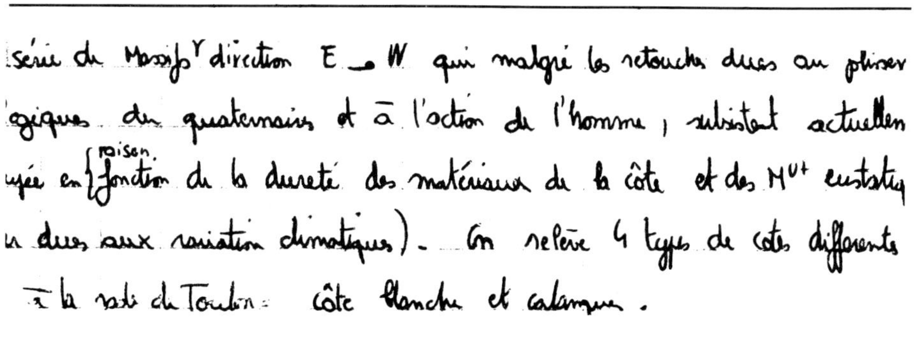

111

garçon 17 ans
terminale

Écriture très retenue, contrainte. La zone médiane est très petite, fermée, avec des étrécissements primaires et secondaires, des lettres adossata, *un trait trop lourd pour cette dimension réduite. Les tendances affectives et sensorielles apportent une gêne et s'expriment peu. Écriture liée, verticale, accentuation en tirets, disproportionnée avec l'écriture sur laquelle elle pèse.*

entraîne une vigilance défensive, souvent faite de neutralité, et retient fréquemment les graphismes de ces périodes d'âge. La pudeur d'expression est quelquefois particulièrement obérante au niveau de la communication avec l'entourage, mais intervient aussi dans l'expression scolaire. On rencontre des sujets qui auraient plus et mieux à dire et à faire que ce qu'ils réalisent concrètement. Le graphologue peut les aider à prendre conscience de ce qui les retient : ils sont alors mieux à même d'utiliser leurs ressources.

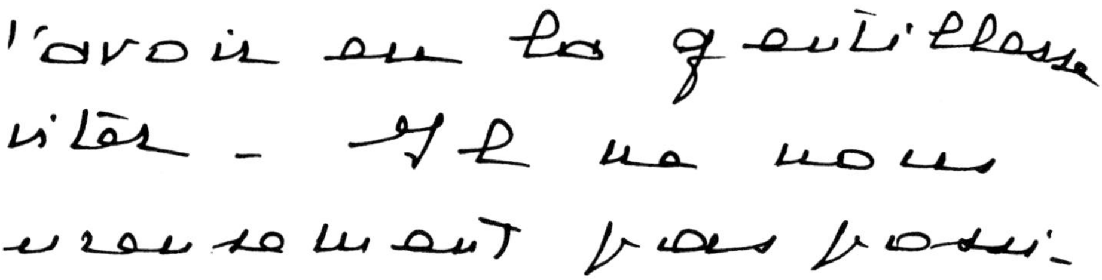

112

femme 55 ans

Raidissement général de la forme, de la liaison, de la ligne, des attaques et des finales, qui contraint l'écriture.
Forçage en vue d'une participation active et relationnelle réussie.

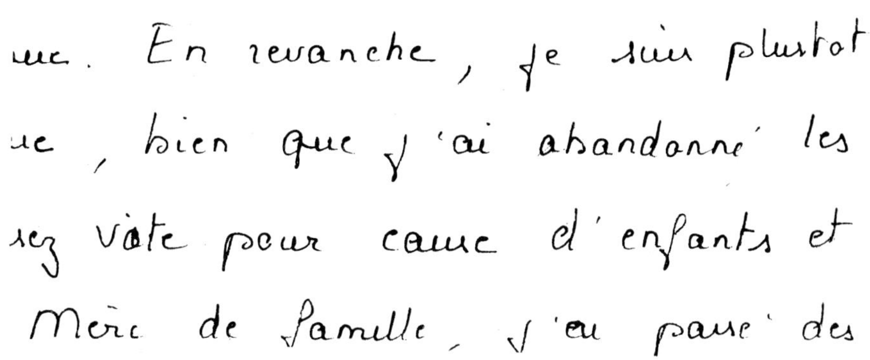

113

femme 44 ans

Contrainte moins classique ici, partielle mais réelle. Le trait est ultra sensible, les oves sont cabossés et parfois ouverts, les jambages courts et hésitants. La liaison semble refusée alors que le délié, lorsqu'il apparaît, est souple. La vulnérabilité affective (la vie sociale et professionnelle réussie l'est probablement à ce prix) trouve protection dans ces arrêts, dans ces espacements, dans cette forme qui semble se faire très claire, simple, presque maigre[7] *et sans chair afin de ne pas donner prise. La juxtaposition n'est pas statique cependant.*

7. Maigre au sens de Muller et Enskat [88].

MOUVEMENT FLOTTANT
ÉCRITURE LÂCHÉE

Le mouvement FLOTTANT résulte d'une progression inégale, incertaine, l'écriture ne prend pas un appui solide sur la ligne, la conduite du tracé n'est pas assez ferme pour que le graphisme se projette nettement vers la droite de la page. La structure générale qui régissait l'écriture contrôlée fait défaut ici car, précisément, le contrôle et l'ordre rationnel sont relativement peu présents. L'affectivité domine.

On retrouve dans le mouvement flottant des composantes de « l'écriture en surface » de Gobineau [19] qui ont été reprises pour constituer l'item F1 de l'échelle E [8]. Cet item caractérise l'écriture enfantine dans son aspect aléatoire ; on l'appelle d'ailleurs aussi « écriture maladroite enfantine » à cause de sa maladresse globale, diffuse dans tous les genres. Elle persiste chez 2/3 des enfants de 11 ans et on en rencontre fréquemment des traces à l'adolescence. Ce type de mouvement convient bien à certains aspects du « paysage mental » de ces périodes d'âge et il peut être préférable, s'il n'est pas trop accentué, au statisme, à la raideur générale et à la rectilignité excessive de la ligne.

Il ne conviendrait pas pour autant d'assimiler mouvement flottant et immaturité : le milieu graphique dont il fait partie est primordial et permet au graphologue de se prononcer.

Le niveau d'intelligence n'est pas mis en question, la réceptivité, l'intuition, l'imagination, les capacités d'improvisation et une sorte d'attention flottante, gage de disponibilité, sont souvent présentes. Ce sont la véritable rigueur, l'analyse serrée et l'affirmation du caractère qui font défaut, les convictions qui manquent pour faire autorité sur le plan de la pensée.

Sur le plan de la personnalité, les désirs et les buts (ainsi que les moyens pour les atteindre) ne s'imposent pas d'emblée au sujet, il a une conscience de soi inégale et en ressent un sentiment d'insécurité, d'incertitude.

Le scripteur dont le mouvement est flottant est un partenaire agréable, mobile, disponible, jeune d'esprit mais peut déconcerter par ses variabilités d'humeur ; il est assez dépendant du milieu.

Ces scripteurs ne conviendront en conséquence qu'à certains types de postes car leur manque de certitudes risque de les gêner aux postes où les responsabilités, le pouvoir décisionnel, sont importants. Leur insertion dans une équipe se fait en revanche facilement et, si celle-ci est stimulante et les canalise, ils en sont des éléments efficaces par leur adaptabilité, leurs possibilités de tolérance, de négociation.

Une ordonnance équilibrée, une bonne répartition des espaces, la qualité du trait, qui sont toujours des éléments de structure efficients, seront particulièrement appréciées avec ces types de mouvement.

L'écriture qualifiée de LÂCHÉE a un trait mou[8], son mouvement est flottant de façon marquée et affecte l'écriture dans tous ses genres, la mise en page est peu tenue, la forme peu structurée, la pression généralement légère.

---

8. Se reporter au chapitre de la Pression.

Le scripteur élude par indifférence ou par incapacité à se mobiliser vers un objectif, à prendre les choses en main. Il démissionne ou se décourage. Une fatigue peut passagèrement produire ces effets ; il conviendra en face d'une écriture lâchée de demander d'autres documents.

L'écriture lâchée n'est jamais favorable et il est toujours attristant de la rencontrer dans des écritures d'enfants ou d'adolescents à cause du manque de motivations qu'elle indique.

L'inhibition peut en être la cause, comme elle peut l'être, à un moindre degré, dans l'écriture au mouvement flottant ; si cette dernière peut avoir un certain rythme, probablement inégal, l'élasticité est insuffisante dans les écritures lâchées pour qu'elles puissent être rythmées.

Le relâchement n'est pas la souplesse ; le flottement, s'il est marqué, ne l'est pas non plus.

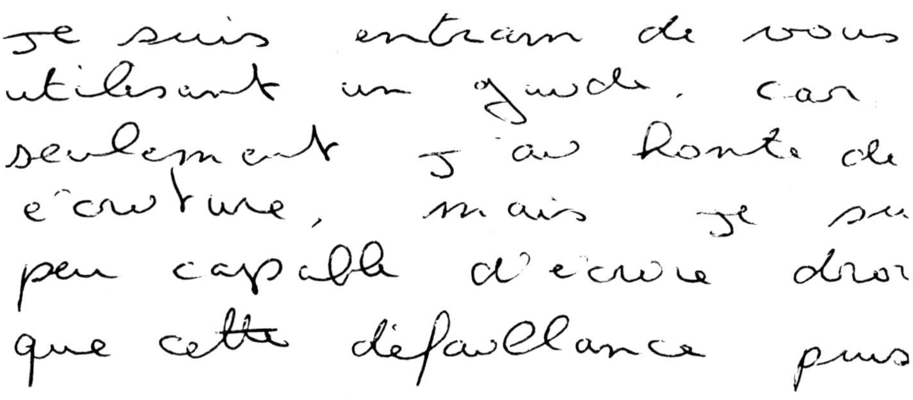

114

homme 32 ans

Mouvement flottant, légèrement cabré par moments, arythmique.
L'écriture englobe beaucoup de blanc dans le dessin des lettres, elle présente des résidus d'écriture en surface avec des formes un peu raides ; la direction, les proportions, les espaces ne sont pas bien maîtrisés, le mouvement cursif a des souplesses et des saccades. La ligne est sinueuse.
La marge de gauche, assez tenue, le trait plutôt net, les redressements d'inclinaison, constituent des points d'ancrage.
Caractère très inégal, difficultés de décisions et choix parfois arbitraires, mais faculté d'adaptation, de l'imagination, des contacts faciles en surface (plus rétifs en profondeur).

MOUVEMENT COULANT
ÉCRITURE AISÉE

L'écriture dont le mouvement est COULANT progresse librement en utilisant souplement l'espace et la ligne de base. Peu d'entraves dans ce flux qui coule sans précipitation, donc bien contrôlé. Un enchaînement aisé et le plus souvent simple, où la tension du sujet est suffisante en même temps que sa détente...

L'aisance observée ici est la résultante d'un équilibre intérieur permettant au sujet de rester naturel.

Il est bien évident que le mouvement coulant, par l'adresse et l'autonomie qu'il suppose n'existe pas chez l'enfant et se trouve rarement chez l'adolescent. Cependant chez l'adulte une écriture calligraphique parfaitement aisée a un mouvement coulant[9].

Le mouvement coulant témoigne d'une bonne résistance à la frustration, de réactions proportionnées à l'événement, d'une utilisation adéquate des possibilités. L'élasticité du geste graphique engendre spontanément un rythme de répartition équilibré, souvent conventionnel toutefois. Cela signifie que l'adaptation au réel se fait sans heurt, que la communication passe sans forçage dans le respect de l'autre et sans arrière pensée. Il s'ensuit pour l'entourage un sentiment de sécurité, sensible aussi dans le style de commandement.

L'appui et la dimension horizontale retiennent l'attention ici dans la mesure où un appui important est peu fréquent parce qu'il entraverait ce type de mouvement. L'écriture demeure moyennement appuyée, plutôt légère, ce qui entre dans la composante d'habileté générale du mouvement coulant. Mais en accentuant la souplesse et la dextrogyrité, ce mouvement contient le risque d'un étalement excessif qui ferait perdre à l'écriture sa densité. Il se peut, avec trop d'aisance, qu'on s'achemine vers la facilité, le manque de convictions, l'opportunisme, le flottement.

Les excès, les manques de proportions dans un genre ou dans un autre perturberaient le cours du mouvement coulant. Ce sont les petites inégalités qui le favorisent, les polarités, facteurs de rythme.

Le mouvement coulant ouvre un large éventail de possibilités d'insertion professionnelle dans des domaines, à des postes où, toutefois, l'adaptation, les rapports de collaboration seront davantage recherchés que la force, l'audace ou l'affrontement.

L'intelligence du scripteur est ouverte et souple, suffisamment tolérante (les convictions ne sont pas absolues et ne font pas barrage) mais suffisamment ferme cependant. Les démarches de pensée, les méthodes, s'adaptent. Un bon sens, une logique concrète guident le jugement.

Le mouvement coulant est régulièrement progressif, antinomique de l'inhibition et de ses freins. Les rythmes très accentués, très intenses, très vitaux, ne sont pas de son fait.

H. de Gobineau [19] remarque que si le mouvement coulant se rencontre normalement chez les sujets bien adaptés et actifs, il ne se rencontre jamais

9. Se reporter à l'écriture n° 40 : l'écriture calligraphique y est en accord avec la nature et la profession de la scriptrice.

chez les malades mentaux : c'est qu'il est étroitement lié à la confiance en soi, à l'équilibre entre besoins-motivations et réalisations.

Le cours libre du mouvement coulant engendre logiquement une écriture AISÉE : l'harmonisation des caractéristiques essentielles permettant ce type de mouvement traduit la simplicité et la spontanéité qui dominent dans cette espèce. Il n'y a, en effet, pas appel à compensation : la personnalité s'y exprime et s'y réalise selon sa nature et dans son contexte social.

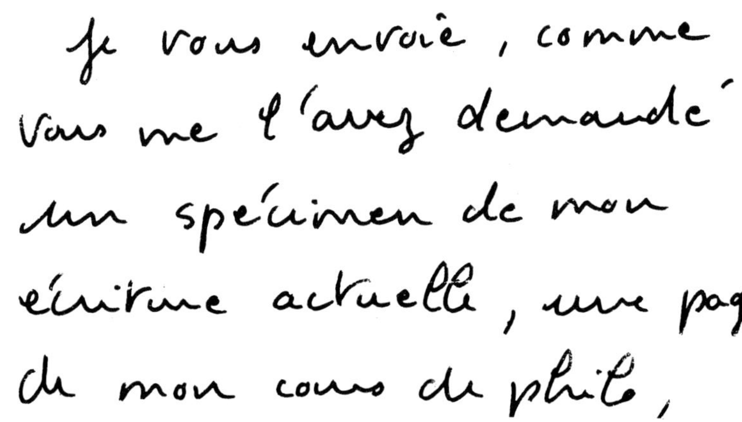
Je vous envoie, comme vous me l'avez demandé un spécimen de mon écriture actuelle, une page de mon cours de philo,

115

fille 17 ans
terminale B

Mouvement tendant vers le coulant bien que marquant une légère hésitation entre une retenue (rapetissements, redressements, « e » finaux grossissants, apostrophes forts, amorces d'angulation) et un peu de lâchage (les formes et la guirlande s'effondrent un peu, l'étalement s'étire) dans sa progressivité. Écriture aisée et maturité pour l'âge, intelligence bien équilibrée, ouverture. S'adapte, participe mais n'accepte pas tout : indépendance un peu revendicatrice, besoin d'avoir les coudées larges, de ne pas vivre en forçage, de se garder une part de rêve.

On peut se reporter à l'écriture n° 31 dont le mouvement est coulant et ferme.

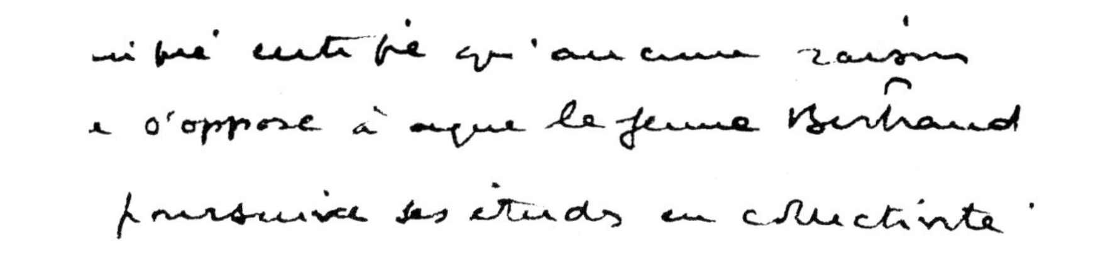

116

médecin pédiatre 50 ans

L'écriture est rapide, dextrogyre, combinée, assez aisée, rythmée, mais le léger déplacement de la pression sur la ligne de base, le léger écrasement, les amorces d'acération, traduisent la recherche de canalisation d'une émotivité et d'une sensibilité vivantes (participant au rythme), mais peut-être un peu perturbatrices.
Intuition du diagnostic, bon sens, contacts fins et adaptés. Un peu de pessimisme et d'impatience.

MOUVEMENT DYNAMIQUE ÉCRITURE DYNAMOGÉNIÉE

L'écriture DYNAMIQUE est une écriture allante et énergique, ce qui inclut élan mais maîtrise. Elle contient une force active dirigée vers un but, une agressivité positive. Le tracé de l'écriture dynamique est ferme : par son trait et par son mouvement, par l'espace qu'il structure, par la tenue de la ligne. La forme en est progressive : elle avance rapidement et efficacement vers la droite (enchaînement et agencement des lettres entre elles, simplification sous le signe d'une dextrogyrité).

Il s'agit de tout un ensemble, d'un mouvement au sens large du terme qui suppose la présence d'un projet susceptible de canaliser les forces, qui est sous-tendu par le désir de faire avancer les choses et de les réaliser. Le sujet se mobilise avec conviction mais sa combativité est organisée, son discernement le préserve de l'exagération, sa persévérance lui permet de maintenir son effort. C'est un mouvement conduit de façon personnelle et décidée qui suppose un bon niveau d'autonomie[10], des qualités d'intelligence et de sociabilité.

Le geste efficace et rapide qui produit l'écriture dynamique suppose un esprit actif, rapide dans sa perception de la situation et de la réponse à

10. Il est d'ailleurs une synthèse presque complète des composantes d'autonomie [19].

donner, confiant en l'avenir. Ces indications sont cependant à compléter et à affiner.

Si le scripteur a du discernement et du réalisme, il peut aussi avoir des idées orientées, un peu étroites, des subjectivités. On jaugera les proportions de l'écriture, la souplessee, l'amplitude, la diversité des formes et des liaisons, la finesse d'ensemble.

Les scripteurs de ce type d'écriture trouvent la meilleure adéquation à leurs fonctions professionnelles là où sont nécessaires le goût de l'action, l'esprit d'entreprise, le dynamisme mental. Ils entraînent, ils catalysent leur énergie et les énergies vers des réalisations, ils suscitent des objectifs nouveaux.

Le rythme de l'écriture dynamique est rapide et ne souffre pas de trop grandes entraves à sa cadence. Il est moins souple que le rythme de l'écriture au mouvement coulant, moins maîtrisé que celui de l'écriture contrôlée.

L'écriture DYNAMOGÉNIÉE, dont Crépieux-Jamin fait une des plus grandes espèces de la graphologie, ne se rencontre pas fréquemment si on veut y trouver tout ce qui la caractérise. Crépieux-Jamin la définit par son élan, sa puissance renforcée, sa rapidité, sa direction ascendante, son tracé nourri et libre de toute contrainte, son activité vibrante.

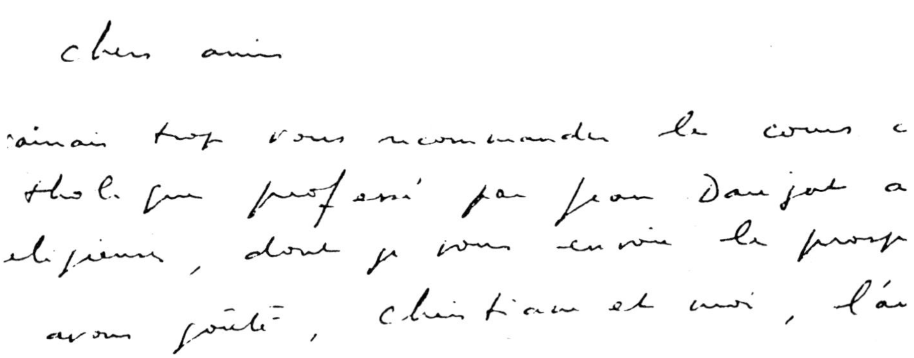

117

homme 45 ans
ingénieur

Petite écriture fine, étalée, progressive, dynamique, rythmée. Les jambages largement ouverts vers la droite à la hauteur de la zone médiane (ils sont un peu retenus par la gauche à leur base), les oves crénelés, les espaces importants, favorisent une progression rapide, de plus en plus rapide et sur une ligne de plus en plus montante. L'écriture est dynamogéniée : l'ardeur, les convictions, la disponibilité peuvent s'accompagner d'un désir d'agir en place et lieu de l'autre. Esprit d'entreprise, communication aisée et fine.

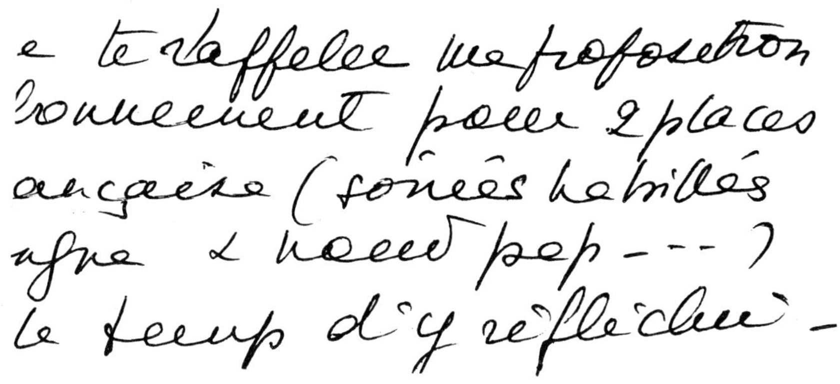

118

femme 50 ans

Écriture dynamique avec de la dynamogénie et du rythme. Rythme moins libre que dans l'écriture n° 117, le fil graphique, net, très lié, est tendu et les espaces intermots et interlignes sont étroits. L'activité est ici sauvegarde. L'écriture est montante, les annelages et les jointoiements adroits et rapides créent l'auto-training de la dynamogénie en même temps qu'ils servent de freins à un graphisme qui a tendance à vivre sur un tempo un peu trop fort.
Intelligence concrète et relationnelle. Ici non plus l'interventionisme n'est pas loin, mais sur un autre mode, plus concret.

MOUVEMENT PROPULSIF ÉCRITURE EMPORTÉE ÉCRITURE LANCÉE

Le mouvement PROPULSIF[11] est basé sur l'élan spontané qui projette l'écriture en avant, la progression se fait sur un mode lancé. Le niveau d'être ou d'avoir est élevé ; l'affectivité pleine d'ardeur, l'impatience d'aboutir renforcent le dynamisme naturel. Le projet mobilise d'emblée et totalement le scripteur.

Toute la qualité du mouvement propulsif réside dans ses limites, dans la régulation qui pourra s'opérer entre élan et réalisation. Il faut que l'élan de départ ne soit pas simple impulsion, mais qu'il se maintienne et s'aide d'une réflexion et d'une prise en compte de l'environnement suffisantes, faute de quoi il risquerait de se perdre dans l'illusion ou de ne pas s'adapter au but

11. Le terme est dû à Suzanne Bresard qui en fait un de ses quatre types de mouvement [40].

recherché. Il y a, en effet, une exaltation des forces dans le mouvement propulsif qui facilite grandement la mise en œuvre de soi, l'esprit d'entreprise, et peut donner au scripteur une audace créatrice, des capacités pour entraîner, dynamiser. Mais cette exaltation demande des contrepoids.

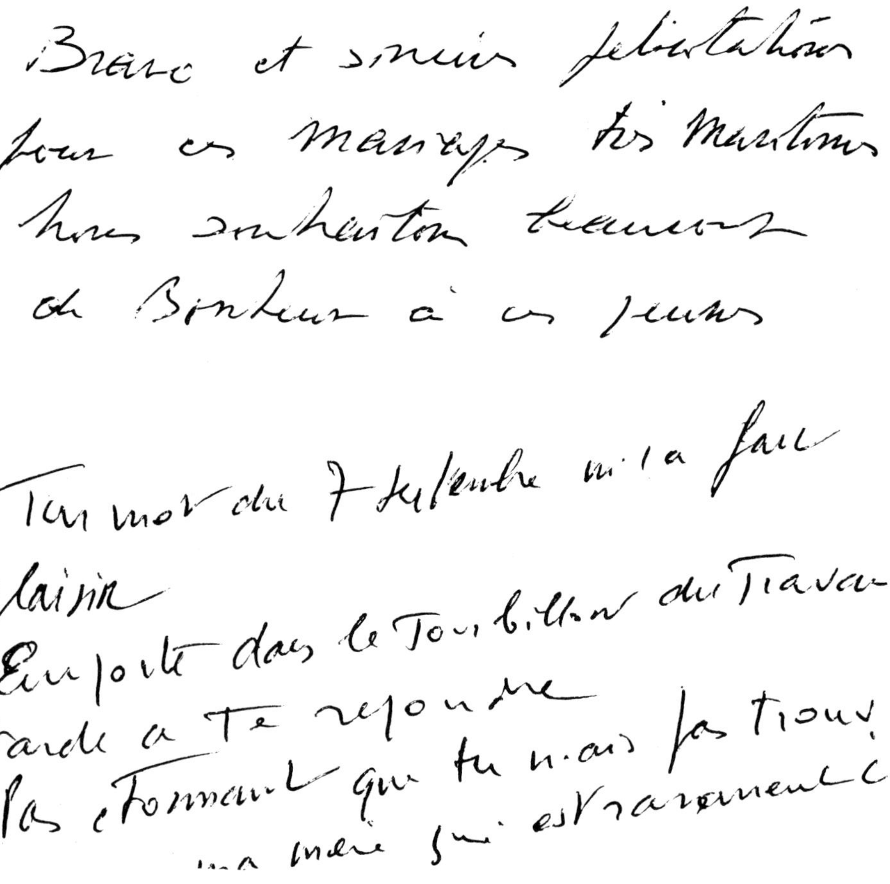

119

*La deuxième écriture (*homme 45 ans*) est beaucoup moins bien canalisée dans sa propulsion vers la droite que la première. L'homogénéité des élans n'y semble pas faite avec les très grandes inégalités de la zone médiane et de l'étalement, avec les lancements impétueux, les majuscules dans le mot, les espaces inégaux. Forte émotivité, forçage (la ligne est très montante et la tension forte). Inquiétude mais activité, engagement de soi.*

*La première écriture (*homme même âge*) est inégale elle aussi, mais les contrepoids y sont mieux dosés (et donc les espaces plus réguliers).*

Dans l'écriture EMPORTÉE les contrepoids s'avèrent insuffisants. Le geste n'est pas assez freiné et ne contrôle bien ni la vitesse, ni la force du mouvement. La passion domine et avec elle, les excès tant dans le caractère que dans le jugement.

Le style d'occupation de l'espace graphique, les proportions de l'écriture, la tension générale et la qualité du trait aideront à évaluer le diapason de ces excès, la force et la persistance de leurs effets et peut-être les domaines dans lesquels ils joueront de préférence.

L'écriture LANCÉE participe de plusieurs types de mouvement, elle se caractérise par de nombreux traits vivement projetés hors des limites que respecte le reste du mot, vers les zones du haut et de droite, généralement. Les finales, les barres de t, les signes d'accentuation se prêtent particulièrement aux lancements, mais également les majuscules, certaines initiales et les hampes des lettres.

Le scripteur est très vite stimulé, si vite qu'il se défend le plus souvent avant d'être attaqué : il est très réagissant. Le contexte graphique donnera la mesure de son impatience et de son irritabilité et la vigueur de ses réactions.

Pour toutes ces raisons, on trouve l'écriture lancée particulièrement associée à l'écriture emportée, mais elle peut se manifester aussi dans d'autres types de mouvement : dans l'écriture contrainte par exemple, avec laquelle elle est antinomique, signalant alors un conflit.

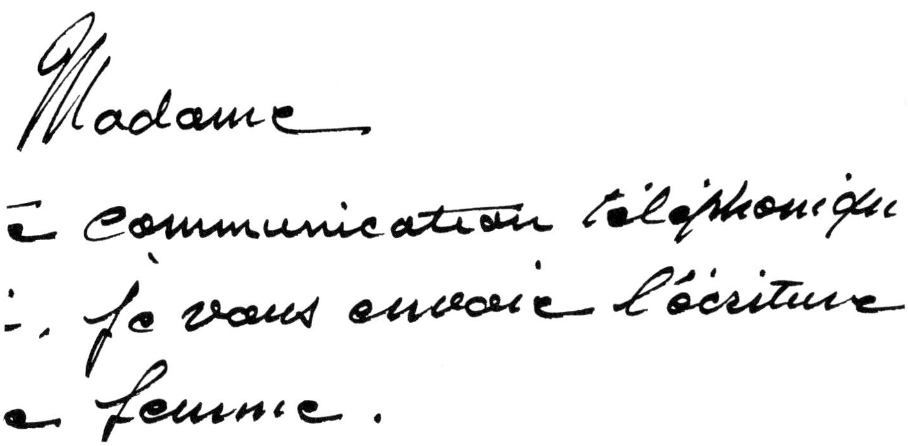

120

femme 68 ans
commerçante

Écriture emportée avec des lancements et des retenues : les lancements sont massués, la majuscule étrécie, la ponctuation localisée et petite. Les angles résistent et barrent le mouvement mais l'ensemble est fort avec cette pression, cette dimension, ces lignes montantes et l'inclinaison à laquelle cède l'écriture malgré des redressements et des initiales séparées accentuant la force de l'affectif. Présence, impact, autorité qui ne cède pas.

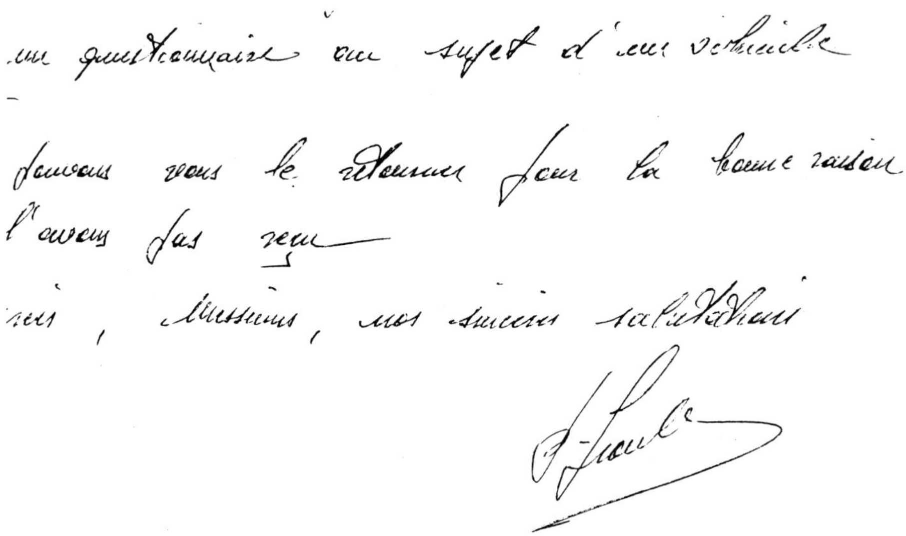

121

femme 30 ans
secrétaire

Écriture à la fois contrainte par l'étrécissement, les retours à gauche, les espaces importants entre les mots, surélevée et lancée.
Les exigences et la méfiance sont importants. Exigences pour soi, pour l'entourage et grande susceptibilité.
Le caractère est difficile mais le plus souvent contrôlé. Détente après la contrainte.

MOUVEMENT VIBRANT
MOUVEMENT EFFERVESCENT
ÉCRITURE MOUVEMENTÉE

L'animation nuancée qui marque le mouvement VIBRANT annonce déjà un antagonisme discret entre ce qui meut son scripteur et ce qui le retient, ébranlant l'écriture vers la droite, sans la propulser véritablement mais sans l'immobiliser. La progression se fait par petites touches, par vibrations, le scripteur avance presque « sans en avoir l'air ». C'est un tracé typique d'émotifs, moyennement actifs, de nerveux. La sensibilité crée un éveil qui maintient une curiosité d'esprit tout en restant dans les limites d'un ordre.

Le mouvement est plus en finesse qu'en force. C'est pourquoi on devra prendre garde ici à tout ce qui serait susceptible d'entamer la structure de l'écriture, que ce soit un manque de fermeté, des allègements de pression trop importants, un trop grand apport d'espace par rapport à l'écrit, de trop grands prolongements au regard d'une zone médiane généralement nuancée. Moins l'écriture conserve de structure et de cohésion, plus les vibrations ont d'impact sur le sujet et plus il s'en trouve fragilisé.

Les scripteurs qui ont ce type de mouvement sont meilleurs dans des postes en seconde position où leur vigilance fine les rend appréciables. Ils acceptent généralement bien l'encadrement de l'entreprise qui les rassure, même s'ils ne sont jamais ni tout à fait pour ni tout à fait contre. La recherche peut leur convenir, des fonctions d'animation également. Ils restent longtemps proches des jeunes.

On trouve assez fréquemment un mouvement vibrant dans les écritures d'adolescents : il s'associe bien au trait inégal trouvé dans plus de cinquante pour cent des cas chez les élèves de Terminale [11]. Il convient mieux à l'identité des garçons qu'à celle des filles : celles qui ont ce type de mouvement « se cherchent » de façon un peu inconfortable et marquent plus d'inhibition que leurs contemporains masculins, qui assument mieux cet antagonisme.

Le mouvement vibrant a le mérite de conserver une souplesse au graphisme dans un rythme un peu court, souvent, qui permet au scripteur de rebondir ou de poursuivre son « bonhomme de chemin » avec efficacité et modestie.

Si les vibrations s'accentuent jusqu'à donner au graphisme un aspect un peu fébrile, moins fondu dans ses inégalités et dans ses alternances, on peut parler d'un mouvement EFFERVESCENT.

L'émotivité est plus forte et moins bien canalisée. Les écritures sont souvent plus grandes : la résonance est amplifiée, les réactions vives à tous les niveaux, disproportionnées aux causes qui les ont engendrées, souvent imprévisibles.

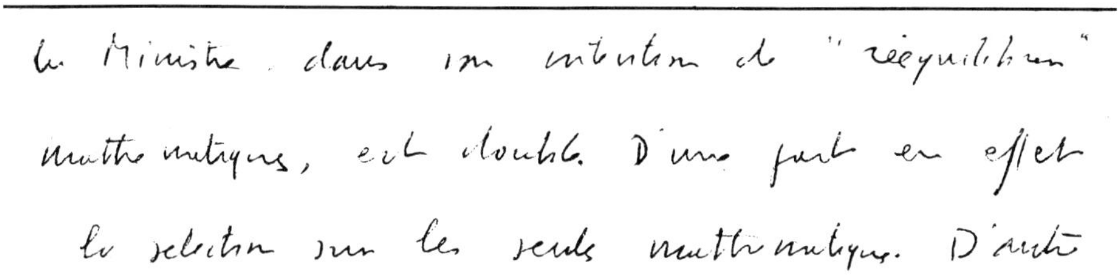

122

homme 55 ans
notes de travail, formation scientifique

Petite écriture vibrante et légère aux nombreuses inégalités dans tous les genres : dextrogyrité et suspensions, étalement et étrécissement, redressements, petites angulations et jambages inégalement fermes. Le poids sur la ligne est moyen, les espaces sont grands entre les mots et entre les lignes, les formes sont simples, sobres.
L'extériorisation est discrète, la pensée fine, intuitive, prospective.

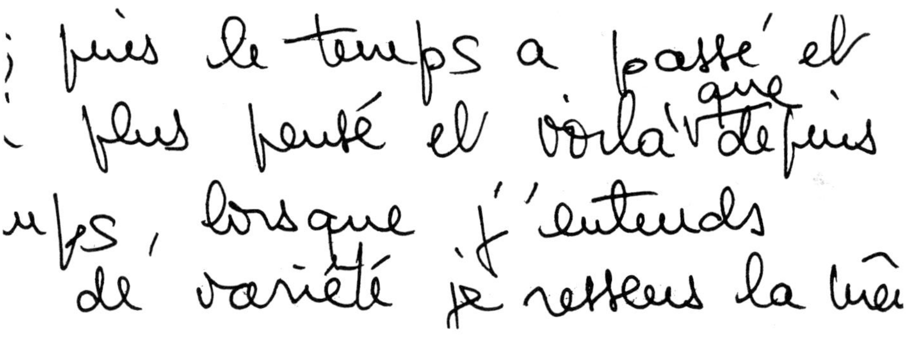

123

femme 40 ans
secrétaire

Écriture mouvementée, grande, nourrie, avec des lancements ; un peu effervescente, liée.
Intelligente, active, vivante, la scriptrice souhaite faire de la musique et devenir impresario. Elle a du potentiel et un besoin d'expansion certain.

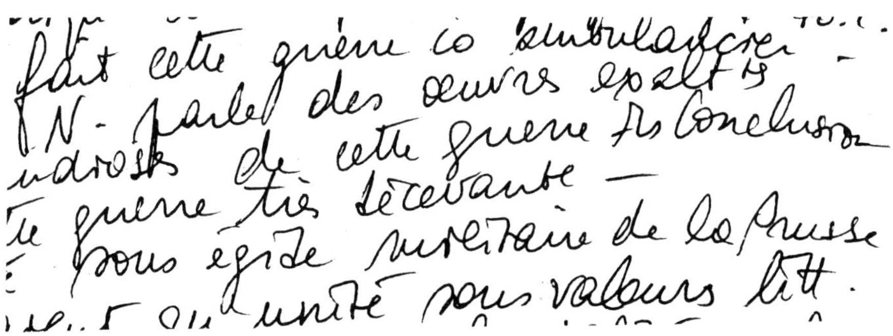

124

femme 30 ans
formation littéraire

L'effervescence du mouvement, la tension du trait, les inégalités générales importantes ont des effets qui s'amplifient les uns les autres et donnent un contrôle émotif irrégulier, insuffisant, dès que l'affectif est en jeu. L'écriture est grande, un peu enchevêtrée, à l'accentuation très vive, à la ligne tantôt montante, tantôt convexe, tantôt sinueuse. Vivacité, vitalité, un peu d'exaltation. Le graphisme semble « piétiner », impatient, insatisfait, impérieux.

L'adaptation et l'insertion professionnelle ne sont pas évidentes. Les scripteurs sont en même temps désireux d'indépendance et dépendants de l'entourage, actifs mais peu organisés, vite mobilisés pour une chose et pour son contraire presque dans le même temps. Ce sont des sujets vivants, souvent un peu exaltés, des anxieux qui ne trouvent pas facilement réponse à leurs questions incessantes et ne sont guère satisfaits ni d'eux-mêmes ni des autres.

C'est aussi un mouvement peu économique dans sa progressivité et qui perd de l'efficacité.

On pourrait situer l'écriture MOUVEMENTÉE entre l'écriture au mouvement Vibrant et l'écriture au mouvement Effervescent. C'est une écriture mobile très animée. Les inégalités y sont nombreuses mais n'entravent pas son cours. Elle est vivante, bien qu'un peu excessive. Son degré général de sobriété et de discrétion orientera les interprétations en fonction de celles données pour les deux mouvements dont elle participe.

MOUVEMENT BARRÉ
MOUVEMENT CABRÉ

Dans l'écriture au mouvement BARRÉ, la progression du geste graphique est entravée comme par la présence d'un obstacle. Le scripteur paraît avancer « contre le vent » et la majeure partie de son énergie est mobilisée par cet affrontement. L'inhibition est combattue.

L'intensité et la contrainte sont en dialectique de contradiction et donnent un graphisme heurté, souvent étréci et dense. En plus de la tension générale, cette impression de barrage, et néanmoins d'affirmation, est donnée par l'accentuation des gestes verticaux souvent prolongés et par l'adoption d'une direction précise et assez rigide.

Le scripteur porte en lui son propre moteur (mis à part les cas de tracés barrés et dévitalisés). Il a un besoin incessant de triompher de ses défenses, le goût de l'effort opiniâtre et l'idée d'un défi par rapport à lui-même (il y a conviction, nécessité intérieure de réussite pour ne pas se laisser submerger par ce qui s'affronte en lui), grand investissement de soi et des responsabilités. Les initiatives sont prises avec décision et de façon parfois téméraire, les réactions dépourvues de complaisance sont ajustées en force et parfois en force abrupte.

Ces gestes verticaux qui scandent le mouvement barré, s'ils sont symbole d'affirmation un peu forcée sont aussi symbole de séparation, de choix, de prise de position « contre » plutôt « qu'avec ». C'est également une façon de prendre une distance envers ce que l'on sent en soi de trop agissant.

Si le mouvement barré est souvent celui de sujets que l'on dit « battants » parce qu'ils ne se laissent pas rebuter par les tâches difficiles et veulent vaincre, il laisse prévoir des contacts un peu rudes, à prendre en compte au niveau d'un travail en équipe par exemple. La relation n'est ni souple ni toujours très bien adaptée. Les scripteurs dont le mouvement est barré sont susceptibles, parfois impérieux, suscitant adhésion ou rejet, parfois les deux à la fois, mais jamais indifférence. Ils sont tenaces, convaincants car ce sont des affectifs. Les responsabilités ne leur font généralement pas peur.

Leur esprit est indépendant, leurs convictions fortes : ils n'entrent pas facilement dans le point de vue de l'autre. Il est donc de haute importance qu'ils aient un bon jugement.

Il conviendra d'être particulièrement attentif à l'homogénéité, aux proportions, aux intervalles entre les lignes. La mise en page devra, d'une manière générale, être assez classique ; puisque le mouvement barré introduit de la raideur, l'ordonnance aura, en compensation, à apporter des éléments positifs par un rythme de répartition traduisant une insertion sociale réussie, une possibilité de coopération à un projet commun. Cette force de résistance doit en effet, pour être un élément de réussite, demeurer adaptée à l'enjeu et au facteur humain.

Le rythme est fort avec le mouvement barré, contrasté, scandé, impérieux parfois.

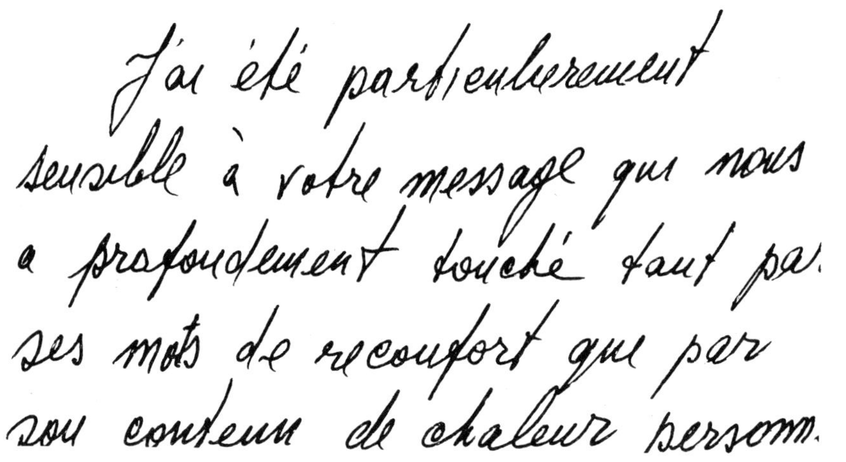

125

homme 50 ans

Assez grande écriture barrée, appuyée, nette, liée, grossissante, guirlande étrécie et arcade anguleuse, prolongements, surélévations, enroulements, inclinée, ordonnée. Forme structurée dont l'étrécissement et l'allongement vertical trahissent la contention intérieure en même temps que la solidité. Intensité qui pourrait ne pas se liquider dans ce mouvement raide. Mais, signes nombreux d'affirmation, de ténacité, d'amour-propre et même de savoir-faire. Projet stable qui filtre dans cette écriture régulièrement inclinée. Tous éléments qui permettent au graphologue de penser que le résultat de cette sorte de choc entre une forme et un mouvement également forts et également un peu frustes se résoud dans une activité réussie. La communication demeure très directive.

Un rythme de mouvement scande l'écriture. Il existe aussi un rythme de répartition, personnel.

Le mouvement CABRÉ est une variante du mouvement barré. Il traduit plus de méfiance, de refus en bloc et en même temps une revendication plus rentrée. La dominante de contrainte y est plus importante. Des signes de défense apparaissent de façon marquée dans le renversement de l'écriture en particulier, mais également dans les formes, l'étrécissement et les retenues. La progressivité est très freinée. Le rythme de mouvement est rare si le mouvement cabré est très dominant (on le trouve en association avec d'autres types de mouvement).

Le graphologue recherchera les signes de compensation dans la liaison, dans l'absence de sinistrogyrité et dans le trait : c'est lui surtout, qui donnera vie au tracé.

La sobriété lui apporte une qualité.

Ce type de mouvement se rencontre aussi à l'adolescence : le sujet est difficile de caractère mais généralement motivé.

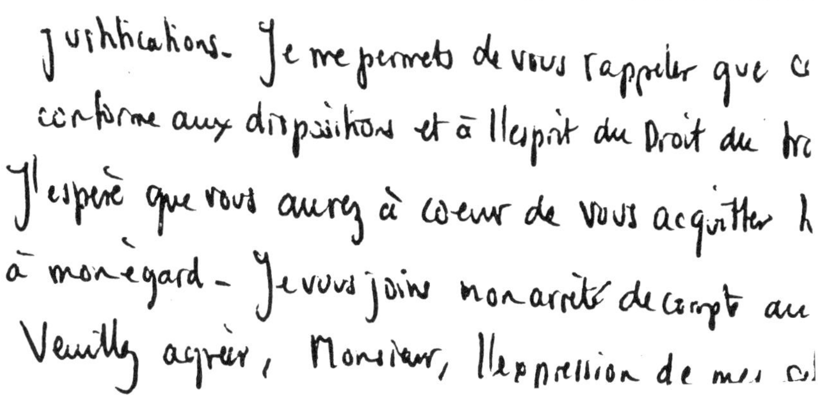
Justifications. Je me permets de vous rappeler que c
conforme aux dispositions et à l'esprit du Droit du tr
J'espère que vous aurez à cœur de vous acquitter
à mon égard. Je vous joins mon arrêté de compte au
Veuillez agréer, Monsieur, l'expression de mes

126

homme 32 ans

Nombreux diplômes dont il n'est pas « libéré » et qu'il met sans cesse en avant de façon maladroite pour se protéger et s'assurer.
Mouvement cabré, écriture contrainte, maigre[12]*, étrécie, en arcades, surélevée dans les majuscules, verticale à renversée, avec une ponctuation forte, acérée, des lettres à rebours, descendante, serrée entre les mots.*
De l'agressivité, un seuil de frustration bas par rapport à l'amour propre et au sens de ses droits, de la raideur ; une sorte de morgue sur fond de dépit, mais une activité soutenue (l'écriture est liée, combinée, avec quelques juxtapositions plutôt dynamiques) et une éthique.
Il y a de la sobriété dans la forme (restreinte par les surélévations) et le trait inégal, un peu spasmodique, n'est pas sec.

12. Au sens de Müller Enskat [88].

5

la continuité

La continuité concerne les levées de plume et la façon de relier les lettres entre elles dans le mouvement de translation de l'écriture. C'est ce mouvement qui permet de conduire le tracé vers la droite de la page, dans nos calligraphies dont le sens est de la gauche vers la droite.

En France le modèle cursif calligraphique est lié dans son résultat, les levées de plume, s'il y en a, ne laissant pas d'espace entre les lettres.

Ces éventuelles levées de plume sont enseignées de façon variable selon les méthodes et les maîtres. Une bonne méthode est celle qui recommande les levées avant les lettres *a, d, g, q*, qui peuvent ainsi être attaquées à droite, ce qui évite les traits couvrants et les dissociations. Ces levées de plume sont de bonnes coupures, logiques, comme celles nécessitées par la pose de points ou d'accents.

La liaison est difficile à réaliser pour l'enfant et les principales espèces de la continuité[1] ne conviennent pas pour définir son écriture. Il use de procédés qui sont à sa portée grapho-motrice et, respectant la règle du mot lié, tente de camoufler ses levées de plume en raccrochant les lettres entre elles par ce qu'on appelle des soudures et des collages [8].

Trouver sa liaison est un acte d'autonomie graphique et psychique d'importance et bon nombre des caractéristiques répertoriées dans les écritures évoluées[2] ont un rapport avec la continuité.

Le mot appris lié de son début à la fin ne peut survivre ainsi, chacun doit trouver l'articulation de ses mots, le bon emplacement de ses coupures et l'agencement de ses liaisons. Klages [23] dit que nulle activité humaine ne s'écoule en un courant ininterrompu.

---

1. La continuité est parfois présentée sous deux aspects : les formes de la liaison d'une part et le degré de liaison d'autre part. Les formes de liaison étant, en fait, les formes de l'écriture, ont été traitées au chapitre de la forme. Par degré de liaison, on entend la quantité d'éléments graphiques reliés ensemble, soit les écritures liée, juxtaposée, groupée, hyperliée.
2. Se reporter au chapitre de l'Organisation.

On mesure les conséquences de la continuité en constatant le nombre d'espèces que Crépieux-Jamin classe dans ce genre (à commencer par les écritures organisée et désorganisée) et le poids que représentent certaines d'entre elles au regard des grandes allures de l'écriture. On y trouve en effet, par exemple, les écritures homogène, stable, nuancée, rythmée et aussi les écritures discordante, monotone, inhibée.

Nous ne traiterons pas ici de toutes ces espèces, les unes participant pour nous d'autres genres comme homogène, protéiforme, les autres ayant leur place partout comme égale ou inégale. Nous avons tenté de dégager l'importance d'espèces comme inhibée, rythmée et de la faire apparaître tout au long de l'étude du mouvement. D'autres espèces enfin, nous ont paru sans objet dans une graphologie moderne didactique telles les écritures chancelante, pointillée ou sénile, encore qu'en ce qui concerne cette dernière, on constate bien en fin de vie les difficultés de maintenir cette liaison et ce mouvement cursif qui furent si peu aisés à intégrer aux débuts de l'apprentissage[3].

La continuité est à replacer dans la totalité du geste graphique. Elle a une part déterminante dans la conduite et la tension du trait, le style de mouvement, la répartition des mots dans l'espace et dans le rythme.

Favorise-t-elle ou ne favorise-t-elle pas, et dans l'un et l'autre cas, sur quel mode, ce chemin graphique du moi vers un toi, cet acte intentionnel vers un but dont parle Pulver [24] ?

Nous étudierons successivement :

– les degrés de liaison classiques : les écritures liée, juxtaposée, groupée, hyperliée ;
l'écriture à liaisons secondaires ; l'écriture combinée ;
les inégalités de liaison ; l'écriture nuancée ; l'écriture sautillante ;

– les espèces décrivant des difficultés survenant dans la maîtrise de la liaison ou des particularités relatives aux enchaînements des lettres entre elles, avec les écritures :
fragmentée, à lettres dissociées,
à reprises,
saccadée, télescopée,
suspendue, inachevée, trouée,
retouchée, étayée, à trait couvrant, à dent de requin.

3. Se reporter au chapitre de l'Organisation.

1. Les degrés de liaison

LIÉE

Dans l'écriture LIÉE le fil graphique est continu – ou presque continu – pendant toute la durée du mot : il y a un minimum de levées de plume. On appellera liée une écriture où la volonté de ne pas couper le mot reste dominante, même si survient un arrêt pour poser un point ou un accent.

L'écriture est enseignée liée et le scripteur peut rester attaché au modèle par manque de réelle maîtrise graphique. Lorsque la maladresse ne peut plus être mise en cause et que l'écriture reste liée dans un style calligraphique, elle peut l'être par conformisme.

Une liaison peut, au contraire, être volontairement réalisée et personnalisée dans une optique d'efficience : elle est alors un important signe d'autonomie et d'évolution. L'écriture liée, souple, rapide, progressive dans son déroulement est signe d'activité d'une manière générale et, sur le plan intellectuel, d'une pensée dynamique qui mène intelligemment ses raisonnements jusqu'au bout

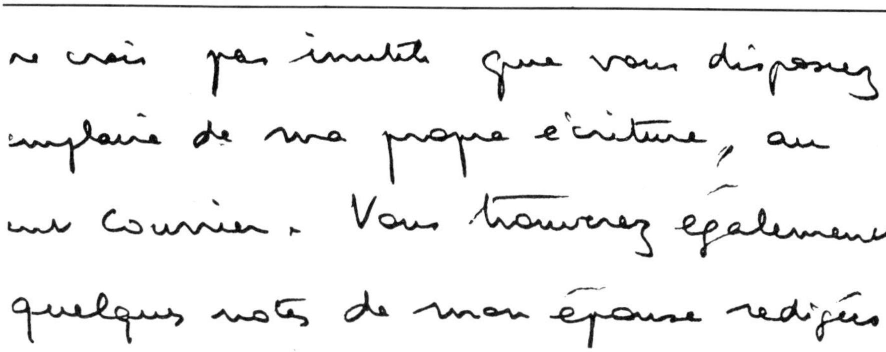

127

homme 50 ans
poste de responsabilité dans l'industrie

Petite écriture liée, dynamique, avec quelques rares levées de plume, progressive, ferme, étalée avec quelques saccades et des retenues.
Esprit de synthèse (bons espacements), de l'intuition (vivacité et réceptivité générales), des vues prospectives (synthèse, intuition, activité associées aux variations de direction qui « balaient » un champ large mais avec une attention précise, dans une mise en page très positive).
Caractère exigeant, autoritaire, sens critique développé et réagissant.
L'exemple illustre l'écriture liée évoluée et regroupe beaucoup de signes de dynamisme. On le retrouvera au chapitre de la Direction et à celui de l'Espace (n°s 157 et 197).

de toutes leurs conséquences. Avec de bons espacements entre les mots et entre les lignes, elle devient la marque d'une synthèse qui embrasse un ensemble.

La liaison donne une cohésion au mot et une force à l'écriture qui introduisent la notion de cohésion dans l'identité et la capacité à ne pas se laisser influencer, démobiliser. L'écriture liée est signe de stabilité dans les objectifs, de ténacité, de fidélité.

Un degré de liaison un peu accentué renforce une écriture fragile dans sa structure ou dans son trait et permet de penser que le scripteur utilisera bien son potentiel. Sa personnalité sera plus ferme, mieux cernable, plus responsable.

Une liaison continue est susceptible d'engendrer de la tension et de la monotonie. Il convient que son contexte soit allégé par une pression différenciée, aérée par des espacements, nuancé par des petites inégalités, une ligne un peu souple. Une rigidité de forme, des gestes régressifs, annelés ou jointoyés, par exemple, surchargent ou raidissent ce fil graphique déjà très tenu et en retardent le déroulement : l'écriture peut devenir lourde, peu mobile, fermée.

La liaison favorisant la cohésion de l'identité est un indice favorable à l'adolescence, mais si elle est excessive et s'effectue sur un mode raide et tendu, elle peut introduire un blocage.

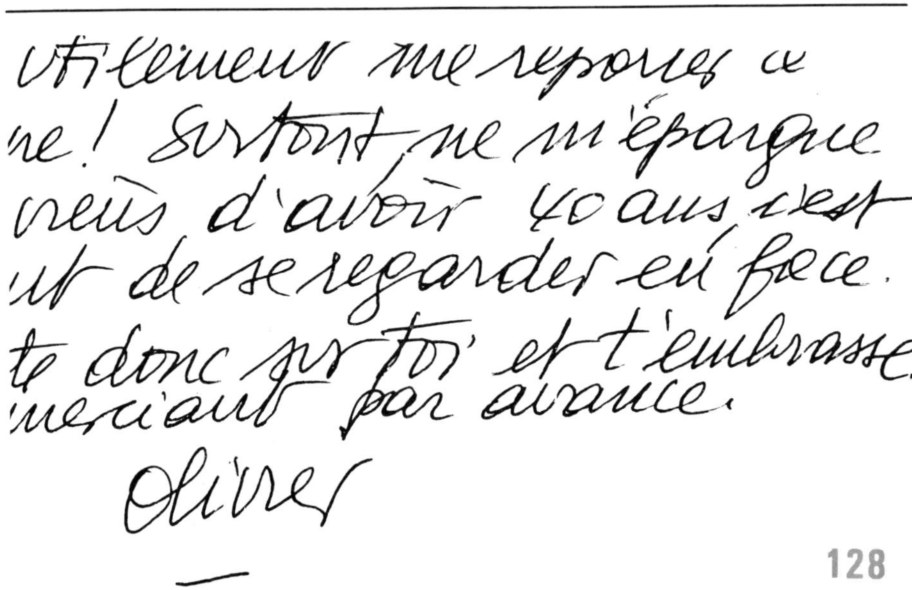

128

homme 40 ans

Déroulement graphique très actif et productif d'une écriture grande, très liée, nette, jointoyée, étrécie, laissant peu d'espaces entre les mots et les lignes. *La signature très proche du texte confirme la participation tendue, stimulante dans le milieu professionnel mais parfois oppressante et possessive dans le monde proche.*

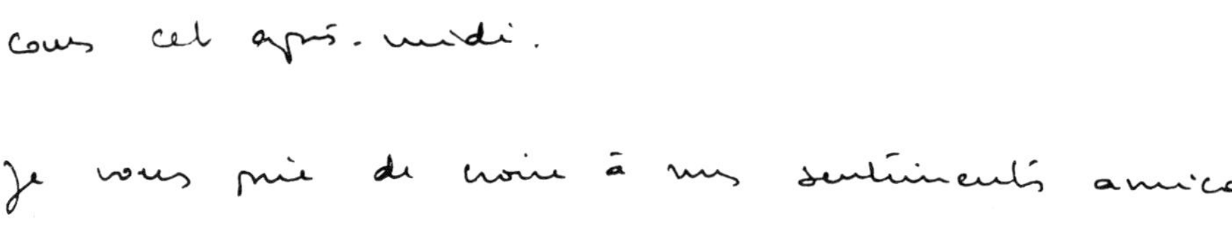

129

femme 30 ans
fonction dans l'enseignement

La liaison consolide ici une écriture très petite et un peu écrasée, très espacée entre les lignes, légère dans son appui.

JUXTAPOSÉE

Une écriture est juxtaposée lorsque les lettres sont séparées à l'intérieur du mot.

La démarche graphique de celui qui utilise ce degré de liaison est foncièrement différente, au regard de l'écriture enseignée, de celle du scripteur à écriture liée où même de celui dont l'écriture est groupée.

Chez l'enfant petit, il s'agit dans la très grande majorité des cas d'incapacité graphique à lier [44]. Au stade post-calligraphique, certains enfants (plus de filles que de garçons) transforment leur écriture en une sorte de script plus ou moins adroit, mélangé de cursive et, de ce fait, séparent leurs lettres. Il semble que cette juxtaposition ne soit qu'effet secondaire d'une persistance dans un choix de forme : la forme apprise leur semble enfantine, celle qui est dans les livres leur apparaît plus belle et leur permet, tout en étant lisible, de s'imaginer qu'ils deviennent adultes. Elle leur apparaît aussi, de façon

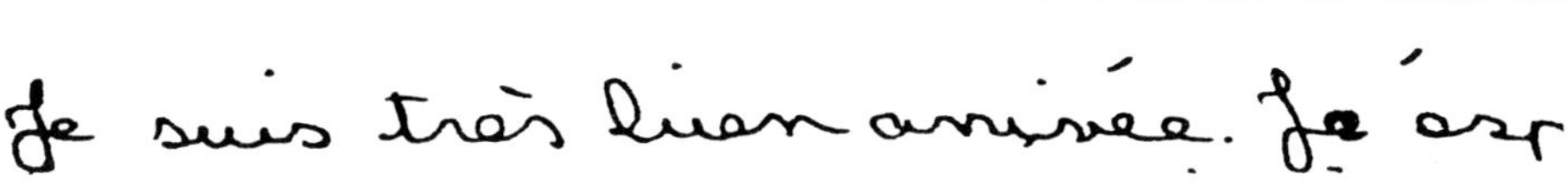

130

fille à 9 ans

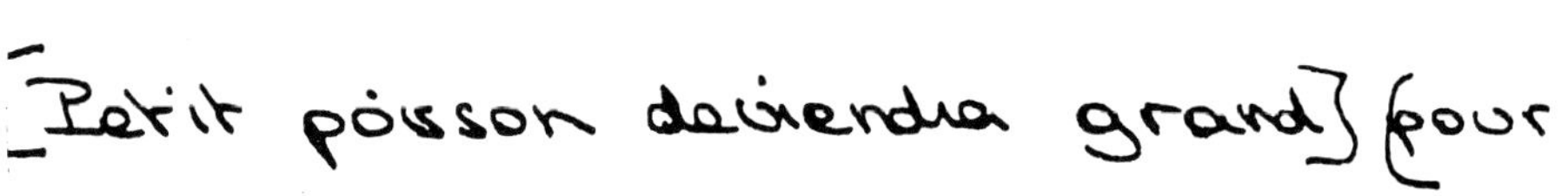

à 12 ans

beaucoup plus inconsciente que consciente, plus neutre et constitue un moyen de prendre une distance tant avec leurs propres questions qu'avec celles de l'entourage.

Certains quittent vite cette forme juxtaposée, d'autres la maintiennent ou adoptent une juxtaposition plus classique, le plus souvent peu adroite et induisant une répartition de l'espace inégale. C'est une juxtaposition d'inhibition dans la plupart des cas, traduisant bien le remaniement de cette période d'âge, sa vigilance anxieuse, cet état d'inconfortable attente où les adolescents se sentent « défaits de ce qu'ils étaient et pas encore refaits pour ce qu'ils seront » [45].

Une continuité réussie n'est pas fréquente à l'adolescence : elle est signe d'autonomie.

Si d'une façon générale ce mode de liaison ne nuit pas aux buts de l'écriture, si les lettres se succèdent en paraissant amorcer leur liaison avec la lettre qui suit, introduisant une bonne répartition des masses graphiques, la juxtaposition est dynamique [46]. Le comportement et la pensée sont alors libres, marqués d'ouverture, souvent inventifs. La sensibilité, l'intuition (les réactions rapides d'une manière générale) peuvent s'y exprimer si le trait est rapide, réceptif, les formes simples et fines, les proportions nuancées.

Dès que la contrainte ou l'inhibition, le conformisme ou la défense apparaissent, le tableau n'est plus le même, les lettres se succédant sans qu'on puisse suivre un lien entre elles, la juxtaposition est statique [46]. L'influx, le courant, la vie ne passent plus librement, les coupures sont des ruptures, des freins.

La raideur s'associe facilement à la juxtaposition. Si le contrôle qu'impliquent les arrêts peut être réserve, il devient défense isolément, si l'écriture se fige. Si les formes sont anguleuses : la raideur s'accentue ; si elles sont rondes, la contradiction laisse le sujet déçu et frustré. Dans les deux cas il y a inhibition.

On ne parlera plus alors d'intuition (elle se rencontre d'ailleurs avec tous les degrés de liaison) ni même d'analyse dans son sens positif de recherche intellectuelle : il faut, pour celle-ci, des signes de concentration, de précision, de clarté donnés par des formes et un trait aux contours nets dans une bonne répartition générale.

L'insertion des scripteurs à écriture juxtaposée n'est pas inconditionnelle. Ceux qui ont une juxtaposition dynamique ont besoin d'indépendance à tous les niveaux, d'ouvertures, de renouvellements d'intérêts. Les autres ne s'intègrent pas très facilement, leur anxiété est un frein à la communication et la fragilité que recouvre souvent cette construction [47] a ses répercussions, selon le contexte, sur l'autonomie, les initiatives, l'adaptation aux changements.

On peut signaler l'arrêt après la première lettre du mot dans un graphisme groupé ou même lié : Michon y a vu l'arrêt du penseur.

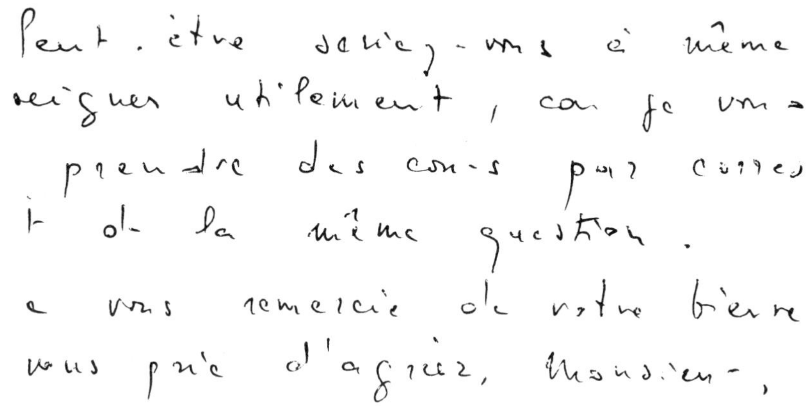
Peut-être seriez-vous à même de renseigner utilement, car je voudrais prendre des cours par correspondance et de la même question.
Je vous remercie de votre bienveillance et vous prie d'agréer, Monsieur,

131

femme 40 ans

Petites touches vives et fines, juxtaposition dynamique.
Sensibilité, ouverture, intuition, disponibilité, mais peu de certitudes de fond : les espaces sont grands, la ligne sinueuse, la direction oscillante autour de la verticale, le mouvement vibrant.

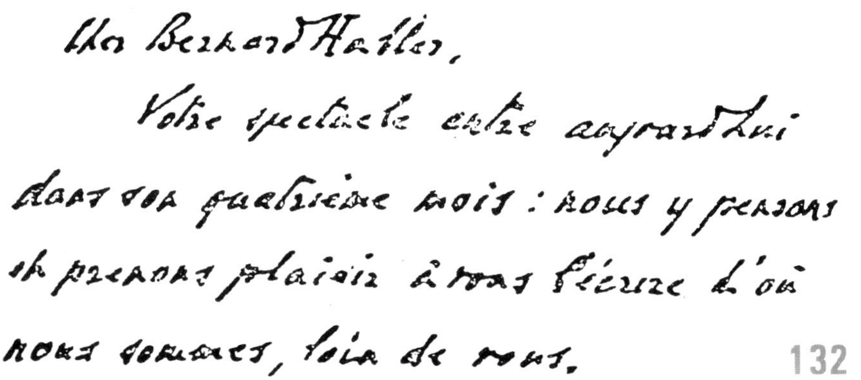
Cher Bernard Haller,
Votre spectacle entre aujourd'hui dans son quatrième mois : nous y pensons et prenons plaisir à toute l'heure d'où nous sommes, loin de vous.

132

Pierre Fresnay en 1971

Le mouvement contrôlé, un peu retenu et barré, ainsi que la juxtaposition, contrôlent la forte affectivité et l'intériorisent au nom de l'indépendance, de l'éthique et de la dignité. Les formes sont étrécies, simples, sobres. Les espaces sont réduits, la direction un peu fixe. La juxtaposition semble ici adoptée pour ne pas se laisser prendre et mener par l'intensité intérieure (certaines liaisons échappant d'ailleurs au contrôle, d'autres créant des combinaisons). Elle reste dynamique.

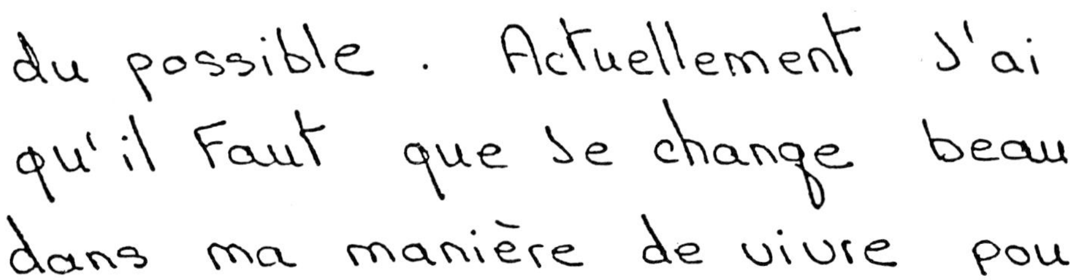

133

homme 22 ans
infirmier

Grande écriture appuyée, contrainte et cabrée, massuée, en arcades script et renversées. Réticence défensive (on peut voir aussi les finales grossissantes). Les espacements sont irréguliers avec ce mouvement cursif qui ne coule pas. La ligne est un peu convexe. Caractère et jugement excessifs. Désir d'indépendance mal assumée (marge de gauche fluctuante et raide, J incertains). Le contrôle, la présence, la fierté de sa profession, favorisent des contacts stables, sécurisants dans l'exercice de son métier. Ils sont plus difficiles ailleurs.
Juxtaposition statique.

GROUPÉE

Dans l'écriture GROUPÉE la continuité du mot se constitue par groupes de lettres, c'est-à-dire avec un certain nombre de levées de plume. Le mot se trouve coupé en deux, trois petites unités ou davantage selon la longueur du mot et selon ce qui induit – profondément – la césure chez le scripteur.

Certains établissent leurs groupements autour de l'accentuation, levant la plume pour poser un point ou un accent, ou après la barre du *t*. D'autres coupent le mot en fonction des lettres qui le constituent selon que leur forme facilite ou non un enchaînement. D'autres encore, aèrent simplement le mot selon leur tempo personnel, dicté par la réflexion, ou par un réflexe plus inné, proche de leur rythme vital.

Il y a une intelligence des groupements. Une logique les a guidés lorsqu'ils sont réussis, c'est-à-dire lorsqu'ils favorisent une bonne articulation du mot qui favorisera à son tour une bonne répartition des mots et des espaces. C'est alors qu'on pourra parler d'adaptation, de souplesse, d'aptitude à varier sur le plan de l'activité, du comportement, de l'intelligence.

Les groupements engendrent moins de tension dans la conduite d'un tracé que l'écriture liée et ils traduisent moins d'incertitudes – voire d'inhibition ou de besoin d'une construction – que l'écriture juxtaposée. Ils apportent moins directement d'éléments d'interprétation que les deux autres degrés de liaison, leur intérêt réside plutôt dans un enchaînement souple, équilibré, mobile, permettant l'action harmonieuse des autres espèces.

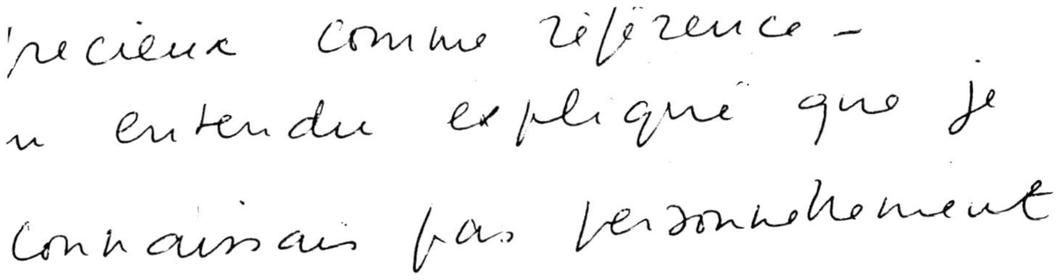

134

femme 32 ans

Écriture groupée de manière personnelle et assez souple, tantôt autour de l'accentuation, tantôt de façon apparemment moins logique, quelques juxtapositions créant presque des trous. L'écriture reste aisée dans son déroulement, il y a du rythme.
L'adaptation de surface est bonne mais la volonté ne perd pas ses droits et une distance est prise : le trait mince est fermement conduit, les m *et* n *présentent des arcades ou des guirlandes anguleuses, les finales sont courtes, des lettres sont suspendues ou redressées. La ligne, légèrement montante, témoigne d'un peu de forçage mais aussi d'un propos de vie qui n'est pas toujours parfaitement réaliste (le double* l, *les* t, *ne rejoignent pas la ligne de base). L'espace au départ de la ligne n'est pas régulier.*

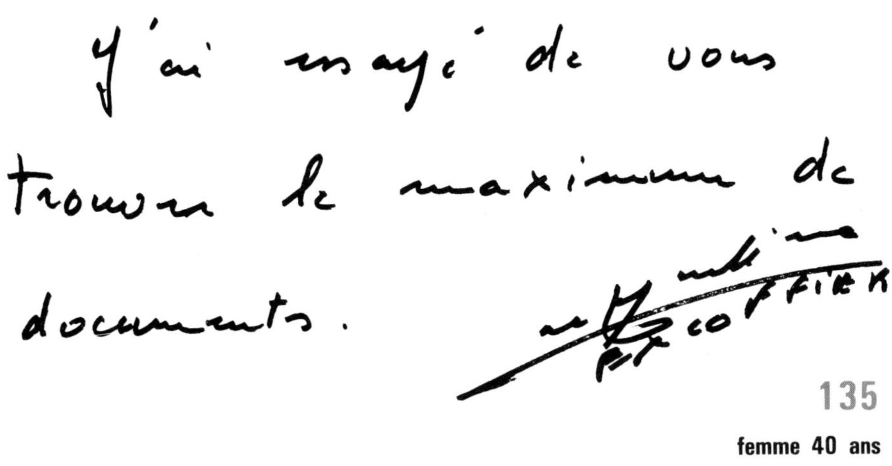

135

femme 40 ans

Groupements et trous découpent les mots d'une façon un peu déroutante ; signature sur deux plans, le prénom très écrasé, le patronyme en majuscules. Une liaison plus logique aurait apporté une cohésion. Mots dansants, jambages qui ne rejoignent pas la zone médiane et sont très étroits. Dysrythmie. Mouvement contraint, lâché, un peu barré. Lignes sinueuses et chevauchantes.

Il faudra donc savoir apprécier leur qualité ; la bonne aisance graphique est longue à acquérir : on rencontre plus fréquemment des groupements inégalement réussis, parce qu'ils ne sont dûs qu'à un arrêt dans le mouvement cursif, que des groupements harmonieux, à l'adolescence et chez les sujets qui ont peu écrit.

Le terme groupé, correspondant à un degré de liaison médian, se retrouve souvent dans les définitions d'écriture. Il n'en caractérise pas toujours pour autant un enchaînement réussi et recouvre souvent une liaison un peu « batarde », soit que les césures n'y correspondent à aucune logique, ne prêtant pas alors aux interprétations de souplesse et d'adaptation, soit que simplement et de façon plus ou moins heureuse, l'écriture soit liée avec quelques groupements, ou groupée avec quelques lettres juxtaposées.

HYPERLIÉE

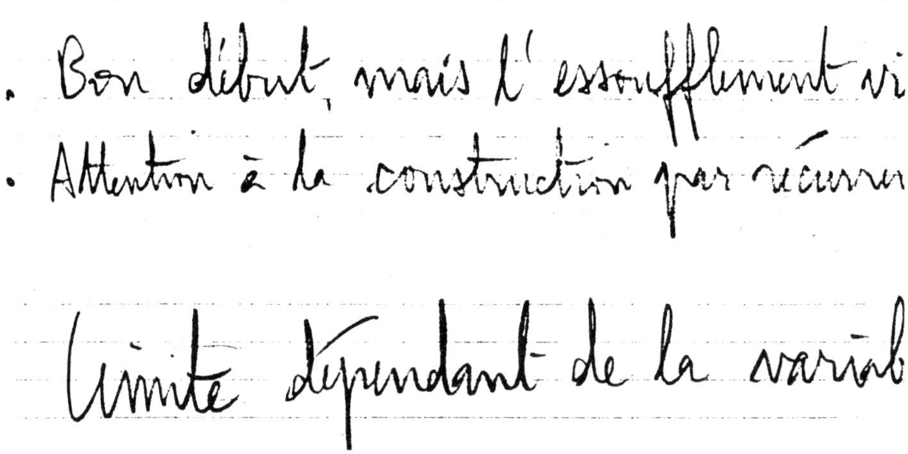

136

homme 35 ans

Écriture hyperliée, résolue et retenue, nette et acérée, étrécie, prolongée dans les hampes et les jambages, anguleuse avec une arrivée en angle sur la ligne, petites attaques raides, forte accentuation.

Professeur de Mathématiques Spéciales que ses élèves admirent pour sa rigueur et ses démonstrations puissantes et claires mais craignent pour son exigence et l'intransigeance de son caractère. Éthique forte, communication très sélective. Son raisonnement très structuré et très logique cède, parfois, hors des domaines professionnels, à une tendance aux paradoxes.

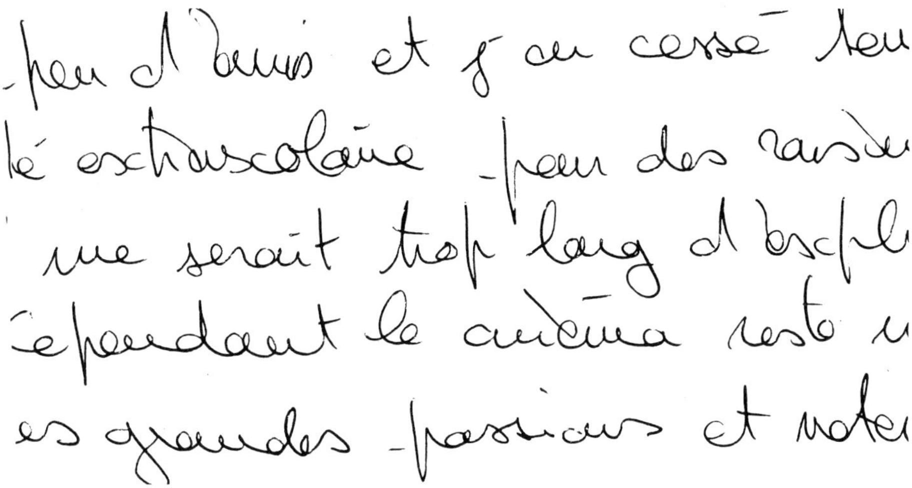

137

garçon 17 ans
terminale

Très intelligent mais bloqué à l'heure actuelle. Écriture hyperliée. Le trait est net, le mouvement un peu effervescent, la marge de droite grande. Les annelages, les jointoiements, les combinaisons à partir des signes libres renforcent encore la liaison et « ficèlent » l'écriture dans son propre système. La communication est très difficile.

La volonté de ne pas couper le mot est dominante dans l'écriture liée, excessive dans l'écriture HYPERLIÉE. Celle-ci est en quelque sorte la caricature de l'écriture liée raide. Elle ne présente aucune interruption dans le mot et parfois même relie entre eux certains mots d'une phrase en enchaînant la finale de l'un à l'initiale de l'autre, ou encore en jetant un pont (au moyen d'un signe libre généralement) d'un endroit quelconque du mot jusqu'au mot qui suit.

L'hyperliaison est sous-tendue par une idée directrice forte dont les répercussions se retrouvent sur le plan du comportement et dans le domaine intellectuel.

Lorsqu'elle est très marquée et renforcée par une tension et une compacité, la volonté d'aboutir, la persévérance vont jusqu'à l'obstination, l'entêtement. Les attachements sont passionnels avec des sympathies et des antipathies marquées, risquant le sectarisme. L'aspect éventuellement brillant de l'hyperenchaînement des idées ne doit pas masquer au graphologue la tendance à s'éloigner de la réalité, le raisonnement peut se faire sophisme ou paradoxe.

Les interprétations seront à nuancer en fonction des aménagements graphiques dans le sens d'une relative souplesse ou d'une relative ouverture qui peuvent être apportées par le trait, l'ordonnance, les formes.

Il faut connaître aussi les habitudes graphiques de certains pays, certaines écritures étrangères, anglaises en particulier, enseignent l'hyperliaison dans leurs écritures cursives [48, 49].

LIAISON SECONDAIRE

Dans la liaison SECONDAIRE, le geste d'enchaînement est volontairement étiré vers la droite, l'espace ainsi laissé entre deux lettres est généralement supérieur à la dimension horizontale des lettres elles-mêmes[4]. Cela étale l'écriture en donnant à l'ensemble un faciès manquant de réelle spontanéité graphique, compte tenu du fait que ce lien s'accompagne souvent d'un renforcement ou d'un déplacement de pression qui émanent du même contrôle, voire du même forçage.

L'espace qui pourrait exister se trouve oblitéré ; l'occasion d'un allègement, d'une articulation souple du mot, est refusée comme s'il y avait danger ou sentiment de faiblesse à laisser venir, à reprendre son souffle, à s'adapter à ce qui se présente.

Le sujet semble avoir déjà programmé sa réponse ; une éthique, une volonté courageuse le mènent malgré une éventuelle méfiance de l'autre ou de l'événement.

La liaison secondaire crée fréquemment une ligne rigide.

L'éthique, les principes peuvent être de l'ordre du devoir et de la morale, ils peuvent également être de l'ordre des conventions sociales.

L'écriture n° 110 dans le chapitre du Mouvement peut être observée sous l'angle de la liaison secondaire ainsi que l'écriture n° 9 dans le chapitre de la Pression.

COMBINÉE

Crépieux-Jamin fait de l'écriture COMBINÉE le plus haut degré de sa première synthèse d'orientation : l'écriture organisée.

Une écriture est combinée lorsque ses formes plus ou moins liées et simplifiées, s'agencent bien. Plus qu'aucune autre, peut-être, cette définition de Crépieux-Jamin [50] met en évidence la notion de synthèse contenue dans le geste de l'écriture ; elle inclut tous les genres (« elle doit être d'un mouvement souple et nuancé »), et permet une multitude de formules pourvu que des accords entre les différents éléments de l'écriture aient été trouvés.

La qualité des combinaisons sera donc à apprécier : « plus que l'étendue des liaisons » on recherchera « la richesse des associations de mouvement », « le choix et l'à-propos des liaisons, abréviations, simplifications ». C'est cette

4. Se reporter au chapitre de la Dimension : étalement primaire et secondaire.

qualité qui donne à l'écriture combinée sa signification de niveau général et il semble que les graphologues aient un peu déformé le point de vue de Crépieux-Jamin lorsqu'ils ne voient que les aspects valorisants de cette espèce, négligeant les restrictions qu'il y a lui-même apportées (elle peut être « dégradée par des désordres variés », « des combinaisons maladroites ne font que souligner l'inintelligence du scripteur et, si elles sont ridicules, son déséquilibre »).

L'écriture combinée a été en effet – et est encore souvent – considérée comme le principal signe d'intelligence et de culture. Nous savons pourtant et expérimentons de plus en plus que des agencements plus simples que ceux de l'écriture combinée peuvent être des indices d'une forme d'intelligence bien adaptée aux techniques actuelles et aux exigences d'efficience (on peut se reporter aux écritures n°s 109 et 197).

L'écriture combinée est celle qui s'éloigne le plus de l'écriture enseignée sous l'aspect de sa liaison. Les lettres s'y relient entre elles par toutes sortes de jonctions, de charnières, de contractions personnelles qui jouent avec et entre les lettres et les formes, joignant même parfois un mot à celui qui le suit ; les accents, les barres de t sont occasions heureuses d'économie de geste et de progressivité mais peuvent être aussi prétextes à complications et même à monotonie lorsque, par exemple, tous les points du *i* sont systématiquement reliés avec la même oblique à la lettre qui suit.

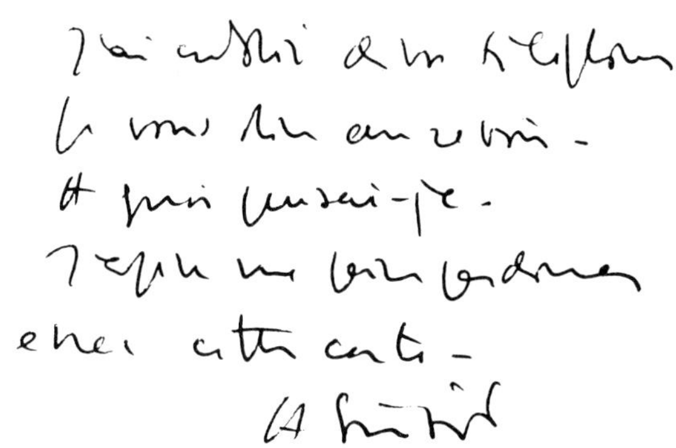

138

femme 27 ans

Le très grand nombre de combinaisons complique plutôt le graphisme et le rend un peu hermétique malgré l'intelligence créatrice et riche.
*Tout est prétexte à combinaisons. On trouve des liaisons tête à pied (accents vers leurs lettres), pied à tête (*b *de oublié vers le* l *ou* o *vers le* t *de bientôt). On trouve aussi les deux formes de jambages combinés à la lettre suivante : en pince « téléphone » (activité, efficacité, sens critique) et en vasque « pardonner » (intuition efficiente).*
Ces sortes de jambages sont des gestes dextrogyres[5], mais on peut remarquer ici que le f *de faire et le* p *de pardonner sont identiques, ne facilitant pas la lecture, que de nombreuses lettres sont à rebours (le* b*, le* o*, certains* a*) et que beaucoup de mots sont inachevés. Tout cela dans un contexte très rapide.*

5. Se reporter au chapitre de la Forme.

La qualité des combinaisons se jugera en fonction de l'amélioration apportée à la souplesse et au rythme de la progression.

On parlera alors de souplesse d'esprit, de facultés inventives, d'associations d'idées originales, d'indépendance, de savoir-faire, d'ingéniosité, si le reste de l'écriture le permet.

Si on reste circonspect devant une écriture trop tôt combinée, c'est parce qu'on y craint le jeu de la facilité, des élusions, et parce qu'on y perçoit davantage qu'une avance graphique, une impossibilité de produire le code calligraphique, dans la plupart des cas.

L'écriture doit pouvoir être décodée par son lecteur, dans le cas contraire, son rôle même se trouve annihilé. Si l'écriture combinée « vaut par son étrangeté » [50], elle peut être élément de créativité mais la communication sera sujette à caution ; l'individualisme apparaîtra, voire l'hermétisme.

Elle risque, à l'adolescence, d'enfermer le sujet dans son monde (on peut se reporter à l'écriture nº 137).

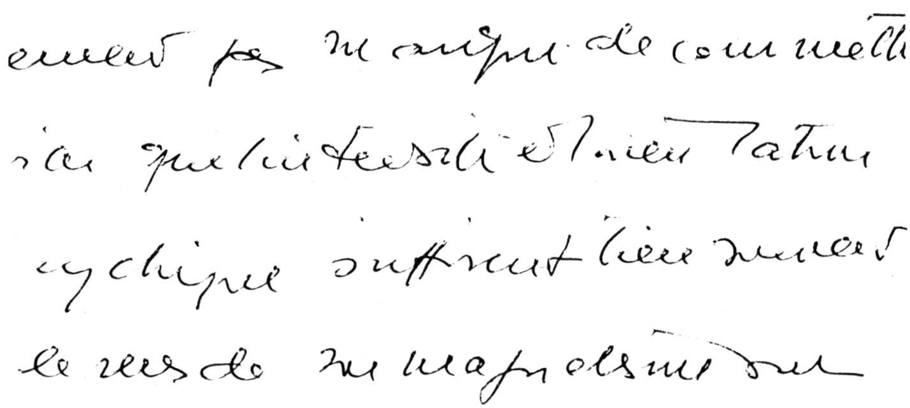

139

homme 45 ans

Nombreuses combinaisons, formes et dimensions personnelles, mots serrés et liés entre eux, annelages, petites boucles.
Le point de vue que le scripteur — et qu'il impose avec charme, adresse, mais aussi beaucoup de ténacité — est intelligent, subtil et ne dessert pas la multiplicité de ses intérêts.

De même que la qualité des agencements de l'écriture Combinée est la condition *sine qua non* pour que cette espèce prenne tout son sens positif, de même une bonne liaison est celle qui, bien maîtrisée, agence heureusement entre eux les éléments d'un graphisme. Aucun des trois degrés classiques de liaison ne vaut en lui-même, chacun d'eux peut être ou ne pas être en bonne relation avec le reste de l'écriture et y exercer ou non une action positive, favorisant une progression aisée du mot en bonne alternance avec les intervalles.

INÉGALITÉS DE LIAISON NUANCÉE SAUTILLANTE

Il en est des INÉGALITÉS DE LIAISON comme des autres inégalités, elles peuvent enrichir ou affaiblir. Deux espèces sont positives à cet égard : l'écriture Nuancée et l'écriture Sautillante.

L'écriture NUANCÉE se caractérise par un tracé légèrement inégal en tous genres mais restant régulier dans son mouvement d'ensemble : elle reflète une sensibilité qualitative et l'aptitude à ressentir des émotions nombreuses et mesurées, supérieure en cela à l'écriture inégale et *a fortiori* à l'écriture très inégale[6].

L'écriture SAUTILLANTE est l'écriture des sujets qui agencent vivement et de façon variée leur liaison, prêts à répondre aux incitations du milieu environnant. Le tracé est animé, le rythme de pensée et d'action rapide, mais les scripteurs sont entraînés par le rythme plus qu'ils ne le dominent. La structure de la forme et le poids sur la ligne sont généralement moyens, la pression le plus souvent légère, la direction peu fixe, l'accentuation vivement distribuée.

Ce type de liaison traduit souvent l'intuition.

Les inégalités de liaison ont un rôle plus actif que les inégalités dans certains autres genres, si on replace la continuité dans son rapport avec les grandes synthèses d'homogénéité et d'organisation et si on en mesure l'incidence sur le geste de base de l'écriture.

Les périodes adolescentes sont propices aux inégalités de continuité parallèlement à toute la symbolique des remises en question et parce que le geste graphique n'y est pas fréquemment maîtrisé parfaitement. Mais les inégalités propres à cette période sont rarement rythmiques au contraire de celles de l'écriture nuancée et même de l'écriture sautillante (on peut voir des exemples de ces deux modes d'inégalités dans les écritures n°s 122 et 246).

6. Se reporter au chapitre de la Forme : Régularité, Inégalité, Irrégularité.

2. Difficultés et particularités dans la liaison

FRAGMENTÉE A LETTRES DISSOCIÉES

Dans l'écriture FRAGMENTÉE, la discontinuité s'applique à la lettre elle-même. C'est le degré extrême de la juxtaposition puisque les lettres n'y sont pas seulement séparées mais divisées en fragments.

Il convient d'observer si ces coupures apparaissent épisodiquement sur certaines lettres du texte ou si celui-ci est majoritairement (ou entièrement) fragmenté. Dans ce dernier cas il s'agirait d'une très grande hésitation et, plus probablement d'une inhibition importante, qu'il faudrait minorer si, seules, quelques lettres étaient divisées.

La décomposition des lettres peut aussi être un moyen de se composer une écriture.

L'ensemble du graphisme permettra de distinguer l'inhibition particulière qui fragmenterait une écriture de l'adoption d'une écriture composée, acquise, qui, même si elle résulte d'une contrainte, peut cependant être bien intégrée.

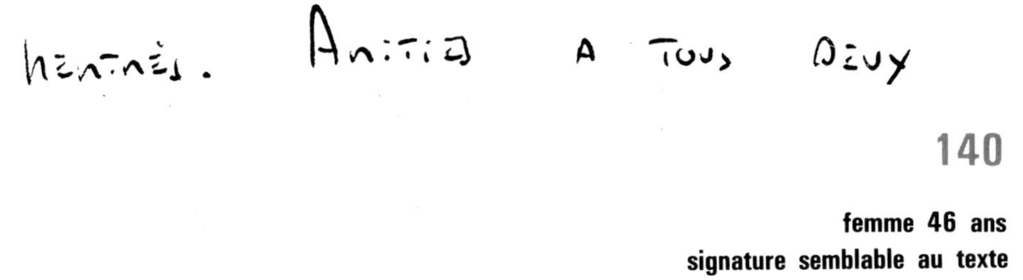

140

femme 46 ans
signature semblable au texte

Il semble qu'il s'agisse précisément ici de la disjonction dont Klages [23] *fait un des signes de l'écriture acquise, qu'il considère comme un moyen représentatif mis en œuvre par la maîtrise de soi.*
La scriptrice a subi de dures épreuves et ne montre d'elle qu'un caractère gai, enjoué, sportif, actif, que l'on peut déduire de la vivacité d'ensemble, du j, *des* m, *des* n. *Elle écrit très rapidement. Elle s'est « coulée » dans cette seconde nature. Les espaces sont très grands mais assez vivants.*

On rencontre plus couramment des écritures cursives dont certaines lettres sont exécutées en deux parties alors qu'elles pourraient être faites d'un seul tenant : on parlera de LETTRES DISSOCIÉES.

Ces dissociations portent fréquemment sur les lettres rondes (*a, d, g, q*) mais peuvent aussi affecter d'autres lettres, notamment les *m, n* et le *p*.

Il s'agit d'un manque d'aisance graphique[7] se manifestant d'une façon particulière qui, si le contexte le confirme, donne à penser à de la vulnérabilité affective : ces dissociations sont des survivances enfantines.

Les enfants se débarrassent vite de ces maladresses d'exécution, surtout du *a* fait en deux morceaux[8] : il n'y a que 30 % des enfants de 9 ans qui l'exécutent ainsi.

Le choix de la lettre dissociée n'est pas indifférent, or ce sont le plus souvent les lettres rondes, lettres affectives et le *m*, très chargé symboliquement[9], le *p*, prêtant particulièrement à affirmation puisqu'on peut le mener d'un seul jet dans un appui vertical, qui sont ainsi exécutées.

A REPRISES

Les reprises sont l'équivalent du geste produit par l'enfant quand il lève sa plume entre deux lettres qui vont dans le même sens et corrige par un redémarrage. Le terme soudure qu'Ajuriaguerra donne aux reprises de l'enfant est évocateur car on voit bien le point de jointure entre les deux parties du fil graphique, cette jointure pouvant être plus ou moins bien exécutée selon la maîtrise du geste et le souci de précision. Le terme de reprise est évocateur également car il marque la réitération, la volonté de ne pas interrompre un geste que l'on estime – pour une raison ou pour une autre – devoir poursuivre.

La maladresse était évidente chez l'enfant incapable d'enchaîner ces lettres qui pourtant s'y prêtaient. Elle l'est *a fortiori* chez l'adolescent ou l'adulte qui devraient avoir trouvé une solution de liaison plus simple et plus économique[10].

Dans l'écriture A REPRISES, le geste est tendu, les défenses, au sens large du terme, sont mal gérées et ne favorisent pas l'adaptation, le rythme s'en trouve coupé, haché.

Il y a crainte anxieuse, manque de confiance en son propre potentiel, difficulté à agir, à entrer en relation, à poursuivre son projet et, en même temps – à moins que le milieu graphique soit mou et démissionnaire – effort pour ne pas abandonner. La crainte et l'effort s'inscrivent sur fond de scrupules, surtout lorsque la reprise est bien faite ou qu'elle s'opère à la faveur d'une lettre demandant une accentuation.

---

7. Se reporter au chapitre sur l'Organisation.
8. Item F 8. Échelle Enfant d'Ajuriaguerra [8].
9. Se reporter au chapitre de La Forme.
10. Voir le chapitre sur l'Organisation, écriture n° 234.

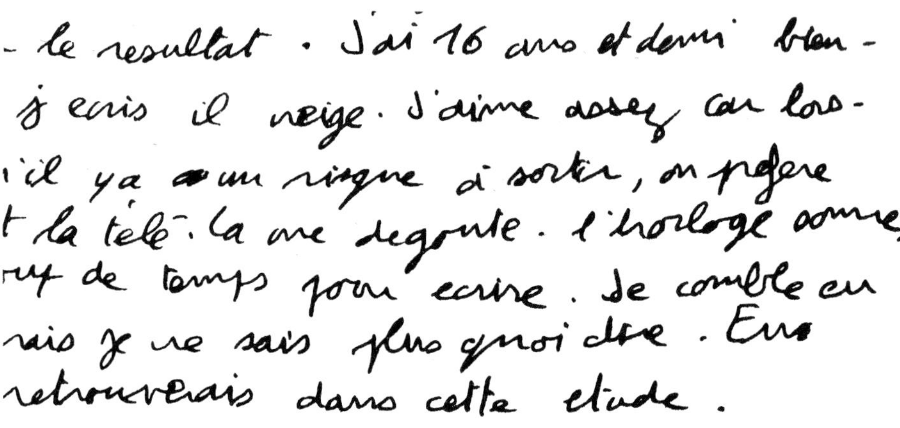

141

garçon 16 ans et demi
classe de Première

En dépit des reprises (et des saccades et télescopages) des mots qui dansent sur la ligne, l'écriture progresse malgré la maladresse de façon vivante et astucieuse vers la droite.

SACCADÉE TÉLESCOPÉE

L'écriture SACCADÉE est celle dont les lettres sont reliées entre elles par un geste tendu, mal maîtrisé, heurté.

Le trait, conduit de façon brusque, procède par à-coups. L'angle, issu d'une maladresse et d'un raidissement, domine sur la courbe, et la dimension, mal maîtrisée dans son ensemble, est particulièrement inégale dans la liaison interlettres. Il arrive en outre très fréquemment que le scripteur, dans sa tentative de contrôler ce geste qui lui échappe, réduise son étirement vers la droite, toujours de façon heurtée. Les lettres ou les parties de lettres qui se resserrent alors brusquement sont dites TÉLESCOPÉES[11].

L'enfant maladroit dans sa grapho-motricité procède ainsi. Celui qui écrit bien, par rapport à son âge, a sagement intégré ce mouvement cursif qui, enchaînant les lettres les unes aux autres, fait régulièrement progresser le graphisme vers la droite. On comprend bien, en revivant le geste saccadé,

11. Les lettres télescopées par l'effet d'un mauvais contrôle de la progression ne doivent pas être confondues avec les lettres qui s'accolent par inhibition, par manque d'expansion vers la droite. Les auteurs italiens de l'école Moretienne nomment ces dernières « adossata » [25]. Voir l'écriture 111.

l'incidence de la continuité sur le mouvement et, par extension, sur la répartition des mots dans l'espace : si un intervalle maîtrisé n'a pu s'établir dans l'espace inter-lettres, une répercussion s'en suivra dans l'espace inter-mots.

L'interprétation de l'écriture saccadée se fait, par analogie directe, dans le sens d'une mauvaise harmonisation des pulsions et de leur réalisation. La tension interne de la saccade est la résultante d'une émotivité importante et des efforts faits pour la maîtriser, parce qu'elle est probablement ressentie comme le risque d'une vulnérabilité. Le sujet ressent tout avec intensité, il est très concerné, facilement susceptible. Il réagit de façon inégale toutefois, les degrés et les niveaux de contrôle pouvant être très différents.

D'une manière générale l'adaptation n'est pas très aisée. L'expression de soi, le rythme d'action, les jugements même, sont peu modulés, si le graphisme est très saccadé. En effet, des saccades peuvent apparaître momentanément chez des sujets à dominante nerveuse, principalement à l'occasion d'une fatigue, d'un événement particulièrement ressenti. On peut en rencontrer aussi dans la maladie, la vieillesse.

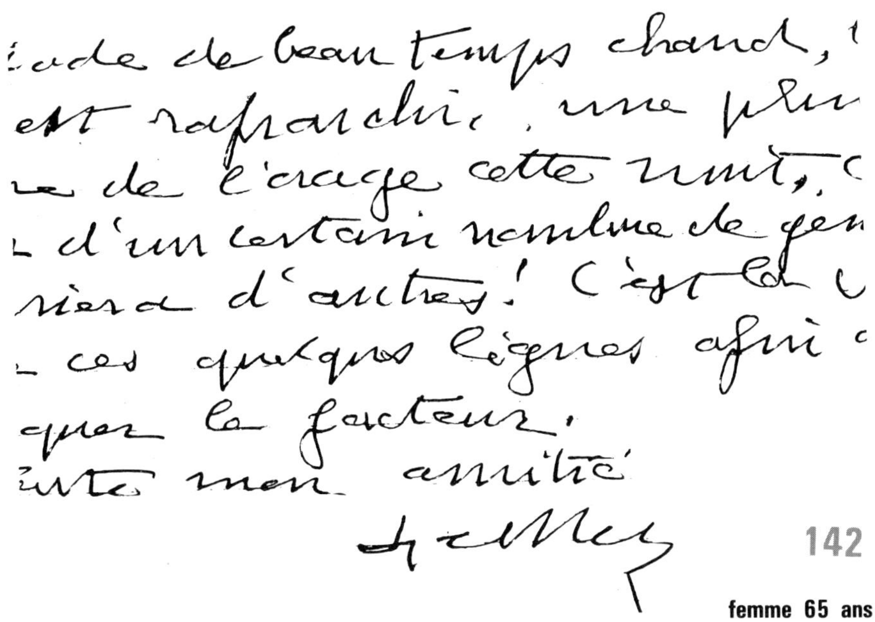

142

femme 65 ans
célibataire

Le tracé très tendu, saccadé, anguleux, lancé, inégal dans les espaces, appuyé est un tracé progressif même s'il est mal contrôlé dans son mouvement (propulsif et lancé). L'initiale et la finale de la signature, près du texte, sont particulièrement tendus et brusques.
Intelligente et vive, mais très difficile de caractère, la scriptrice n'a pu se maintenir dans aucun des différents groupes au sein desquels elle a travaillé. Malgré le papier ligné, la ligne est chevauchante tantôt en montant, tantôt en descendant.

Il n'est pas rare de rencontrer des graphismes légèrement saccadés et télescopés à l'adolescence, émanant d'un principe voisin de celui qui crée l'alternance étalée-étrécie[12] dont les effets se retrouvent dans la répartition de l'espace. On voit aussi à ces périodres d'âge des lettres accolées : elles sont particulièrement intéressantes à observer sur le mot « je » reflétant bien une inhibition à se mettre en œuvre ou à s'engager.

SUSPENDUE
INACHEVÉE
TROUÉE

L'écriture SUSPENDUE est celle qui, soit à l'intérieur du mot soit en fin de mot, laisse en suspens une partie de la lettre, celle-ci ne rejoignant pas la ligne de base ou restant inachevée. Le geste, qu'il soit vertical ou horizontal s'arrête dans sa progression, créant en quelque sorte un trou dans la lettre.

Une rétraction, une interruption se produisent. Une simple timidité peut les avoir suscitées ou une plus forte inhibition. Elles peuvent être plus ou moins volontaires, porter sur les domaines de l'action, de l'échange, ou sur les deux domaines. Les *t*, en particulier, qui ne rejoignent pas la ligne de base, s'ils se trouvent dans un milieu graphique peu actif ou peu réaliste, traduiront une difficulté de réalisation et d'engagement suivi (la ligne de base, ligne de la réalité, en perd de sa densité). Les suspensions en fin de mot concernent davantage les échanges. Les scripteurs qui font de nombreuses suspensions peuvent déconcerter : ils s'arrêtent, semblant reprendre la confiance qu'ils avaient accordée, taisant soudain quelque chose. La spontanéité se réduit.

Si on ne peut classer la suspension dans les gestes régressifs, on ne peut non plus la classer dans les gestes progressifs et elle s'associe souvent à des retenues tels que les annelages, les barres de *t* en arrière de la hampe, les redressements.

Une écriture peut présenter une ou deux suspensions occasionnelles, elle peut en être surchargée et on nuancera les interprétations depuis la simple délicatesse ou la pudeur jusqu'à l'inhibition et, dans certains milieux graphiques peu spontanés, depuis la prudence jusqu'à la restriction mentale ou la dissimulation.

Il ne s'agit pas de négligence : un frein retient le scripteur dont l'écriture est suspendue.

Dans l'écriture INACHEVÉE, le tracé est incomplet et la négligence peut être, là, plus justement évoquée. Des fins de mots, des lettres ou des parties de lettres manquent ou sont très mal formées, l'accentuation est très incomplète, des barres de t sont omises. La rapidité de l'écriture est à prendre en considération, elle peut, dans une certaine mesure, expliquer des omissions ou des escamotages. Un examen critique est à faire en fonction du scripteur, de la

12. Se reporter au chapitre de la Dimension.

nature du document (notes de travail, message rapide), de son destinataire. Certaines professions, d'autre part, obligent à écrire vite et beaucoup. Une écriture fruste doit être bien achevée sous peine de manquer de rigueur, les écritures d'enfant également, pour les mêmes raisons.

Certains métiers requièrent tout spécialement des aptitudes à la précision au soin, à la ponctualité, à la minutie au nom d'une technique par exemple, et les scripteurs dont les écritures sont inachevées n'y conviendront pas alors qu'ils pourront satisfaire dans certains métiers.

Il faut noter toutefois que la désinvolture, l'indécision, l'élusion, l'activisme, la fuite, prennent souvent ces caractéristiques graphiques.

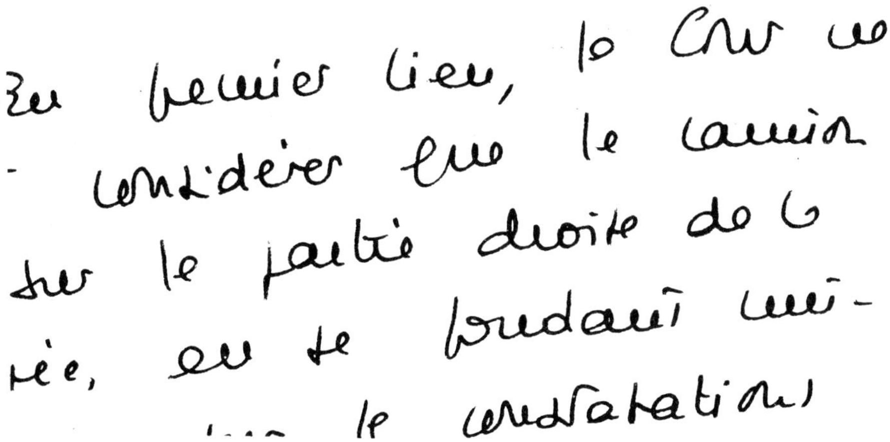

143

femme 32 ans

De nombreuses suspensions dans les finales, le a *du dernier mot de la deuxième ligne est inachevé (il s'agit d'un document de travail en face duquel il convient d'être plus tolérant).*
Association d'un geste de base assez allant avec une grande zone médiane, un trait nourri, une ligne légèrement montante et des retenues (les suspensions, les annelages, les redressements) qui ne peut créer d'harmonieux espaces.
La vie professionnelle est menée avec beaucoup plus d'aisance que la vie affective. Le contrôle des émotions et des sentiments est inégal. Le caractère est entier, un peu violent avec des silences inattendus, des refus et des reproches implicites.

Dans l'écriture TROUÉE, les espaces interlettres sont mal maîtrisés : un intervalle fait irruption de façon un peu anarchique, imprévisible. Cet accident peut se produire dans une écriture groupée, rendant irréguliers les écartements entre les césures ou séparant inopinément une lettre des autres. Il peut se produire aussi dans une écriture juxtaposée, réduisant alors l'entité et la cohésion du mot.

Dans tous les cas il s'agit d'une pensée plus ou moins anxieuse qui interrompt et déconcentre, pour un temps plus ou moins long, selon la maîtrise générale et le rythme de l'écriture. Les tracés des émotifs sont plus sujets que d'autres à ces brusques interruptions. Dans un contexte créatif, une intuition, un flash, passent peut-être par ce canal.

On peut se reporter à l'écriture n° 135 et à l'écriture n° 106, à la fois moins spontanée et plus homogène.

RETOUCHÉE
ÉTAYÉE
A TRAIT COUVRANT
A DENT DE REQUIN

Par la RETOUCHE on surcharge ce que l'on vient d'écrire, s'arrêtant pour apporter une rectification à une lettre, ou à un fragment de lettre estimés imparfaits.

Cela rompt le cours du mot ou de la phrase et noircit inutilement la lettre.

Il y a plus qu'arrêt dans la retouche : il y a régression vers la gauche. On ne trouve pas d'écriture aisée retouchée (il ne s'agit pas ici de corrections d'orthographe ou même de quelque rajout épisodique sur une hampe un peu étroite par exemple) : les retouches sont signe d'inhibition.

Du contexte graphique dépendra le degré d'inhibition. Depuis la conscience professionnelle anxieuse, le souci scrupuleux de précision, jusqu'à un amour excessif du détail aux dépens de l'essentiel, la crainte systématique de l'erreur, l'hésitation incessante, l'obsession, voire le refoulement.

La plume stationne dans la retouche, engendrant parfois ces points épais et lourds auxquels on doit donner un sens d'anxiété (beaucoup plus paralysante que mobilisante). Si l'on ne s'arrête, toutefois, qu'en fin de phrase pour poser

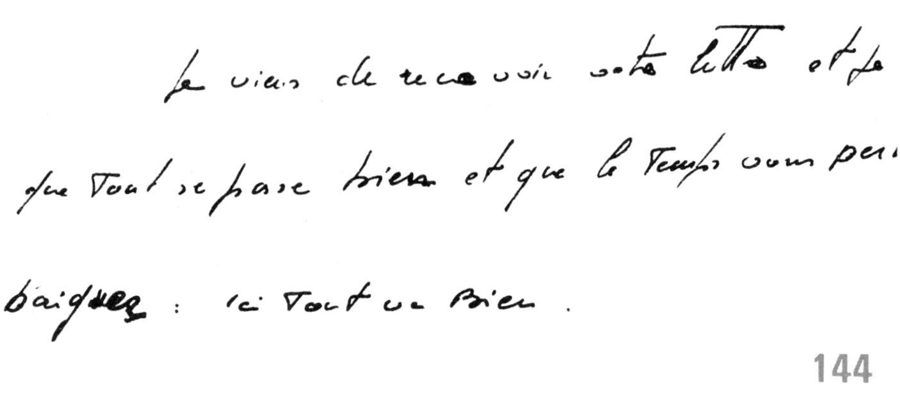

144

homme 38 ans

Écriture très retouchée dont les espaces sont très inégaux tant entre les lettres (juxtapositions, télescopages, trous, quelques groupements) qu'entre les mots. Prolongée vers le haut, surélevée avec une petite zone médiane écrasée et dodue, inégale. Inhibition.

ce genre de points, la pensée est moins interrompue dans son cours ; la mise en œuvre, l'expression de soi sont plus libres que lorsque le sujet – comme c'est le cas pour celui qui retouche un grand nombre de lettres – opère sans cesse des retours sur sa propre production, la détruisant plutôt que d'y apporter amélioration.

Lorsque la plume repasse fidèlement sur ce qu'elle vient d'écrire au lieu d'enchaîner le tracé vers la droite, il ne s'agit plus de retouches, mais de TRAIT COUVRANT (voir écriture 93).

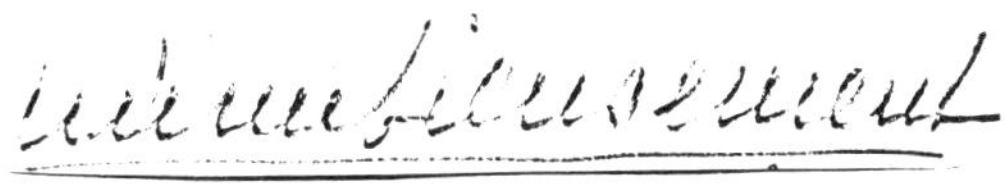

145

C'est un geste qui recèle une auto-surveillance, qui ralentit le graphisme en freinant sa progression. Il peut provenir d'un fort contrôle, d'une crainte marquée, d'une faiblesse ressentie dans un domaine ou dans un autre à laquelle on ne veut pas céder, ou encore d'une tendance à réprimer la spontanéité avec (si d'autres signes vont dans ce sens) une tendance aux arrières pensées.

La liaison ÉTAYÉE est celle qui remonte le long d'un trait avant de se diriger vers la droite, elle peut être survivance d'une écriture type Sacré-Cœur (de plus en plus rare à notre époque) ou d'origine germanique.

Lorsqu'elle apparaît épisodiquement dans un graphisme, ses significations sont à rapprocher de celles du trait couvrant en l'accentuant. Elle est sur fond d'angle et signifiante en cela, signifiante aussi par ce fait qu'elle bifurque par rapport à sa direction première.

Certains graphologues dépistent dans les écritures une forme particulière d'étayage, rare, qu'on nomme A DENT DE REQUIN.

Son interprétation est négative. Pulver [24] y voit la signification d'un caractère avide et rusé (il emploie à son égard les termes « carnassière » et « rouée »).

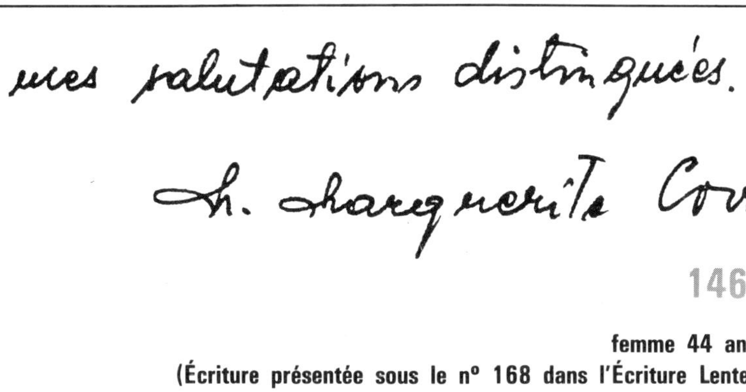

146

femme 44 ans

(Écriture présentée sous le n° 168 dans l'Écriture Lente)

Traits couvrants, dent de requin sur le troisième jambage du m *de « mes » et sur le* s *de « salutations ». Jointoiements, boucles, arrêts.*

6

les signes libres

accentuation, ponctuation, barres de t
les initiales, les finales

La liberté relative laissée dans l'activité scriptrice à l'accentuation, à la ponctuation, aux barres de *t*, rend ces signes intéressants à observer pour le graphologue.

Les signes libres peuvent en effet confirmer le sens général d'un graphisme, le renforcer ou le pondérer, jouer divers rôles compensatoires.

1. L'accentuation et la ponctuation

Couramment groupées dans une même observation, l'accentuation et la ponctuation diffèrent cependant dans leurs finalités. L'accentuation précise, elle complète (le point du *i* ou du *j* si celui-ci a été enseigné), elle qualifie la lettre (l'accent grave ou aigu). La ponctuation, par les séparations adéquates qu'elle marque entre les différents éléments d'une phrase, contribue à lui donner son sens ; elle accompagne le déroulement de la pensée et demande au scripteur davantage de réflexion que l'accentuation qui, surtout chez ceux qui ont l'habitude d'écrire, devient presque un acte réflexe. La ponctuation souffre peu d'omissions, un texte sans accentuation peut être compris, tandis que la signification d'un texte sans ponctuation ou mal ponctué est perdue ou déformée.

La zone de la ponctuation se situe au niveau de la zone médiane, celle de l'accentuation est plus large : les points sur les *i*, les accents seront donc plus libres.

Les signes libres seront étudiés selon trois axes d'observation :
- le respect des règles d'accentuation et les interférences avec la continuité,
- les zones de l'espace graphique où seront situés les signes,
- les grands genres de Crépieux-Jamin dont ils participent.

En ce qui concerne la ponctuation, le premier axe n'est pas adapté car ses règles relèvent avant tout de la compréhension même du texte et on ne peut, en outre, déterminer à quel moment ses signes ont été posés. Le deuxième axe se réduit aux zones droite et gauche. C'est le troisième axe qui prêtera le plus à interprétation.

a) Le respect des règles d'accentuation. Les interférences avec la Continuité. L'observation par le graphologue du respect ou du non respect de ces règles est aisée et l'interprétation s'en fait au premier degré. Les graphismes accentués de façon complète et précise témoignent d'un respect des règles et d'un souci d'ordre, de rigueur, de précision. La réciproque n'est pas absolue cependant : si elle est vraie en ce qui concerne les scripteurs qui négligent tout à fait leur accentuation, des nuances sont à apporter pour les autres. L'expérience montre en effet que certains sujets dont la rigueur et la précision ont pu être vérifiées ne posent pas une accentuation complète et parfaitement située par rapport à la lettre.

Le texte doit rester clair et l'essentiel réside dans le milieu graphique. Un graphisme structuré dont les mots et les lettres ont un contour bien net offre de bonnes garanties de rigueur (et cela même pour des métiers exigeants à ce niveau). Une accentuation très précise apporte, en revanche, des éléments de compensation à un graphisme moyennement structuré.

Il est certain que c'est en face d'écritures encore proches du modèle scolaire, appliquées, peu rapides ou à dominante de forme, que la tolérance du graphologue devra se réduire.

Certaines omissions sont plus conséquentes que d'autres : le *i* par exemple, nécessite son point ; sans lui, il peut être confondu avec d'autres lettres et surtout avec des parties d'autres lettres. Le *j* n'encourt pas le même risque et certains accents peuvent être omis sans créer de graves confusions.

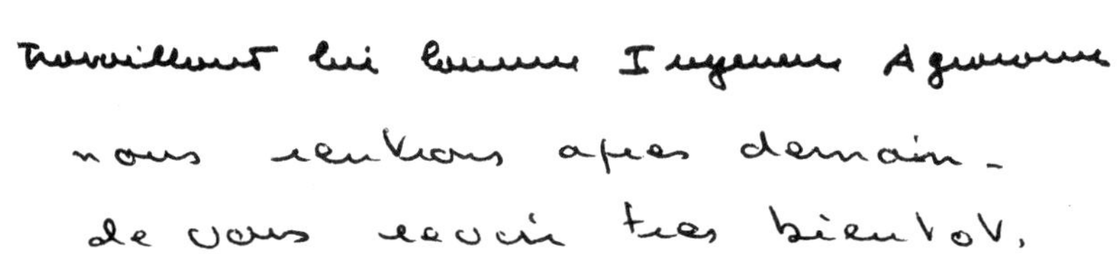

147

Les deux écritures ont à première vue des points communs mais le condensé général de celle du haut (liaison, proportions et espaces ramassés) offre des compensations que la liaison presque trouée, les grands blancs et le manque de poids sur la ligne de base de celle du bas, ne peuvent assurer.
Réussite professionnelle très supérieure pour la première écriture.

Lorsqu'à l'inverse, des signes de raideur ou d'inhibition marquées s'ajoutent à une accentuation très formaliste, les interprétations iront vers le perfectionisme, le scrupule anxieux, tâtillon, même un peu maniaque.

L'excès de ponctuation serait à noter. Certains scripteurs abusent par exemple, de points d'exclamation ou de points de suspension : les premiers ont généralement un tempérament un peu exalté, les seconds peuvent avoir des difficultés à se prononcer, à décider. Un excès de guillemets, de parenthèses, proviennent d'un souci d'être exact et bien compris, ainsi que d'un esprit un peu inquiet.

Si on ne peut, en présence d'un texte écrit, savoir à quel moment ont été mis les signes de ponctuation, on peut, pour l'accentuation, faire des hypothèses par déductions. Les interférences avec la Continuité apparaissent.

Le souci de parachever immédiatement la lettre qu'on vient d'écrire peut dicter un degré ou un mode de liaison (groupement, reprises). Par ailleurs un degré de liaison peut prévaloir, le type d'accentuation en découlant alors : une écriture très liée s'accompagne d'une accentuation bloquée et, logiquement, l'écriture juxtaposée d'une accentuation littérale[1].

Avec l'écriture groupée se pose l'alternative et, même si on peut supposer une accentuation groupée lorsque la césure s'opère juste après une lettre appelant un point ou un accent, on ne peut l'affirmer que lorsqu'une combinaison reprend un signe libre pour l'incorporer au groupement suivant.

L'intérêt de l'observation d'un choix de mode d'accentuation est réel car les types d'attention, les rythmes de pensée et d'action, les processus intellectuels, diffèrent selon les cas. L'accentuation littérale favorise l'analyse ; elle peut aussi contribuer à la réassurance d'un esprit inquiet si le milieu graphique le confirme. L'accentuation bloquée émane peut-être d'un sujet plus synthétique et plus concentré dans son attention et, si le retour en arrière est promptement effectué, il est l'occasion d'une vérification globale efficace : l'instant perdu dans ce geste régressif se rattrapant dans le fait que plusieurs signes sont posés à la fois.

Il y a une intelligence de l'accentuation par rapport à la longueur du mot comme il y a une intelligence des coupures dans le mot. Une bonne adaptation générale est confirmée par des variations dans les modes d'accentuation, pour autant qu'une homogénéité s'en dégage, contribuant à une accélération économique vers la droite. Elles traduisent alors une logique souple, des approches et des méthodes diversifiées.

De nombreuses combinaisons prennent naissance dans les signes libres : si elles sont réussies, originales mais sobres, elles traduisent des facultés inventives et associatives. Une monotonie peut cependant s'installer ou, au contraire, une recherche plus ou moins affectée.

b) Les zones de l'espace graphique où se situent les signes. – Le champ offert à l'accentuation est large et on peut voir, sans que le graphisme sorte de la norme, des points d'*i* ou des accents placés à parfois trois, quatre ou cinq fois la hauteur de la lettre qu'ils accompagnent. On trouve cela fréquemment avec

1. L'accentuation est dite littérale lorsque le signe libre est posé immédiatement après l'inscription de la lettre. Elle est dite syllabique ou groupée lorsqu'elle est effectuée après un groupe de lettres et bloquée ou globale lorsqu'elle est distribuée une fois le mot écrit [51].

des écritures petites, sobres, précises, que cette expansion détend, probablement, après la concentration, permettant de décompenser sans nuire à la lisibilité recherchée, à la rigueur.

S'il s'agit au contraire d'écritures lâchées, le manque de contrôle se confirme.

Les zones que viennent occuper les signes libres prennent leur sens selon le symbolisme de l'espace[2]. Les points, accents, apostrophes, pourront accentuer encore vers la zone du haut un graphisme déjà prolongé ou donner à une écriture basse cette dimension qui lui manquait, vers le rêve, l'ardeur, les aspirations, les sentiments élevés ou délicats, l'insatisfaction, selon les espèces dont ils participent.

S'ils sont placés bas, ils tempèrent et apportent du réalisme ; un poids, une inhibition, une tendance dépressive, s'ils sont lourds. S'ils pénètrent la zone médiane ou sont dirigés vers le bas, on peut penser à des tendances autodépréciatrices.

La zone de droite confirme la progressivité et la rapidité d'une écriture, les points et accents situés en avant de la lettre en sont des indices sûrs et parfois même uniques dans les écritures contrôlées.

La zone de gauche donne une retenue, un retour à l'expérience, une vérification et aussi une difficulté à faire confiance, à s'ouvrir.

La ponctuation pourra, elle aussi, être observée dans son emplacement, voire son déplacement vers la droite ou vers la gauche. Elle quitte rarement la hauteur de la ligne : on rencontre cependant des points ou des virgules qui semblent obéir à une attirance vers le bas, pouvant confirmer un pessimisme.

Les écritures surchargées en points[3], avant ou après le mot ou dans le corps du mot, traduisent une hésitation, de l'anxiété. Ils alourdissent et retardent le mouvement cursif vers la droite.

Toutes sortes d'interactions se font entre le graphisme et les signes libres mais aussi entre les signes libres eux-mêmes : les points peuvent être hauts et les accents bas, ou l'inverse (on parle alors de réaction contre le pessimisme). Le graphologue est parfois surpris de la vie de ces gestes graphiques détachés de la zone médiane et de la ligne de la réalité, moins socialisés que le reste de l'écriture. L'intensité des sentiments intériorisés, l'agressivité que l'éducation apprend à refouler, s'y traduisent particulièrement bien, de même parfois que l'anxiété, l'inhibition, que peuvent masquer certaines formes choisies, esthétiques, aisées dans leur dessin.

Une accentuation et une ponctuation fermement distribuées, avec précision, mais sans raideur, valorisent toujours un graphisme.

Un désordre léger peut traduire une diversité d'intérêts et de réactions ; s'il est excessif, il signale un manque de maîtrise de soi, ou même un manque d'équilibre émotionnel (dans un contexte graphique permettant cette interprétation).

2. Se reporter à l'appendice 1.
3. Écriture ponctuée inutilement : espèce de Crépieux-Jamin (continuité).

c) Les grands genres de Crépieux-Jamin dont participent les signes libres. – Avec cet axe qui concerne et l'accentuation et la ponctuation, on aborde la plupart des genres. Les signes libres sont, en effet, grands ou petits, courbes ou droits, rapides ou plus lents, appuyés ou légers, acérés, massués, fermes ou mous, tout cela étant ou non, en homogénéité avec le graphisme.

Une ponctuation posée peut tempérer, par le déroulement de la pensée qu'elle jalonne, une vivacité de caractère et de réaction, des grandes virgules verticales donner des repères qui manqueraient à une écriture incertaine. La virgule se prête au renforcement de la pression et à l'allongement vers le bas, la parenthèse et l'apostrophe peuvent également être l'occasion d'affirmation verticale. Les virgules, prenant appui sur la ligne, peuvent décharger une tension qui se contenait, une rancune ; il n'est pas rare que les virgules soient acérées vers la gauche et elles sont parfois chez les jeunes – les filles en particulier – les seuls signes d'agressivité d'une écriture acquise.

Le point de ponctuation peut s'étaler en tiret, se transformer en fin de non-recevoir, en mise à l'écart ; cet espace supplémentaire obturé ayant quelque analogie avec l'étalement secondaire. Les tirets sont appelés parfois « traits du procureur ».

Le point du *i* se prête également à un étirement vers une zone ou une autre du champ et à des formes à base d'angles ou de ronds. Les angles – accents en oiseaux – sont donnés pour signe d'inquiétude : ils hésitent, dans cette zone du haut, sur la direction à prendre et ne sont ni définitifs comme le point net, ni pleins comme le point en rond.

Ce dernier relève, sur un mode enfantin, des écritures à la mode et des écritures jointoyées, régressives ou dessinées. Le point en rond a pu rester une habitude chez des professionnels des arts graphiques.

2. Les barres de T

Le fait que le t soit formé de deux éléments multiplie les possibilités de transformation par rapport au modèle et les suscite. L'enfant lui-même trouve vite ses propres formules.

On attribue au croisement de ces deux éléments les représentations de l'affirmation et de la réalisation, s'il y a là analogiquement matière à interprétation, l'observation de la fermeté d'ensemble ne peut être négligée. les diffrents *t* dont nous donnons ci-dessous quelques exemples sont à voir en fonction du trait (texture, tension, appui, bords) de la forme et de la dimension, de l'arrivée sur la ligne, des zones de l'espace où évolue leur barre. Ils émanent souvent d'une espèce à laquelle on les rattachera : acérée, massuée, à grands mouvements, inhibée. Ils peuvent en constituer une comme l'écriture en coup de fouet et donnent parfois à un ensemble un faciès si marqué qu'on lui attribue fonction de geste type [52].

L'écriture en coup de fouet est faite d'un geste s'arc-boutant à gauche pour s'élancer à droite dans un mouvement de détente, la barre du *t* s'y prêtant particulièrement. Elle est une manifestation d'impulsivité, d'impatience, d'opposition qui peut aller jusqu'à la colère ou l'agressivité, le refus, l'indiscipline, les rebuffades, dans un milieu graphique très inharmonieux.

PLANCHE 1. – LES BARRES DE T

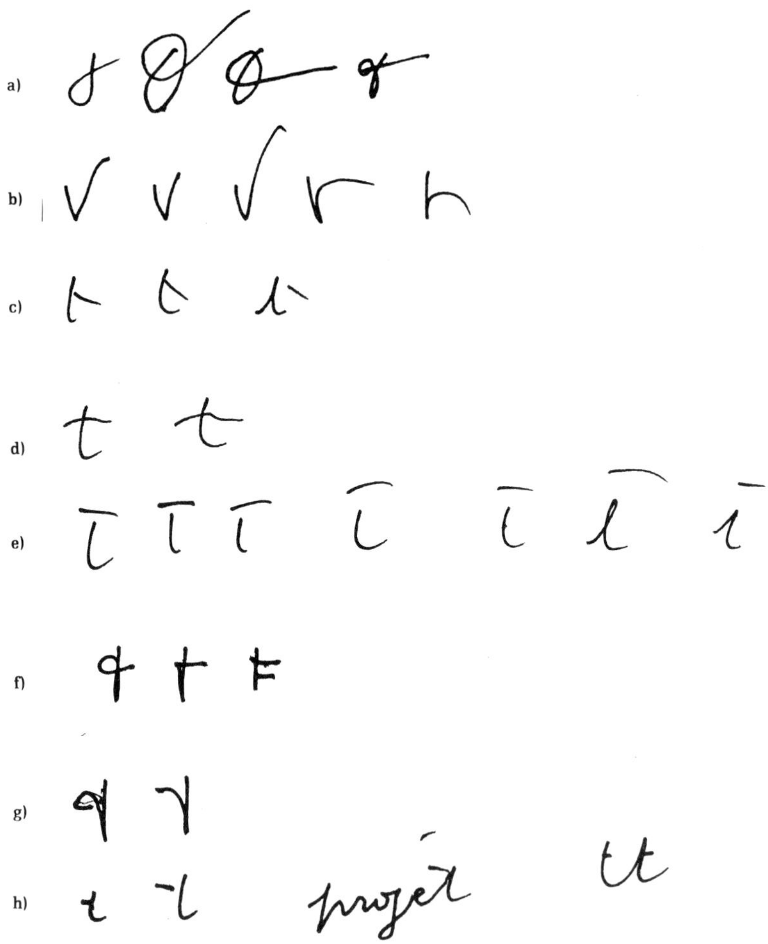

PLANCHE 1 : les barres de t

– Le *t* en lasso est fait d'un geste habile, enveloppant, régressif. Selon sa forme, sa fermeté, sa spontanéité, il peut être captation, ténacité, créativité (a) ;

– le *t* en *v* : rejet, insatisfaction, amertume, revendication et révolte s'il est offensif ; dans un contexte mou, laisser-aller abandon. Les cibles sont différentes selon la direction dans l'espace et la force sous-jacente (b) ;

– lorsque la barre tombe : impuissance, obstination, dénigrement de soi, selon la tension et la force, la direction, le trait acéré ou non (c) ;

– la barre sinueuse traduit l'indécision ou la séduction (d) ;

– placée au-dessus de la hampe la barre participe de la zone symbolique du haut, elle peut être surélévation : indépendance, domination. Dans un contexte léger, peu structuré, on la dit velléitaire. Très longue, elle perd de sa force (e) ;

– fermement barré en bas ou barré deux fois, le *t* émane d'un scripteur tenace, obstiné, impérieux (f) ;

– certaines barres repartent vers la gauche dans un geste régressif : peu de confiance et d'esprit de coopération (g) ;

– le *t* dont la barre est en arrière de la hampe ou ne vient pas la croiser témoigne d'une grande prudence ou d'inhibition (on peut trouver une accentuation en avant de la lettre avec une barre de *t* en arrière : plus d'élan dans le projet que dans la réalisation). Le double *t* barré en deux fois est signe de scrupule et aussi d'inhibition (h).

Pour les barres de *t* des gauchers, on peut se reporter au chapitre 4 (2e partie).

3. Les traits initiaux Les finales

Les traits initiaux et les finales sont également à rattacher aux espèces dont ils participent et, comme le *t*, peuvent fonder une espèce ou y tenir le rôle principal (écritures suspendues, gladiolées, grossissantes, ornées, compliquées). Ils peuvent aussi jouer sur les proportions d'ensemble, confirmer ou modérer une forme anguleuse, arrondie, calligraphiée (les petites attaques scolaires en début de lettre).

Par leur emplacement dans le mot, les initiales sont davantage liées à l'attitude du sujet face aux références du passé, à ce que représente pour lui sa marge de gauche, les finales se rapportant aux situations extérieures.

Nous donnons ci-après quelques initiales et finales, sans prétendre, de même que pour le *t*, être exhaustifs. Ce qui est dit pour les initiales vaut pour les majuscules, compte tenu du fait que celles-ci en amplifient le sens.

PLANCHE 2 : les traits initiaux (ou attaques, ou initiales)

– Les attaques en courbe, plus ou moins prononcées, adroites, compliquées, sont des appels à l'attention, aux sentiments (on les nomment quêtes affectives), de l'amabilité – voire de l'obséquiosité si le contexte favorise cette interprétation –, de l'enjouement ou un besoin de démonstration extérieure dans un graphisme ample, mouvementé.

Le *c* se prête à l'enroulement ; en « coquille », on le dit narcissisme ou coquetterie ; il se rencontre parfois dans des petites écritures sobres, seul signe parfois de regard sur soi (a) ;

– amabilité commerciale (b) ;

– la virgule vive, acérée, fait suspecter la courbe de l'attaque (c) ;

– contradiction entre l'attaque du *c* (en coquille) et l'attaque des autres lettres (directe), l'accentuation sur soi, les finales courtes (d) ;

– si l'attaque est petite, proportionnée, ferme et souple : appui sur l'expérience (e) ;

– si l'attaque est très longue : « cordon ombilical » (f) ;

– l'attaque raide confirme l'esprit de contradiction, les *a priori*, la tendance à ergoter (g) ;

– dans un graphisme très prudent, plus ou moins inhibé : étais, vérifications et dans un graphisme très appliqué : survivance calligraphique (h) ;

– l'attaque directe ferme (partant de la zone médiane ou de celle du haut) est une simplification, un signe de rapidité et montre un esprit de décision (i) ;

– le départ en boucle : rêve, fantasme (assez fréquent à la pré-adolescence) (j) ;

– départ en miroir : on se regarde (k) ;

– initiales partant d'en-dessous de la ligne : réflexion, enracinement, cheminement, à partir de bases connues et sûres ; exagérées : bizarrerie (l).

Les finales sont des parties de lettres qui méritent l'attention du graphologue, le contrôle du scripteur est souvent plus relâché en fin de mot qu'en début. Elles ont un rôle important puisqu'elles préparent la liaison avec le mot suivant.

Un graphisme aux finales fermes, progressives dans leur geste, ouvertes vers le mot qui suit, recherche un suivi dans l'action, dans la relation et témoigne en outre d'un effort poursuivi jusqu'à l'objectif, d'une œuvre bien finie. S'il est dans la ligne d'une écriture très rapide, simplifiée, de sacrifier un peu ses finales, il convient cependant, surtout dans certains contextes, de penser à une hâte, un laisser-aller, un peu de mépris pour autrui. Dans les écritures encore proches de la calligraphie on est en droit d'attendre des finales bien exécutées.

La finale en courbe souple et ouverte dit la réceptivité, l'accueil.

PLANCHE 2. – LES TRAITS INITIAUX
(ou attaques, ou initiales)

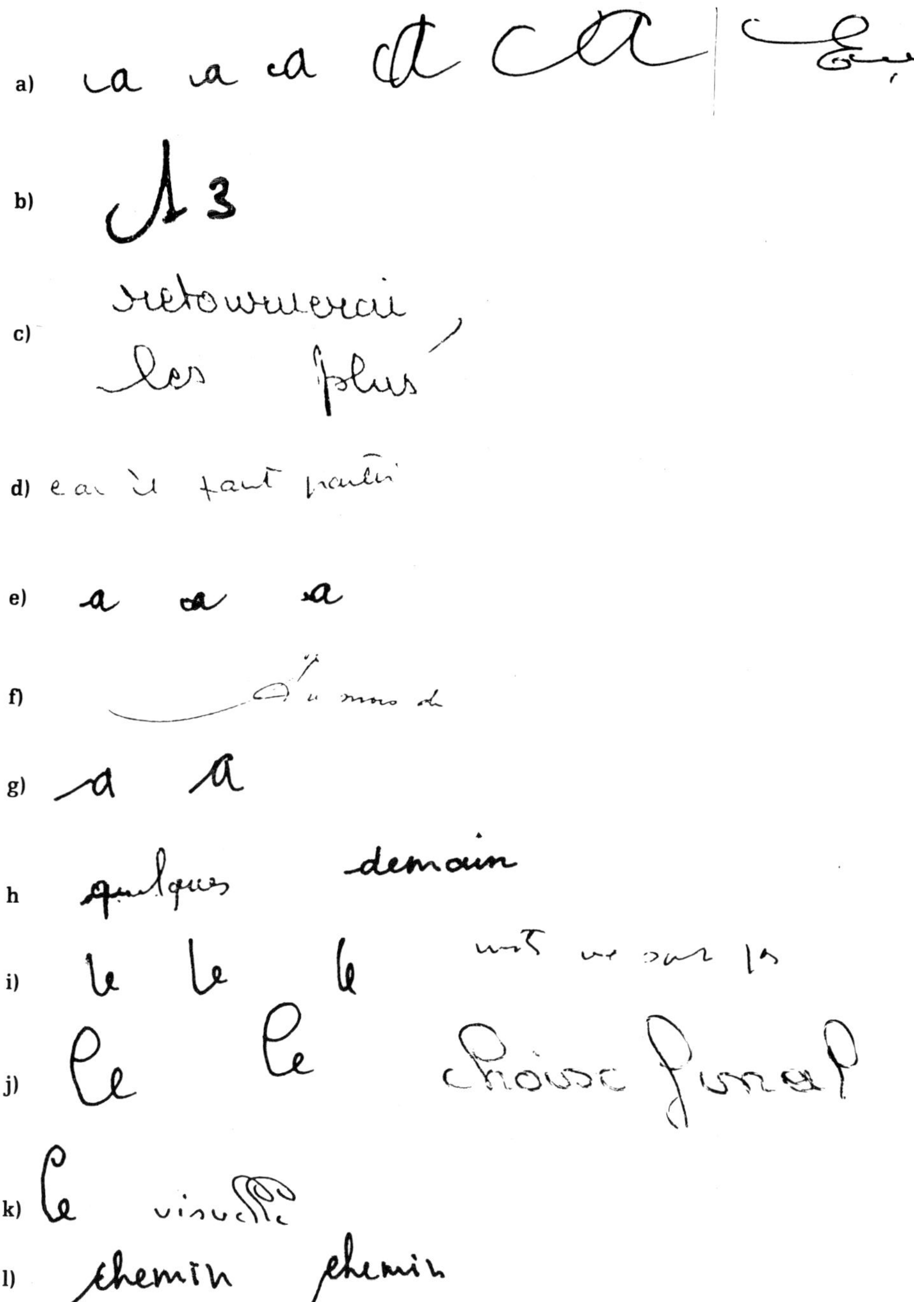

PLANCHE 3. – LES FINALES

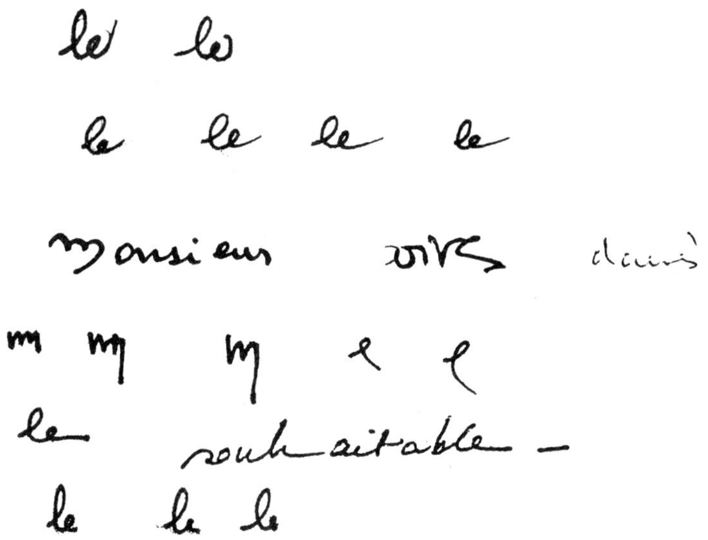

a) b) c) d) e) f)

PLANCHE 3 : les finales

– si la finale remonte au-dessus de la lettre en amorçant un geste sinistrogyre, on peut penser à de la méfiance, de la possessivité (a) ;

– si elle est vive, dirigée vers la droite (centrifuge) : réactivité (b) ;

– la finale peut se recourber vers la gauche, par-dessous (centripète), en angle ou en courbe de façon plus ou moins marquée : retrait, refus, égoïsme, accaparement. Les *m, n, s* s'y prêtent particulièrement.

Ce genre de finales émanent d'un geste régressif.

Cependant si l'écriture est spontanée, progressive, on peut interpréter les *s* finaux régressifs comme des retenues dans un flux un peu hâtif (on parle de crochets du nerveux) (c) ;

– certaines finales accentuent leur geste vers le bas. Selon la force, la tension du trait ou son absence de tension, on pensera à un esprit de décision, une affirmation facilement péremptoire ou à de l'abandon, du découragement (d) ;

– la finale peut aussi se prolonger, s'étirer vers la droite, oblitérant ainsi l'espace inter-lettres : c'est en quelque sorte un tiret et une distance est prise pour, selon les contextes, éloigner autrui, agir en ses lieu et place, lui imposer une fin de non-recevoir, le charger de ce qu'on refuse en soi (e) ;

– elle peut au contraire être courte, accentuant la retenue générale, la signalant parfois par ce seul signe. La prévalence est donnée à la zone de gauche sur la zone de droite et avec elle à la discrétion, la timidité, la prudence ou l'inhibition.

Elle peut être très courte, suspendue (f).

Les finales peuvent aussi être inégales au regard de toutes ces particularités, soit de façon nuancée et reflétant simplement la vie, soit de façon excessive, donnant alors des attitudes variables ou même à surprises.

Tous les modes des signes libres, des *t*, des initiales et des finales doivent se répéter avec constance dans un graphisme pour être valablement interprétés.

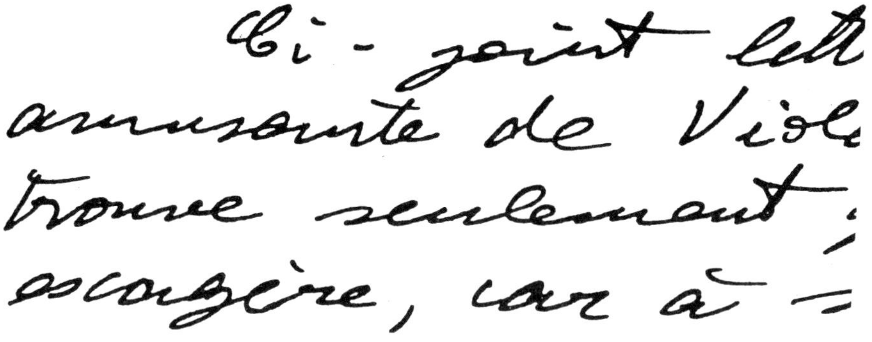

148

femme 40 ans

Grande écriture anguleuse, inclinée, appuyée, lancée, acérée, nette, avec des jointoiements, des reprises, des pochages, des t *en coup de fouet, de grands accents. Le contexte pulsionnel est difficile à maîtriser. Des réactions vives et partiales sont à prévoir.*

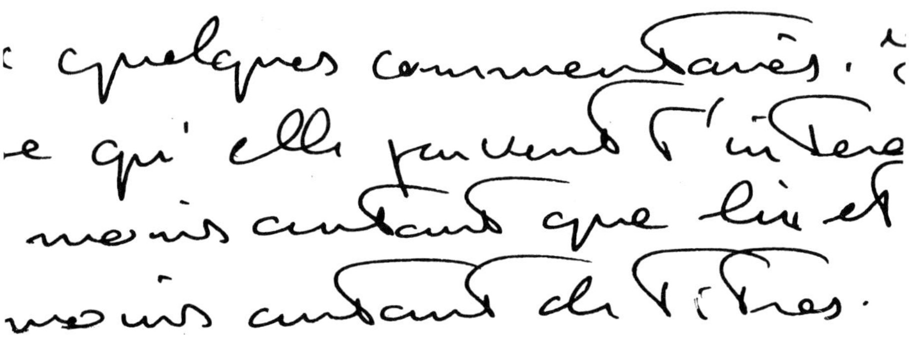

149

homme 54 ans

Ce serait, en revanche, une erreur de voir dans ces t, *geste-type qui participe du coup de fouet et du lasso, une manifestation d'agressivité : il n'y a pas suffisamment de tension dans le tracé, la texture du trait n'est pas assez serrée. Il s'agit d'une sorte d'idéalisme un peu utopique, celui d'un homme sensible, imaginatif, « jeune », presqu'un peu naïf qui souhaite entraîner par ses idées poétiques et humanitaires et dont le caractère inégal est réagissant. L'écriture a des rondeurs, des crénelages, des gonflements, une ligne pas très tenue. Les finales sont inégales, il y a des redressements, des angles, des arrêts, des accents en oiseaux.*

7

la direction

Le genre DIRECTION traite de :
- l'inclinaison des lettres,
- la direction générale du tracé.

La direction des lignes figure au chapitre de l'Espace : les lignes sont étudiées en fonction de leur disposition dans le champ graphique et du rôle qu'elles y jouent.

L'inclinaison des lettres se définit par l'angle que fait l'axe vertical de l'écriture avec la ligne de base. Cet angle se mesure, avec un rapporteur, de façon d'autant plus aisée et plus précise que le graphisme présente d'assez grands prolongements vers le haut et vers le bas. On peut, pour faciliter l'évaluation de cet angle, prolonger sur une portion de ligne les parties verticales du tracé (les bâtons droits) [53].

Une écriture est dite verticale lorsque l'angle ainsi formé est de 90°, renversée lorsque l'angle est supérieur à cette mesure, inclinée lorsqu'il est inférieur.

Les écritures : VERTICALE, RENVERSÉE et INCLINÉE représentent les trois principaux degrés d'inclinaison, nous les étudierons successivement ; nous verrons ensuite les inégalités de direction avec les écritures INÉGALE et TRÈS INÉGALE de DIRECTION, cette dernière espèce donnant lieu aux écritures TIRAILLÉE et à CHANGEMENTS de TRAIN.

Un même scripteur peut faire sensiblement varier la direction de ses lettres selon la nature de son écrit, son destinataire, le temps qu'il y consacre et même, au cours d'un document assez long, selon sa fatigabilité, sa propre discipline par rapport à la lisibilité, ses réactions affectives qui peuvent évoluer en fonction et au cours de cette communication écrite.

C'est pourquoi il conviendra de consulter plusieurs documents avant de tirer des conclusions conséquentes sur un degré d'inclinaison.

C'est pourquoi aussi l'inclinaison est une caractéristique du graphisme qu'on peut facilement changer, ce qui laisse à penser au profane qu'il est aisé de contrefaire son écriture.

L'inclinaison des lettres ne constitue pas un genre majeur, sauf s'il s'agit d'un degré très accentué ou très peu en accord avec le reste de l'écriture. Dans la plupart des cas l'inclinaison accompagne l'écriture, permettant d'en confirmer le sens général, ou même de le renforcer.

Les modes ont changé et elles changent[1], bien que l'écriture perde à notre époque de sa notion sociale quant à l'esthétique, aux préséances. La proportion d'écritures inclinées est beaucoup plus faible qu'autrefois, ne se trouvant plus représentée à l'heure actuelle qu'aux environs de 25 %[2]. La verticalité domine. Quand elle est peu accentuée, cette direction est la plus neutre, la plus naturelle, et semble en rapport avec la fonction de communication qui est celle de notre époque.

On peut penser, à ce propos, qu'il conviendrait plutôt de parler d'un mode d'être que d'une mode d'écriture, à propos de ces graphismes à grandes zones médianes prédominantes et arrondies, dont on dit couramment que ce sont des écritures à la mode. En effet, ne serait-ce pas davantage la recherche d'épanouissement affectif personnel qu'elles reflètent qui constitue le phénomène psychologique et social à la mode ?

L'enseignement varie, également, quant à l'inclinaison : elle est, à l'heure actuelle, préconisée le plus fréquemment verticale et n'est, en tous cas, jamais préconisée renversée. L'enfant élargit vite les impératifs du modèle, son degré d'inclinaison, s'il est marqué, sera donc signifiant.

1. *L'inclinaison des lettres*

VERTICALE

L'écriture VERTICALE est celle qui ne s'incline ni à droite ni à gauche, elle forme avec la ligne de base un angle de 90°.

Une écriture parfaitement et constamment verticale se rencontre rarement, à moins d'être très surveillée, proche alors du statisme ou de la rigidité.

Puisque ce degré d'inclinaison est à l'heure actuelle majoritaire, il convient de minorer les significations classiques qu'on lui attribue en n'en réservant le sens fort qu'aux écritures, non seulement particulièrement verticales, mais encore marquées par une convergence d'autres signes graphiques prêtant aux mêmes interprétations.

Le sens général donné à la verticalité est celui d'un contrôle, d'une réserve, d'une indépendance, d'une recherche de neutralité et de la prévalence de la

1. Klages [23] donne déjà des explications à ces faits par rapport à son temps.
2. Statistique consignée chez les auteurs.

raison sur les affects, tous éléments pouvant favoriser l'objectivité si le milieu graphique le confirme[3].

Au regard du symbolisme de l'espace, le scripteur dont l'écriture est verticale prend une position circonscrite et un peu retenue tant par rapport à la zone de droite qui attire, pour une raison ou pour une autre, celui dont l'écriture est inclinée, que par rapport à la zone de gauche que choisit le scripteur à écriture renversée en évitant la zone de droite.

Lorsque les lettres s'inscrivent en ne dépassant guère que de 10°, en plus ou en moins, la position à 90°, la direction est peu signifiante.

Pour évaluer avec justesse le sens d'indépendance, de contrôle, de rigueur, de l'écriture verticale, il convient de voir si le graphisme reste suffisamment souple et aisé, si son mouvement n'est pas contraint. Les proportions entre les dimensions verticales et horizontales et entre les trois zones de l'écriture, sont à observer. Il est sûr que plus l'écriture sera étrécie, plus l'ampleur de ses courbes, dans le corps des mots mais aussi dans les boucles extérieures sera

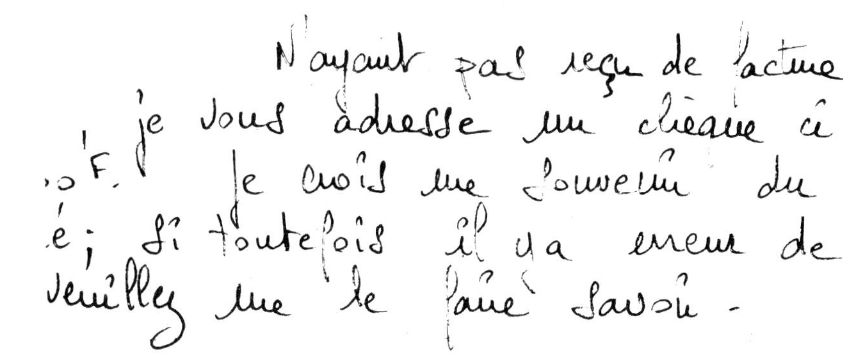

150

femme 38 ans

Écriture tracée à l'encre bleue avec un appui inégal, assez grande en zone médiane. Certaines formes courbes sont assez souples, d'autres le sont moins. La dimension horizontale est tantôt étrécie, tantôt plus étalée, les hampes sont hautes. L'écriture est vivante mais pas très libre, son mouvement est vibrant et un peu retenu.

La verticalité, moyenne, maîtrise ici par amour propre (surélévations du j *et du* s*) et par vulnérabilité (inégalités de dimension et de pression) l'expansion affective et la mise en avant de soi.*

La marge de droite est très grande et accentue les effets de la verticalité. Les espaces importants et inégaux fondent, à penser que la scriptrice n'a pas trouvé l'insertion que requiert sa nature exigeante sur tous les plans, rigoureuse, mais sensible.

3. A noter que des études récentes auraient fait apparaître une corrélation significative entre la direction verticale, associée à d'autres composantes, et des performances élevées à une batterie de tests d'intelligence. C. Chardon - P. Gilbert : 4e Congrès de Psychologie du Travail de Langue Française - Montréal 1986.

réduite, plus la retenue sera importante. Un trait très net accentue les effets de la verticalité, l'angularité également, (la rigueur peut devenir intransigeance) ainsi que les arrêts de continuité, les finales très courtes.

La verticalité peut servir de défense, de compensation dans une écriture trop ouverte, trop étalée. Une verticalité un peu raide peut, *a contrario*, être modérée par une ouverture, un étalement, une souplesse de la ligne.

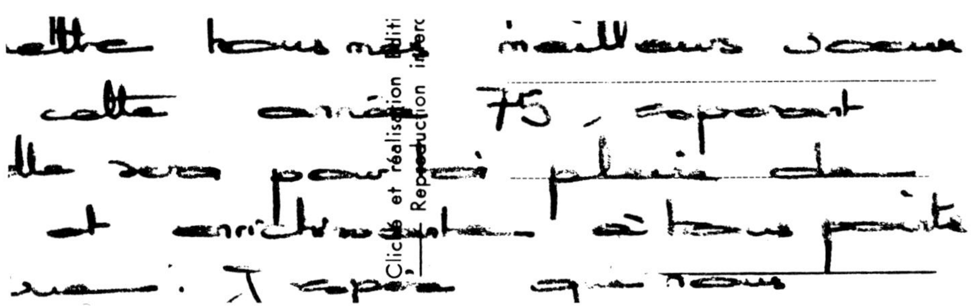

151

étudiante 19 ans

Graphisme beaucoup plus raide dans sa verticalité, statique, contraint, écrasé, étalé si secondairement dans sa liaison et dans ses formes, et en particulier dans ses oves dodus, que cela équivaut à des étrécissements accentués. Le trait est droit et pâteux ce qui est pour Hegar[4] *une combinaison desharmonieuse. Très forte demande affective insatisfaite.*

RENVERSÉE
REDRESSÉE

L'écriture RENVERSÉE est celle qui s'incline vers la gauche en formant avec la ligne de base un angle supérieur à 90°.

Tant que le renversement reste léger, proche de la position verticale, il n'est guère signifiant ; c'est lorsque l'inclinaison s'accentue vers la gauche dans un contexte appréhensif ou réticent que la défense apparaît.

Cette appréhension et cette défense restent à doser. Lorsqu'elles sont mineures et bien maîtrisées, canalisant la progression et le mouvement de l'écriture mais ne les freinant pas ou presque pas, il s'agira d'un contrôle souvent efficient et qui n'altère pas les contacts. On rencontre cette retenue de l'inclinaison dans des écritures fermes et dynamiques émanant de gens à hautes responsabilités professionnelles ou sociales qui trouvent ainsi le moyen de se garder de la part personnelle et subjective de leurs émotions, de leurs convictions, de leurs motivations afin d'en diriger la tension positive vers leurs

4. Voir le chapitre sur le trait.

objectifs. On la rencontre aussi dans des petites écritures sensibles et simples qui traduiront ainsi une réserve, voire un effacement de soi.

L'état adolescent, un peu craintif de l'avenir et du monde extérieur, trouve parfois ce mode de vigilance défensif[5]. Chez l'enfant cela peut être effort, résistance à la facilité.

Pour que l'on puisse parler de difficulté de contact, de méfiance, d'opposition, il faut que le renversement soit accentué et que le contexte graphique soit notoirement réticent ou inhibé. Une écriture trop grande – ou très petite – surélevée, anguleuse, très espacée, très compacte ou encore très inégalement espacée, peut marquer un refus, une opposition s'établissant d'emblée (on a noté que l'écriture n'est jamais enseignée renversée). L'orgueil, la crainte d'une remise en question peuvent faire barrage. Une direction renversée accentue la fermeture des écritures étrécies, annelées, jointoyées ; elle traduit l'obstination avec l'hyperliaison ou un manque de spontanéité si les formes sont en même temps compliquées ou ambiguës.

L'écriture nettement renversée accompagne fréquemment le mouvement cabré, introduisant l'attitude de résistance ou de défi si l'écriture est intense et signalant l'antagonisme entre les impulsions et les barrières qui leur sont opposées. Elle coexiste rarement avec le mouvement contrôlé et avec l'écriture rythmée, à moins qu'il ne s'agisse d'un rythme très personnel, hors des harmonies classiques, reflet de fortes personnalités difficiles en tout cas à intégrer.

On trouve assez fréquemment l'inclinaison renversée accentuée avec la juxtaposition statique et avec un étalement secondaire marqué.

On rencontre couramment des écritures à tendance verticale ou légèrement inclinée vers la droite qui se renversent un peu dans certaines occasions, ou même dans certaines lettres ou certains mots : on dira alors que l'écriture est REDRESSÉE. Il y a là un souci correcteur pour se reprendre en face d'une tâche un peu difficile, d'un effort qui flanche, d'un interlocuteur engendrant une crainte, une réticence, ou auprès duquel un contrôle de soi paraît séant.

On peut rencontrer aussi des écritures qui se redressent au cours d'une existence ou à la suite d'un événement jusqu'à éventuellement une inclinaison vers la gauche assez marquée : une expérience douloureusement ressentie peut en être la cause.

5. La recherche sur les adolescents en classe de Terminale ne donne qu'un pourcentage de 28 % d'écritures renversées ou légèrement renversées pour 52 % d'écritures verticales et 25 % d'inclinées [11].

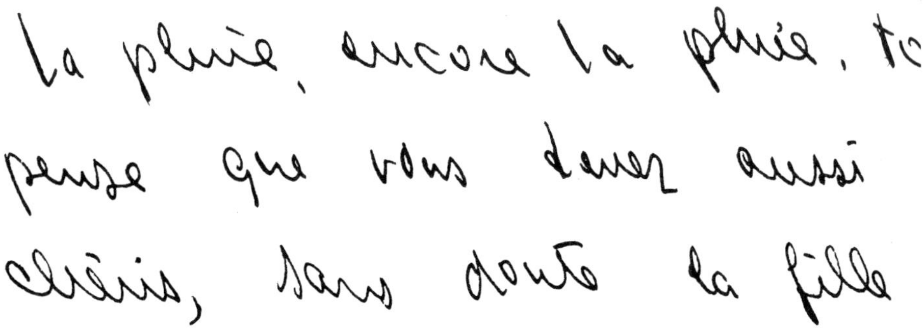

152

homme 40 ans

Écriture très renversée, grande, anguleuse, cabrée, chevauchante en descendant, trait net et un peu acéré, finales courtes, accentuation renforçant le geste descendant, liaison interrompue autour des o *étrécis.*
Opiniâtreté, lutte, caractère exigeant, difficile, qui, malgré l'effort sans cesse renouvelé, retient mal une affectivité intense.
Grande implication dans la vie professionnelle et réussite dans une petite entreprise que le scripteur a su maintenir et faire progresser malgré des circonstances très ardues.

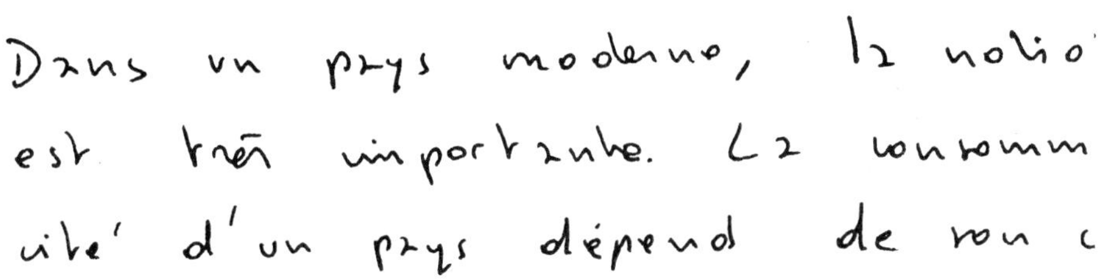

153

fille 15 ans 1/2 première C

Redressements dans une écriture verticale à légèrement renversée ; mélange de script et de cursive, juxtaposition avec quelques groupements, espaces importants, lettres à rebours et parfois suspendues, mouvement vibrant : syndrome graphique typique de certains adolescents sensibles, en attente, désireux d'indépendance pour se protéger. Communication sélective, intériorisation. Bon travail scolaire. De l'indépendance de pensée et de l'intuition donnée par l'ensemble léger, rapide, vivant, où l'air circule de façon relativement libre.

INCLINÉE
TRÈS INCLINÉE

L'écriture est inclinée lorsqu'elle forme avec la ligne de base un angle inférieur à 90°. On la dira légèrement inclinée si cet angle se situe entre 85 et 75°, INCLINÉE entre 75 et 60°, très inclinée entre 60 et 45°, exagérément inclinée en-dessous de 45°.

Une très légère inclinaison ne prête pas plus à interprétation que le très léger renversement, l'un et l'autre mode seront dits axés autour de la verticale. Si de très légère, l'inclinaison vers la droite passe à légère, elle pourra indiquer – si le trait et les formes ne la contredisent pas – une participation un peu plus facile que celle de l'écriture verticale ou renversée, une adhésion un peu plus spontanée parce que plus instinctive. Il ne paraît cependant pas juste d'allier systématiquement inclinaison et sociabilité. Cela se justifiait davantage à une époque où l'écriture étant toujours enseignée inclinée, les écritures verticales et *a fortiori* renversées, se démarquaient par leur indépendance ou par leur refus.

L'écriture inclinée donne davantage une impression de mouvement et de rapidité que les autres degrés d'inclinaison. Une observation organisée et réfléchie en syndrome s'impose cependant. En effet, pour qu'une écriture inclinée soit effectivement allante et rapide il faut que le mouvement qui l'anime l'entraîne réellement et que certains des principaux signes reconnus comme indices de vitesse en activent le déroulement. L'inclinaison peut en soi faciliter une progression naturelle et rapide vers la droite mais, si elle s'effectue en tension et en crispation, l'effet peut être contraire et, si on rencontre souvent une écriture inclinée dans un ensemble dynamique, c'est parce qu'une cause commune à base d'élans, d'impulsions, de passion, engendre des effets graphiques du même ordre.

Plus que de sociabilité, l'écriture TRÈS INCLINÉE témoigne d'un besoin de l'autre et cela avec deux types de mobiles très différents : d'une part le besoin de s'exprimer, d'agir pour ou contre quelqu'un ou quelque chose, d'autre part la dépendance. La tension, la fermeté et la résolution de l'ensemble, ou leurs contraires, démarqueront ceux qui trouvent un mobile d'action dans une émotion, un sentiment, une idéologie de ceux qui se laissent porter par une impression, qui attendent un appui de l'autre et ont besoin de son accord. Les premiers sont des actifs, les seconds des passifs. Les premiers cherchent l'autre comme un terrain d'alliance aussi bien que d'affrontement et trouvent là occasion de se prouver leur pouvoir ou de se décharger, les seconds cherchent un réconfort. Dans les deux cas l'écriture manque de redressement, signe chez les premiers d'attitude passionnelle, d'impulsivité et d'agressivité éventuelles, chez les seconds d'abandon et de dépendance.

On trouve parfois chez les enfants ou chez les adolescents des graphismes du second type, un peu mous, sans tension, au trait trop léger ou trop lourd : ils renseignent sur l'absence de motivations, sur la tendance à abandonner pour s'en remettre à l'autre (aux parents le plus souvent), à démissionner, sur la tendance à la morosité. Les scripteurs à grandes zones médianes inclinées réclament un intérêt et une affection tangiblement manifestés mais, s'ils sont trop passifs, leur demande reste ignorée de ceux qui pourraient y répondre.

Une grande majuscule plus inclinée que le reste du graphisme est à prendre en compte : elle exprime un appel de nature un peu enfantine.

La dépression prend parfois aussi ce profil d'écriture incliné et lourd.

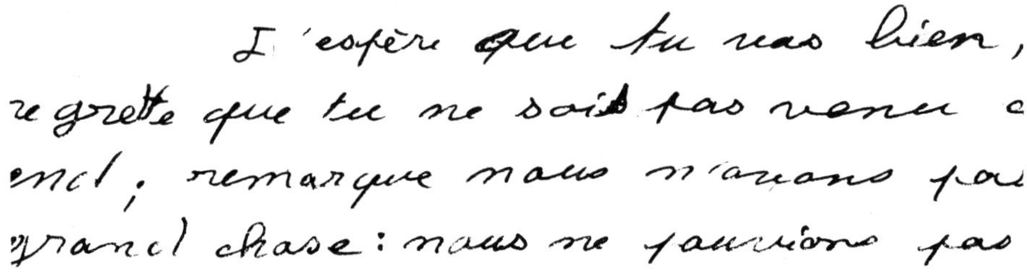

154

garçon 16 ans 1/2
fin de classe de 3e
difficultés scolaires

Inclinaison de dépendance ici qui renforce le manque de force et d'ardeur d'un trait léger, bleu, très inégal, retouché, d'une forme un peu molle et distendue avec des lettres dissociées, des jambages courts happés vers la gauche (voir le J*). Cependant l'écriture claire avec quelques appuis verticaux, la bonne mise en page, la signature bien placée, qui n'ont pu être reproduites ici, permettent d'espérer quant à l'évolution de cet adolescent.*

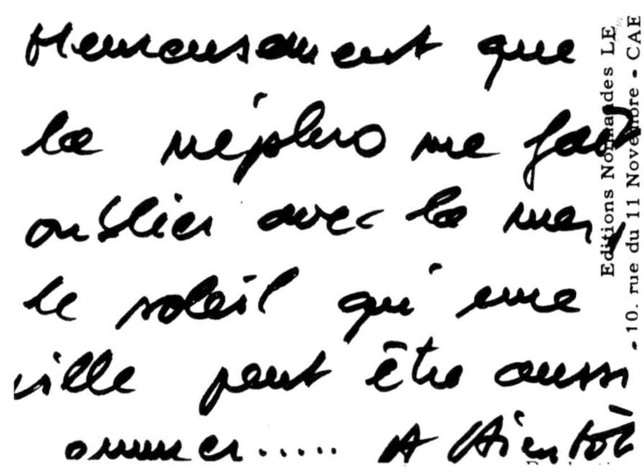

155

homme 25 ans

La zone médiane grande s'incline tantôt largement, tantôt se replie dans les redressements, les télescopages, les resserrements de certaines lettres (le m *en particulier). Le trait, un peu lourd, ne trouve pas son flux : le mouvement cursif s'étouffe un peu.*

Beaucoup de sens humain, de possibilités d'empathie mais en revanche une dépendance affective, une difficulté de choix. La déception, le découragement, sont latents, avec des passages de dépression.

On peut revoir l'écriture n° 148 ou, avec l'espèce anguleuse, l'écriture de Coco Chanel, n° 66. La direction régulièrement inclinée, la liaison, la fermeté de l'ensemble, expriment la force et la passion orientées vers l'action. L'écriture est dynamique, résolue, le rythme est fort.

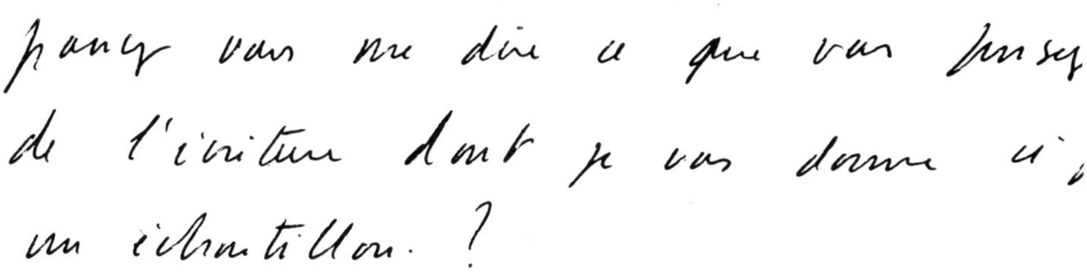

156

homme 50 ans

Écriture inclinée. La participation est cependant très sélective en raison des étrécissements et des grands intervalles entre les mots, du trait net, des finales inégales mais le plus souvent courtes, de la très grande marge à droite (on retrouvera l'écriture sur la planche 5).
Sensibilité. Discernement. Intuition.

INÉGALITÉS DE DIRECTION
TIRAILLÉE
A CHANGEMENTS DE TRAIN

Le rythme s'inscrit bien dans les légères inégalités de direction, dans ces petites alternances autour d'un axe, qu'il soit légèrement incliné ou incliné sans excès, ou plutôt vertical.

Elles traduisent la sensibilité affective et intellectuelle, la vie, l'adaptation à ce qui se présente : êtres, choses ou événements. Une écriture à direction fixe manque de vie, de liberté, d'expression de soi[6].

C'est lorsque les inégalités s'accentuent trop qu'elles traduisent l'hésitation. Si le trait est trop léger et les lettres insuffisamment formées, trop inégales dans leurs dimensions verticale et horizontale, les choix, les initiatives, l'engagement, sont difficiles. Si le trait est plus fort mais tendu avec un ensemble apparemment plus structuré, le scripteur se sent appelé à agir malgré tout et risque de prendre des décisions plus ou moins abruptes, les maladresses ; le comportement général peut s'en trouver un peu déconcertant pour l'entourage.

---

6. On pourra la dire RIGIDE si elle s'inscrit en outre sur une ligne elle-même très rectiligne et s'il n'y a pratiquement aucun signe qui annonce un peu de souplesse (dans la dimension, la pression, les formes).

Cela n'étonne pas à l'adolescence, ni dans les débuts d'une vie professionnelle qui ouvre tout un champ nouveau de questions, mais il est souhaitable que les inégalités ne soient pas trop marquées et qu'elles se réduisent assez vite.

Si tel n'est pas le cas, l'adaptation n'est pas évidente et la prise de responsabilités, dans un cadre personnel ou professionnel, ne s'effectue pas aisément.

Un degré au-dessus dans les inégalités d'inclinaison produit l'écriture que le graphologue Jean-Charles Gille-Maisani nomme TIRAILLÉE [54]. L'inclinaison y est très irrégulière – voire discordante – et les changements de direction surviennent de façon extrêmement rapprochée dans le même mot – parfois dans la même lettre –[7]. Il y a alors conflit interne que le reste de l'écriture contribue à cerner quant à ses formes d'expression et à son fond, inconfort et insatisfaction fortement ressentis, énergie probablement mal régulée, organisation de la pensée et de l'action susceptible d'inconséquences.

Une autre espèce comportant des changements de direction importants est l'écriture A CHANGEMENTS DE TRAIN. Les irrégularités s'y présentent par groupes de mots, par phrases, parfois par pages.

L'œil du lecteur remarque, dans l'écriture à changements de train, les différences d'inclinaison mais, en fait, on y trouve souvent en plus d'autres irrégularités[8] et la conduite générale du tracé s'effectue avec de nettes variations. C'est alors que se posera la question de la fiabilité du sujet, du suivi et de la logique de son comportement.

Lorsque les variabilités ne portent que sur l'inclinaison, le diagnostic est moins sévère. On rencontre ces écritures chez des sujets qui ont peu l'habitude d'écrire, chez certains adolescents un peu instables dans leur projet. L'homogénéité n'est généralement pas rompue.

Deux particularités sont à signaler à propos des changements de direction : certains scripteurs méthodiques, désireux d'être sûrement compris, tiennent à mettre en valeur certains mots et leur donnent à cet effet une inclinaison différente de celle du texte (ou une dimension différente). Cette mise en valeur peut aussi se faire à l'insu du sujet (de façon généralement moins marquée) qui isolera ainsi un mot important pour lui, un mot affectif, probablement intéressant pour le graphologue.

L'autre particularité consiste à incliner ou redresser la première lettre d'un mot, ou sa première syllabe, ce qui pourra signifier que la confiance accordée au départ peut se reprendre dans le premier cas, et, dans le deuxième, que la méfiance initiale s'atténuera. La lettre ou le groupe de lettres qui terminent le mot peuvent aussi se redresser, indiquant une hésitation ou un revirement au moment de passer à l'action.

7. Ces fortes irrégularités imprégnant l'ensemble du graphisme, il s'agirait presque d'un mouvement tiraillé.

8. Se reporter au chapitre de la Forme pour l'Homogénéité.

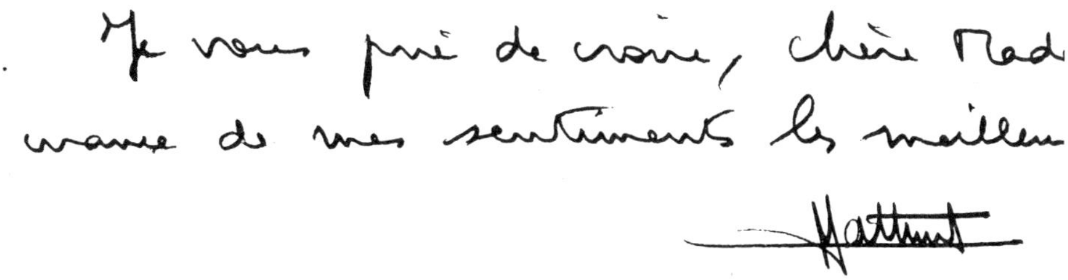

157

homme 50 ans

Les petites inégalités de direction associées aux formes fines et simples disent la mobilité intellectuelle et la réactivité générale dans ce graphisme ferme, homogène, progressif et dynamique.
Signature très ramassée, un peu plus renversée, beaucoup plus étrécie, un peu plus appuyée qui confirme le projet réfléchi, tenace, aux exigences réalistes et efficaces du scripteur.

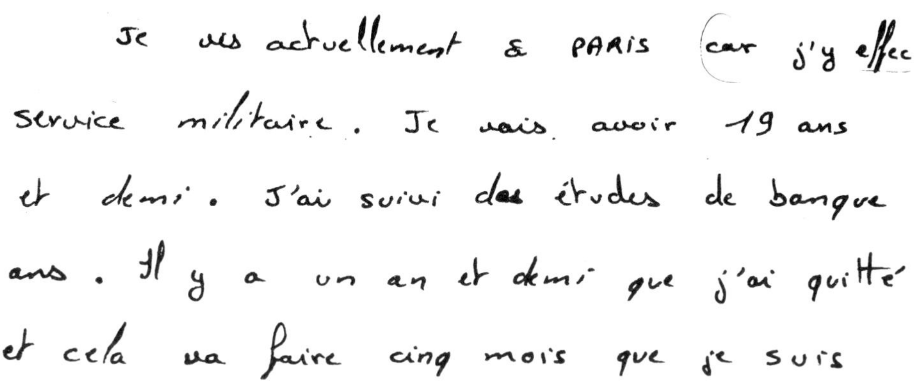

158

garçon 19 ans

On peut suivre ici plusieurs allures lorsqu'on s'attache à « vivre la vie de l'écriture » [55].
Il s'agit de changements de train car la direction diffère mais aussi, et surtout, la tension et la maîtrise générales affectant un peu l'homogénéité. Certains mots ont un contour très net, d'autres non.
Garçon très hésitant, à la fois souple et réticent, un peu agressif si on lui résiste en recherche d'indépendance et dépendant.

2. La direction générale du tracé

La direction générale que prend un tracé dans sa progression vers la droite peut se placer sous le signe de la dextrogyrité ou de la sinistrogyrité. Il s'agit d'une caractéristique de plus grande importance que l'inclinaison des lettres, parce que plus conséquente par rapport à l'état d'esprit du scripteur et de son propos.

En effet, on est là en face de deux tendances fondamentales et qui s'opposent quant à l'aménagement d'un graphisme et au respect du modèle enseigné. Notre calligraphie favorise la dextrogyrité.

La dextrogyrité d'une écriture est le processus d'accroissement de sa tendance vers la droite. La sinistrogyrité est le processus inverse.

La direction générale du tracé traitera de l'écriture DEXTROGYRE et de l'écriture SINISTROGYRE, puis de l'écriture ÉLANCÉE, espèce beaucoup plus secondaire, avant de passer à une étude plus analytique de la direction avec l'écriture A REBOURS et l'écriture TORDUE.

DEXTROGYRE

L'écriture DEXTROGYRE à laquelle on donne pour synonyme l'écriture progressive[9] est celle produite par un ensemble de mouvements la dirigeant de façon ouvertement préférentielle vers la droite. Ce qui la retiendrait vers la gauche est réduit tandis que s'amplifie ce qui la conduit vers la droite, ainsi trouve-t-on des étalements, des simplifications, des ouvertures, des combinaisons qui raccourcissent le trajet graphique pour conduire le tracé vers le bout de la ligne de la façon la plus directe.

Lorsque la dextrogyrité est réussie, c'est-à-dire lorsqu'elle ne nuit pas à la lisibilité et qu'elle est orientée par une tension positive (l'écriture est alors progressive), on conçoit qu'elle soit à la fois signe d'intelligence, d'activité et d'ouverture à la vie et à autrui.

Il faut, pour produire une écriture dextrogyre réussie, une aisance graphique favorisée par une pratique constante de l'écriture[10] sous-tendue par une aisance intellectuelle et psychique. On ne se regarde alors pas trop agir, on est tendu vers des buts qui paraissent réalisables et qui ne concernent pas que le seul présent, on voit l'essentiel des problèmes en même temps que la solution efficace, inventive, prospective.

Deux écueils principaux peuvent cependant guetter l'écriture dextrogyre : une hâte un peu élusive d'une part, amenant le relâchement et une hâte trop expéditive, d'autre part, proche de l'impulsivité. La dextrogyrité, en effet, peut affaiblir la structure de l'écriture par des simplifications proches d'impréci-

---

9. Toute écriture dextrogyre n'est pas progressive. Voir l'écriture progressive au chapitre de la Forme.

10. Se reporter au chapitre sur l'Organisation.

sions ou d'inachèvements, par les ouvertures qu'elle favorise, ouverture des oves, des jambages en pinces ou en vasques[11] par l'étalement. Elle peut accroître exagérément la tension vers les buts en raidissant l'ensemble, par des lancements, des saccades, un trait qui s'étire et perd de son élasticité.

Un peu de sinistrogyrité est nécessaire.

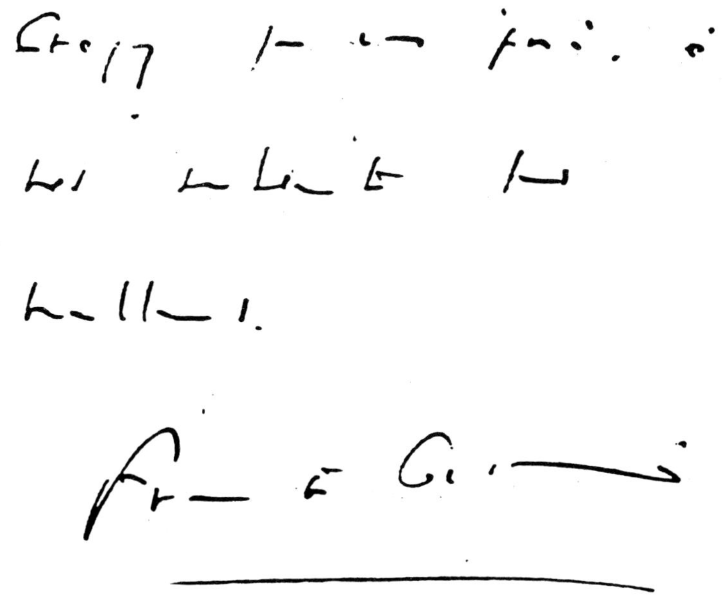

159

écriture de Françoise Giroud [56]

Trajectoire très rapide, très simplifiée, stylisée par schématisation. Tracé linéaire, un peu géométrique, mais pas raide, composé de traits horizontaux et verticaux. Dextrogyrité qui serait excessive si elle n'était retenue par la sinistrogyrité très sobre que donnent les bâtons verticaux opérant une ferme restriction par rapport à la zone de droite en prenant la place de boucles ou de courbes (les hampes, les jambages, les s*), les finales sont elles aussi raccourcies sur ce mode. Le crochet final de la signature revenant vers la gauche confirme l'ensemble. On peut revoir aussi l'écriture de Georges Pompidou n° 78, chapitre de la Forme, dernière partie.*

11. Se reporter au chapitre de la Forme et à l'écriture n° 138.

SINISTROGYRE

Une écriture SINISTROGYRE ou Régressive est une écriture à base de gestes retournant vers la gauche (alors que la calligraphie y conduit peu), ou amplifiant nettement certaines parties de lettres vers la gauche.

Il peut s'agir, dans le sens favorable de cette espèce, d'annelages[12] ou de jointoiements qui, s'ils ne sont ni très nombreux ni très accentués, retiennent l'écriture, la consolident et la tempèrent dans son avancée vers la droite.

Il peut, au contraire, s'agir d'un geste régressif dans son ensemble, affectant et imprégnant tout le graphisme qui semble alors n'avancer qu'avec réticence.

Ces retours vers la gauche peuvent prendre diverses formes : torsions, arcages, ovalisations excessives en largeur, lassos, finales recourbées vers l'arrière, signes libres en arrière de la lettre, coquilles, lassos, enroulements.

Les jambages, ceux des *g* et des *j* en particulier (tout ce qui concerne le *j* est signifiant, cette lettre étant en relation avec le moi) et aussi ceux des *f*, se trouvent parfois pendants ou ouverts vers la gauche[13] de façon excessive, en courbe (voir l'écriture n° 126) ou en angle (écriture n° 113). Les jambages peuvent aussi paraître happés par la gauche (écritures nos 141 ou 160) traduisant une dépendance au milieu familial. Lorsque l'angle est accentué, on pensera à de la revendication, de la rancune. L'angle peut être ouvert ou fermé.

Si un grand nombre de signes régressifs marquent le graphisme ou que quelques-uns sont massivement présents, on pensera à une tendance générale possessive, secrète, voire accaparante ou dissimulatrice.

Il peut encore s'agir d'êtres dont les psychismes très complexes ou très inhibés prennent ces formes de défense.

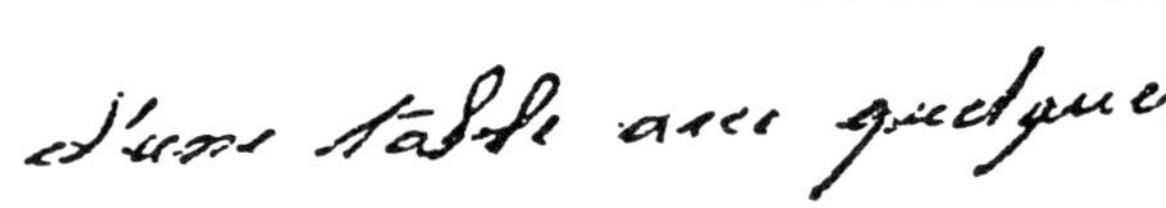

160

homme 20 ans

Écriture dont le mouvement général est mou et régressif, happé vers la gauche. Aucune lettre ne semble pouvoir avancer vers la droite. Le d *et le* u *sont arqués vers la gauche, les* e *sont réduits à un trait comme pour éviter d'englober du blanc vers la droite, le deuxième jambage de « quelques » est pendant vers la gauche, le* b *de table est carrément déformé.*
L'ensemble est très inhibé.

---

12. Voir le chapitre sur la Forme (chapitre 2).
13. Voir le chapitre sur l'Organisation (chapitre 1, 2e partie).

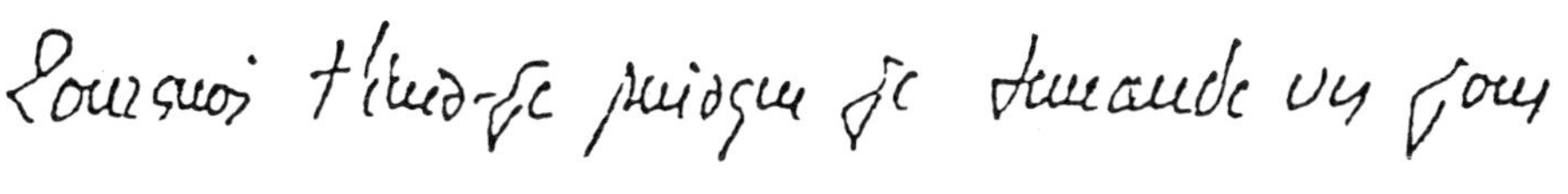

161

homme 40 ans

L'écriture est ici à la limite du bizarre, beaucoup de lettres sont à rebours et régressives en même temps que tordues et anguleuses. Voir en particulier les j *qui forment une sorte de 3 et semblent presqu'écrits en miroir. Le* P *de pourquoi est également anguleux, doublement régressif et à rebours, le* d *est anguleux et à rebours.*

On peut revoir l'écriture n° 65 dans la partie III du chapitre de la Forme. Écriture régressive par ses formes retournant largement vers l'arrière mais dont le mouvement général est largement plus ample, plus actif et plus efficient en conséquence que celui des deux écritures ci-dessus.

ÉLANCÉE

Dans l'écriture ÉLANCÉE certaines lettres ou certaines parties de lettres se dirigent vers la zone du haut, comme si elles étaient mues par une sorte d'élan.

Il s'agit d'autre chose que des prolongements ou des surélévations.

Avec les prolongements et les surélévations, c'est toute la proportion du mot qui est changée. Dans l'écriture élancée, il y a une impulsion.

Certaines lettres se prêtent à ce mouvement vif vers le haut : les lettres à hampes, les *r*, les *v*, les finales, et aussi certains paraphes de signatures et certaines majuscules.

C'est la zone du haut qui est élue dans ce mouvement ascensionnel, on a l'impression que les lettres sont aspirées.

Est-ce simple décharge émotive vers cette zone qui prête à extension ?

Est-ce, comme le disent certains, mysticisme ? Si cela est, ce n'est pas parce que la zone du haut est obligatoirement – ou uniquement – la zone du spirituel (on voit beaucoup d'écritures émanant de scripteurs dont le sens religieux est reconnu qui sont basses, réduites par concentration et sobriété, ou prolongées vers le bas) c'est davantage à cause de la sorte d'exaltation qui sous-tend ce geste excessif, de l'imagination dite par l'ampleur et la liberté ainsi prises. L'exaltation et l'imagination pouvant s'exercer dans de multiples domaines et sur différents modes, le reste de l'écriture aidera le graphologue à émettre un jugement.

Il n'est pas rare de trouver associés les prolongements vers le haut, les surélévations et les élancements : ces derniers confirmeraient alors le besoin de dépassement, la quête d'autre chose que ce qui constitue l'actualité du sujet (se reporter à l'écriture n° 97 au chapitre de la Dimension).

A REBOURS
TORDUE (ou à Torsions)

Il s'agit dans les écritures A REBOURS et TORDUE, de la direction du tracé des lettres. Pour les étudier, il faut revenir à leurs mouvements d'inscription et de progression, bases de l'écriture.

Certains scripteurs se détachent du sens enseigné pour l'exécution des lettres : ces lettres sont des lettres à rebours. Une écriture est dite A REBOURS[14] quand un certain nombre de lettres ainsi tracées y figurent.

De nombreuses lettres de l'alphabet se prêtent à ces transgressions, qui apportent de par leur sens d'exécution inversé au regard des normes, certaines transformations plus ou moins importantes de la forme.

Il ne s'agit donc pas d'une particularité graphique sans conséquence, surtout à partir du moment où plusieurs lettres sont transformées : il y a modification de cette forme chargée de sens (et plus particulièrement chargée lorsqu'il s'agit des lettres affectives, par exemple), il y a modification du geste de projection et de la zone symbolique ainsi couverte ou découverte.

PLANCHE 4 : les principales lettres à rebours

a) Les modifications de cette forme peuvent être minimes dans leur résultat visible comme c'est le cas pour les *o* qui servent d'enchaînement entre deux lettres alors que l'ove a été plus ou moins réduit dans la surface de blanc qu'il englobe et que le chemin graphique est radicalement inversé (a) ;

b) le dessin du *v* à rebours est proche de celui de ce type de *o*, la même inversion y est faite ; la régressivité du geste peut être plus ou moins importante, plus ou moins habile (b) ;

c) le *a* à rebours rappelle généralement l'alpha grec et peut être exécuté de plusieurs façons, plus ou moins esthétiques, plus ou moins transgressives par rapport aux normes (c) ;

d) on peut transformer le *d* dans son ove, dans sa hampe ou dans l'un et l'autre élément. Le *d* appelé « en pipe », s'aplatit le plus souvent dans son ove, rejoignant l'écriture dodue dans son gonflement. Le lancement de la hampe vers la droite peut se faire de façon plus ou moins souple, plus ou moins forte, acérée ; le prolongement peut être plus ou moins contrôlé et long (diluant d'ailleurs sa force s'il s'allonge trop). Le *d* peut aussi être en delta (d) ;

e) dans le *b* à rebours la forme change réellement : elle crée une arcade inattendue (e) ;

f) le *p*, par son geste d'affirmation, est chargé symboliquement d'une image d'autorité. C'est une lettre qui se prête à beaucoup d'aménagements à rebours, soit que l'arcade s'y accentue au lieu de s'ouvrir vers la lettre qui suit, soit qu'elle soit tracée avant le jambage, soit encore que le *p* soit tracé de bas en haut.

---

14. Pour J. Ch. Maisani, est à rebours l'écriture qui prend systématiquement le contre-pied de la calligraphie usuelle, qu'il s'agisse de son inclinaison, de sa continuité, de sa vitesse, de sa forme, de sa direction et même de sa dimension ou de sa pression. Il considère l'écriture à rebours comme une grande espèce de la graphologie [54].

PLANCHE 4. – LES LETTRES A REBOURS

a)
b)
c)
d)
e)
f)
g)
h)
i)
j)

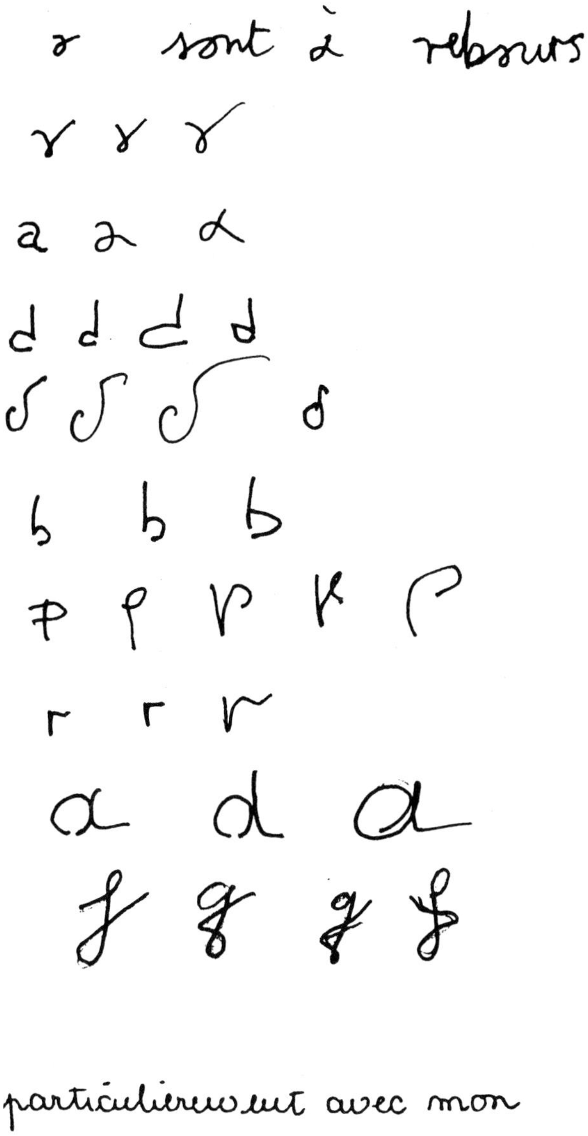

Le *t* aussi se transforme à rebours. On peut en retrouver certains types au chapitre 6, avec les signes libres qui peuvent, eux aussi, être tracés à l'encontre des normes et avec les finales dont certaines se recourbent très nettement vers la gauche (f) ;

g) on rencontre fréquemment le *r* à rebours dans les écritures juxtaposées, dans certains scripts ou en combinaisons avec d'autres lettres ; il est généralement simplifié et dirigeant vers la droite la partie qui, dans le *r* calligraphique, redescend vers la lettre suivante, il se prête bien à un geste d'attaque ou de défense (g) ;

h) il n'est jamais enseigné de commencer les oves par le bas. Ceux qui procèdent ainsi peuvent traduire un malaise, une vulnérabilité, ou, dans un milieu qui le confirme, être désireux de ne pas montrer leur jeu, d'agir en-dessous plutôt qu'au grand jour (h)[15] ;

i) les jambages, bouclés ou non, sont quelquefois exécutés à rebours. Ils peuvent être plus ou moins régressifs, compliqués, anguleux (i).

Les lettres à rebours se trouvent assez fréquemment au début de l'adolescence ou durant cette période d'âge et peuvent n'être que passagères. Certaines formes de script les induisent.

Le *b* se rencontre souvent, le *f* également. Certaines guirlandes ressemblant davantage à des arcades à l'envers qu'à de véritables guirlandes (j) (planche 4) et pourraient être assimilées aux lettres à rebours.

Les interprétations de l'écriture à rebours sont à faire dans le sens général d'une indépendance, d'un individualisme. Les espèces auxquelles elles se rattachent (écritures personnelles, stylisées, confuses, scriptes fermées, par exemple) fondent à penser à de l'originalité ou à des complications d'esprit, à un caractère indépendant, non conformiste ou à de l'opposition, de la rétivité, à un esprit de contradiction.

Les écritures cabrées, renversées, régressives, renforceront les sens d'opposition de l'écriture à rebours. En revanche un graphisme simple, clair, plutôt progressif peut comporter sans dommages quelques lettres à rebours, elles dénoteront de l'autonomie (voir l'écriture n° 153).

Dans l'écriture TORDUE ou à torsions, certaines lettres présentent des déviations – torsions – dans leur trajectoire verticale. Leur direction s'en trouve modifiée.

Il peut s'agir des hampes, des jambages, mais aussi des lettres de la zone médiane.

Les enfants font des torsions, principalement dans leurs hampes bouclées[16]. Ceux qui écrivent vraiment mal peuvent produire ces « arquages » des *m, n, i, u*, un des items de l'échelle de dysgraphie [8].

---

15. Pulver [24] est très sévère pour les lettres ouvertes en bas et pour le tracé à rebours et y voit des signes d'insincérité mais il n'accuse que les lettres à rebours qui cumulent : ouverture vers le bas, substitution de forme, arcade et coupure dans la lettre.

16. J. Peugeot (*La Connaissance de l'enfant par l'écriture* [44]) les donne pour indices de vulnérabilité de la sensibilité, souffrance et anxiété si le reste de l'écriture le confirme et si elles persistent au-delà de 11 ans ; attachement excessif à la mère si elles sont très accentuées vers la gauche.

Les adolescents et les adultes font aussi des torsions dans leurs lettres. Elles sont un signe d'anxiété et d'inhibition et atteignent davantage le graphisme lorsqu'elles se situent en zone médiane que lorsqu'elles affectent les hampes ou les jambages.

Elles sont à relever particulièrement si elles se trouvent sur le *j* ou sur le *m*, majuscule ou minuscule : l'affirmation de soi, le « moi », sont en question.

On parle souvent à leur propos d'indices physiologiques : les recherches validantes n'ont pas été faites à ce sujet.

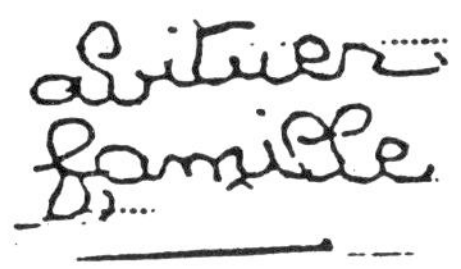

162

fille 10 ans

Écriture très enfantine, recherche de sécurité.

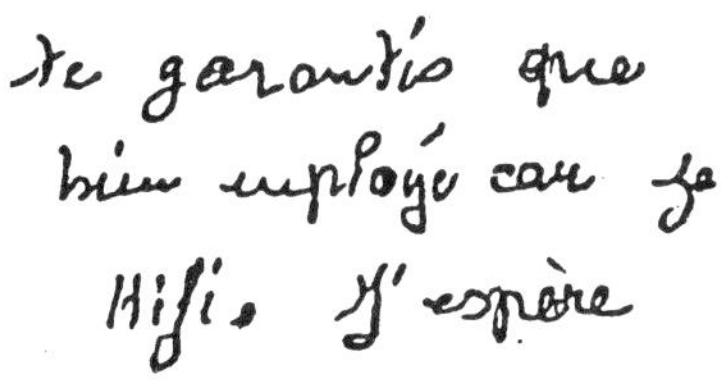

163

garçon 15 ans

Écriture cabossée, tremblée, retouchée. Inhibition, vulnérabilité, inquiétude.

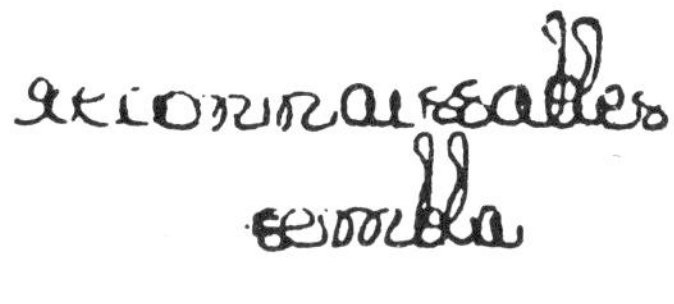

164

fille 18 ans

Écriture anxieuse, sophistiquée. Anxiété.

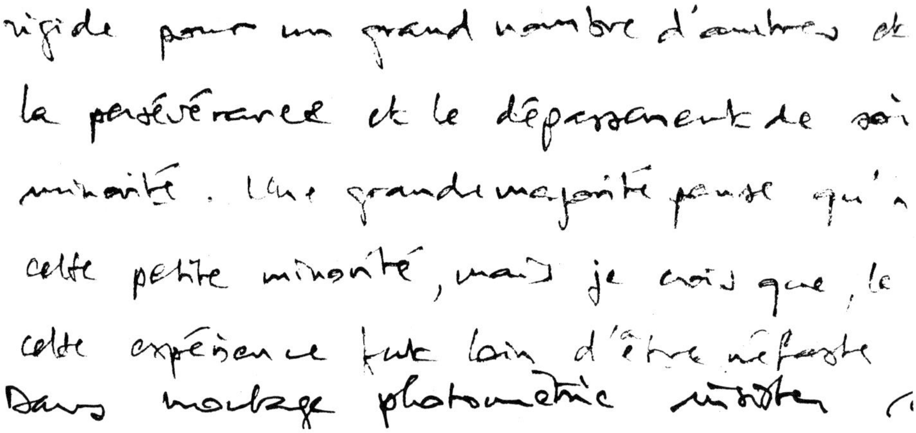

165

homme 29 ans

Écriture tourmentée, très à rebours et très combinée, légèrement tordue, très personnelle, inégale d'espacements, plutôt compacte, sinueuse sur la ligne. Le niveau d'intelligence n'est pas à démontrer mais un niveau de communication classique serait en vain recherché.

166

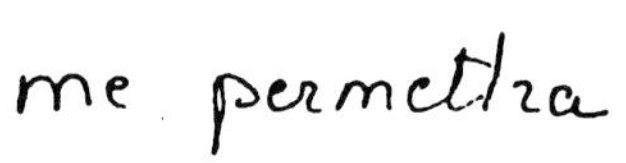

femme 36 ans
scientifique

Ensemble légèrement tordu sur un fond hésitant et fin où domine une forme claire et un peu raide. La direction de la ligne est inégale et un peu descendante, l'inclinaison des lettres aussi. P *à rebours, avec un trait couvrant.*

167

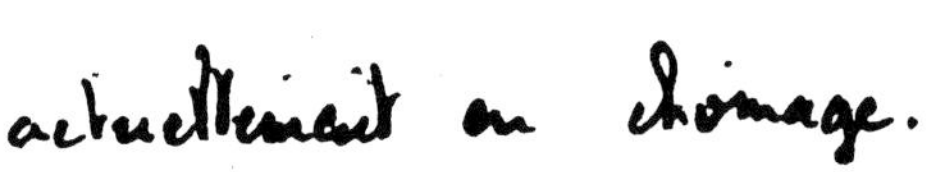

homme 40 ans
technicien

Écriture noire, pochée, tordue, t *régressifs en milieu de mot. Écriture peu progressive, télescopée dans le mot « en ».*

8

la vitesse

Le genre Vitesse concerne la rapidité à laquelle se déroule l'écriture.

C'est un genre techniquement et exactement mesurable lorsqu'on est en présence de celui qui écrit : la vitesse peut être évaluée en nombre de lettres à la minute.

En revanche, la vitesse ne peut plus s'estimer, une fois le tracé produit, que par hypothèses et déductions, en effectuant dans l'écriture la reconnaissance des signes logiquement susceptibles d'accroître la rapidité d'un graphisme.

Crépieux-Jamin, n'ayant pas établi de genre mouvement, avait composé son genre vitesse avec en fait, sans qu'il les ait distinguées, deux catégories d'espèces :

– les unes, qui peuvent constituer une véritable échelle de vitesse au sens strict, c'est-à-dire éventuellement confirmées par une mesure. Ce sont les seules qui seront étudiées dans ce chapitre : écritures lente, ralentie, posée, accélérée, rapide, précipitée,

– les autres, qui traduisent bien le déplacement, mais sont avant tout un mode de mouvement, ont été étudiées au chapitre correspondant. Ce sont les écritures emportée, lancée, retenue, contrainte, résolue, mouvementée, dynamogéniée.

Une vitesse d'exécution propre à chacune d'entre elles sous-tend, certes, ces différents modes de mouvement. Elle n'est pas mesurable et n'est pas l'essentiel.

La vitesse est très liée à l'aisance et à l'accord intérieurs, ainsi qu'à une idéation rapide, mais avant tout, elle est liée à l'aisance graphomotrice. On ne peut écrire vite tant qu'on est freiné par les difficultés de l'apprentissage et tant que l'exercice n'a pas rendu courant l'acte d'écrire. La rapidité de l'écriture croît avec l'âge et avec le niveau socio-culturel. Le graphologue aura toujours à prendre en considération ces deux facteurs lors de sa réflexion sur la rapidité ou la lenteur d'un graphisme.

La vitesse est une grandeur physique : elle se mesure. Elle est et a été l'objet de considérations et d'expériences très sérieuses ainsi que de corrélations chiffrées entre la rapidité d'une écriture et les éléments classiques d'observations graphologiques. Diverses méthodes et appareils appropriés ont été utilisés. Robert Saudek [57] est de ceux auxquels la graphologie doit le plus sur le sujet. Jeanne Dubouchet [58] et François Michel [59] ont beaucoup étudié la question ; on a même inventé le script-chronographe [60]. L'utilisation de tests de vitesse est chose simple.

Il faut noter cependant que les tests ne mesurent que ce qu'ils observent et, en particulier, que les tests faits sur une même phrase, identifiée, éliminent deux paramètres importants au regard de l'écriture, objet d'étude du graphologue :

- *l'orthographe,* car il est vérifié statistiquement qu'une bonne orthographe, n'entraînant pas d'hésitation, est facteur de rapidité,
- *la compréhension,* ou l'élaboration d'un texte non répétitif, dicté ou pensé.

Cela est très important car on retrouve la raison de l'interprétation classique de la vitesse comme signe de rapidité de pensée, de compréhension, d'intelligence (et même d'abstraction selon Klages). L'écriture est toujours bien le domaine du cerveau, de l'activité cérébrale, de la domination du langage.

Les tests de rapidité sur phrase identifiée ne sont donc qu'un élément pour juger de la possibilité de rapidité graphomotrice. En particulier un enfant qui réussit à écrire 130 lettres d'un test type[1] en vitesse accélérée, n'a pas forcément dans la pratique de sa scolarité une écriture de cette rapidité.

Il est bien évident que la vitesse est un facteur important de la réussite scolaire (prises de notes, réussites aux concours) mais cela est tautologique car les jeunes capables de réussir leur scolarité écrivent forcément rapidement[2]. En fin d'études secondaires le score normal est de 180 lettres à la minute[3], ce qui correspond à l'écriture rapide de Crépieux-Jamin.

Dans la grande majorité des cas, le graphologue se trouve en face du texte écrit, il va donc devoir supputer la vitesse à laquelle s'est déroulé le graphisme.

Les divers travaux et observations, les corrélations établies entre la vitesse mesurée expérimentalement et les éléments graphiques présents ou absents chez les scripteurs, à l'écriture rapide, ont permis de répertorier d'une part des signes de rapidité, d'autre part des signes de lenteur.

Ceux-ci sont nombreux[4].

Parmi les principaux signes de rapidité on peut citer :

- les simplifications, les petites inégalités, la souplesse,
- l'accentuation lancée en avant de la lettre,
- la marge de gauche progressive lorsqu'elle accompagne une écriture dynamique,

---

1. Le test de Gobineau [8], par exemple, repris et étalonné par Ajuriaguerra, qui consiste à écrire « je respire le doux parfum des fleurs » (30 lettres) autant de fois que possible en une minute, en vitesse normale puis en vitesse accélérée.
2. A l'exception de quelques dysgraphiques.
3. Avec les instruments graphiques actuels, les vitesses sont nettement supérieures aux résultats des tests écrits à la plume donnés par H. de Gobineau [19]. Une statistique récente, faite à Liège, donne 150 lettres à la minute en vitesse accélérée pour un enfant de 13 ans [61].
4. Pulver, reprenant les travaux de Saudek, en dresse la liste dans le « Symbolisme de l'écriture » [24].

- les finales dirigées vers le début du mot suivant,
- tout ce qui favorise la dextrogyrité et l'aisance.

Une écriture à dominante de mouvement, s'il est maîtrisé, favorise la vitesse ainsi qu'une alternance des pleins et des déliés, un va-et-vient ferme, conscient, contrôlé par le cérébral.

Parmi les principaux signes de lenteur ou de ralentissement, on peut citer :

- les complications,
- l'angle,
- les levées de plume, si elles sont nombreuses et mal calculées[5],
- l'accentuation très dessinée, appuyée, les retouches,
- la pression trop forte, trop lourde, déplacée, très pâteuse,
- la trop grande souplesse créant du relâchement ou une précipitation par un mauvais contrôle du geste[6],
- tout ce qui est frein, et cela même dans des écritures simplifiées, dextrogyres.

On peut aussi voir des écritures ralenties par l'anticipation de l'effet produit, par le *Leitbild* de Klages[7].

Certains scripteurs ont un trait rapide[8] mais s'interrompent, se reprennent, hésitent ; d'autres écrivent vite du fait d'un geste constant et rapide mais se retardent par des lettres raides ou compliquées.

Chaque scripteur a ses variations de vitesse, selon la phrase ou le mot, et même, d'après Pulver reprenant là aussi Saudek, selon la zone du mot.

Le type même de ralentissement est signifiant : à même score de vitesse, le scripteur qui se freine par des espaces n'est pas le même que celui qui, par exemple, se freine par des complications.

François Michel a expérimenté qu'un scripteur peut accélérer son écriture en l'agrandissant car il lance ainsi mieux son geste[9]. Cela ne signifie pas pour autant qu'une écriture grande soit plus rapide qu'une écriture petite : dans l'absolu une longueur du tracé réduite opère un gain de temps. L'étude statistique faite à Liège sur des pré-adolescents montre que les scripteurs à écriture petite écrivent plus rapidement que les autres. L'écriture petite est d'ailleurs une composante d'autonomie [19] et la rapidité accompagne le bon niveau graphique. Elle correspond aussi à l'aspect cérébral.

Chacun de nous a sa propre vitesse et nous ne pouvons accélérer ou retarder notre écriture que dans une relative mesure, sous peine de lui retirer de l'efficacité ou de la spontanéité.

De bonnes facultés d'adaptation permettent des variations maîtrisées qu'une très forte émotivité ou un manque d'énergie psychique ne permettent pas.

---

5. De très nombreuses statistiques démontrent que l'écriture cursive est toujours plus rapide que le script [62].
6. On le constate chez les enfants ou adolescents dysgraphiques chez lesquels un mouvement apparent important (mouvementé) ou un relâchement peut donner une apparence illusoire de rapidité.
7. Voir la note dans le chapitre des rapports de la Forme et du Mouvement.
8. Hegar associe la vitesse du trait à la faculté d'abstraction [7].
9. Hegar [7] également note que les traits longs sont plus rapides que les courts.

L'écriture qui se déroule librement selon le tempo personnel de son scripteur est gage d'homogénéité, favorise l'aisance graphique et le rythme.

Le mouvement et la vitesse peuvent être liés dans l'observation du graphologue, ils sont en inter-relations ; il faut cependant savoir corriger une impression visuelle à laquelle la direction participe elle aussi. Une écriture projetée en avant apparaît plus rapide qu'une écriture contrôlée et verticale.

LENTE RALENTIE

L'enfant bien adapté acquiert de la vitesse à mesure qu'il maîtrise souplement ces formes bien précises et liées entre elles qui constituent le mot. L'exercice est indispensable ; celui qui en a manqué ne peut écrire très vite sans altérer la lisibilité. En revanche, dès que l'écriture est devenue geste courant, il est normal d'écrire vite.

En revivant le geste qui produit l'écriture LENTE (moins de 100 lettres à la minute) on devrait pouvoir approcher les raisons du contrôle que le scripteur donne à ses manifestations extérieures, mieux comprendre la forme d'inertie qui imprègne son graphisme.

Pulver pense que la lenteur n'est jamais exempte de facteurs relatifs au dessin des lettres [24].

Le dessin de la lettre peut être l'objet de soins pour toutes sortes de raisons.

Une de ces raisons peut-être d'ordre moral, éthique ou social, et aller de la discipline jusqu'au scrupule perfectionniste ou au formalisme, en passant par la prudence ou par le souci d'une maîtrise de soi et de ses affects.

Le soin et la complaisance mis dans la prévalence du dessin de la lettre ou dans le choix de celle-ci peuvent aussi provenir d'une complaisance vis-à-vis de soi-même.

On peut encore vouloir ne pas se hâter afin de jouir d'un mot, d'une idée, au nom de l'esthétique, ou pour laisser du temps à l'inspiration [63] ou à la réflexion.

Chaque sujet a son tempo, chaque époque également.

Mais une écriture lente peut être simplement le fait d'une idéation peu rapide (les débiles ont beaucoup de difficultés pour accéder à l'écriture et n'arrivent jamais, en particulier, à écrire vite) ou d'une activité générale réduite, d'une paresse ou d'une passivité. L'ensemble, dans ce dernier cas est mou, les formes relâchées, le mouvement peu dynamique.

De forts conflits internes, l'inhibition, ralentissent aussi l'écriture. On sait que l'inhibition prend toutes sortes de styles graphiques et affecte tous les genres.

Enfin, le contrôle qui régit l'écriture lente peut être celui d'un esprit calculateur. Le mot est lourd d'implications psychologiques et les signes devront être flagrants et composer un important faisceau pour qu'une interprétation puisse être fondée dans ce sens. Pulver, toutefois, place sous le signe de la lenteur toute une liste d'indices graphiques de l'insincérité [24], indices qui ne sont pas intrinsèquement porteurs d'une telle signification, même si chacun d'eux résulte d'un ralentissement du geste, et qui peuvent prendre d'autres sens dans des graphismes rapides.

La rapidité n'explique pas tout cependant, on peut trouver des indices d'insincérité dans les écritures rapides.

Pour Crépieux-Jamin, une écriture toujours RALENTIE serait simplement lente [14].

Il s'agit donc, dans cette espèce, d'un ralentissement occasionnel. Celui-ci peut porter sur l'ensemble du graphisme ou sur certaines de ses parties.

Un graphisme peut se trouver ralenti dans son ensemble lorsque, par exemple, son scripteur se trouve dans une situation physique inconfortable (grande fatigue, froid, conditions inhabituelles et difficiles pour écrire) ou dans une situation psychique particulière.

Ce dernier aspect est intéressant quant aux applications concrètes qui peuvent en être faites en graphologie professionnelle. Il est très fréquent, en effet, qu'un candidat à un poste produise dans sa lettre de candidature une écriture un peu différente de celle de son curriculum vitae, un peu moins libre, un peu plus soignée ou impressive peut-être, une écriture souvent un peu ralentie. L'émotif, l'anxieux, certains débutants, celui qui ressent sa position de demandeur avec une inquiétude particulière (surtout s'il sait ou pressent que sa lettre sera soumise au graphologue) seront davantage que d'autres susceptibles de marquer leur appréhension par une surveillance accrue qui retardera leur écriture.

Ce ralentissement peut se traduire de maintes façons : inhibition générale, rapetissement, agrandissement, appui, tension (disant la résistance par rapport à un obstacle intérieur) ou relâchement (disant la crainte de prendre position), arrêts, coupures... Il faudra donc tenir compte des deux documents, en même temps que du degré d'émotivité du sujet.

Dans un ordre d'idées un peu différent, le scripteur ayant une position en vue peut, sachant qu'il sera lu, retarder le cours de son graphisme, voulant le rendre plus clair, plus neutre ou plus esthétique.

En face d'écritures d'adolescents, la comparaison entre les devoirs, les lettres « officielles » (celle écrite pour le graphologue, par exemple) et les écrits plus intimes ou les brouillons, est aussi très fructueuse d'une manière générale et en particulier pour en évaluer la vitesse. On sait, à ce propos, que la vitesse est très difficile à évaluer dans les écritures d'enfants lorsqu'on n'a pas vu le sujet en train d'écrire [44].

Devant des ralentissements plus ponctuels, il faudra, pour qu'on puisse parler d'une écriture ralentie, voir apparaître des mots, des lettres ou des parties de lettres exécutées d'un geste manifestement moins rapide que l'ensemble. En effet, la vitesse d'une écriture n'est jamais parfaitement constante.

Il peut s'agir de mots affectifs, de majuscules (le social, le paraître), de débuts ou de fins de mots (difficulté à entreprendre, à décider, à s'engager) de zones de la lettre (on se reportera au symbolisme de l'espace), de lettres ou de parties de lettres dont l'analogie avec le geste est particulièrement directe (verticales, hampes et barres du *t*, courbes...).

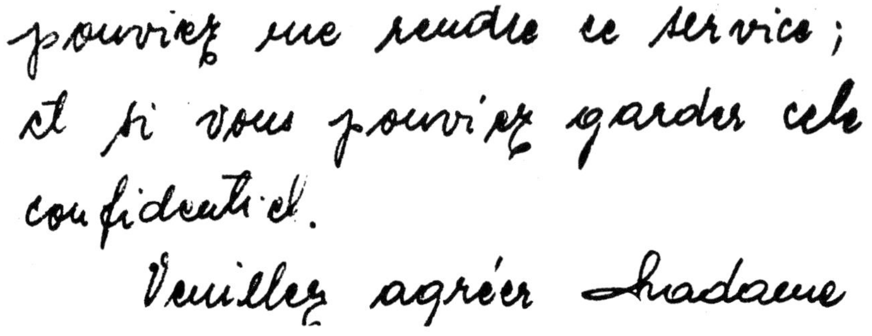

168

femme 44 ans
a fait peu d'études

Le geste se veut rapide mais est ralenti par le mélange de mollesse, de raideur, de complications, par les étayages, les pochages, les attaques avant la lettre. Ce n'est pas tant le relatif manque d'habitude d'écrire qui rend l'écriture peu rapide, que le manque de spontanéité de l'ensemble. Les hésitations entre chaque mot rendent les espaces inégaux et la tenue de ligne peu suivie.

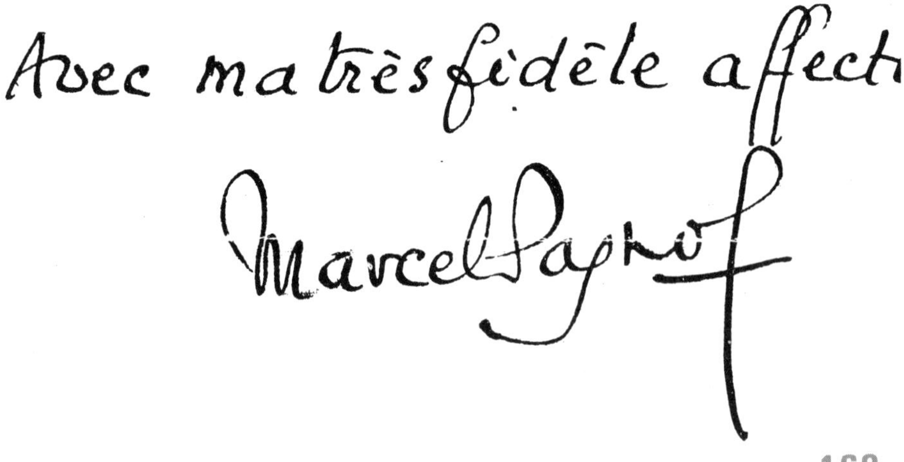

169

La plume semble ici se complaire dans le choix d'un dessin qui prend son temps pour s'accomplir dans les trois dimensions de l'espace graphique.

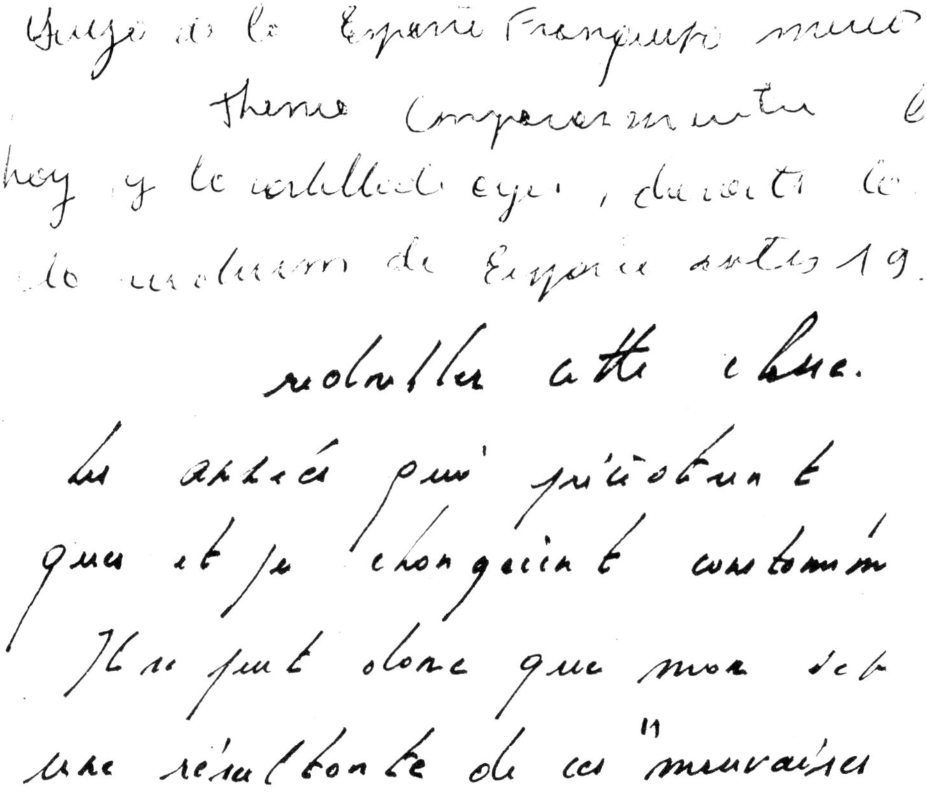

170

garçon 19 ans
échoue au bac pour la deuxième fois

Le brouillon (premier document) est nettement plus rapide que la lettre. L'écriture est beaucoup plus liée, plus rassemblée dans sa dimension, pas très ferme mais plus active que l'écriture de la lettre, très inhibée avec ses juxtapositions, ses dissociations, sa pression lourde et inégale, son trait maigre et pâteux en même temps, ses petits angles et étrécissements, ses prolongements bâtonnés : tous signes qui n'accélèrent pas le graphisme et marquent l'inquiétude.
La tension générale est elle-même différente : celle du brouillon, pas encore canalisée mais assez positive, permet au graphologue de dire son potentiel à ce garçon sensible et intelligent qui se sent insatisfait, déçu de lui et des autres et reste à part, rêvant de succès et craignant l'échec.

POSÉE

L'écriture POSÉE (130 lettres à la minute environ) correspond majoritairement au mouvement contrôlé dont elle a l'efficacité lorsque le geste est ferme. Dans un milieu graphique monotone, elle traduit l'indifférence.

Dans un contexte ferme, elle signe une bonne gestion de l'énergie et une maîtrise des émotions. Le projet est peut-être plus modeste que celui des scripteurs qui ont une écriture rapide ou mouvementée, mais il ne sacrifie pas une certaine qualité de la vie et des relations. Le sujet se laisse moins prendre aux jeux de la compétitivité, de la surenchère et des performances professionnelles, par exemple. Il y a peut-être moins d'anxiété positive que dans certains graphismes très rapides, moins de tension vers l'objectif, mais aussi moins de tension négative, moins de stress.

Sur le plan intellectuel, le graphologue appréciera le poids de l'écriture posée ; la réflexion, le bon sens, s'y traduisent fréquemment. Une écriture posée peut être plus aisée qu'une écriture rapide, mieux adaptée, apporter plus de sécurité. Elle est facteur d'homogénéité, de proportions.

Dans les écritures moyennement évoluées, c'est la plus positive des espèces de vitesse.

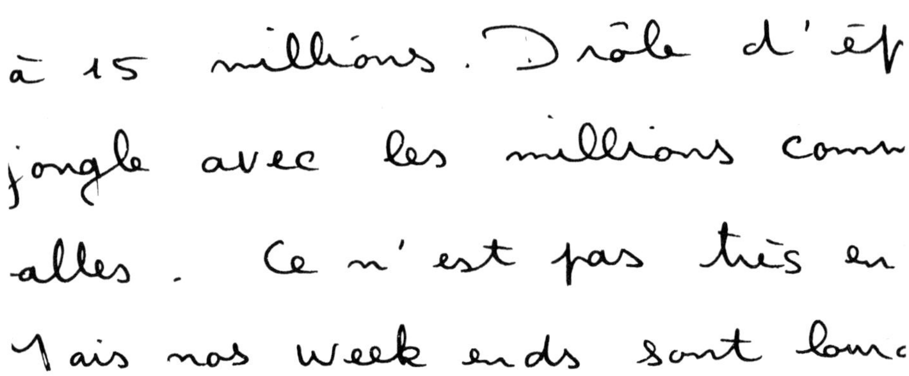
à 15 millions. Drôle d'ép
jongle avec les millions comm
alles. Ce n'est pas très en
Mais nos week ends sont lon

171

homme 25 ans
ingénieur civil des Mines de Paris

Écriture posée à accélérée, aérée, qui s'écoule fermement et relativement librement. Elle gagne du temps, de l'efficacité dans le relief (voir les hampes claires) et dans les formes simples. Elle en perd dans certaines levées de plume (appelées par l'accentuation) dans les bouclages du k *et des* s, *importants, dans certaines rondeurs que le scripteur semble ne pas vouloir sacrifier et qui peuvent être mises en rapport avec l'ensemble resté proche d'une calligraphie très claire, étalée, et avec la quasi absence de marges à gauche et à droite. La marge du haut est grande et peut contribuer à expliquer que, par réaction contre une forte autorité, le scripteur choisit une vie libre, proche de la nature, sans se soucier particulièrement de faire la carrière professionnelle compétitive que lui permettraient ses études.*

ACCÉLÉRÉE
RAPIDE
PRÉCIPITÉE

L'écriture dite ACCÉLÉRÉE produit environ 150 mots à la minute, l'écriture RAPIDE 180.

La distinction est difficile à faire entre ces deux degrés de vitesse. Pour l'un comme pour l'autre on répertoriera un certain nombre de signes reconnus comme indices de rapidité. On les trouvera associés à quelques signes de ralentissement : cela est dans la norme d'une écriture vivante.

D'une manière générale, la vitesse d'une écriture traduit l'activité du scripteur. Les nuances s'établiront, quant à la quantité et à la qualité de cette activité générale, à partir du degré de vitesse mis en rapport avec le contexte graphique.

Dans un contexte progressif et ferme, la rapidité révèlera la participation spontanée, les réactions promptes, l'esprit d'entreprise, le dynamisme, le passage rapide de l'idée à l'action.

Dans un contexte plus relâché, moins ordonné, la rapidité traduira la superficialité, les élusions, la recherche perpétuelle d'autres buts à venir en négligeant le présent ; la conception peut être aisée mais les raisonnements risquent de ne pas aller jusqu'au bout de toutes leurs conséquences.

Tous les auteurs classiques voient dans la rapidité de l'écriture un des facteurs expressifs de l'intelligence et de l'abstraction (qui est le niveau le plus élevé de la capacité intellectuelle humaine) parce que l'écriture rapide, traductrice d'une pensée, demande une idéation rapide.

Les graphologues, sur ce sujet de la vitesse indice d'intelligence, n'en reconnaissent pas moins la possibilité d'une rapidité due à une habileté graphique propre à certains scripteurs. Cela rend moins fiable le diagnostic et engage à rechercher d'autres espèces graphiques positives. A la rapidité du graphisme doit toujours être liée l'efficacité. Une écriture rapide, petite, simplifiée, claire, bien mise en page, ordonnée par exemple, sera un plus sûr indice d'intelligence qu'une autre écriture également rapide, également petite, mais serrée entre les lignes et butant sur la marge de droite, très inégale, un peu lâchée dans sa forme, lancée : cette dernière traduisant davantage l'émotivité mobilisante et réactive se libérant dans l'action et les réactions vives.

Sur le plan moral, s'il est vrai que des imprécisions, des escamotages, une clarté moyenne sont beaucoup plus explicables en milieu graphique rapide qu'en milieu lent, il convient cependant de veiller à nuancer les interprétations et à ne pas céder à un manichéisme facile et dangereux, dans un sens comme dans l'autre.

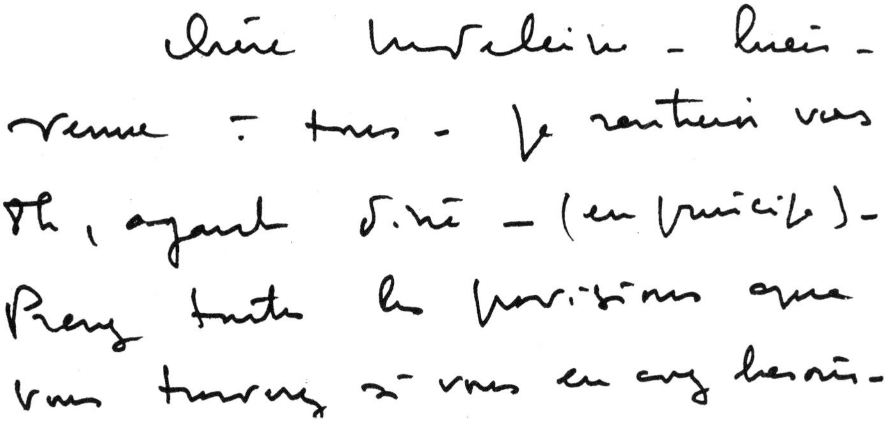

172

femme 55 ans
célibataire, décoratrice

Les signes de rapidité sont nombreux et très homogènes : mouvement progressif mais contrôlé, écriture dextrogyre, simplifiée, étalée (un peu écrasée et filiforme, oves sacrifiés) plutôt gladiolée, liaison groupée autour de l'accentuation avec quelques combinaisons.
La maîtrise générale (mouvement, espace, direction) fait la force de ce graphisme personnel qui montre le refus de dépendance par les freins que constituent les petits angles, les tirets, le léger renversement, les espaces, les finales étirées parfois vers la droite.
Intelligence diversifiée, ouverte, réaliste (formes ouvertes, dextrogyres mais structurées, petites inégalités) qui s'utilise souplement mais fermement (ligne de base bien suivie). L'écriture est rythmée.

Dans l'écriture PRÉCIPITÉE, le score de vitesse dépasse 200 lettres à la minute, elle contient un maximum de signes de rapidité et un minimum de signes de ralentissement, minimum insuffisant pour retenir un côté passionnel et impulsif, une pensée et une organisation hâtives. La pensée est le plus souvent mobile, un peu instable. L'écriture est animée, son mouvement est soit emporté, soit effervescent (lorsqu'elle semble rester sur place malgré son activité incessante) sa forme est altérée. Le niveau intellectuel est moins évident ; le brio est plus fréquent que la profondeur.

Il est à noter enfin que l'on peut être intelligent et vouloir écrire vite mais avoir des difficultés personnelles et écrire lentement tant est grande l'intrication de l'affectivité et de l'exercice de l'intelligence.

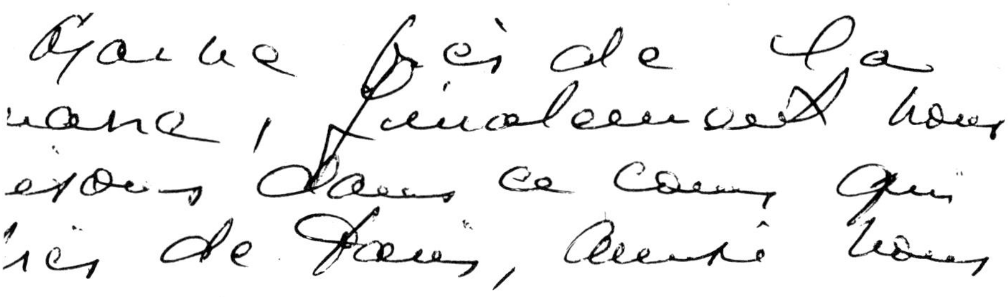

173

femme 60 ans
couturière

Autre écriture rapide, dans un contexte vivant mais beaucoup moins ordonné et maîtrisé (en rapport avec le niveau culturel et le caractère). Inégalités importantes dominées par les lettres affectives et les lancements. La marge de droite est très petite, les lignes sont serrées (enchevêtrements). La scriptrice retient en partie sa hâte et ses élans par les annelages nombreux, les suspensions, les retours à gauche. La participation est facile en surface, plus retenue en profondeur. La compréhension est rapide, la mise en œuvre un peu brouillonne. Le temps, l'énergie sont beaucoup moins bien gérés que dans l'écriture n° 172.

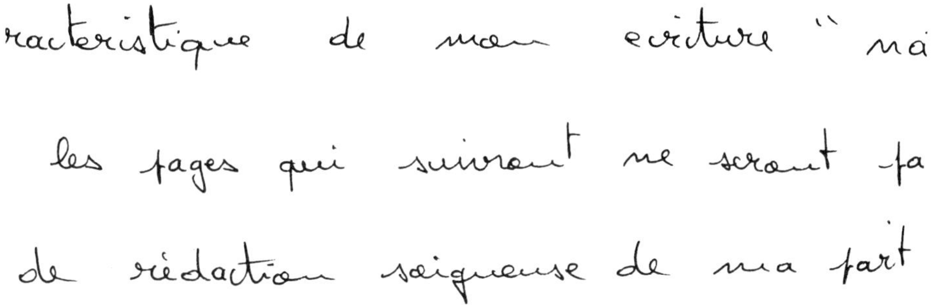

174

homme 22 ans

Le trait est rapide, plus rapide en zone médiane que dans les verticales, plus rapide que l'ensemble du graphisme qui est ralenti par des tensions, des arrêts dans le mouvement cursif (lettres séparées, dissociées) et des blancs raides en conséquences. La forme est simple, pas simplifiée, inégalement étalée. Le trait est net, presqu'un peu tranchant. Les espaces sont importants, la marge de droite est grande (certains t *sont suspendus).*
Contact distant, pensée un peu théorique, méfiance d'ensemble avec une affirmation de soi parfois peu adroite (mélange de filiformité et d'étrécissement, petits jambages en triangle).

9

l'espace

L'écriture est réalisée à l'aide d'un instrument scripteur et d'un support sur lequel s'effectue le tracé.

Ce support constitue l'espace graphique (pierre, mur, papyrus, feuille de papier, etc.). Il est délimité par des marges et structuré tant par la disposition des lignes dans la page que par l'alternance des mots et des intervalles qui les séparent. Ces espaces interlignes et intermots sont dictés à la fois par des règles calligraphiques, sociales, sociologiques, et par la personnalité du scripteur.

L'espacement entre les mots est, dans notre calligraphie actuelle[1], inhérent à la progression du geste graphique inscrivant un langage constitué par des mots, entités séparées. Il est enseigné avec l'écriture sans être toutefois très strictement surveillé par les maîtres. C'est une donnée élémentaire de départ qui devient vite personnelle mais requiert, pour être maîtrisée avec aisance, un geste évolué.

L'espacement entre les lignes constitue un acquis plus tardif puisque l'interlignage est donné à l'enfant – et même à l'adolescent – par le papier ligné ou quadrillé.

Il en va de même pour les marges, la marge de droite restant cependant la plus libre. Celles-ci sont, de plus, liées à des habitudes nationales et culturelles.

La répartition générale des masses graphiques procède de ces trois grandes données et constitue l'ordonnance dans son sens large. Les espacements entre les mots auraient pu être étudiés avec la continuité[2], ils font vraiment partie

---

1. Il semble que l'espacement entre les mots soit historiquement apparu plus tardivement que l'espacement entre les lignes qui s'impose de soi.

2. Crépieux-Jamin place les espacements entre les mots dans la Dimension, généralisant ainsi le geste dans son élargissement ou son resserrement. S'il est, en effet, dans la logique d'un geste graphique d'étendre ou de condenser parallèlement la surface du mot et de l'intervalle, toutes les associations se rencontrent.

du mouvement cursif, mais nous les incluons dans l'espace parce qu'ils participent activement à sa structuration et parce que, dans ce dernier chapitre, nous observons l'écriture sous l'angle d'un résultat d'ensemble synthétique. Il reste bien entendu que tous les genres ont participé à ce résultat, mais de façon moins directe que ces trois données.

Les auteurs français traitent le plus souvent ensemble les espacements entre les mots et les espacements entre les lignes. Nous les étudierons séparément dans un but didactique, bien qu'ils soient reliés entre eux dans des rapports où l'homogénéité ou l'absence d'homogénéité fournit au graphologue des renseignements très intéressants, et nous aurons :

1. L'espacement entre les mots avec les écritures : compacte, très compacte, espacée, très espacée, lacunaire, aérée, inégale d'espacement.

2. La mise en page :
- la trajectoire des lignes,
- l'espacement entre les lignes,
- les marges,
- les alinéas,
- la disposition d'ensemble.

L'analogie de l'espace graphique avec le monde extérieur est évidente et s'impose d'emblée en toute logique, en face de tout acte graphique[3] et dans tous les systèmes graphologiques.

L'enfant qui commence à écrire aborde un autre monde que celui de sa petite enfance, il se soumet à des règles sociales et morales nouvelles et son espace graphique est le cadre dans lequel vont s'inscrire ces signes, qu'il veut voir devenir écriture, mais qu'il ne maîtrise intellectuellement que peu à peu. Il faut pouvoir anticiper pour que l'acte graphique devienne aisé dans la succession des mots et, en conséquence, des espaces. Ceux qui ont peu l'habitude d'écrire ont souvent des intervalles raides et inégaux alors que leur mise en page est correcte[4].

L'écriture est un tout dont l'espace (le blanc) est inséparable de l'écrit (le noir) dans l'instant où se produit le geste graphique. On peut, une fois le tracé exécuté, distinguer la forme (l'écrit, le noir) du fond (le non inscrit, l'espace, le blanc) et certains graphologues français, cherchant à discriminer les significations de l'un et l'autre de ces deux éléments, considèrent – cela leur est propre – que l'espace pourrait être représentatif de l'inconscient devenant, au deuxième degré, un espace extérieur au monde conscient intérieur[5].

Le fond doit être le support de la forme, il doit faire ressortir le mot du texte, le mettre en valeur. Il ne doit pas submerger l'écrit, devenir lui-même une forme prégnante, inversant sa fonction. Il ne doit pas non plus disparaître comme dans l'écriture trop compacte.

3. Se reporter à l'avant-propos : le Gribouillis.
4. Se reporter au chapitre de l'Organisation de l'écriture.
5. Bernard Bernson et Elisabeth Koechlin Saint Morand sont à l'origine de cette optique.

L'espace favorise la clarté, la lisibilité, d'où l'interprétation première d'une bonne organisation intellectuelle et d'une bonne adaptation lorsque l'écriture présente un bon rapport du blanc et du noir.

Le manque de domination de soi (qu'il soit impulsivité ou relâchement), le manque de discernement, de jugement, de contrôle de sa pensée, la difficulté d'adaptation au monde extérieur s'inscrivent dans des graphismes où l'espace est perturbé (mauvais rythme de répartition[6]) et ne remplit pas sa fonction première.
Un bon rythme de répartition est une donnée essentiellement positive dans tout type d'écriture, tant en soi que comme élément de compensation à un mouvement plus ou moins bien maîtrisé, par exemple, ou à des formes plus ou moins structurées.

1. *L'espacement entre les mots*

La calligraphie enseigne un petit intervalle entre les lettres, comme elle enseigne une continuité où chaque lettre est reliée à la suivante. Si le rythme d'espacement donné par une bonne répartition des masses graphiques ne peut s'acquérir que tardivement, lorsque l'écriture est devenue évoluée, l'enfant personnalise cependant rapidement ses espaces.

Les trois écritures d'enfant présentées en page suivante émanent de sujets très proches d'âge et se trouvant en fin de classe de C.P., avec la même institutrice. Elles sont toutes trois tracées avec un stylo à bille.

Cette maîtrise de l'espacement entre les mots, supposant un mouvement cursif bien intégré ayant engendré une continuité aisée, est un élément très qualitatif à mettre en relation avec le milieu graphique.
C'est également un élément très difficile à changer, à moins de ralentir son écriture pour la contrefaire, et qui échappe davantage d'ailleurs au contrôle visuel que l'espacement entre les lignes ou que la disposition dans la page. Principalement soumis au contrôle de la réflexion ou de certaines normes, les espacements interlignes et la disposition sont moins intriqués au geste graphique que l'espacement entre les mots qui évoque un registre plus proche dans les échanges, plus quotidien dans l'activité.

6. Nous employons ici la terminologie allemande qui nous semble très adaptée à l'espace.

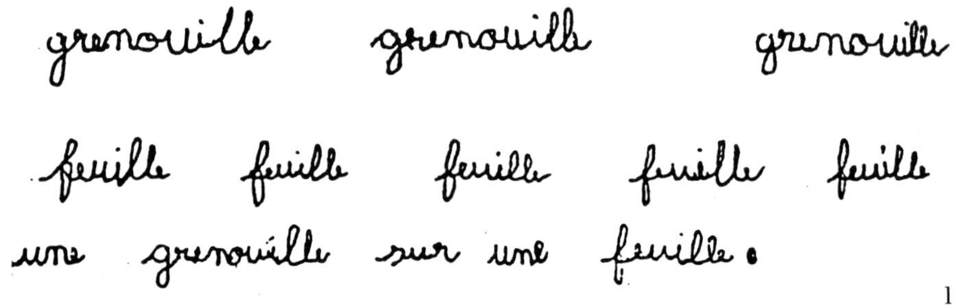

1

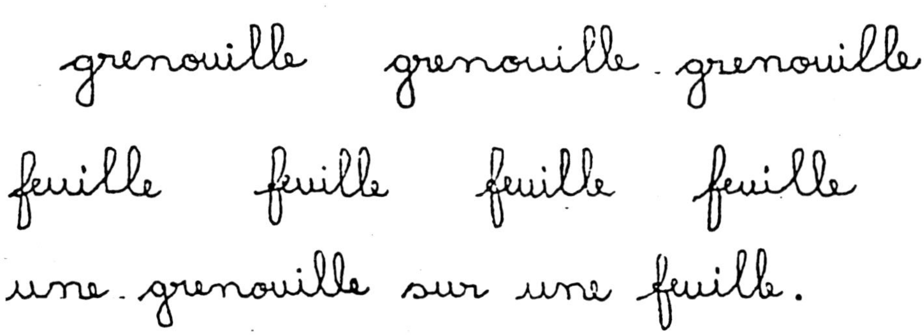

2

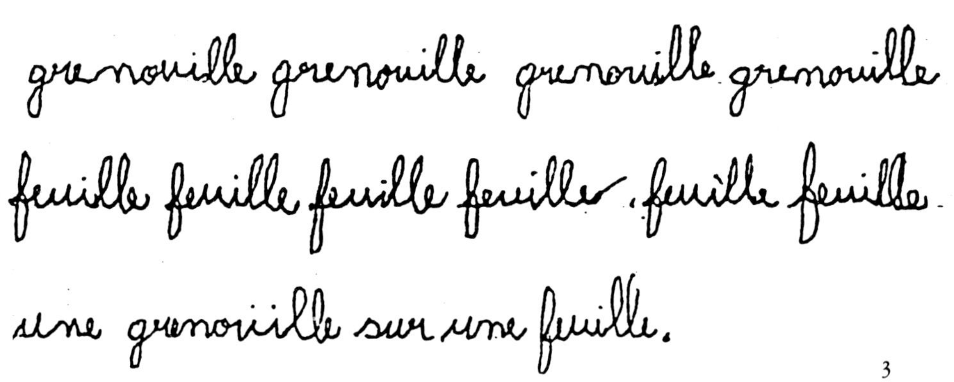

3

175

La compacité de l'écriture n° 3 vient du cumul de l'effort et d'un caractère très anxieux, l'enfant s'investit beaucoup (plus que le n° 2) et s'efface moins que le n° 1 dont l'écriture est très petite, retouchée, à soudures, avec des jambages un peu atrophiés, des espaces inégaux et grands au regard de la petitesse, des lettres se resserrant en fin de mots. L'écriture n° 2 est la plus aisée dans son mouvement cursif et son étalement : c'est elle qui maîtrise le mieux ses espaces.

COMPACTE
TRÈS COMPACTE
serrée (pour Crépieux-Jamin)

Dans l'écriture COMPACTE, les espacements entre les mots sont nettement inférieurs à la largeur de deux lettres moyennes de l'écriture du scripteur. Dans l'écriture TRÈS COMPACTE, ils sont encore plus réduits.

L'enfant qui conserve une écriture assez compacte ne souhaite pas se séparer de ses normes et se sent sécurisé dans l'entourage proche ; son application, sa concentration seront favorisées sur le plan scolaire. Si elle est très accentuée, la compacité, témoignant d'une oblitération de l'espace, devient une crainte du monde extérieur.

L'adolescent écrit, d'une manière générale, plus espacé que compact [11].

Si la densité de l'écriture COMPACTE ne nuit pas à la répartition d'ensemble, si une maîtrise s'en dégage accompagnée d'un mouvement libre et d'une forme ouverte, la compacité a des significations positives sur plusieurs plans. Le sujet s'implique dans son action et dans sa relation, il est concerné, stable, capable et désireux d'apporter un appui, de participer à un projet commun, il a souvent de la présence. Sur le plan intellectuel, il est concentré, efficace, a de bonnes capacités d'assimilation, son jugement reste proche de la réalité. Dans certains contextes graphiques, il peut être créatif[7].

Mais les espaces étroits entre les mots peuvent s'accompagner d'un manque de contrôle du mouvement : les pulsions et les impulsions prédominent alors sur la réflexion et la logique, l'activité se fait activisme, surtout si la mise en page n'obéit pas à des principes d'ordre et de mesure.

Si d'autre part la contrainte et la tension apparaissent, si l'écriture est trop fermée, jointoyée, raide dans ses formes de liaison, la compacité devient une défense contre le monde extérieur et l'ouverture, l'écoute, la disponibilité sont alors en question.

Avec l'écriture TRÈS COMPACTE, les signes de tension sont très fréquents et la relation s'établit de façon contraignante pour autrui ou ne se fait pas en raison de la fermeture du sujet sur lui-même et de ses préoccupations. La pensée tend vers le systématisme, le jugement devient partisan.

Les significations de la compacité seront à majorer ou à minorer en fonction des espacements entre les lignes qui concernent davantage les relations professionnelles ou sociales et, sur le plan intellectuel, le recul et la pondération ; les espacements entre les mots concernant la relation plus proche. Ainsi celui, par exemple, dont l'écriture est très espacée entre les lignes et normalement entre les mots, aura de meilleurs contacts intimes que sociaux.

---

7. Dans *Essai d'une orientation psychologique par l'écriture aérée et l'écriture compacte* [64], Maurice Delamain distingue les « encrophiles, intellectuels et idéologues de type enregistreur et discursif à la fécondité créatrice par écrit », des « encrophobes qui pensent court, saisissent par un éclair mental, sont poètes, savants, ou hommes d'action qui décident ».

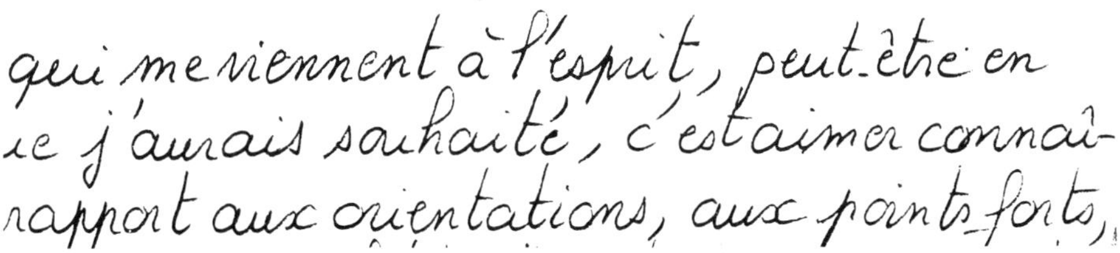

176

homme 21 ans étudiant

Écriture très compacte, grande avec des m *et* n *étrécis, sans marge à droite, sans adresse dans la liaison qui comporte quelques groupements, des juxtapositions, des reprises. L'écriture est presque sans mouvement apparent (les lettres ont l'air d'être posées les unes à côté des autres), les lignes sont rapprochées. Le geste est serré, un peu raide et hésitant, peu rapide, les formes sont claires, simples mais enfantines dans leur calligraphie, les oves sont importants, l'écriture est inclinée. Le scripteur souhaiterait l'appui et le contact mais, dans ce contexte, la compacité signale la crainte de se livrer en sortant d'une neutralité et d'une sorte d'exemplarité.*

On peut déduire de l'ensemble trop parfait avec un trait peu chaleureux et des signes libres acérés, une insatisfaction et une réprobation un peu agressives sous-jacentes.

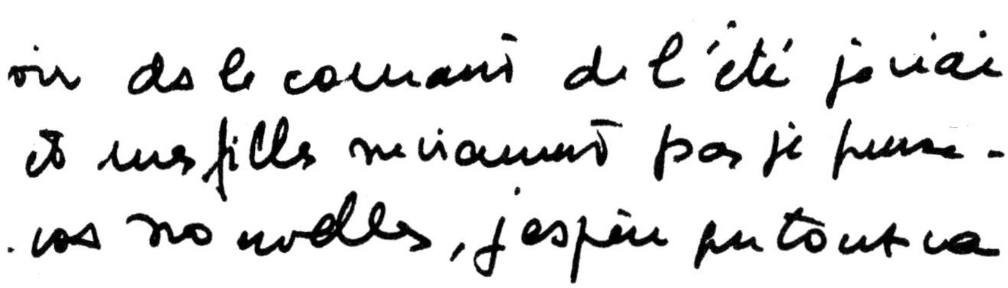

177

femme 43 ans représentante

Écriture à tendance compacte avec des irrégularités.

Le mouvement n'est pas bien contrôlé, les proportions ne sont pas très bonnes. Ce sont la marge de droite suffisante, la liaison, la texture assez dense du trait au feutre, les quelques angles, les t *fermés, les finales courtes ou revenant vers la gauche, qui apportent une retenue et une structure à ce graphisme sinueux sur la ligne et très inégal en tous genres. Graphisme peu harmonieux mais vivant et souple.*

S'il est vrai qu'un peu d'inattendu demeure dans le comportement éthique et social de la scriptrice, il y a cependant des freins. Elle est chaleureuse, très vivante, active, intelligente, a beaucoup de ténacité et réussit très bien dans son métier qui la met en relation avec des milieux très différents.

Le mot « nouvelles » à la dernière ligne, troué, saccadé, télescopé, dansant sur la ligne est le mot témoin qui montre le rôle positif que peuvent jouer une liaison et une réduction d'espace : la tendance compacte est ici positive.

ESPACÉE
TRÈS ESPACÉE
LACUNAIRE

Dans l'écriture ESPACÉE, les intervalles entre les mots sont supérieurs à la largeur de deux lettres ; ils sont nettement supérieurs dans l'écriture TRÈS ESPACÉE. Dans l'écriture LACUNAIRE, le mot est isolé dans l'espace.

Puisque le fond (l'espace) prend plus d'importance que dans l'écriture compacte, il faut que les mots de l'écriture ESPACÉE représentent une masse suffisamment forte dans sa dimension, sa forme, sa pression. C'est alors que l'écriture espacée peut être interprètée comme un besoin de clarté, de réflexion, d'indépendance : le sujet y prend une distance par rapport à lui-même, il observe, évalue. Si l'écriture est réceptive et souple, il est ouvert à autrui, disponible, ne cherche pas à faire pression et laisse à l'autre l'indépendance qu'il apprécie pour lui-même. Si l'écriture est animée, inventive, il peut être ouvert aux idées, aux sources de l'imagination[8].

Plus la dimension de l'espace inter-mots est importante, plus le geste graphique doit rester maîtrisé. En effet, les mots tendus induisent des espaces raides signifiant que le sujet devient sélectif, méfiant, et les intervalles induits par les mots lâchés ne structurent pas suffisamment l'espace.

Si l'écriture est TRÈS ESPACÉE, la qualité du graphisme devrait s'accroître encore pour témoigner de la bonne adaptation et de l'efficacité du scripteur. Dans un ensemble étréci, malaisé, statique ou cabré, avec une mauvaise qualité du trait, par exemple, l'appréhension prend le pas sur la réflexion et sur la recherche d'objectivité, la solitude sur la réserve et la sélectivité.
Si le mouvement devient flottant et que l'articulation du mot n'est plus assurée par une bonne continuité, l'imaginaire, l'inactivité, les émotions mal maîtrisées dominent.

Un surcroît d'espace n'accroît pas la clarté et la liberté.
Il faut voir si le fil conducteur du graphisme demeure, s'il conserve une élasticité : il est pratiquement rompu dans toutes les écritures LACUNAIRES, le mot est perdu dans le champ graphique et la communication ne passe plus.

8. La créativité, difficile à évaluer dans l'écriture peut se trouver dans différents types d'espacements et de graphismes.

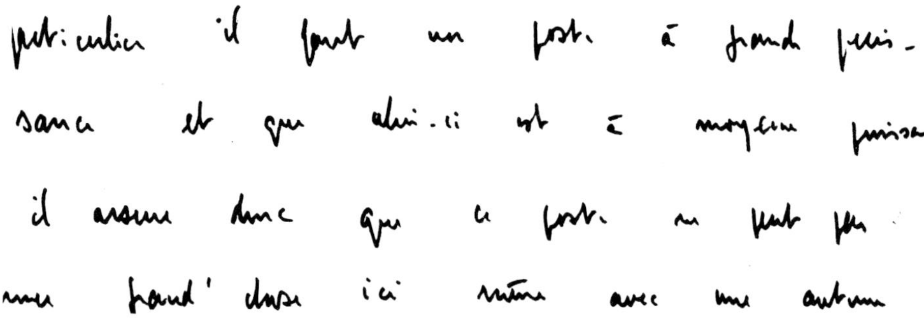

178

homme 45 ans

L'écriture est espacée mais les espaces ne sont pas raides : le graphisme, quoique très retenu, garde une souplesse. L'écrit est efficient à cause du trait nourri, ferme et suffisamment élastique, de l'enchaînement lié avec quelques groupements dictés par une accentuation ferme et précise, de proportions qui rassemblent bien le graphisme.

Les espaces signalent la réflexion d'un esprit concentré, concret et fin (écriture nourrie, simple et simplifiée, petite et gladiolée), indépendant dans sa pensée et son jugement. L'affectivité est intériorisée, les contacts sont sélectifs, fidèles, bien adpatés socialement et sur le plan professionnel (formes simples mais étrécies et avec des ouvertures, espaces proportionnellement plus grands entre les mots qu'entre les lignes). Le scripteur apprécie le contrôle de soi, la réserve, sait apprécier la solitude, mais, sans être expansif il peut être chaleureux (le trait n'est pas sec).

Il a très bien réussi professionnellement à la tête d'une affaire industrielle importante où il a fait toute sa carrière ; ses qualités de médiateur réaliste ont été reconnues dans plusieurs circonstances.

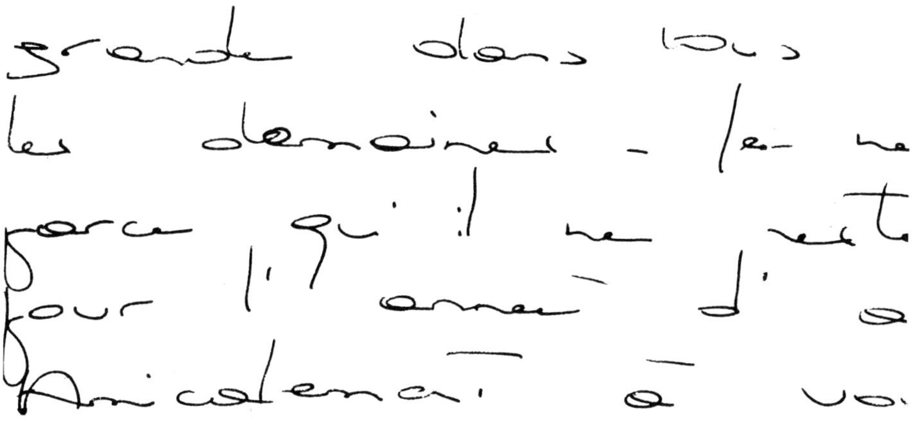

179

femme 40 ans
mariée 2 enfants

Écriture très espacée. Malgré l'étalement, le mot plus ample[9] est moins plein[10] que dans l'écriture n° 178. L'espace est beaucoup moins bien structuré par l'écrit. Il ne s'agit plus de distance, de réflexion.

L'écriture s'écrase pour prendre de la force et progresser, le trait est peu ferme et peu fermement conduit, les lignes sont un peu flottantes ou un peu convexes et deux d'entre elles s'enchevêtrent. La forme est en même temps acquise et peu structurée : la personnalité a besoin d'une façade extérieure protectrice et se réalise par le charme.

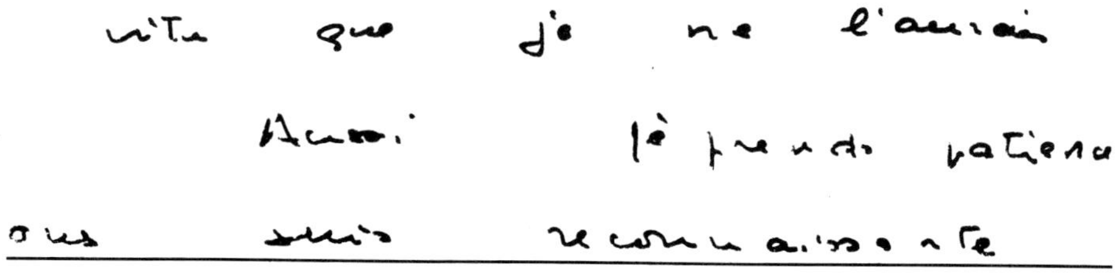

180

femme 36 ans
licence de lettres 3 enfants

Le cliché reproduit ici fidèlement la marge du bas : inexistante. La marge de droite est très petite. Écriture lacunaire.

9. Au sens de Muller et Enskat [88].
10. Au sens de Klages [23].

ÉCRITURE AÉRÉE

Avec l'écriture AÉRÉE[11] un bon équilibre est trouvé entre les masses graphiques, elles se répartissent bien, le mot est « bien mis en valeur par l'espace »[12].

L'écriture aérée constitue en même temps le degré médian d'espacement entre les mots et une espèce plus globale puisque, comme le définit son nom, l'air y circule aisément. Les lignes suffisamment espacées, les alinéas, les marges, contribuent à la clarté d'ensemble, à bien donner au mot son entité.

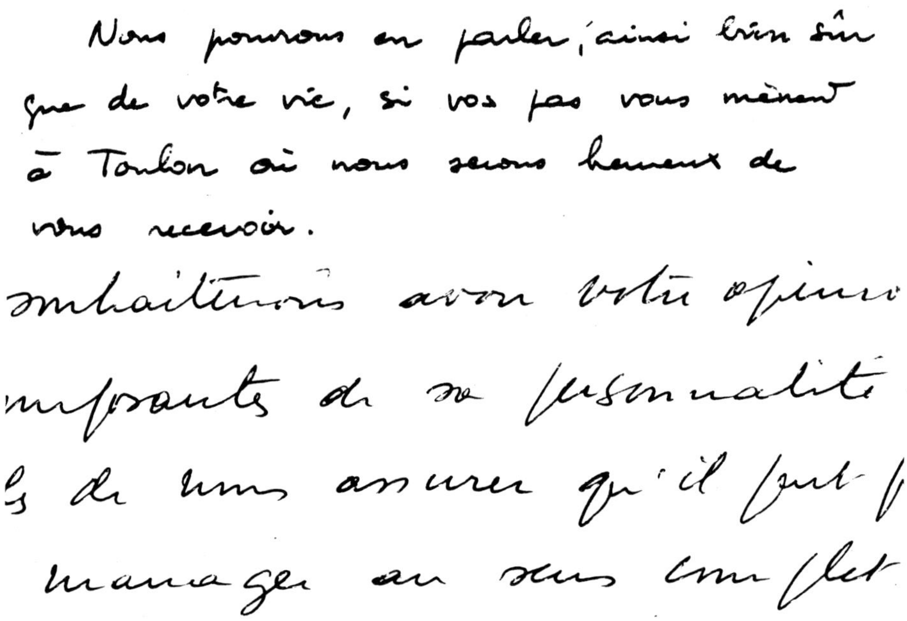

181

Les potentiels d'efficacité des scripteurs de ces deux écritures aérées, tous les deux de haut niveau d'études et aux responsabilités équivalentes, sont très différents. Mouvement coulant et ferme, trait un peu pâteux mais à bords défendus pour le premier ; écriture dynamique au mouvement un peu propulsif mais contrôlé pour le second (marge de droite, finales, gladiolement) dont le trait est net.

Si l'un et l'autre graphismes étaient compacts, le premier scripteur ne se dégagerait peut-être pas de ses émotions et impressions personnelles riches, le second accroîtrait une impulsivité et un dynamisme un peu directifs mais bien socialisés par et dans la profession (les interlignes sont suffisants).

11. Terme non jaminien, introduit par Maurice Delamain et repris par Gille-Maisani.

12. La formule est due à Hélène de Gobineau qui en fait une des composantes d'Autonomie et de Personnalité de ses échelles.

Il s'agit d'une espèce positive qui induit une aisance graphique et psychique, un rythme équilibré. Elle valorise tous les types d'écriture, témoignant que les possibilités du scripteur sont bien utilisées, compensant un manque de souplesse ou une fragilité en raison des capacités d'adaptation et d'échange qu'elle suppose.

Il faut savoir l'apprécier mais il ne faut pas la survaloriser : la force et l'originalité de la personnalité sont données par l'ensemble graphique dans son homogénéité (ou éventuellement dans son conflit, si celui-ci est constructif). L'écriture aérée permet l'action harmonieuse des autres espèces.

Sur le plan intellectuel, l'écriture aérée traduit une pensée claire, communicable, un jugement mesuré qui fait la part des choses entre la rigueur et la tolérance parce que, à quelque niveau que se situe l'écriture, la pensée est entrée en jeu pour permettre au sujet de prendre un certain recul, sans que pour autant soient reniées les valeurs affectives et humaines.

La contrainte, l'inhibition, l'impulsivité ne s'expriment pas par ces types d'espacement qui témoignent du sentiment d'une juste identité, donc d'une maturité.

Quand l'écriture est trop aérée, elle se rapproche de l'écriture espacée que l'on rencontre fréquemment chez l'adolescent [11].

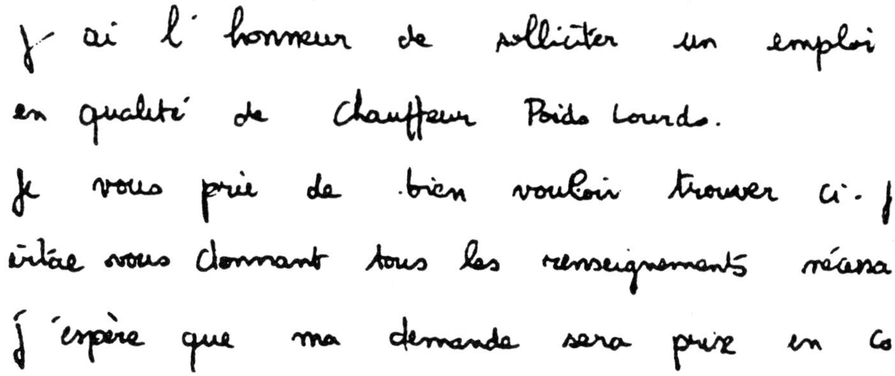
J'ai l'honneur de solliciter un emploi
en qualité de chauffeur Poids Lourds.
Je vous prie de bien vouloir trouver ci-j
intae vous donnant tous les renseignements nécessa
J'espère que ma demande sera prise en co

182

chauffeur routier estimé pour ses qualités professionnelles

Graphisme très bien contrôlé, petit, lié, nourri, clair, à tendance aérée. Le mouvement cursif un peu crispé ne permet cependant pas la libre alternance des mots et des espaces, ni le rythme, qui existe dans les deux exemples précédents.

INÉGALITÉS D'ESPACEMENT

On retrouve des inégalités d'espacement chez beaucoup d'adolescents en relation avec les inégalités dans les autres genres. Elles témoignent d'un manque de maîtrise graphique et, plus généralement, d'une hésitation en rapport avec la période d'âge.

Si les petites inégalités sont le fait de toute écriture vivante, les irrégularités, quand elles ne sont pas le fait d'un manque de maîtrise graphique justifié[13], traduisent bien un inconfort, des difficultés d'adaptation puisqu'elles rompent le rythme.

Il faut cependant noter certaines particularités qui peuvent ponctuellement modifier les espaces, par exemple :

– le simple fait d'avoir peu de papier et beaucoup à dire (carte postale), la concentration renforcée sur un travail, les diminuent ;

– l'hésitation sur le choix d'un mot ou d'une orthographe, la mise en valeur d'un mot affectif (on tiendra compte de son sens), l'accueil à une inspiration, les agrandissent.

Une irrégularité spécifique consiste à créer des « CHEMINÉES », sortes de couloirs verticaux produits par des espaces qui se répètent sur plusieurs lignes successives. C'est là un fait qui frappe le graphologue et pourrait évoquer une irruption d'une force mal maîtrisée, de l'inconscient, peut-être.

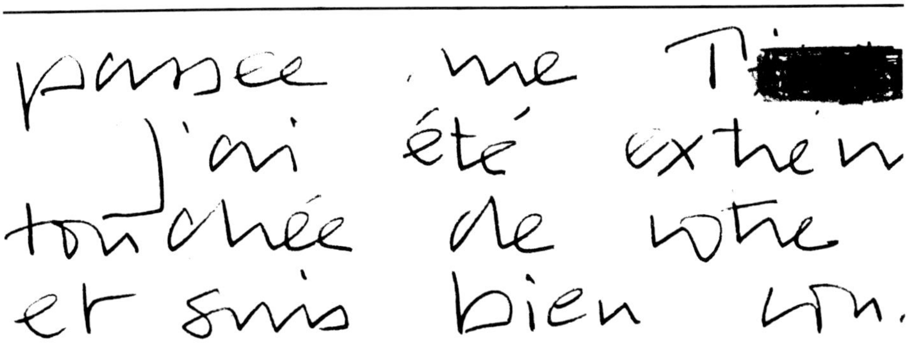

183

femme 20 ans

Écriture acquise, structurée dans sa forme à base d'angles, automatique, grande. Présence de cheminées.

13. Se reporter au chapitre de l'Organisation.

2. La mise en page

Les embases des lettres de la zone médiane forment la ligne de base. On la nomme ligne de la réalité.

Ce sont les mots se succédant, dans nos calligraphies, de la gauche vers la droite, qui constituent la trajectoire des lignes.

La position du premier mot de chaque ligne détermine la dimension et la régularité des interlignes au départ, régularité qui nécessite une maîtrise graphique[14].

Ce sont les points de départ et d'arrivée des lignes qui établissent les marges.

1. La trajectoire des lignes. – Une ligne bien maîtrisée dans sa trajectoire requiert, elle aussi, une aisance grapho-motrice : les arrêts fréquents du geste ou les hésitations ne favorisent ni l'horizontalité de la base des mots ni la régularité d'alignement. Pour stabiliser les mots sur la ligne[15] et les faire progresser vers la droite, il faut une pression suffisante et bien contrôlée, une certaine vitesse et une amorce de mouvement. Il faut aussi savoir ce que l'on veut écrire, avoir pris l'habitude d'anticiper par la pensée.

a) *Les lignes horizontales* décrivent une trajectoire droite, ferme sans rigidité. Elles dénotent un but, une stabilité dans les objectifs, un suivi dans le raisonnement, un contrôle de l'humeur. Elles sont dans la norme d'un graphisme maîtrisé.

b) *Les lignes rigides* sont tracées sans souplesse. Elles peuvent être plus ou moins lourdes, plus ou moins tendues. Le devoir ou le formalisme contraignent le scripteur et sont synonymes de rigorisme et d'intransigeance si les autres signes de raideur sont nombreux et prévalent (angles, mouvement cabré ou très contraint, direction fixe des lettres) sur les signes d'adaptation.

Les lignes rigides ne sont pas fréquentes chez l'enfant et chez l'adolescent et elles n'y sont jamais favorables.

---

14. Se reporter au chapitre de l'Organisation.

15. Les items concernant les lignes sont nombreux dans les échelles Enfant et Dysgraphie [8] matérialisant bien la difficulté de l'enfant à maîtriser à la fois le mot et l'organisation de son déroulement dans la page. Les espaces irréguliers au départ des lignes (F 13) disparaissent vite (73 % à 6 ans, 14 % à 11 ans). Les mots dansants (M 28) sont signes d'une plus grande maladresse que la ligne fluctuante (M 26), ils proviennent de cette difficulté à stabiliser le mot sur la ligne et il est signifiant de constater que c'est entre 10 et 11 ans que s'accuse leur chute de fréquence, passant de 68 à 49 %, pourcentage qui avait jusque-là peu varié.

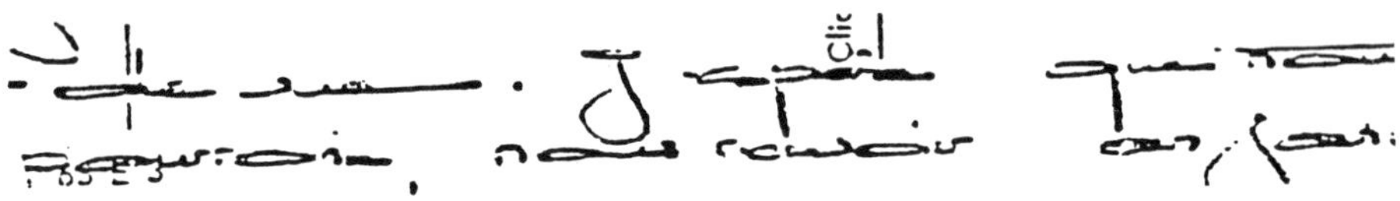

184

ligne rigide

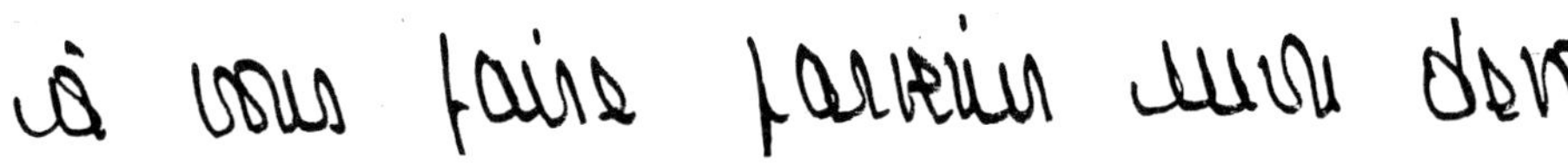

185

ligne rigide

c) *Les lignes sinueuses* ont une trajectoire ondulante[16]. Plusieurs cas peuvent se présenter chez l'adulte évolué dans sa grapho-motricité :

L'ensemble du graphisme est flottant, peu structuré : la sinuosité de la ligne confirme le manque de fermeté de la personnalité, peu sûre dans son identité et peu stable dans son projet, ou mené par une forte émotivité[17] (*186*).

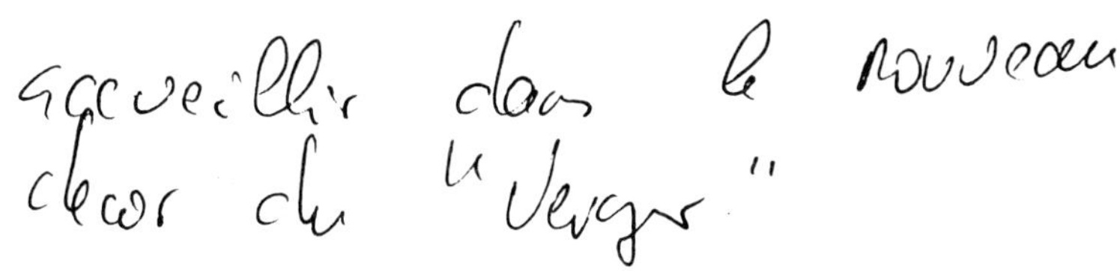

186

ligne sinueuse

L'ensemble du graphisme est habile, peu spontané : l'attitude générale tend vers l'opportunisme, le graphisme pouvant aussi bien être souple que ferme ou même un peu raide (*187*).

16. Crépieux-Jamin ne distingue pas les lignes sinueuses des lignes fluctuantes, séquelles de l'item M 26 encore présent chez 76 % des enfants de 11 ans, persistant longtemps à l'adolescence et se retrouvant fréquemment dans les écritures de niveau socio-culturel peu évolué. Le graphologue doit faire la part des difficultés de l'apprentissage.

17. M.T. Prenat [65] a fait de nombreuses études sur la sinuosité de la ligne avec la méthode graphométrique de T. Lewinson et J. Salce.

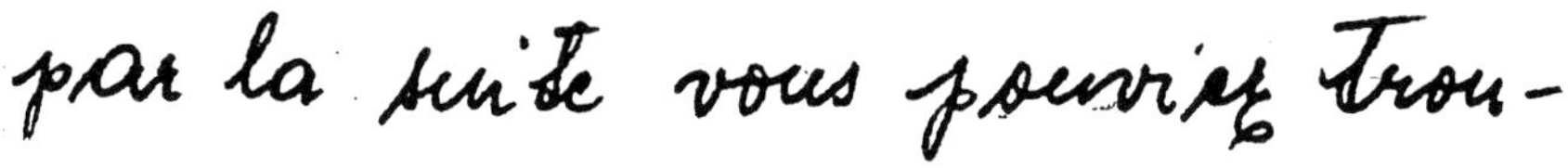

187

ligne sinueuse

L'ensemble est clair, suffisamment structuré et spontané : des lignes un peu sinueuses sont signes d'adaptation.

Il arrive aussi, comme dans l'écriture ci-dessous, qu'un travail soutenu de la pensée focalise l'attention du scripteur et que la ligne en souffre dans son horizontalité : une condensation du geste – voire une tension – apparaît dans la liaison, la dimension ; les interlignes restant maîtrisés et importants (*188*).

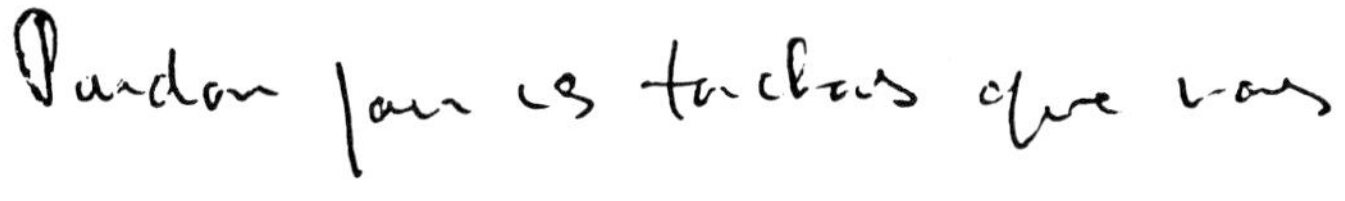

188

ligne sinueuse

d) *Les lignes concaves et convexes* présentent une courbure, ouverte respectivement vers la zone du haut ou vers celle du bas.

Dans la ligne concave le sujet se reprend après un manque initial d'ardeur et de confiance en soi, son énergie ou son intérêt s'intensifiant au cours de l'action.

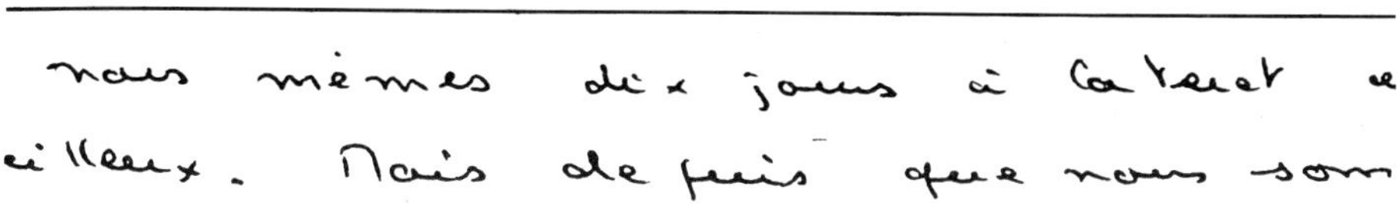

189

ligne concave

Avec la ligne convexe, l'allant un peu excessif au départ ne se soutient pas, soit du fait d'un tempérament impatient, tendu vers un but (première écriture), soit du fait d'un manque de constance. L'écriture convexe peut aussi traduire une lutte contre le découragement, la déception, le désenchantement (deuxième écriture).

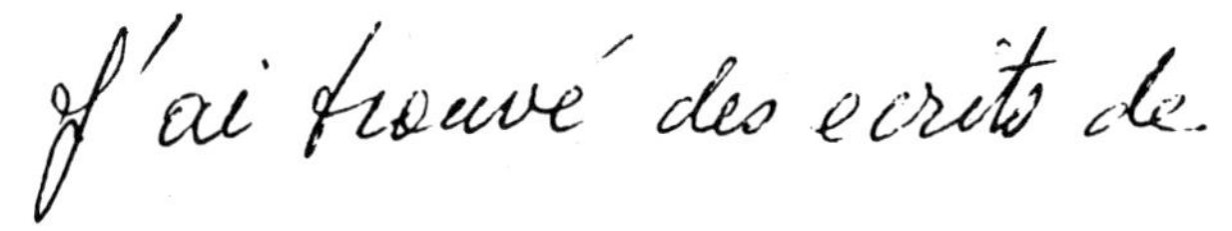

190

ligne convexe

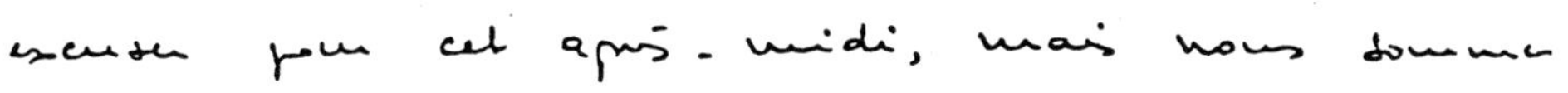

191

ligne convexe

e) *Les lignes montantes et les lignes descendantes* prennent une direction ascendante ou descendante dans leur trajectoire vers la droite, indépendamment du cours de la ligne qui peut être droit, sinueux, concave, convexe ou chevauchant.

Une impulsion passagère peut provoquer la direction ascendante mais aussi un état plus constant issu d'un enthousiasme, d'une stimulation émotive ou d'une tendance à l'exaltation, aux illusions, voire à l'utopie, si les lettres prennent insuffisamment appui sur la ligne de base.

La direction ascendante provient aussi d'une tension, soit dirigée vers un but et traduisant, en forçage, un élan, une combativité, ou une ambition, soit venant en compensation à une difficulté ressentie, à un état de fatigue, de découragement.

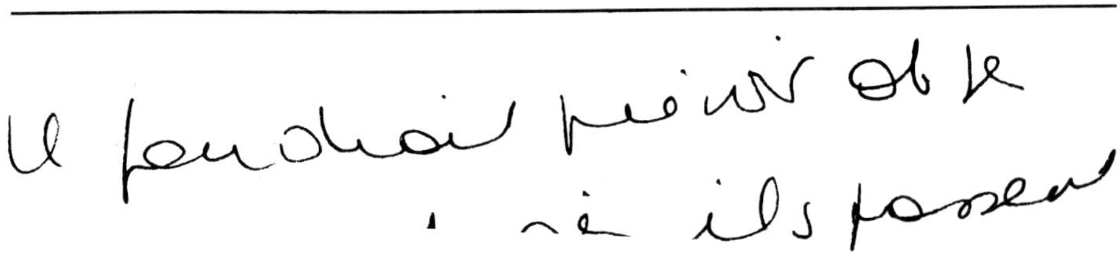

192

ligne montante

La scriptrice de l'écriture ci-dessus, très affective, lutte contre un découragement latent et a en même temps tendance à s'exalter : le graphisme est tendu et un peu flottant, gonflé, redressé avec des étalements secondaires.

La ligne qui descend traduit le découragement, le pessimisme, l'abattement, passagers ou plus durables. Le graphisme semble alors manquer de direction vers un but, sa pression est généralement lourde.

Lorsque l'ensemble est raidi, elle révèle au contraire l'opposition[18], l'opiniâtreté, voire le blocage.

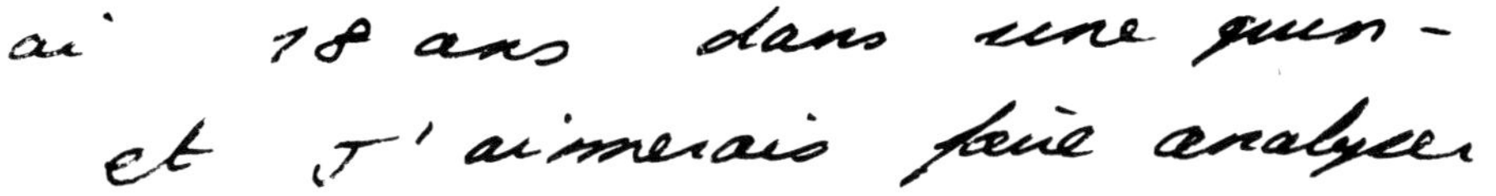

193

ligne descendante

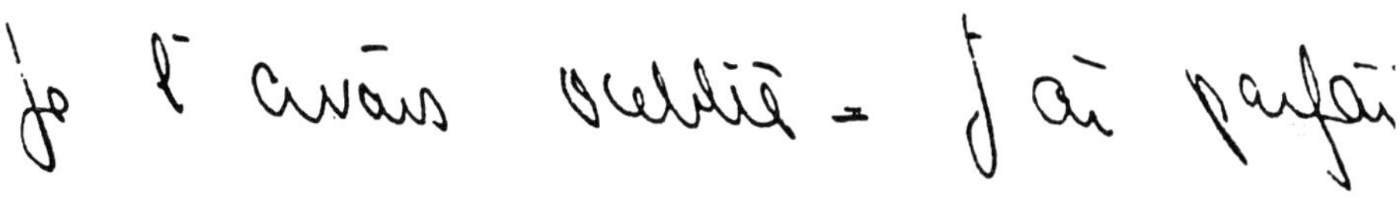

194

ligne descendante

Une particularité de la ligne descendante est *la ligne plongeante* en fin de ligne : ce sont les derniers mots de la ligne qui chutent parce que la ligne va trop loin dans la page, soit par manque de retenue, de prévision (voir l'écriture n° 173) soit par refus de laisser un espace pouvant indiquer la méfiance.

Si la ligne elle-même descend dans un contexte de découragement, de dépression, la chute des derniers mots en amplifiera le sens.

La dépression peut aussi bien se signaler par les lignes descendantes que par des lignes montantes tendues mais encore par des graphismes lourds sur une ligne de base monotone et raide (écriture n° 151) ou sur des lignes sinueuses et molles.

18. Ces deux interprétations se retrouvent aussi dans les écritures d'enfants [66].

f) Dans les *écritures chevauchantes en montant ou chevauchantes en descendant,* chacun des mots monte ou descend indépendamment de la ligne. Dans les deux cas il y a un effort constamment renouvelé et donc une difficulté ressentie. Le scripteur à écriture chevauchante en montant veut recouvrer son courage, son ardeur (il peut aussi vouloir contrôler ses impulsions), celui à écriture chevauchante en descendant lutte contre un découragement, un défaitisme.

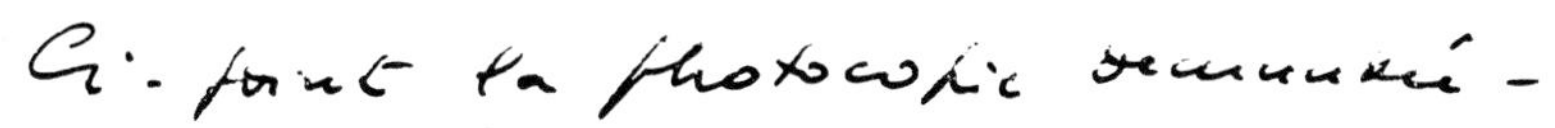

195

ligne chevauchante en montant

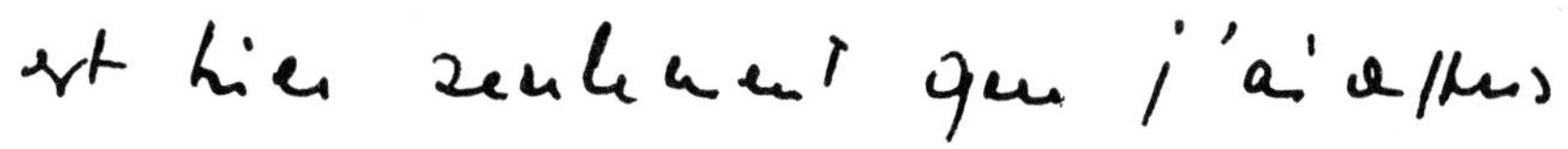

196

ligne chevauchante en descendant

Les lignes sont très sensibles aux variations de l'humeur, prise dans son sens large. Un même scripteur peut, selon les circonstances, donner à ses lignes des trajectoires différentes ou même adopter plusieurs directions au cours d'un même écrit, en particulier s'il est sensible ou émotif.

De trop grandes inégalités nuisent à l'homogénéité et à la répartition d'ensemble et elles peuvent conduire à une dysrythmie.

Les sujets les mieux adaptés sont ceux dont la ligne de base reste horizontale et souple. La souplesse d'une ligne peut tempérer quelques signes de raideur. Une ligne raide doit faire douter d'une apparente souplesse.

2. L'espacement entre les lignes. – Un bon espacement entre les lignes participe à la bonne répartition générale des noirs et des blancs.

La réflexion, la pondération des émotions et des sentiments par la pensée, se traduisent par un espace relativement grand entre les lignes. Plus celles-ci se rapprochent les unes des autres, moins le sujet prend de recul et plus il est subjectif. Des lignes bien espacées seront donc indispensables dans les écritures de candidats à des postes de décision et de responsabilité témoignant, dans un bon contexte graphique, de vues synthétiques et objectives.

Les lignes trop espacées attirent l'attention du graphologue sur un risque de manque de prise en compte de la réalité, ou d'engagement insuffisant, surtout si la signature est placée loin du texte.

Lorsque les jambages des mots d'une ligne et les hampes des mots de la ligne qui suit s'interpénètrent, l'écriture est dite ENCHEVÊTRÉE.

Ce type d'écriture provient autant d'interlignes trop petits que de prolongements hauts et bas excessifs.

L'écriture enchevêtrée traduit toujours un manque de recul, une mauvaise appréciation et hiérarchisation et, fréquemment, de l'interventionnisme. Dans les meilleurs contextes graphiques, on pourra parler d'activité, d'implication de soi, même si celles-ci restent beaucoup plus instinctives que réfléchies et organisées ou, dans des écritures très évoluées, d'inspirations prises à des sources profondes[19].

Dans les moins bons des contextes graphiques, ceux où l'écriture devient confuse, les inconvénients de l'écriture enchevêtrée s'ajoutent à ceux de l'écriture trop prolongée.

Des espacements entre les lignes trop grands, trop petits, trop inégaux nuisent, par leur manque de proportions, à la répartition générale et en détruisent le rythme.

3. Les marges. – Les marges ont une forte expressivité au regard du symbolisme de l'espace[20] et on les étudie principalement sous cet angle.

Chacun aménage vite les normes proposées pour les marges (on sait cependant que les enfants n'en ont que tardivement la notion [44]) et une constante se retrouve de façon très signifiante entre les écrits d'un même scripteur et même entre ses missives et ses enveloppes[21].

a) *La marge du haut.* – Elle est en rapport avec l'autorité et en conséquence avec l'autonomie. Si la marge supérieure est trop importante et surtout si le graphisme est écrasé, l'autorité a été ressentie trop fortement, si elle est trop petite le sujet trouve une sécurité en restant soumis à cette autorité (on la rencontre souvent chez les enfants). Dans l'un et l'autre cas, le sujet n'a pas trouvé de rapport satisfaisant et autonome, les répercussions s'en ressentant au niveau des relations et particulièrement dans la vie professionnelle sur des modes que le contexte graphique précisera.

b) *La marge du bas.* – Il est normal de laisser une partie vierge dans le bas de la page, cela équilibre la répartition et correspond à une certaine exigence d'ordre et d'esthétique. Lorsqu'on ne laisse aucune marge en bas, on peut, soit ne pas savoir arrêter son action, soit rechercher une sécurité.

c) *La marge de droite.* – Elle est en relation avec l'avenir, le monde extérieur.

Sur le plan intellectuel, la notion d'organisation dans le temps engage à ménager à droite une marge suffisante souple.

---

19. L'écriture de Blaise Pascal a des enchevêtrements de ce type.

20. Se reporter à l'appendice 1, *Le Symbolisme de l'Espace*.

21. Outre la situation de l'adresse sur l'enveloppe notoirement constante par rapport aux 4 zones du champ graphique symbolique, on peut comparer le libellé de l'enveloppe, très social dans sa destination, au texte, comme on compare les majuscules et les minuscules, ou le texte et la signature (à ceci près que celle-ci ne contient pas que le seul moi social – se reporter au chapitre de la Signature). L'authenticité, la simplicité ou leurs contraires peuvent s'y confirmer. En outre les chiffres, présents sur toute enveloppe, renseignent par leur précision et leur dimension.

La grande marge de droite peut constituer une compensation à un tracé très lancé ou très incliné.

Sur le plan des contacts, la sélectivité d'un graphisme étréci et espacé se trouve renforcée par une grande marge à droite tandis qu'une tendance à être envahissant, importun, peut se traduire par une marge trop étroite. Dans certains milieux graphiques, une marge de droite importante indique parfois des arrières-pensées, une « restriction mentale » [67].

La marge de droite peut être égale ou inégale. L'inégalité, si elle est importante, suggère un comportement variable dans l'action, dans les contacts et dans la confiance faite au monde extérieur. Il convient toutefois d'observer si le scripteur aurait eu la place d'écrire un mot de plus sur la ligne, certains préférant ne pas couper le mot.

d) *La marge de gauche.* – Acquis socio-culturel apparaissant assez vite chez tous les scripteurs, la marge de gauche est, en outre très chargée symboliquement : elle est peut-être la plus signifiante des marges.

La marge de gauche est en rapport avec le passé, les références à la période d'enfance, à la famille et à ses normes. Si elle est très étroite, l'attachement à ces valeurs restreint l'autonomie, sur tous les plans. Si elle est dans les normes (environ 1/5 de la ligne) une indépendance satisfaisante a été trouvée. Si elle est très grande, le passé a fortement marqué et ses incidences agissent encore, d'une manière ou d'une autre. On rencontre souvent chez les adolescents une marge fluctuante à gauche traduisant l'alternance de leur dépendance et de leur recherche d'autonomie.

Dans des graphismes peu structurés ou peu spontanés, les inégalités de cette marge traduisent une conscience morale peu exigeante.

Si la marge de gauche est rigide, les principes sont, au contraire, sévères.

La marge de gauche peut être progressive (s'élargissant). Lorsqu'elle reste souple, on parle d'activité, d'ardeur, de participation spontanée ; lorsqu'elle est raide il s'agit davantage d'une fuite dans l'activisme. Si le tracé est mou, le graphologue pensera à un manque de suivi dans l'action et le projet.

La marge de gauche peut être régressive (se rétrécissant à mesure que le texte gagne vers le bas de la page) elle indique une retenue, une rétraction, une inhibition.

La marge de gauche et la marge du haut, petites, se trouvent en association chez l'enfant qui ne prend pas son essor.

Dans tous les cas, les marges de droite et de gauche seront étudiées conjointement : il est logique, par exemple, qu'une marge de gauche assez grande coexiste avec une petite marge de droite.

e) *L'absence de marges*[22]. – C'est une survivance enfantine qui, si le contexte graphique le confirme, traduit un état d'esprit proche de celui de ces périodes d'âge et se manifeste soit par une dépendance ou par l'absence de sens de sa relativité, soit par un désir d'omnipotence, d'omniprésence.

L'absence de marges peut provenir aussi d'une absence de conventions.

L'observation de l'ensemble du graphisme est particulièrement important en ce qui concerne cette particularité de l'ordonnance. L'absence de marges

22. On appelle aussi écriture sans marges une écriture qui n'a de marges ni à droite, ni à gauche, ou qui a très peu de marges.

pouvant provenir tout autant d'une contrainte, ou d'une inadaptation, que, plus rarement, de réelle indépendance, de non conformisme.

f) *Marges typographiques reproduisant les marges d'imprimerie.* – La culture, un esthétisme, peuvent amener à choisir ce style de mise en page, mais également une recherche d'individualisme, un côté spectaculaire ou encore, dans d'autres contextes, le besoin d'un cadre sécurisant par ses normes.

Une mise en page typographique peut isoler un texte condensé ; il en accroît alors le sens de moindre ouverture au monde extérieur, le sujet pouvant, ou non, porter ailleurs son intérêt : quelques gens de lettres procèdent ainsi[23].

On peut encore citer quelques particularités : les marges convexes ou concaves et les marges en entonnoir.

Les marges convexes ou concaves dont les courbures sont ouvertes respectivement vers la gauche ou vers la droite de la page, marquent l'une comme l'autre une difficulté à se détacher de la zone de gauche.

Les marges en entonnoir s'élargissent progressivement à droite comme à gauche à mesure que le texte avance dans la page, elles indiquent ou un pessimisme croissant ou une difficulté à maintenir l'activité, la relation.

4. Les alinéas. – Une disposition classique présente, dans notre calligraphie actuelle, des alinéas pour séparer le texte en sections selon les idées principales. Les Américains, par exemple, marquent généralement leurs paragraphes seulement par un espace interligne plus grand. Certains scripteurs suivent cette mode.

Des paragraphes bien marqués allègent et clarifient un texte et témoignent d'une vue d'ensemble claire ou recherchant la clarté, et d'un respect d'autrui. Un texte souffrira d'autant plus d'une absence d'alinéas que sa disposition sera condensée, il signifiera une difficulté à hiérarchiser et à pondérer.

De grands alinéas marquent la volonté d'être clairement compris et, dans certains contextes, le désir de s'affirmer et de prouver sa valeur. Des alinéas exagérément marqués sont des signes d'obséquiosité.

23. On peut revoir l'écriture n° 100.

PLANCHE 5

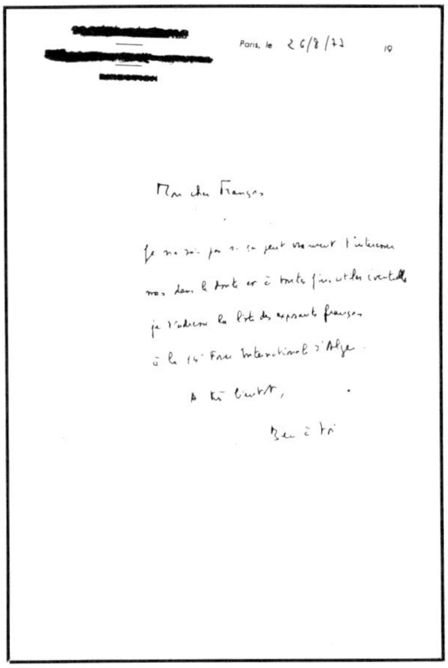

a

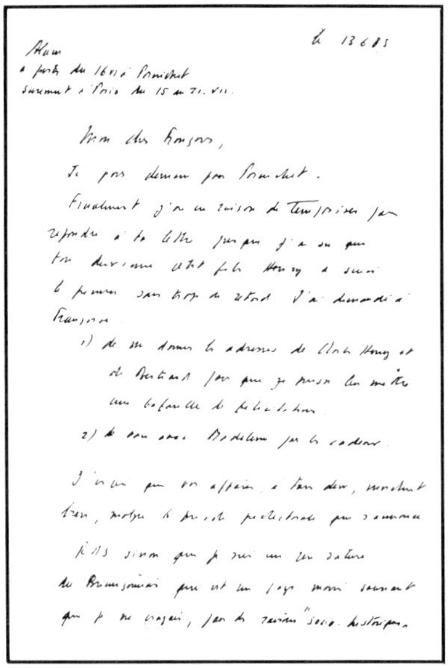

b

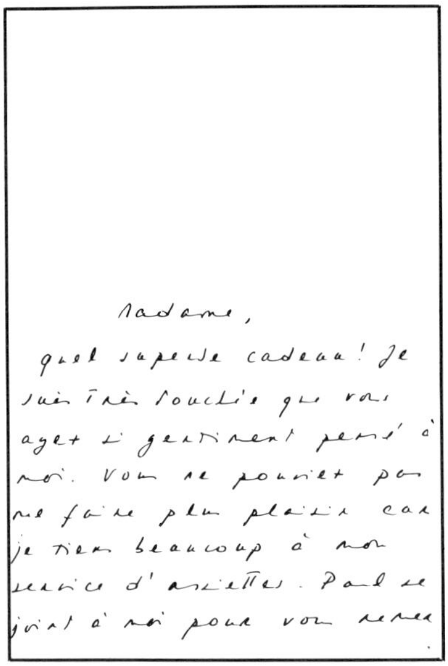

Madame,
quel superbe cadeau! Je suis très touchée que vous ayez si gentiment pensé à moi. Vous ne pouviez pas me faire plus plaisir car je tiens beaucoup à mon service d'assiettes. Paul se joint à moi pour vous remer

c

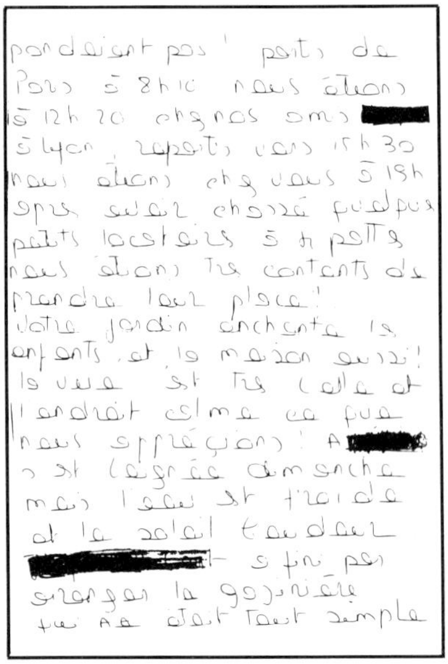

d

a) Marge de gauche très grande, un peu progressive, le texte semble un peu perdu dans la page et décalé vers la droite et vers le haut. Bonne répartition des mots qui sont bien mis en valeur par l'espace. Ligne souple.
b) Grande marge à droite, petite et un peu inégale à gauche, lignes légèrement descendantes. Marge du haut petite. Lignes et mots espacés. Paragraphes administratifs (on peut revoir l'écriture au n° 106).
c) La marge du haut très grande, celle de gauche extrêmement petite et régressive témoignent d'une contrainte que confirme l'écriture.
d) Grande zone médiane avec très peu de mouvement apparent (on peut revoir l'écriture au n° 156), pratiquement pas de marge, espaces inter-mots très inégaux.

5. Disposition d'ensemble. – Chaque scripteur dispose son texte dans la page d'une façon personnelle et en rapport si étroit avec sa personnalité que le graphologue, dépassant la simple observation de l'ordonnance, retrouve ce qui a conduit le scripteur à cette projection de son geste graphique dans l'espace. Un style d'occupation de l'espace, approche synthétique pour une première perception de l'écriture[24], peut alors être défini.

Une mise en page qui distribue les éléments écrits (texte, signature, date, en-tête) et les parties non écrites selon ce que Pulver [24] appelle un principe individuel de mouvement et d'ordonnance, est toujours très positive.
La structure ainsi donnée à la page est en rapport direct avec toute la structure psychique et intellectuelle du scripteur.

Ce type de mise en page n'est pas le fait de l'enfant ni celui du sujet qui a peu l'habitude d'écrire. L'enfant n'a pas de lui-même la notion de l'ordonnance et ce n'est qu'au-delà de 12 ans, s'il est évolué, qu'il commence à bien situer son texte dans la page [44]. Il faut savoir apprécier chez lui, et même chez l'adolescent, une mise en page réussie. Et si les sujets de moindre niveau socio-culturel ont pour la plupart une mise en page en accord avec les normes pour les marges et l'emplacement de la signature[25], plus rares sont ceux qui produisent cette distribution maîtrisée et vivante à laquelle participent les interlignes et la répartition des mots. Ce type de répartition nécessite d'avoir tout à fait dominé l'acte graphique.

Il nécessite en outre et surtout une homogénéité et une maturité : le sujet domine la situation et se situe bien dans son projet par rapport au monde extérieur.
C'est de cette distribution maîtrisée et vivante que naît le rythme de répartition ; plus le rythme est évolué, plus le sujet est capable d'actions autonomes et novatrices.

24. Se reporter au chapitre de la Méthodologie.
25. Ces normes sont de plus en plus enseignées ou conseillées, des publications destinées aux demandeurs d'emploi traitent du sujet.

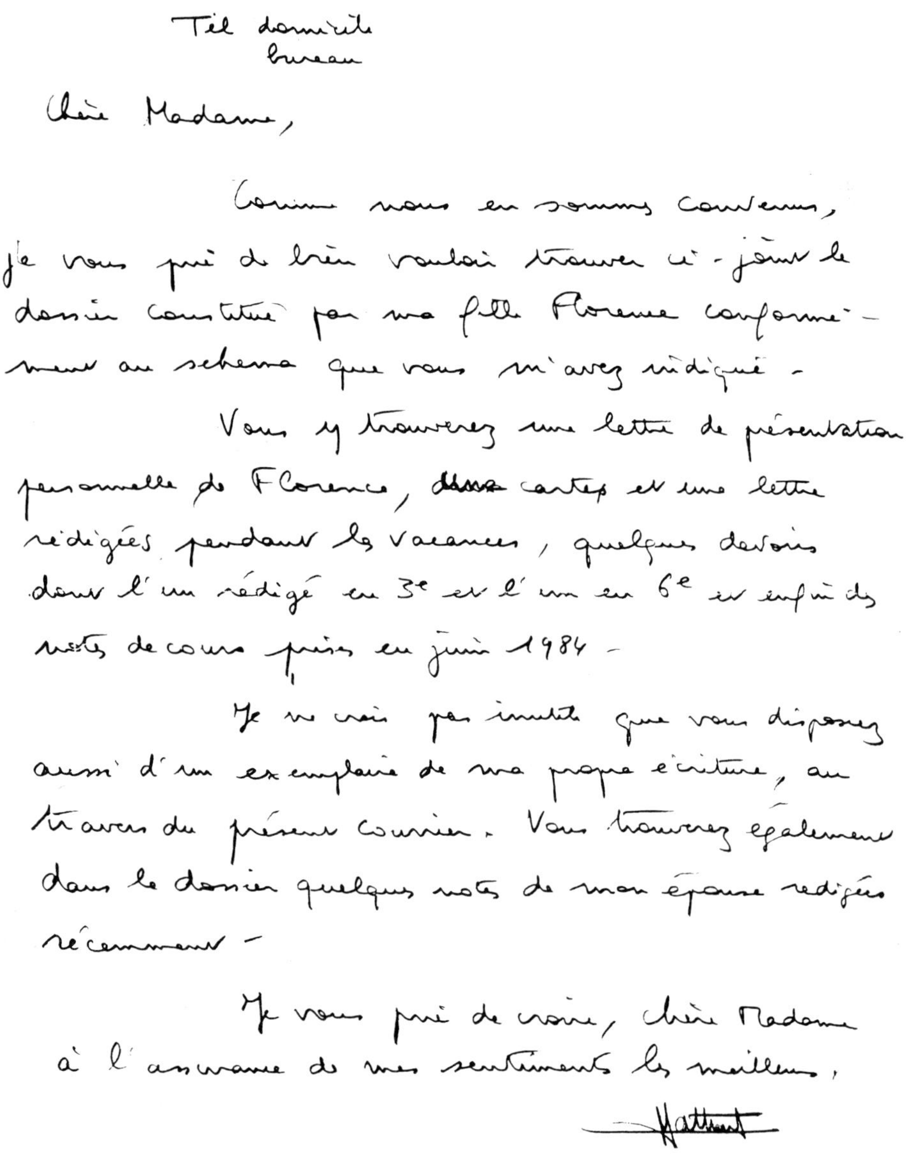
Tél domicile
bureau

Chère Madame,

Comme nous en sommes convenus, je vous prie de bien vouloir trouver ci-joint le dossier constitué par ma fille Florence conformément au schéma que vous m'avez indiqué -

Vous y trouverez une lettre de présentation personnelle de Florence, ~~deux~~ cartes et une lettre rédigées pendant les vacances, quelques devoirs dont l'un rédigé en 3e et l'un en 6e et enfin des notes de cours prises en juin 1984 -

Je ne crois pas inutile que vous disposiez aussi d'un exemplaire de ma propre écriture, au travers du présent courrier. Vous trouverez également dans le dossier quelques notes de mon épouse rédigées récemment -

Je vous prie de croire, chère Madame à l'assurance de mes sentiments les meilleurs,

197

homme 50 ans
écriture réduite d'un tiers

Mise en page bien maîtrisée, ordonnance équilibrée, rythme de répartition vivant et personnel, donné par les proportions des éléments de la mise en page, des masses graphiques et des espacements.

10

la signature

Par sa signature, le scripteur assume la responsabilité de ce qu'il vient d'écrire, ou de ce qui est écrit, s'il s'agit d'un document, d'une lettre dictée.

Son importance est donc considérable en tant qu'affirmation d'une identité, et authentification d'un texte. On sait qu'en expertise elle est souvent en question, pour les testaments et les chèques en particulier.

Son incidence en graphologie est telle, que le graphologue sérieux s'interdit de faire des analyses graphologiques de documents dont elle est absente.

Dans le monde des affaires où les lettres sont tapées à la machine, où l'informatique se développe et où l'on écrit de moins en moins, elle reste un élément individuel, irremplaçable, qui ne disparaîtra pas, même s'il est dangereux de l'interpréter seule en dehors de l'ensemble constitué par l'écriture habituelle et la signature.

La signature est à la fois expressive du moi, dans son identification profonde et représentative du moi social, de l'image de soi que le scripteur désire plus ou moins consciemment donner à l'autre.

Ce double aspect de la signature peut faire hésiter le graphologue, quant à son interprétation, mais, en fait, dans la plupart des cas, elle est révélatrice sur ces deux plans : une signature spontanée, en rapport avec le moi intime, signifie que le scripteur ne fait pas de différence entre ce qu'il est et ce qu'il veut paraître, mais celui qui se fabrique une signature pour se composer un personnage social, révèle aussi ses motivations par le choix de son graphisme.

La signature donne une synthèse de ces deux aspects du moi, d'autant plus riche symboliquement qu'elle laisse une plus grande liberté au geste graphique que l'écriture elle-même.

Par cette moindre soumission aux contraintes de la calligraphie, par ses paraphes et ses gestes qui la rapprochent du dessin, même abstrait, la signature peut permettre aussi la projection d'images inconscientes, riches en signification, à condition toutefois que le graphologue débutant, ne projette pas ses propres fantasmes, à son insu, dans ses interprétations.

Des signatures très personnelles, marques d'individualisme, d'indépendance, se rencontrent fréquemment en France, où elles ne sont pas astreintes à la lisibilité. Elles sont moins présentes dans les pays germaniques[1] ou anglo-saxons.

Il est indispensable que le graphologue qui fait une analyse graphologique d'un étranger connaisse les coutumes graphiques du pays, s'il y en a. Par exemple aux U.S.A., certaines habitudes préconisent la signature apposée en bas et à gauche d'un texte dont la marge est très réduite. Faute de le savoir, il peut se livrer à une interprétation erronée.

Des études statistiques[2], faites sur des populations homogènes françaises de niveaux socio-culturels différents, montrent que la signature se détache presque toujours du texte par une accentuation concernant notamment : les majuscules, la dimension, la direction montante, les soulignements. Dans quelques cas, la différenciation peut être infime, ou négative : dimension réduite, manque de fermeté, par exemple.

La signature est un microcosme qui, à lui seul, demande à chaque fois une réflexion approfondie, souvent difficile, car lourde de conséquence dans les jugements qu'elle entraîne, surtout en utilisation professionnelle, où elle influence la décision finale quand celle-ci est hésitante [69].

Le graphologue étudie notamment : la situation de la signature dans la page et par rapport au texte, les éléments qui sont à son origine (nom, prénom), sa comparaison avec l'écriture du texte (ce qui l'en rapproche ou l'en distingue), l'entité graphique qu'elle constitue avec l'adjonction de ses paraphes, traits libres, transformations des lettres, etc.

1. La situation dans la page et par rapport au texte

En France, on admet que la bonne situation de la signature est à droite, sans excès, à une distance du texte un peu plus grande qu'un interligne (environ un interligne et demi).

L'enfant et l'adolescent signent le plus souvent au centre : ils ne sont pas encore dans la vie active.

1. Dans une étude comparative sur les signatures françaises et allemandes, Béatrice von Cossel met l'accent sur le fait que les signatures allemandes sont rarement paraphées, rarement montantes, en général homogènes au texte, bien situées dans la page par rapport au texte. Elle y voit là une caractéristique nationale d'unité entre l'individu et son comportement à l'égard du milieu [68].

2. Consignées chez les auteurs.

L'adulte qui signe au milieu n'a pas toujours fait ses choix, mais s'il a une signature plus grande, cela peut exprimer un besoin d'être le centre d'un monde affectif ou d'un monde du travail, selon le contexte et le dynamisme de l'écriture (avidité affective ou ambition professionnelle, vedettariat).

Celui qui signe à gauche, hormis le cas signalé précédemment aux U.S.A., exprime sa peur de s'engager, son attachement trop grand à son passé. Celui qui signe trop à droite, au contraire un excès dans l'engagement, un manque de mesure dans l'activité, de la précipitation à vouloir aller trop loin ou trop vite.

La situation de la signature par rapport au texte dans le sens vertical, met en cause l'implication du scripteur par rapport à ses actes, et à son jugement : si la signature est trop loin, le scripteur met trop de distance ; il peut être étranger à ce qu'il fait, peu participant ; si elle est trop près, le scripteur ne prend pas assez de recul, peut manquer de jugement et agir avec impulsivité ; si la signature rentre dans le texte, il peut être capable d'actes irréfléchis.

2. Les éléments formels du langage

(nom et prénom, quand ils existent, dans leurs rapports éventuels)

La valorisation des majuscules, fréquente dans les signatures, correspond au fait que les majuscules se prêtent facilement à l'expression du moi social.

Le plus souvent, le prénom est réduit à une initiale, dans un ensemble lié ou séparé, parfois par un point, avant le nom, hormis les cas d'initiales après le nom, survivance d'une autre habitude sociale.

L'importance réciproque des deux éléments, qui apparaît le plus souvent au niveau de la majuscule, donne des renseignements sur la façon dont le scripteur vit son identité, la valeur qu'il donne à son nom patronymique, ce que celà représente pour lui, ou à son prénom, qui peut être plus petit, comme écrasé par le milieu familial, ou au contraire plus grand, exprimant le besoin et le fait d'assumer un rôle personnel (fréquent chez les scripteurs qui ont réussi par eux-mêmes), ou d'attirer l'attention, de la vanité parfois, du narcissisme, le manque d'adhésion aux racines familiales, lorsque le nom est escamoté. Dans certains cas, le scripteurs donne à son insu un renseignement biographique.

On peut remarquer aussi la signature réduite aux initiales, habitude qui peut être réservée à des intimes, un peu désinvolte néanmoins, vis-à-vis de l'autre et de sa propre identité.

Quand la signature est omise, même passagèrement, l'oubli est éloquent sur le doute de soi, de son existence même.

3. La signature semblable au texte

Elle est celle des jeunes enfants, qui n'ont pas encore la notion de ce qu'elle représente et écrivent leur nom, simplement, mais en le démarquant souvent du texte en le soulignant, fréquemment en lasso.

Chez l'adulte, l'homogénéité de la signature avec l'écriture du texte, est considérée par le graphologue comme un signe de naturel, de spontanéité, d'authenticité de la part de son auteur, qui ne cherche pas à se montrer autre qu'il n'est, mais ne révèle non plus rien d'autre. On la trouve à tous les niveaux socioculturels, des plus simples aux plus évolués.

Il ne faut pas surévaluer la signature semblable au texte ; elle valorise d'autant plus le scripteur que le graphisme est déjà lui-même expressif de qualités morales et intellectuelles.

Elle est spontanée dans la mesure où l'écriture elle-même l'est. La plupart des scripteurs à écritures acquises ont des signatures semblables au texte, ce qui est le meilleur moyen de ne révéler de leur personnalité que sa construction, mais ils démontrent aussi par là que cette construction, par la force de l'habitude, est devenue une deuxième nature.

Une proportion importante de signatures semblables au texte sont soulignées, apportant un élément d'affirmation, de volonté, de recherche d'appui sur des bases, ou de désir d'avoir l'air affirmé, suivant le contexte.

Ce soulignement, adopté souvent par les enfants, ainsi que nous l'avons dit plus haut, peut être abandonné en cours de route, le scripteur qui soulignait n'éprouvant plus le besoin de le faire, plus sûr de son autorité, ou moins désireux d'en avoir.

La signature peut être aussi surlignée, indiquant un besoin de protection, d'abri, ou au contraire un désir de domination. Mise entre deux traits parallèles, elle signifie que le scripteur se met sur ou entre les rails, avec les interprétations qui peuvent en être déduites, suivant le contexte.

Il arrive aussi que la signature soit barrée, en général par un paraphe qui revient en arrière et embroche la signature au lieu de la souligner.

Illogique, négation après coup de l'identité transcrite, la signature barrée est un mauvais indice quant à la confiance en soi. On la trouve souvent chez les enfants et les adolescents, exprimant leur doute, leur difficulté d'affirmation à une époque donnée ; cette particularité disparaît souvent avec le temps, et une assurance restaurée. Elle retient davantage l'attention chez l'adulte où elle conduit à rechercher dans le texte des signes de fragilisation possibles, car elle peut être une survivance d'ancienne signature non transformée, chez les scripteurs qui ont fait peu d'études, par exemple.

Il ne faut pas confondre les signatures barrées avec celles dont le nom est écrit à cheval sur un trait tracé auparavant et qui sert en quelque sorte de barre d'appui, de soutien. Pour le graphologue qui n'observe pas attentivement avec une loupe, elle peut avoir l'air d'être barrée après coup et donner lieu à des interprétations erronées.

La signature avec un faciès semblable au texte, peut être différente dans un genre graphique. Nous en donnons les points principaux, la multiplicité des possibilités ne nous permettant pas d'être exhaustifs.

a) *La dimension* : une signature plus grande que le texte, statistiquement très fréquente, est conforme au rôle d'affirmation sociale de la signature et à la conscience, justifiée ou non, que le scripteur a de sa propre valeur et de son rôle dans la société. Si la disproportion est trop importante, elle est signe d'ambition exagérée, d'hypertrophie du sentiment de soi, et, avec une écriture petite et mal assurée, de sentiment d'infériorité surcompensé. Si la signature est plus petite, elle exprime le doute de soi, la peur de prendre des responsabilités, interprétation qui se renforce si le trait est plus léger, de mauvaise qualité, le mouvement plus mou. Dans certains cas, la dimension en hauteur peut se réduire considérablement après un traumatisme, un échec.

b) *La direction des lignes* : la signature est fréquemment montante en France, avec un texte qui ne l'est pas. L'interprétation classique d'ardeur est à minorer, étant donné la fréquence statistique de cette caractéristique.

Elle peut exprimer le désir de donner l'impression qu'on est plus actif, plus assuré, qu'on ne l'est réellement, si le reste du texte n'est pas particulièrement dynamique ou révèle des difficultés psychologiques.

La signature descendante indique de la démission, du découragement, parfois de l'agressivité avec un trait acéré. Si elle plonge à 90 degrés, l'indice traduit un désespoir qui alerte le graphologue : la signature d'Hitler [70] avant son suicide, celle de Napoléon à Sainte-Hélène, avaient cette particularité.

c) *La direction des lettres* : le changement de direction des lettres, moins fréquent statistiquement, est plus significatif.

La signature renversée dans un contexte qui ne l'est pas, indique la peur des contacts, la difficulté de communication, la crainte devant l'engagement ; inclinée avec un texte qui ne l'est pas : la recherche des contacts ou le désir de donner l'impression qu'on les recherche.

Quand le texte et la signature divergent fortement d'inclinaison, il s'agit d'un scripteur partagé entre des aspirations différentes, manquant d'unité dans sa personnalité, tiraillé par des aspirations ou des choix contradictoires.

La signature peut se terminer par un point : le scripteur met une ponctuation qui clôt comme la fin d'une phrase, qui ne laisse pas ouvert le dialogue avec l'autre, qui indique de la méfiance.

On trouve rarement ce signe chez l'enfant et l'adolescent qui n'ont pas l'habitude de mettre un point après leurs noms écrits en haut de leur feuille de copie.

d) *Le trait et le mouvement* : toujours avec un faciès semblable, la signature peut accuser des différences dans la qualité du trait, la plus ou moins grande fermeté de la pression, le dynamisme ou la mollesse du mouvement. Il y a des signatures plus contraintes et tendues que le texte, d'autres au contraire où le geste graphique se libère.

Le graphologue recueille par ces différences des indications très précises sur la force de résistance du scripteur, ses capacités à lutter, ou au contraire ses risques de ne plus pouvoir faire face malgré une activité qui jusqu'à présent a tenu.

Comme la direction des lettres, ces différences sont moins fréquentes statistiquement ; elles sortent donc de la norme et sont plus significatives sur les risques de manque d'homogénéité de la personnalité du scripteur.

Tout ce que nous venons de dire concernant les soulignements, la ponctuation, et les divergences de dimension, de direction, de pression, de signature au faciès semblable au texte s'applique *a fortiori* aux signatures très différentes du texte, dans plusieurs genres à la fois, tranchant radicalement par un ensemble de gestes, où l'écriture même du nom est transformée, escamotée, annihilée, souvent au profit de complications avec des paraphes, ou de fabrication de sigles.

4. La signature très différente du texte

La signature est en général illisible, résultant d'une construction graphique à base d'écritures très simplifiées, inachevées. Le graphologue avait tendance à la juger expressive de peu de franchise, de désir de donner de soi une image plus voulue que spontanée, secrète.

Or quantité de signatures sont à l'heure actuelle de ce style et sont souvent le fait de scripteurs dynamiques et créatifs dont l'authenticité n'est que rarement à mettre en doute.
Dans le monde actif, en effet, on trouve beaucoup de signatures transformées en sigles, de scripteurs exerçant une fonction importante et signant souvent : ferme, rapide, animée par un mouvement structuré, la signature, comme un sceau, représente alors une identification objective à la fonction et peut dérouter. De signification générale positive, le graphologue peut essayer de retrouver le geste d'origine qui a donné naissance à ce sigle, le sigle lui-même révélant par le geste qui le crée, homogène au geste de base du scripteur, quelques indications.

Ce sceau doit être bien distingué de la signature, abstraite aussi, mais dont le mouvement mou ou le geste parfois trop lent, peu structuré, indique un moi faible, qui craint les responsabilités, n'ose pas s'affirmer, se demande qui il est, ou se dissimule. Dans certains cas, les difficultés d'identification peuvent être compensées, dans le travail quotidien, si l'écriture du texte est plus vivante et a plus de fermeté.

Par ailleurs, on trouve des signatures plus ou moins compliquées qui peuvent être, soit illisibles, soit maintenir la lisibilité du nom malgré les ajouts. En fait, les paraphes exagérés, très en usage au 19e siècle, qui paraient d'importance le personnage social du petit nombre de scripteurs de l'époque, avaient été remplacés par des signatures plus simples, qui faisaient apparaître les signatures compliquées comme anachroniques et de mauvais aloi. La résurgence des signatures compliquées à l'époque actuelle a suscité une hypothèse d'explication sociologique [71]. Ce genre de signature correspondrait à une défense, serait une réponse donnée à l'angoisse créée actuellement par les incertitudes dans la vie professionnelle : on gonfle, on complique, on affirme son identité par tout un monde gestuel, dont le graphologue aura à débrouiller les écheveaux qui ne sont pas forcément ceux de l'insincérité. On les trouve fréquemment dans les milieux sociaux-culturels moyens[3].

Ces signatures, non conformes au texte, qui, ainsi que nous l'avons déjà souligné, se rapprochent plus du dessin que de l'écriture, permettent aussi la projection d'images inconscientes, en rapport avec les idéaux du scripteur, ses aspirations, ses projets, une forte identification à un métier parfois. Des éléments biographiques peuvent aussi s'y trouver symboliquement évoqués.

Le symbolisme de l'espace, des formes et des gestes, aidera le graphologue au déchiffrage, souvent difficile, de ces signatures : lassos captateurs, grands paraphes qui viennent de loin, de la gauche, du passé, ceux qui vont chercher la droite, l'avenir, ceux qui saisissent, protègent, enclavent ou agressent ; ceux qui appartiennent à des tempéraments suractifs, amoureux des contacts et s'expriment en volutes, en tourbillons ; ceux qui appartiennent à des tempéraments décidés, qui tranchent par des gestes en croix ou apparaissent comme une griffe, avec parfois un texte sobre, condensé.

On peut comprendre qu'un scripteur puisse avoir envie d'imprimer sa marque par une signature avec un panache ou une originalité, un autre aspect pour son identification que celle de l'écriture, langage transmettant la pensée, mais il peut arriver que des scripteurs conservent par nécessité administrative une signature compliquée qu'ils s'étaient fabriquée à l'adolescence, en copiant une signature choisie incidemment et sans que cela corresponde à une véritable identification[4].

Il est à noter que dans des cas de crampes de l'écrivain où le scripteur ne peut plus écrire, il peut conserver intacte sa signature, plus libre, moins insérée dans la communication quotidienne codée.

C'est au graphologue à se servir de toutes les interprétations synthétiques concernant la forme, le mouvement, la vie du graphisme, le trait, avant de se hasarder à porter un jugement péjoratif qui peut être inadéquat.

Enfin, ceux qui possèdent les écritures avec les signatures des membres d'une famille, ou de scripteurs qui travaillent ensemble, en portant leur attention tout particulièrement sur les signatures, peuvent en déduire des indications très importantes sur les rapports de réciprocité, les jeux d'influence, les facteurs ou non d'entente.

Nous donnons ci-dessous quelques exemples de signatures d'hommes, d'abord, de femmes ensuite.

Nous mettrons un astérisque à chaque fois que la discrétion nous aura contraint à occulter la fin d'une signature trop lisible.

3. Observations consignées chez les auteurs.

4. Pour Florence Lièvre, la signature est un symbole essentiel du projet personnel, donc évolutif. Le scripteur devrait s'interroger sur l'adéquation de ce symbole graphique à son projet, et ne pas hésiter à se trouver de nouvelles signatures, si besoin est, et malgré les tracas administratifs que cela peut susciter [72].

5. Quelques signatures d'hommes

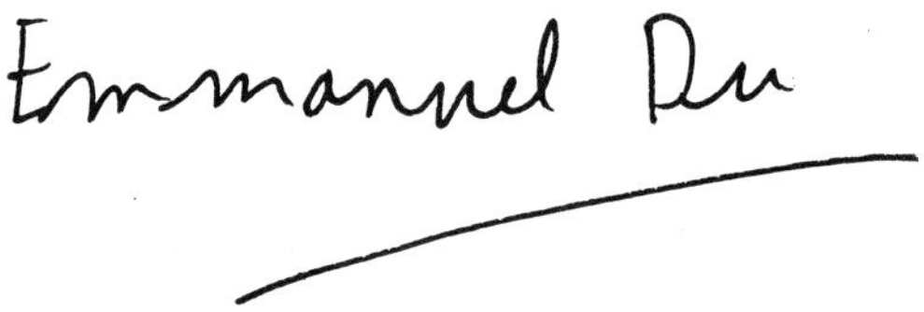

198

garçon 12 ans

*

Signature au milieu, écrite simplement comme l'écriture habituelle ; soulignée par un trait un peu courbe, montant, rapide et ferme. Besoin de s'affirmer.

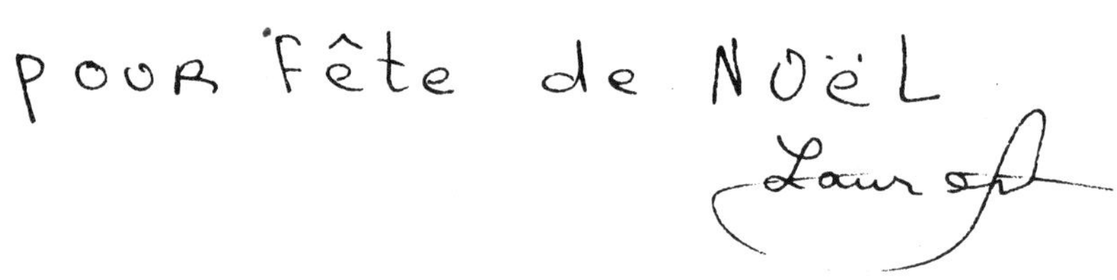

199

garçon 14 ans

Signature à droite, mais plus petite que le texte, et terminée par un paraphe qui entoure le prénom, le protège, mais aussi le barre en partie en l'embrochant. Quand l'enfant signe avec son nom patronymique, il fait le même paraphe qui raye en partie ce qu'il vient d'écrire. La signature est toujours un peu plus petite que le texte, que ce dernier soit en script ou en cursive.
Ce garçon, hyperprotégé par sa mère, doute de lui et n'a pas encore pris une autonomie à laquelle il aspire néanmoins.

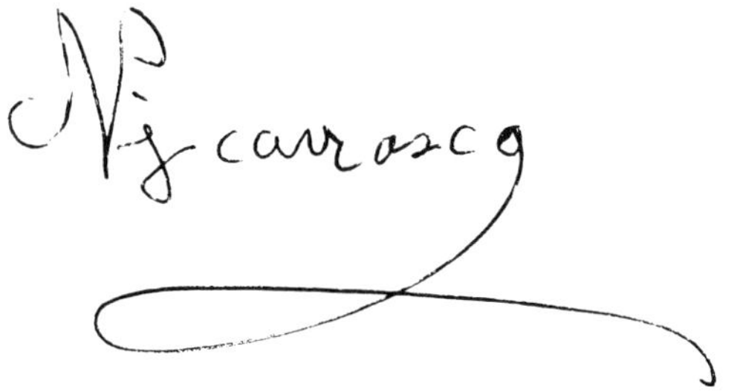

200

garçon 10 ans

Signature à gauche, avec majuscule du prénom très grande, disproportionnée, pas de majuscule au nom de famille, et terminée par un très grand paraphe soulignant, en lasso, de forme fréquente chez les enfants.
Ce garçon a un besoin exagéré d'attirer l'attention sur lui, d'être valorisé en compensation d'un sentiment profond de peur d'être abandonné.

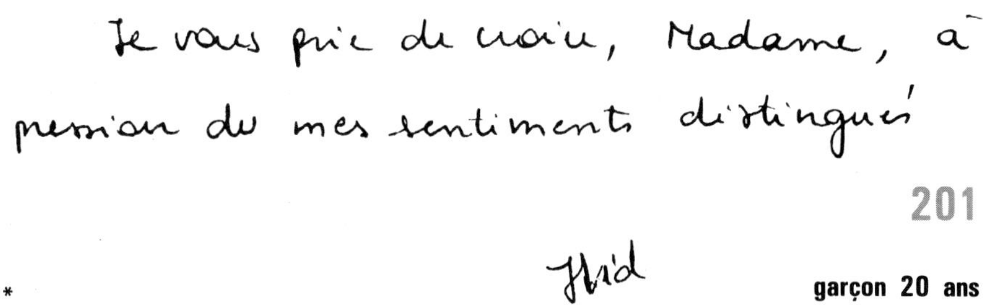

201

* **garçon 20 ans**

Signature semblable au texte un peu à droite, initiale du prénom liée au nom, montante dans un texte horizontal, accentuation très basse.
Authenticité, mais besoin aussi d'avoir l'air plus assuré qu'il ne l'est en réalité (ce qui est aussi confirmé dans le texte par des j rapetissés).

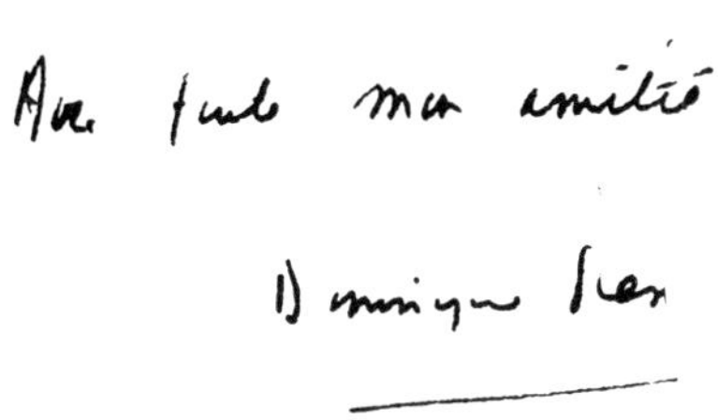

202

homme 50 ans

*

Signature à droite, soulignée, semblable au texte dans tous les genres.
Homogénéité entre le personnage intime et le personnage social, comportement identique dans les deux cas.
Seul, le soulignement, léger comme l'écriture, met en relief le fait qu'il s'agit bien d'une signature.

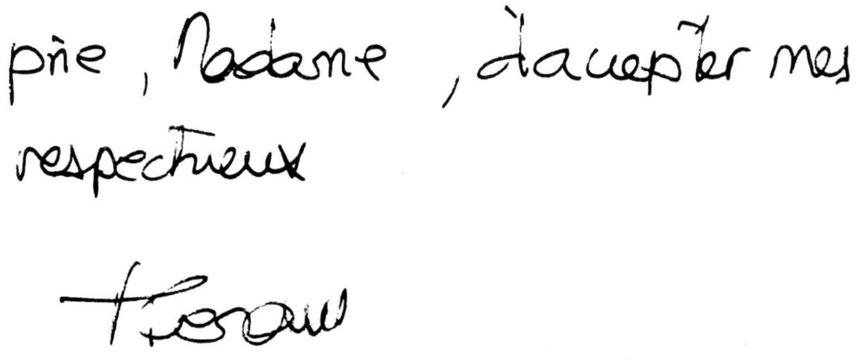

203

homme 25 ans

Signature au milieu, lisible, un peu plus grande que le texte mais presque semblable, compliquée, enroulée comme l'écriture et plus liée.
Le scripteur ne trompe pas sur ce qu'il est, mais il n'inspire pas une totale confiance en raison de sa complexité et de son besoin de séduire.

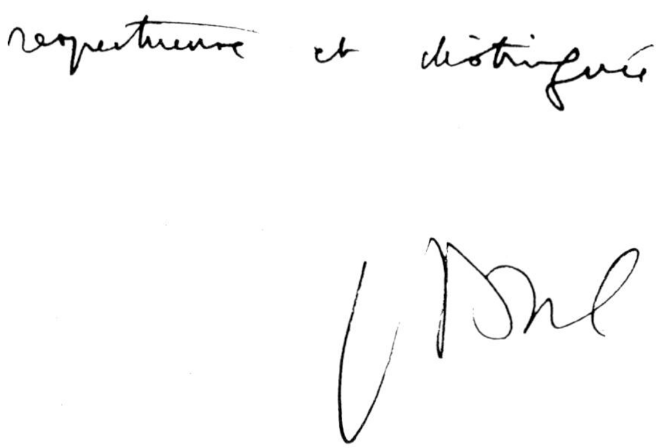

204

homme 55 ans

*

Signature beaucoup plus grande que le texte, à droite, à une distance de deux interlignes, très lisible mais différente par un geste souple et arrondi, libéré, alors que l'écriture, très liée et rapide aussi, est par contre saccadée et manque un peu d'aisance dans le déroulement cursif.
Conscient de sa valeur, avec raison, le scripteur sait assumer son rôle dans les contacts humains avec savoir-faire, présence, habileté et maîtriser un nervosité et une impatience sous-jacentes.

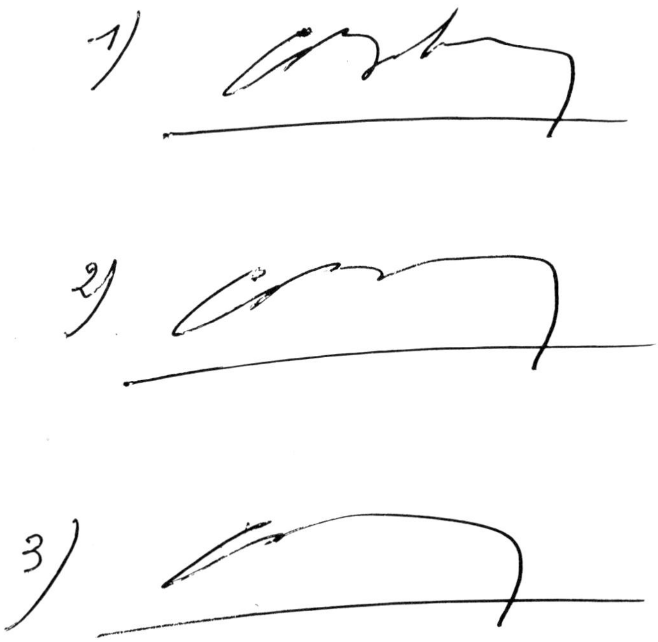

205

homme 49 ans

Transformation en sigle de la signature d'un homme à haute responsabilité, reproduite par son auteur à notre intention.
Au départ, signature avec prénom lié au nom, se terminant par une finale plongeante, soulignée par un trait qui va croiser la finale.

L'ensemble de la signature est montante comme le texte.
Le nom, déjà très simplifié au départ, se transforme en un graphisme qui garde l'initiale du prénom et la courbure de l'ensemble.
Le sigle est traducteur d'un geste rapide, réalisateur ; constructeur par l'arcade, combatif par la droite et la croix, expressif dès le départ de la personnalité du scripteur dans son rôle professionnel qu'il doit à sa propre valeur.

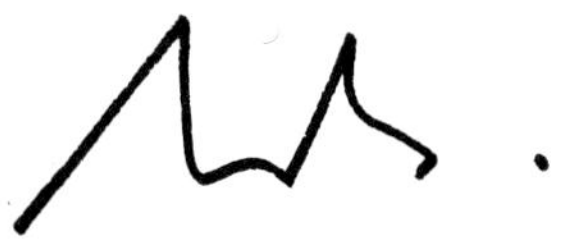

206

homme 40 ans

Dans cette signature à droite du texte, le sigle est plus ambigu, car plus lent, terminé par un point de méfiance, de fermeture. Cette double tente, simplification de l'initiale du prénom et du nom, reliée par un petit pont, garde quelque chose d'énigmatique, comme son auteur, de caractère assez difficile.

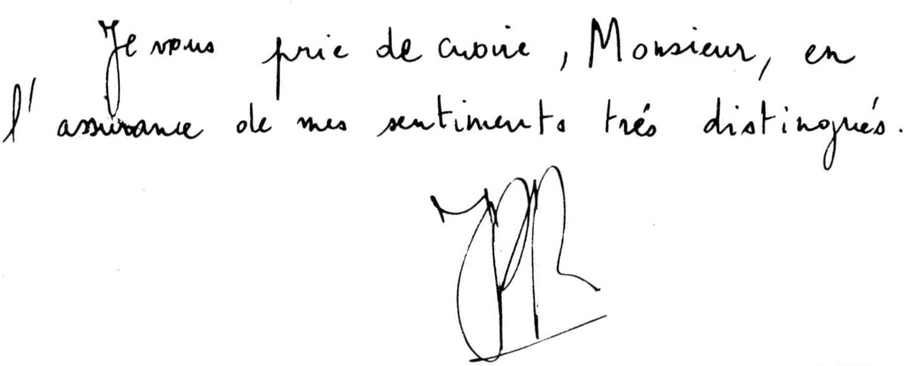

207

* **homme 28 ans**

Signature à droite du texte, montante, soulignée, avec majuscules très grandes, alors que le texte est petit, un peu maladroit, horizontal. Sentiment d'infériorité surcompensé chez ce jeune ingénieur qui risque d'avoir des difficultés dans une équipe.

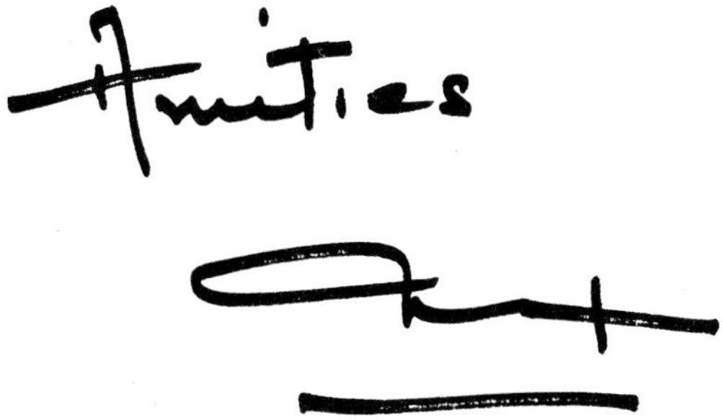

208

homme 65 ans

Signature à droite dont le dessin évoque, pour les adeptes du symbolisme, une épée tendue en avant, à droite, vers l'attaque.
Soulignée par un trait ferme et rapide.
A remarquer l'utilisation d'un feutre large, pour un geste très affirmé et dans une belle répartition spatiale.
Homme de grande valeur. A réussi par son propre combat.
Présence chaleureuse d'un être généreux qui aime être entouré.

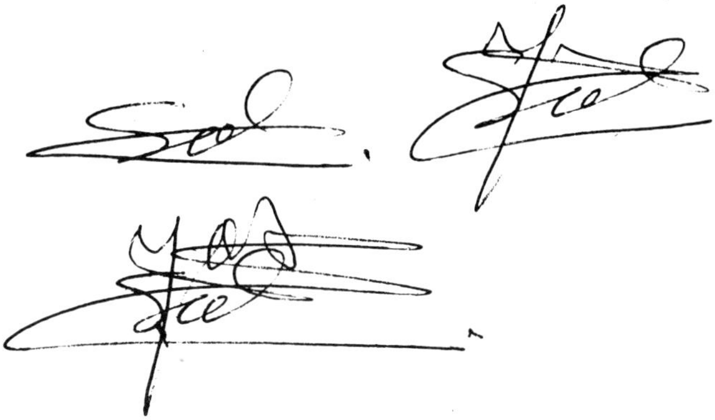

209

homme 40 ans

Ce scripteur est très fier parce qu'il s'imagine avoir plusieurs signatures.
En fait, on retrouve toujours le même geste de base, très vif, mélange de boucles gonflées et de paraphes, formateur d'un tout compliqué et fermé par un point.
Contacts volubiles, besoin de plaire, mais le personnage reste secret en profondeur, avec une écriture très différente, peu rapide, calligraphiée.
Besoin aussi de compenser son milieu socioculturel.

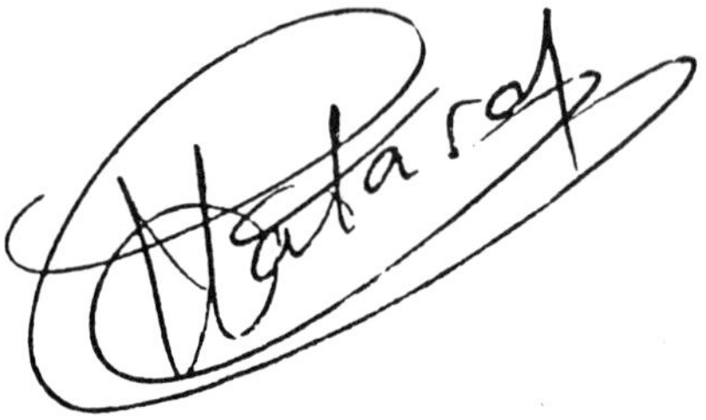

210

homme 44 ans
titulaire d'un C.A.P.P.

Signature à droite, très montante.
Le nom, écrit comme le texte, est entouré par un paraphe en lasso, enroulé plusieurs fois, partant de la majuscule du C, très grande et gonflée.
Le geste est vif, rapide, plein de vie malgré sa complication.
Habileté, un peu de bluff peut-être, mais la signature reste dans la norme par rapport au niveau socioculturel.

6. Remarques

Nous avons séparé les quelques exemples de signatures de femmes de celles des hommes, parce que, en faisant nos choix pour cet ouvrage, nous nous sommes aperçus que, d'une manière générale, il y avait un très grand nombre de signatures de femmes semblables au texte, ou ne s'en démarquant que classiquement par un soulignement, une direction montante, une dimension un peu plus grande ou (et) une accentuation des majuscules[5].

Il semblerait donc, ce qui peut être vérifié statistiquement, que les femmes se projettent plus rarement que les hommes dans des signatures très différentes du texte, ou stylisées, personnalisées avec originalité.

Plusieurs hypothèses peuvent être avancées pour cette sexualisation de la signature, comme il en est d'ailleurs de la sexualisation de l'écriture.

Les femmes, par leur signature, confirmeraient peut-être leur attachement aux normes, leur conservatisme, parce que leur rôle séculaire serait d'assurer la continuité de l'espèce, et cela malgré la transformation de leur statut social. Il semble que la femme n'ose pas s'affirmer vis-à-vis du monde extérieur comme le fait un homme, qu'elle est attachée à une identification qui la sécurise, sa vie sociale ou professionnelle restant le plus souvent très imbriquée à sa vie privée, affective.

5. Se reporter à l'appendice n° 2.

Les mutations actuelles qui font maintenant partager aux femmes des responsabilités nouvelles dans des professions analogues à celles des hommes, pourront sans doute avoir une influence sur l'écriture et la signature des femmes, mais la différenciation fondamentale entre l'homme et la femme n'en demeurera pas moins, la femme étant par ailleurs attachée à des valeurs profondes qui ne sont pas forcément les mêmes que celles des hommes.

On peut aussi émettre l'hypothèse que la femme, plus concrète, appliquée, consciencieuse de nature, moins créative dans l'abstrait, se satisfait mieux d'une signature lisible.

Les femmes qui exercent une profession libérale [73] le font avec leurs qualités propres et n'ont pas forcément une signature semblable à celle des hommes.

Une remarque néanmoins est à faire sur la signature des femmes médecins, plus libre et se rapprochant de celle des hommes exerçant un métier. Cela nous semble en France la conséquence d'une profession[6] valorisante sur le plan de l'image de soi donnée à l'autre au travers de l'importance de son rôle.

7. *Quelques signatures de femmes*

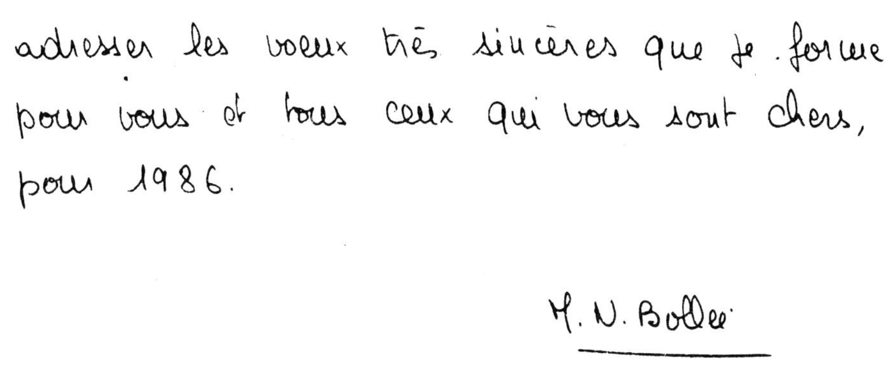

211

femme 43 ans

Écriture claire. Signature à droite, soulignée, semblable au texte. Authenticité.

6. En France, le titre de Docteur accompagnant le nom est réservé aux seuls docteurs en médecine. Le médecin est devenu *le docteur*.

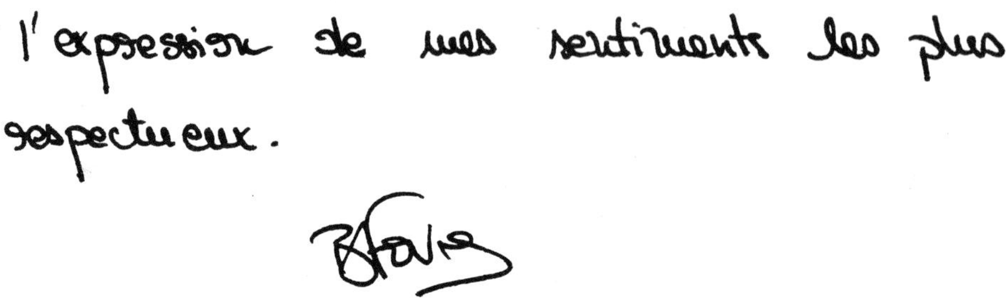
l'expression de mes sentiments les plus respectueux.

212

fille 18 ans

Signature semblable au texte, avec des majuscules, des initiales du prénom et du nom liées avec personnalisation, un peu montante, soulignée par le paraphe final, mais située au centre gauche de la feuille et de direction encore plus renversée que le texte, très inhibé dans l'ensemble.
Cette jeune fille n'est pas dénuée de projet, mais elle est très circonspecte, a peur de s'engager. Elle est facilement sur la défensive, bien que très affective.

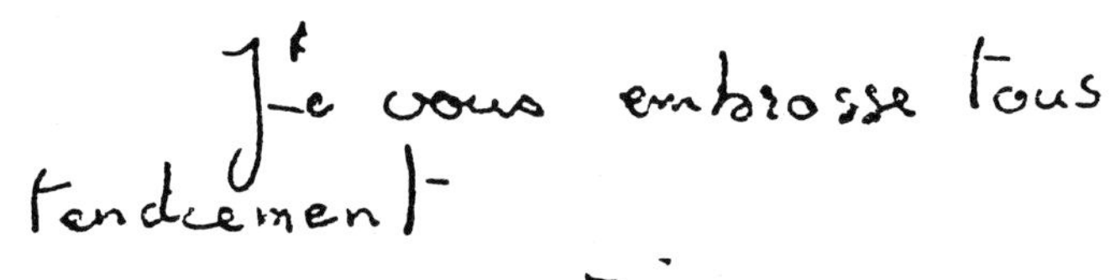
Je vous embrasse tous tendrement

213

fille 19 ans

Signature très défaite, à la zone médiane très filiforme, mais terminée par un e *très accentué (le prénom est Christine), soulignée d'un trait court, léger, descendant, située près du texte dans lequel on relève des inhibitions, des formes enfantines, un J surélevé.*
La scriptrice est très sensible, fragile, peu réaliste, peu mûre ; elle est insatisfaite, capable de se buter, d'avoir des coups de tête.
A fait une fugue.

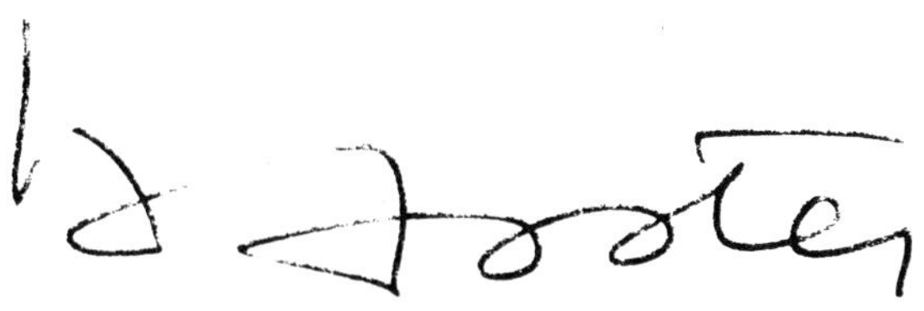

214

femme 60 ans
médecin

Signature homogène au texte, liée, rapide, affirmée. Originalité des initiales du prénom et du nom tracées avec un parallélisme du geste.
Contact affirmé et chaleureux de cette femme consciente de l'importance de son rôle.

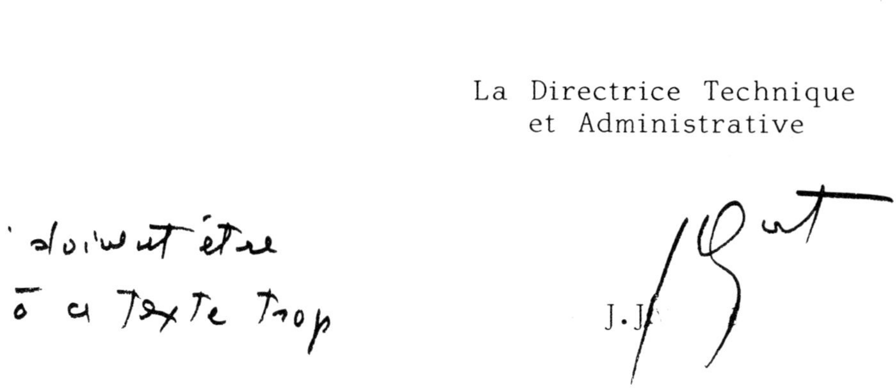

215

femme 60 ans
directrice d'un centre médico-psycho-pédagogique

Semi-sigle dont les deux majuscules sont des j, *le premier en coup de sabre, le second en courbe bouclée, aimable.*
Geste d'affirmation dans la verticalité et aussi dans l'horizontalité par une barre de t *très appuyée. L'affirmation dans ces deux axes est homogène avec l'écriture, la signature en est une image renforcée.*
La scriptrice assume son rôle avec une personnalité forte et originale, mélange d'autorité, parfois tranchante, et de charme.

DEUXIÈME PARTIE

les grandes synthèses
la méthodologie
l'écriture de la main gauche
des gauchers

11

Évolution de l'écriture et organisation

Age, niveau socioculturel et niveau d'études, intelligence Désorganisation par le vieillissement. Dysgraphie

Les études longitudinales font apparaître une intrication permanente entre l'être humain et son écriture.

Liée aux études dont elle est un instrument indispensable, l'écriture accompagne la maturation motrice, intellectuelle, affective de l'enfant et de l'adolescent. Elle continuera ensuite à être le témoin de l'histoire de l'adulte, à enregistrer les périodes d'euphorie, de découragement, les maladies (sans précision de diagnostic), l'usure aboutissant à la vieillesse, éventuellement[1].

Si on observe les remaniements de la personnalité, les mises en cause qui apparaissent tout particulièrement au moment de l'adolescence, on constate pour un pourcentage important d'écritures des faciès qui changent (parfois avec un passage momentané au script), des hésitations dans la direction, qui peuvent aller jusqu'aux changements de train, traducteurs de difficultés de choix intérieur. Souvent, néanmoins, pour cette catégorie de scripteurs, on retrouvera vers 20 ans un faciès qui rappellera quelque peu le faciès de l'écriture à 7 ans[2], début de la période de latence, exprimant par là un retour au calme intérieur, un redémarrage dans l'équilibre.

1. On doit bien admettre néanmoins que la relation entre le scripteur et son écriture est variable suivant les êtres humains, et si, pour la majorité des cas, la relation est très étroite, il existe des graphismes neutres où elle est plus distante, et pour lesquels les graphologues peuvent avouer leurs limites. Il y a aussi des graphismes, heureusement assez rares, que l'on nomme communément des « écritures pièges », car ils semblent émaner, on ne sait pour quelles raisons, d'une activité graphomotrice peu intriquée à la personnalité du scripteur.

D'autres scripteurs font preuve d'une plus grande homogénéité dans leur évolution, ce qui leur permettra peut-être de s'adapter plus vite, d'entrer plus facilement dans la vie d'adulte, à condition toutefois qu'il ne s'agisse pas d'écritures homogènes par rigidité et contrainte, carcan dont l'enfant n'oserait

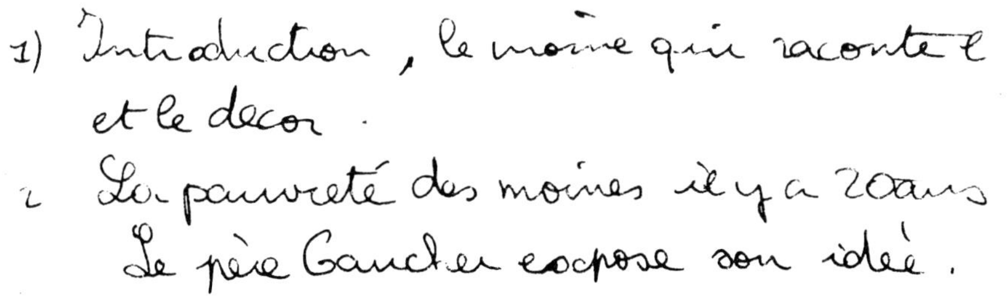

216

garçon 11 ans 10, en avance pour sa scolarité

Écriture nourrie, liée, rapide pour l'âge, un peu compacte, barres de t *lancées, majuscules se personnalisant.*

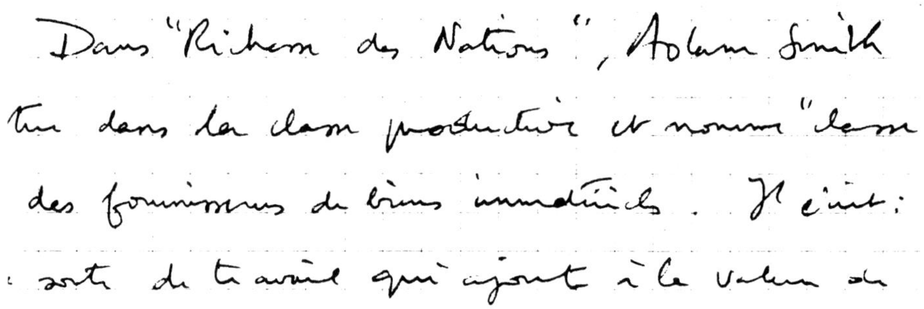

217

écriture du même scripteur à 30 ans : forte identité

On reconnaît la pression, le faciès, avec des similitudes très fortes (regarder notamment le I *majuscule), l'écriture très liée, très rapide, avec un peu d'excès (les lancements des barres de* t*), dans ce document à base de notes.*
La personnalisation, en germe dans l'écriture à 12 ans, a évolué dans le même sens : écriture dextrogyre, étalée, très petite. La compacité a fait place à des espacements peu importants, mais bien rythmés.
Sorti d'une grande école, le scripteur est entré par la suite dans une vie professionnelle active sans problèmes d'adaptation.

2. Constatation faite par de nombreux graphologues, en particulier R. Olivaux [74].

pas sortir. Une identité profonde de l'écriture au travers du temps n'est pas incompatible avec quelques irrégularités au moment de l'adolescence, elles sont au contraire souhaitables.

Par ailleurs, une étude statistique récente [11] effectuée sur des populations importantes d'adolescents normalement scolarisés a mis en évidence que l'écriture des adolescents conservait un pourcentage significatif de caractéristiques de l'écriture des enfants, et cela semble-t-il, plus tard et plus fortement qu'autrefois.

A partir de cette constatation, on peut faire l'hypothèse explicative que l'adolescence se prolonge trop actuellement, avec un désir de conserver une dépendance, sorte de sécurité de l'enfance en face de l'incertitude de l'état d'adulte, des études longues, des débouchés aléatoires, ou encore d'études trop longues, imposées, et qui n'intéressent pas toujours dans des milieux socio-culturels où les aspirations sont autres.

Ces conclusions sociologiques peuvent changer dans l'avenir avec des conditions de vie différentes, d'où l'intérêt de renouveler les études graphologiques de groupes dans le temps.

Dans ce chapitre, nous ne donnerons pas d'études longitudinales d'écritures, qui sont du domaine du particulier, nous réservant pour les études transversales, études de groupes homogènes, qui sont du domaine du général, vérifiées statistiquement, et dont les résultats sont pour les graphologues d'un apport indispensable.

Si nous faisons abstraction dans ce livre de la pathologie qui n'est abordée que très fortuitement, et de l'incidence sur le graphisme des maladies mentales, ou des drogues, de l'alcoolisme [75] dont l'effet sur la qualité et la conduite du trait a été étudié tout particulièrement, l'évolution de l'écriture de l'être humain, organiquement normal, est facteur de :

- son âge (qui coexiste avec sa maturation motrice),
- son niveau intellectuel,
- sa maturité affective,
- l'exercice régulier de l'activité graphomotrice, entretenu par les études et certaines professions, auquel on peut joindre, pour quelques scripteurs, une habileté graphique [23] plus développée que la moyenne.

Nous rappelons qu'un niveau intellectuel suffisant est nécessaire pour un apprentissage normal de l'écriture[3] : la preuve nous en est donnée par l'incapacité des débiles à parvenir à une écriture organisée d'adulte. Les débiles légers peuvent au mieux réussir un graphisme lent, reproduisant à peu près la calligraphie, s'ils sont bien adaptés ; les autres, quand ils peuvent écrire, produisent des écritures très maladroites et inorganisées, dans la terminologie de Crépieux-Jamin.

3. Se reporter au chapitre de la Vitesse.

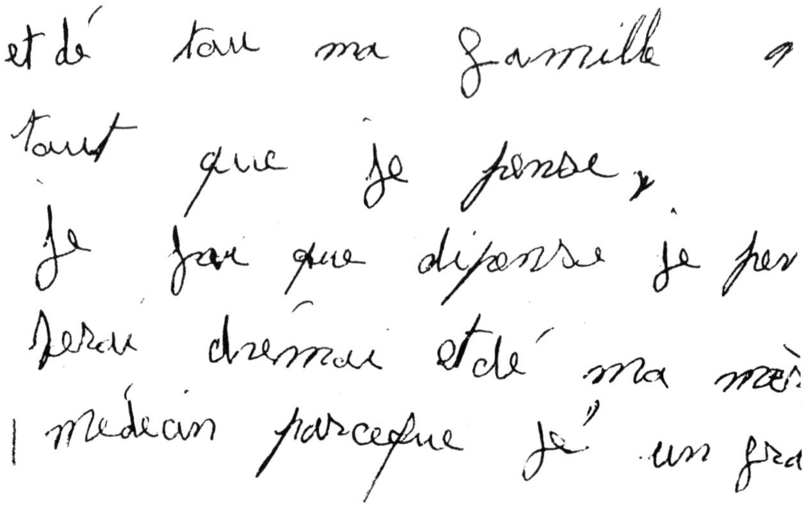

218

garçon 20 ans
50 de Q.I.[2] au test de Wechsler-Bellevue.

Écriture inorgànisée.
Attitude du caractère très triste, avec un profond découragement. C'est la seule écriture de débile présente dans ce manuel.

1. L'âge comme facteur d'évolution L'écriture de l'enfant et l'intelligence

La croissance de l'écriture de l'enfant a été étudiée et fait l'objet de livres et d'articles, souvent cités en bibliographie dans ce manuel. Nous n'y reviendrons pas en détail dans un ouvrage consacré surtout aux adultes, mais nous ferons un rappel de quelques notions et résultats importants[5].

C'est Hélène de Gobineau qui, la première en France, a eu l'idée d'étudier la croissance de l'écriture des enfants de 6 à 14 ans, statistiquement, au travers d'une échelle de 37 items[6], caractéristiques graphiques retenues comme spécifiques des écritures enfantines.

4. Quotient Intellectuel : rapport, évalué par des tests appropriés, de l'âge mental à l'âge réel, la moyenne étant de 100.

5. Ce chapitre fait référence à des échelles graphométriques que le lecteur intéressé peut retrouver réunies dans un « Que sais-je » sur la graphomotricité [33].

6. Le terme d'item a été choisi en raison de sa neutralité, qui était en conformité avec l'optique des chercheurs. Nous le remplaçons souvent par composantes, ou caractéristiques [19].

Par la suite, une équipe de psychologues, dirigée par le Professeur Ajuriaguerra, a affiné cette échelle et lui a apporté beaucoup de rigueur en la limitant exclusivement aux composantes de difficultés motrices génétiques (30 items), c'est-à-dire décroissantes statistiquement avec l'âge, pour les garçons et les filles, séparément, et leur total.

L'échelle a été arrêtée à 11 ans, âge où l'enfant possède normalement la calligraphie enseignée, et entre dans une phase post-calligraphique de personnalisation de son écriture.

Parallèlement à l'âge, la décroissance statistique des items a été aussi étudiée par rapport à la classe scolaire, du CP au CM2.

Cette échelle permet de calculer l'âge graphomoteur d'un enfant, par rapport à son âge réel et à sa classe[7].

Le fait que l'échelle s'arrête plus tôt que celle de Gobineau, n'est pas un obstacle à son utilisation pour les enfants qui ont une graphomotricité en retard, ou pour ceux qui conservent, en général pour des raisons affectives ou (et) des difficultés spécifiques[8], trop d'items enfantins qui auraient dû disparaître statistiquement.

Cette échelle a apporté la confirmation du fait, déjà évoqué auparavant par des observations[9] d'autres auteurs, qu'un enfant qui avait une écriture qui correspondait à son âge ou à sa classe scolaire, ou *a fortiori* qui avait un âge graphomoteur en avance, était à la fois un enfant bien doué intellectuellement et bien adapté à sa scolarité, et dont l'évolution affective se poursuivait bien.

Étant donné que la croissance de l'écriture aboutit à un stade de reproduction de la calligraphie, entre 8-9 et 11-12 ans[10], les enfants intelligents et bien adaptés auront des petites écritures claires, simples, respectant bien la forme, sans grande originalité, si ce n'est quelques essais de simplification de lettres ou de personnalisation de majuscules.

La réciproque par contre de ce principe n'est pas applicable, en ce sens qu'en présence d'un enfant en retard pour sa graphomotricité, voire dysgraphique, le graphologue ne peut rien inférer au point de vue du niveau intellectuel de l'enfant, qui devra être contrôlé par une autre approche.

Pour les enfants, il existe des tests bien au point pour cerner la question. Il est évident, qu'à partir d'un niveau minimum de scolarité, le Q.I. est normal, qu'il ne peut s'agir de débilité mentale, mais la hauteur même du Q.I., pour les enfants normalement intelligents, peut être très différente.

---

7. L'échelle se subdivise en 14 items F de formes et agencements enfantins et 16 items M de malformations dues à la motricité. La décroissance statistique est étudiée. item par item, pour la somme F des 14 items F, la somme M des 16 items M et leur total E qui est l'âge graphomoteur.

8. Latéralité, dyslexie par exemple.

9. Très forte corrélation statistique entre « bonne écriture » et « bon élève ».

10. Tous les auteurs qui se sont intéressés aux écritures d'enfants l'ont souligné, y compris Crépieux-Jamin.

Même si le temps consacré à l'apprentissage de l'écriture était beaucoup plus élevé autrefois, les exigences de la plupart des maîtres plus fortes, les instruments graphiques différents, il n'en est pas moins vrai que les difficultés motrices sont les mêmes, quelles que soient les époques, étant en relation avec la maturation générale de l'enfant, ce qui est aussi une garantie de la permanence des principaux résultats de l'échelle Enfant.

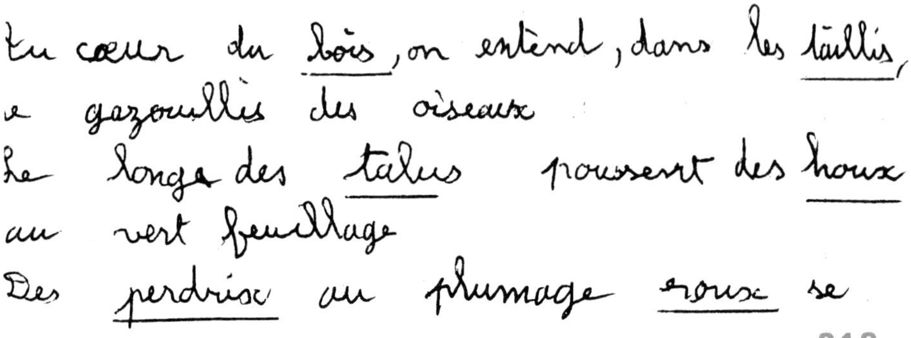

219

garçon 7 ans 4
CE. 2

Écriture en voie d'organisation : stade pré-calligraphique.
Écriture petite, appliquée, appuyée, bien lisible, assez maladroite.
Remarquer l'arythmie des blancs (irrégularité d'espacement entre les mots), les petites saccades, les torsions, les irrégularités de direction et dimension, difficultés motrices normales pour l'âge, les jambages raccourcis par rapport aux hampes prolongées, indice d'effort et de crainte de ne pas réussir, que l'on retrouve aussi fréquemment à cet âge.

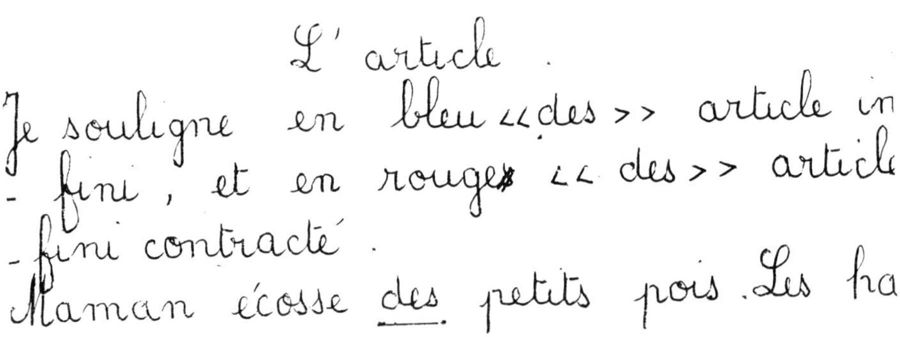

220

garçon 9 ans 6
CM.2

Écriture réalisant parfaitement la calligraphie.
La verticalité très régulière, le mouvement très contrôlé, l'écriture un peu grande et étrécie, l'accrochage à la marge de gauche, l'aspect presque trop parfait, indiquent un caractère très perfectionniste, qui n'est pas sans quelques risques. Premier de sa classe, sera lauréat au concours général de Français à 16 ans. Poursuivra par la suite des études brillantes, malgré de permanentes remises en question personnelles.

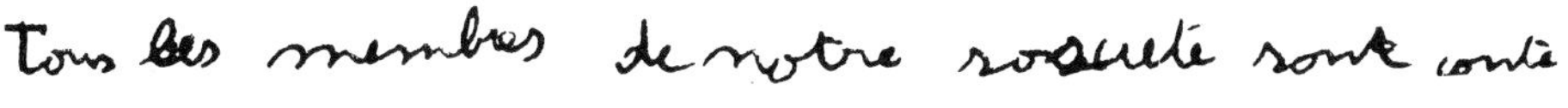

221

garçon 11 ans 6
classe de 5e

Enfant très intelligent, mais anxieux, hyperprotégé par la mère.
Petite écriture maladroite, retouchée, irrégulière de dimension et d'espacements ; trait de mauvaise qualité.
L'écriture, qui aurait dû atteindre et dépasser la maîtrise graphique d'un stade calligraphique dans la norme, exprime les difficultés psychomotrices de l'enfant et ne révèle pas son niveau intellectuel, très élevé, malgré la réussite relative du mot « tous ».

Une parenthèse s'impose ici : beaucoup de graphologues, parmi les grands d'autrefois, ont avancé l'idée qu'une analyse graphologique valable nécessitait une écriture organisée.

Ils ont pensé, en conséquence, que le graphologue ne pouvait pas faire d'approche interprétative des écritures d'enfants, parce que les difficultés motrices inhérentes à ces écritures en empêchaient l'expressivité [76][11].

Actuellement, cette position est tout à fait dépassée, tant en France qu'à l'étranger. Aidée justement par la connaissance précise de ce qui revient, normalement, à un âge donné, aux difficultés motrices de l'apprentissage, une graphologie de l'enfant, limitée, nuancée, prudente, est tout à fait admise et rend de grands services, en particulier dans l'approche des difficultés propres à l'enfance [44, 77].

Si la croissance de l'écriture par disparition des difficultés motrices de l'apprentissage avec l'âge peut être étudiée très objectivement, et l'a été, la question va se poser de l'étude de l'évolution de l'écriture à partir du moment où elle est sortie de ces difficultés, où elle est organisée.

Crépieux-Jamin emploie le terme d'« organisée » pour qualifier une écriture tracée couramment et correctement. C'est le cas d'un grand nombre d'enfants, précise-t-il, quand ils quittent l'école après 13 ans. Il ajoute « ceux qui continuent leurs études, améliorent leur écriture, l'ordonnent avec plus d'art et la simplifient, tout en lui conservant son précieux caractère de lisibilité ». Par cette phrase, il se montre précurseur des recherches de corrélation entre certaines caractéristiques de l'écriture et les études poursuivies.

A partir du moment où les difficultés motrices de l'apprentissage ont à peu près disparu (vers 14 ans), les études de corrélation avec le niveau d'études pourront effectivement remplacer l'âge.

Il est certain que le milieu joue aussi, et le style de profession, ce dont les chercheurs ont tenu compte dans les groupes de référence qui ont servi à construire leurs Échelles.

11. « Au départ on se contraint à penser à l'acte d'écrire, ensuite on ne pense plus qu'à ce qu'on écrit. L'attention dirigée sur l'écriture diminue la spontanéité et enraye les pulsions motrices instinctives en lesquelles seule l'individualité du scripteur s'exprime dans toute son originalité ».

2. Relation de l'écriture avec le niveau d'études et le niveau socioculturel

1. Introduction : les échelles d'Autonomie.

La question de l'écriture inorganisée des adultes ne se pose plus guère actuellement, la scolarité en France étant obligatoire jusqu'à 16 ans depuis l'Ordonnance du 7 janvier 1959.

On ne trouve donc en principe d'écriture inorganisée que chez les enfants[12], pour lesquels le terme d'écriture en voie d'organisation nous semble plus adéquat.

Néanmoins, la présence en France d'une population d'immigrés d'origine non francophone ou n'ayant pratiquement pas fait d'études, peut reposer la question d'écritures mal organisées d'adultes, qui peuvent avoir un bon niveau intellectuel, mais ne possèdent pas bien le langage écrit.

Le graphologue doit rester très prudent dans ce domaine.

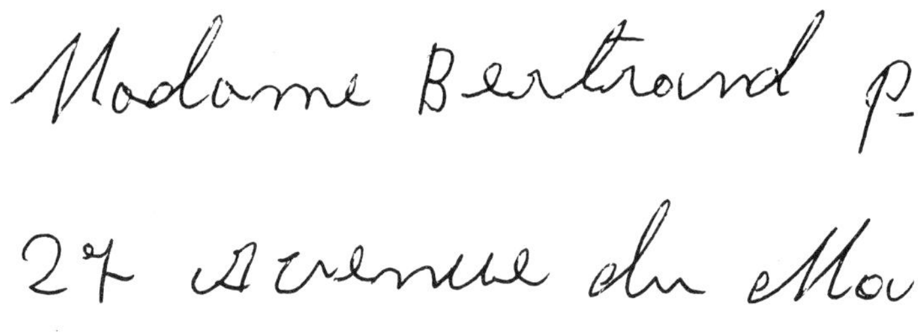

222

femme 35 ans

Écriture mal organisée d'une espagnole, connaissant à peine la langue française et ayant fait peu d'études, intelligente.
L'irrégularité de l'inclinaison en particulier est en rapport avec les difficultés motrices, chez cette femme parfaitement stable de caractère.
L'adresse des d, *le faciès général ne fait pas penser à une écriture d'enfant, malgré la maladresse.*

Une fois cette précision importante posée, il est bien évident que l'écriture, au-delà d'une scolarité minimum normale, continue à évoluer parallèlement aux études faites (ne serait ce que par les exigences de la rapidité).

12. Nous excluons les écritures des débiles qui ne font pas l'objet de ce livre, ainsi que nous l'avons précisé avec l'écriture n° 218.

C'est en fait dans l'espoir de faire de l'écriture un test d'intelligence que Gobineau avait eu l'idée de construire des échelles graphométriques[13].

En effet, parallèlement à son échelle d'items spécifiques du faciès enfantin, elle avait construit une deuxième échelle d'Autonomie, décrivant 31 items propres aux écritures d'adultes, dégagées des difficultés liées à l'enfance, et représentatives des aménagements de l'écriture par rapport à des groupes homogènes, distingués par leur niveau d'études : + ou – CEP[14], Études supérieures.

Par le jeu de ces deux échelles, elle espérait atteindre l'intelligence, dans la mesure où des études supérieures sous-tendent en principe un niveau élevé, et le manque de maturité (d'autonomie), dans la mesure où la persistance de composantes enfantines chez l'adulte, notamment chez celui qui continue ses études ou écrit souvent, est une anomalie graphique expressive de difficultés personnelles.

Le jeu de ces deux échelles n'a pas été conservé pour les enfants, l'échelle d'Autonomie manquant de sensibilité avant 15 ans, mais nous avons vu dans le chapitre précédent que l'on pouvait avoir un renseignement positif (jamais négatif) sur l'intelligence de l'enfant par son âge graphomoteur.

Par contre l'idée d'une échelle d'Autonomie pour les adultes a été reprise par Roger Perron et Marguerite Flamand.

Pour construire l'échelle, et sélectionner les items utiles à partir d'une échelle provisoire de 63 items, ils ont fait appel à deux groupes de référence qui comprenaient :

– 100 adultes hommes d'âge moyen de 22 ans, possédant le CEP seul, ou complété par un CAP, ou le BEPC[15] ou le baccalauréat, et ayant eu les résultats au test d'intelligence BV8 de Bonnardel connus ;

– 75 adultes d'un niveau culturel au moins égal à la licence, universitaires, ingénieurs, professions libérales (médecins, psychologues), administrateurs.

Ces deux groupes de référence ont permis d'affiner l'échelle A en mettant au point deux sous-échelles. L'évaluation graphométrique habituelle a été conservée mais sans coefficient de pondération des items, contrairement à l'échelle Enfant d'Ajuriaguerra.

– *Sous-échelle A1* : différencie les niveaux inférieurs, CEP + ou –.

20 items : le tracé graphique se débarrasse des difficultés motrices propres à l'enfance (cotation de la disparition des composantes de l'échelle E), le mouvement s'affermit, la page gagne en clarté et organisation (ordonnance, espace, signature).

– *Sous-échelle A2* : différencie les niveaux supérieurs : études supérieures suivies d'activité professionnelle.

44 items : développement des formes dextrogyres pour faciliter la progression rapide vers la droite du mouvement graphique : formes de liaison

13. Se reporter aux ouvrages déjà cités pour le maniement des échelles. Nous signalons seulement que dans une écriture on repère les items présents « discrètement » par la note 0,5, « massivement » par la note 1.

14. Certificat d'Études Primaires. Il est facultatif, mais existe toujours.

15. C.A.P. : Certificat d'Aptitude Professionnelle.

B.E.P.C. : Brevet d'Études du Premier Cycle, remplacé par le Brevet des Collèges.

personnelles, simplifiées, originales, pour des écritures petites et très liées, avec d'éventuelles bonnes coupures, et respectant une marge importante à gauche.

(Il est à remarquer que nous sommes bien proches avec certains items de l'écriture « combinée » de Crépieux-Jamin, qui faisait de cette espèce le degré supérieur d'organisation et un signe important d'intelligence.)

Toute écriture doit être obligatoirement étudiée aux deux sous-échelles. Le total obtenu indique le niveau global du scripteur, que l'on peut comparer à deux sortes d'étalonnages : des étalonnages généraux divisés en neuf classes de mauvais à très bon, normalisées autour d'une classe centrale de niveau graphique moyen, et des étalonnages correspondant aux trois niveaux culturels différents : primaire, BEPC ou Baccalauréat, culture supérieure.

Les totaux partiels obtenus aux échelles A1 et A2 peuvent aussi être comparés aux niveaux moyens des groupes de référence.

L'échelle A2 a été critiquée comme étant trop représentative des universitaires et des professions libérales, et pas assez des cadres supérieurs et des chefs d'entreprise.

Il est vrai qu'elle évoque mal les écritures précises, avec bon rapport de la forme et du mouvement, de beaucoup d'ingénieurs (sans oublier les écritures claires mais parfois très simples et peu combinées de certains savants).

Elle n'évoque pas non plus les écritures fermes, structurées de certains cadres dans l'écriture desquels la sinistrogyrité est souvent aussi présente, sinon plus, que la dextrogyrité.

La qualité du trait apparaît peu dans les items.

Les écritures des scripteurs exerçant des métiers nouveaux, privilégiant la communication et l'information, souvent plus libres dans leur organisation dans la page, ne sont pas non plus représentées [78], ainsi que celles des femmes, occupant une place de plus en plus importante dans la vie professionnelle.

On a néanmoins tendance à oublier, dans cette critique de l'échelle A2, que le niveau d'une écriture résulte de la somme des items relevés dans les deux échelles, et que la présence nécessaire des items de l'échelle A1 fait contrepoids à ce qu'il peut y avoir d'excessif dans la valorisation dextrogyre de l'échelle A2, laquelle privée des items A1 peut donner des écritures peu lisibles, précipitées, ou manquant de fermeté : la présence des items A1, dans les écritures à haut niveau A2, dépassement de la calligraphie par aisance et sans escamotage, est pour le scripteur une garantie d'équilibre et d'efficience.

Cela dit, une échelle faite sur des populations plus modernes et plus variées, pourrait venir compléter utilement le travail de Perron-Flamand, dont la plupart des données restent utilisables, surtout celles de l'échelle A1, l'échelle A2 nécessitant un esprit un peu plus critique, car ne couvrant pas toutes les populations à haut niveau intellectuel et professionnel.

2. Comparaison de l'écriture avec le niveau d'études

La connaissance de ces échelles, de leurs résultats statistiques, même si le graphologue ne les utilise pas dans leur application graphométrique précise, est d'un apport important et vérifié tous les jours en graphologie, car elle permet d'éviter des erreurs et oriente le jugement sur l'efficience du candidat.

En effet, en sélection du personnel, les lettres de candidature sont toujours accompagnées d'un curriculum vitae. Le niveau d'études est donc connu du graphologue et permet une comparaison entre ce niveau d'études et l'écriture, en fonction des échelles d'Autonomie (et parfois d'Enfant, s'il y a des survivances d'items E en quantité importante), qui situent le scripteur par rapport à des normes vérifiées.

Il est bien évident que le graphologue ne doit pas adopter les mêmes critères graphiques pour juger un scripteur qui a fait peu d'études, ou un scripteur qui a fait des études supérieures.

Tel scripteur, dont l'écriture correspond à un niveau d'études supérieur au sien, sera valorisé, et inversement, un scripteur de haut niveau d'études dont l'écriture n'est pas conforme à ce niveau.

Nous allons préciser quelques principes, concernant cette donnée immédiate fournie au graphologue, première donnée à étudier, comme autrefois Crépieux-Jamin commençait par regarder ce qu'il appelait l'organisation de l'écriture.

a) *Les écritures de petit niveau et de niveau moyen* : d'après l'échelle A1, l'essentiel dans ces écritures est de trouver une maîtrise du geste graphique, une bonne organisation dans la page, de la clarté, de la fermeté, une signature bien mise en valeur.

La survivance dans les écritures de niveau A1 de formes calligraphiques (notamment les *m, n, p, t*) est fréquente et normale ; elle peut indiquer un conformisme de bon aloi, un respect de la hiérarchie, ou tout simplement et très souvent une absence de nécessité et de possibilité graphomotrices d'avoir eu à transformer ces formes scolaires de base pour la rapidité.

Des étrécissements, compensateurs d'une maîtrise moyenne du geste graphique (composante d'effort) peuvent être signe d'application, de sérieux ; ainsi qu'un léger renversement, fréquent actuellement. La sinistrogyrité est souvent signe de tenacité.

Ces écritures peuvent être un peu inharmonieuses, sans que cela soit dévalorisant : quelques ornements (plus discrets actuellement qu'autrefois), des surélévations (majuscules et lettre *p* notamment), des initiales accentuées, peuvent venir en compensation du niveau socioculturel.

Les signatures, souvent amplifiées par des paraphes compliqués, n'ont pas forcément pour cela une signification péjorative : il peut s'agir d'un besoin d'affirmation, de valorisation, de dynamisme s'exprimant mieux par ce geste que par l'écriture qui n'est pas libérée des contraintes graphomotrices. Par contre, la situation de la signature dans la page est indépendante du milieu socio-culturel et à interpréter de la même façon [79].

Les majuscules scolaires calligraphiques sont fréquentes. Il est à noter dans ce domaine qu'elles peuvent rester, comme le *d* par exemple, la seule survivance graphique chez des scripteurs autodidactes dont l'écriture est très évoluée par ailleurs.

Des écoles (dessinateurs, comptables) peuvent donner l'habitude de particularités graphiques, script, faciès spécial d'une lettre...

Des styles peuvent accompagner des professions : grandes majuscules et lassos aimables chez les commerçants par exemple.

16. Nous rappelons que l'étalonnage est fait en trois niveaux.

La grande fréquence des jambages ouverts ou accentués, pour lesquels on peut faire plusieurs hypothèses explicatives graphomotrices, rend peu crédibles les interprétations classiques à base d'immaturité dans les écritures de petit niveau [79].

Il est évident que tout dépassement vers des formes simplifiées et la présence d'items A2 feront émettre l'hypothèse d'un niveau intellectuel supérieur à celui requis pour faire les études décrites dans le curriculum vitae, et seront un indice pour les possibilités positives de perfectionnement du scripteur, mais il ne doit pas y avoir de mouvement relâché.

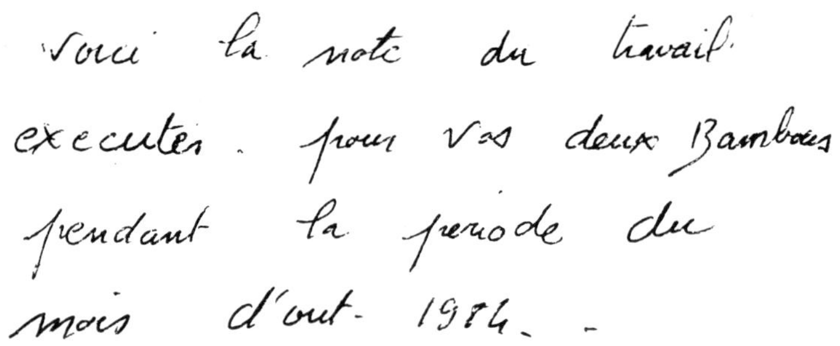
Voici la note du travail executer pour vos deux Bambous pendant la periode du mois d'out 1984. -

223

homme 40 ans
petit niveau

*Ce jardinier, d'un niveau C.E.P., a une petite écriture supérieure à son niveau d'études, assez rapide, avec des simplifications (*v, t, x*), de jolis chiffres précis. Il est sérieux et efficace.*
On peut remarquer l'écriture espacée, souci de clarté, mais avec des blancs irréguliers et peu rythmés, qui traduisent une maîtrise du geste imparfaite, ainsi que des irrégularités de dimension et des m, n *anguleux, proches des* m, n *des enfants qui ont des difficultés à réaliser l'arcade. Regarder aussi le* p *en deux morceaux et légèrement surélevé.*
Ces caractéristiques sont fréquentes et normales dans les écritures de ce niveau.

L'aisance de l'écriture en effet croît statistiquement avec le niveau socioculturel et n'est pas fonction de l'habileté manuelle du scripteur. Il en résulte que « la graphologie est incompétente pour déterminer les aptitudes manuelles et le niveau d'habileté psychomotrice d'un individu » [80].

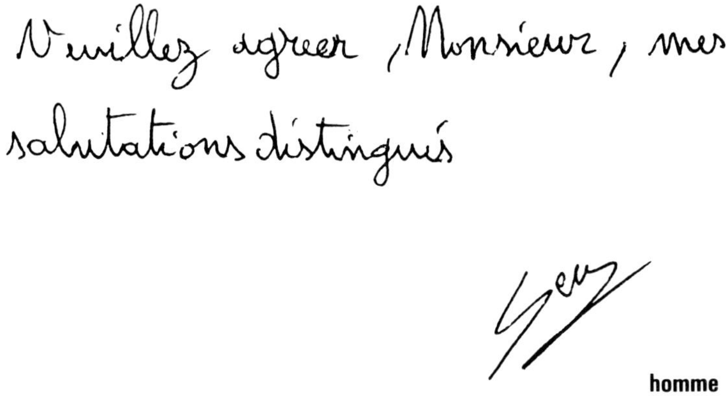

224

homme 25 ans
titulaire d'un C.A.P. de tourneur

Bonne ordonnance générale et interlignage pour cette écriture scolaire peu adroite, très lisible, appliquée, un peu anguleuse et étrécie.
Signature à droite, très montante, reproduisant le nom, se terminant par un paraphe soulignant, rapide, dirigé vers la droite, rappelant les barres de t *acérées du texte.*
Le scripteur est sérieux et motivé, mais n'a pas toujours les contacts faciles. Cette écriture est en bon rapport avec le niveau d'études de son auteur.

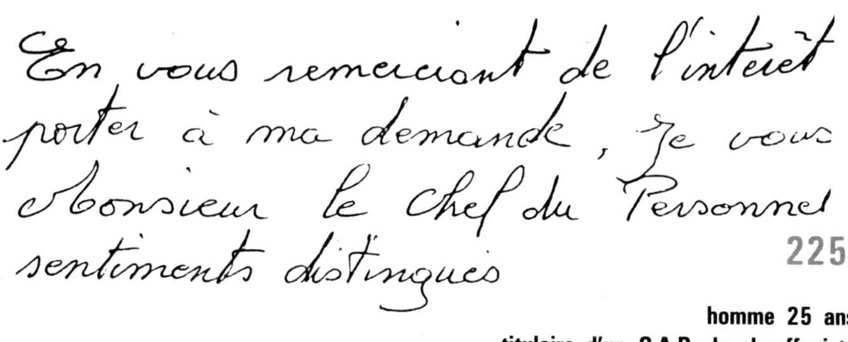

225

homme 25 ans
titulaire d'un C.A.P. de chauffagiste

L'ordonnance générale est convenable. L'écriture, qui respecte les formes scolaires, est claire et lisible. Peu adroite, elle a plus de raidissement que de fermeté.
La difficulté de maîtrise graphomotrice se remarque particulièrement dans la tenue de la ligne.
On peut noter l'essai de personnalisation des majuscules, les hampes prolongées, les jambages ouverts, conformes aux remarques faites précédemment.
La signature, non reproduite ici, est semblable à l'écriture, enclavée dans deux grands paraphes, située au milieu et un peu loin du texte ; elle traduit une incertitude et une défense en face de l'avenir.

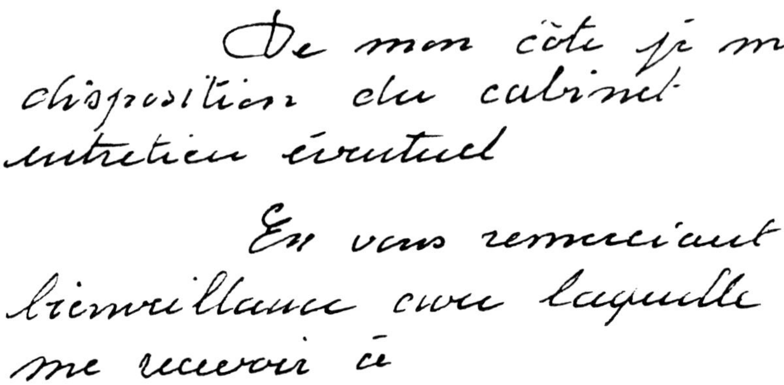

226

homme 44 ans

De petite formation au départ (C.A.P. de tourneur), a complété plus tard ses études par le CNAM[17] *(mathématiques, physique), un institut de gestion et des stages d'anglais.*
Cette écriture, très bien organisée et ordonnée dans la page, bien proportionnée et cylindrique, traduit la continuité dans l'effort d'un homme qui postule valablement la direction d'une petite usine en province (il est compétent, sérieux, travailleur). Il a conservé dans son écriture, malgré les études faites plus tardivement, des traces de son premier niveau d'études, ce qui est assez fréquent : les m, n, p *très scolaires, le* p *étant un peu surélevé et en deux morceaux, les* d *et* a *en deux morceaux, dans ce tracé lié par collages, des majuscules peu adroites et souvent calligraphiques. La signature que nous ne reproduisons pas est un graphisme ferme, à droite, souligné.*

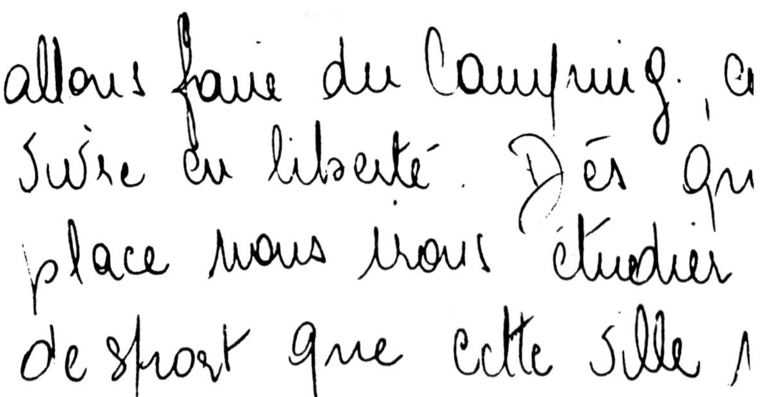

227

femme 30 ans
Pointeau-comptable payeur

Écriture grande, légèrement étrécie, ordonnée (marge de gauche et marge sociale), bien organisée malgré les prolongements qui réduisent l'interlignage,

17. CNAM : Conservatoire National des Arts et Métiers.

*avec beaucoup de souplesse et d'habileté dans la liaison, même si l'on remarque des surélévations (*p, v*). L'écriture est plus évoluée que les normes données par son niveau d'études.*
C'est une jeune femme tonique et réfléchie, capable de suite dans l'effort d'application. Elle a un caractère vif, mais sait se maîtriser par conscience de ses responsabilités, une énergie persévérante, un savoir faire réaliste et le souci de la précision.
Les caractéristiques de sa personnalité, révélées par son écriture, la situent au-dessus de son poste : elle pourrait suivre des cours de perfectionnement techniques et généraux dans des centres de formation permanente.

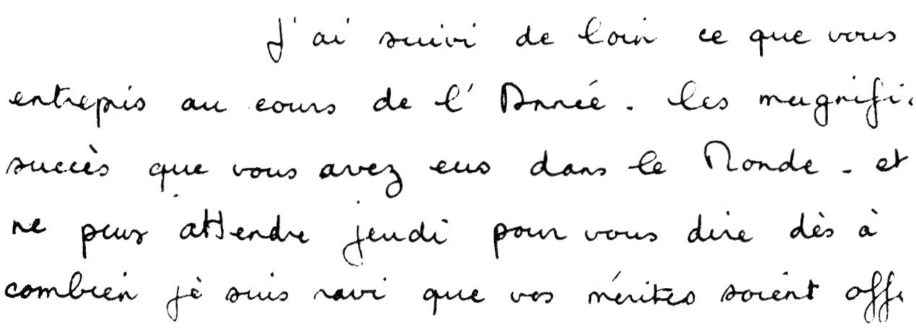

228

homme 50 ans

Petite écriture très liée, avec quelques bonnes coupures[18]*, une liaison à la fois aisée, facilitée par des petits lassos, et ferme, appliquée, très claire et lisible (respect de la forme), simple avec des simplifications, des majuscules personnalisées, une très bonne ordonnance, adaptée au petit format d'une carte.*
Trait nourri, net. Accentuation haute et précise.
Cette écriture, d'un bon niveau graphique, est supérieure aux écritures correspondant au niveau socioculturel du scripteur.
Chef d'une entreprise qu'il a montée lui-même, le scripteur a brillamment réussi.

---

18. Nous employons le terme adopté dans les échelles pour caractériser les arrêts dans la continuité.
Échelle A2 : item 22 : peu de coupures,
item 24 : bonnes coupures, c'est-à-dire conformes à la logique du geste (arrêts pour mettre un accent, une barre de *t*, avant les *a*, *d*, etc.).

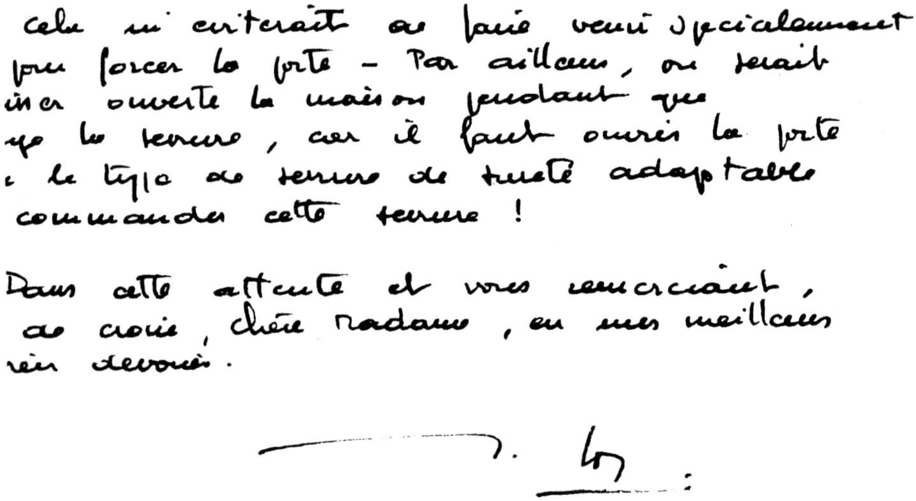
cela m'éviterait de faire venir spécialement
pour forcer la porte - Par ailleurs, on serait
... ouverte la maison pendant que
... les serrures, car il faut ouvrir la porte
... le type de serrure de sûreté adaptable
commander cette serrure !

Dans cette attente et vous remerciant,
je crois, chère Madame, en mes meilleurs
... dévoués.

229

homme 40 ans

L'écriture, comme la précédente, est très supérieure par son niveau graphique aux normes statistiques correspondant au niveau d'études du scripteur (brevet).
Écriture petite, liée avec des jambages dextrogyres et quelques coupures, simplifiée, lisible, très bien ordonnée malgré un interlignage un peu réduit. Guirlandes facilitant un geste à la fois rapide (lancement des barres de t*) et contrôlé.*
Trait nourri, pâteux. Tenue de la ligne ferme. Accentuation précise.
Signature à droite, se détachant bien du texte, terminée par un point, originale : semi-sigle, dont le nom de famille est souligné, l'initiale du prénom tracée avec un geste large.
Le scripteur qui a commencé sa carrière comme chef de chantier, est devenu par la suite assistant responsable de l'architecte, pour des chantiers importants. Il réussit très bien en faisant preuve d'efficacité et d'une autorité reconnue et respectée.

b) *Les écritures de haut niveau d'études et socioculturel :*

Quand les facteurs favorisant la rapidité de l'écriture vont de pair avec la fermeté, les écritures correspondantes sont expressives de qualités intellectuelles alliées à un caractère solide. Elles sont souvent celles des cadres et des chefs d'entreprise de grande envergure.

Quand la rapidité, la dextrogyrité, la sobriété de certaines écritures se font au détriment de la structure, de la lisibilité, de la fermeté, tout en étant compensées par une très bonne organisation dans la page, notamment le rapport des blancs et des noirs, il s'agit souvent d'écritures d'intellectuels, dans la définition courante de ce terme.

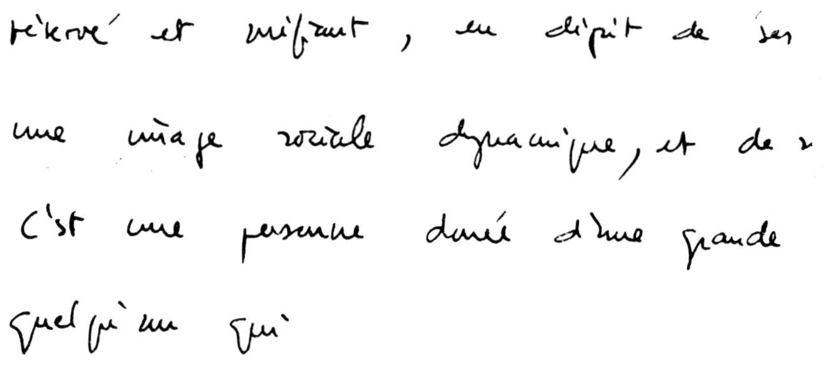

230

homme 25 ans
ancien élève de l'École polytechnique et des Ponts et Chaussés

Écriture de très bon niveau A1 et A2 : petite, liée avec de bonnes coupures, simplifiée, combinée, dextrogyre, assez claire, aérée, avec notamment de grands interlignages. Trait nourri et ferme. Geste rapide.
Écriture assez harmonieuse, dans la terminologie de Crépieux-Jamin.
On peut remarquer aussi la vivacité du mouvement vibrant, les lettres à rebours, très expressives du caractère du scripteur, en dehors du fait que l'écriture correspond bien à son niveau d'études.

A chaque fois qu'il y a une distorsion importante entre le niveau d'études et l'écriture, le graphologue est en droit de se demander ce qui peut masquer l'expressivité de ce niveau dans l'écriture.

Le plus souvent dans ces cas, il y aura coexistence de composantes d'autonomie, et survivance de composantes enfantines, traduction de difficultés d'adaptation, de faiblesse du caractère, de manque de maturité, qui peuvent rendre précaire l'efficience du scripteur malgré son niveau d'études.

Plus le niveau sera élevé, plus le décalage sera grand, et la possibilité de difficultés importante.

Nous donnons ci-dessous quelques exemples de survivances de composantes de l'échelle Enfant dans les écritures d'adultes.

c) *La survivance des composantes (items) de l'échelle Enfant dans les écritures d'adultes* : elle ne doit être considérée qu'en faisceaux : la survivance d'une ou de deux composantes est sans signification (le *d* en deux morceaux, par exemple, assez fréquent, s'il n'est pas accompagné d'autres indices, est sans signification).

La survivance de composantes de forme, proche d'une calligraphie un peu maladroite, est normale et fréquente chez les scripteurs de petit niveau, ainsi que nous l'avons vu précédemment.

Néanmoins, trop de composantes de forme, alliées au manque de fermeté, c'est-à-dire à l'écriture en surface[19], peut être signe de retard affectif, quel que soit le niveau [19].

Un faisceau de composantes assez fréquent, expressif de dépendance, manque de maturité, narcissisme souvent, réunit une absence de fermeté avec des formes gonflées : une écriture en surface et dodue, des zones mal différenciées, une ordonnance sans marges, des *a, d, g, q* en deux morceaux (le *d* surtout), des lignes fluctuantes.

A l'adolescence, ce syndrome peut être temporaire, remplacé parfois par une stylisation des mêmes formes, surtout chez les filles, dans une attitude délibérément conventionnelle.

En ce qui concerne l'absence de marge, elle est presque toujours significative, et cela d'autant plus qu'elle est associée à un niveau graphique élevé, la notion d'ordonnance par les marges étant déjà très présente dans les écritures de petit niveau.

Les soudures (reprises), associées à des composantes de malformations dues à la motricité[20], mauvaise qualité du trait, retouches notamment, traduisent souvent une anxiété qui, dans certains cas, peut être motivante, mais aussi, à partir d'un certain degré, annihilante.

Les saccades et télescopages, l'irrégularité de la direction, qui indiquent une mauvaise maîtrise du geste graphique, peuvent aller de pair avec des écritures de scripteurs de haut niveau, maîtrisant mal une nervosité propre à certains « cérébraux ».

Avec l'accentuation de l'aspect sale du trait, dont l'effet est souvent produit par un instrument graphique recherché pour cet effet, le scripteur peut garder dans son caractère les traces de son éducation de la propreté[21], dans son enfance : avarice, malpropreté, caractère agressif, par exemple.

19. F1 dans l'échelle Enfant [8].
20. Items M dans l'échelle Enfant d'Ajuriaguerra [8].
21. Ce que Freud dénomme le stade anal.

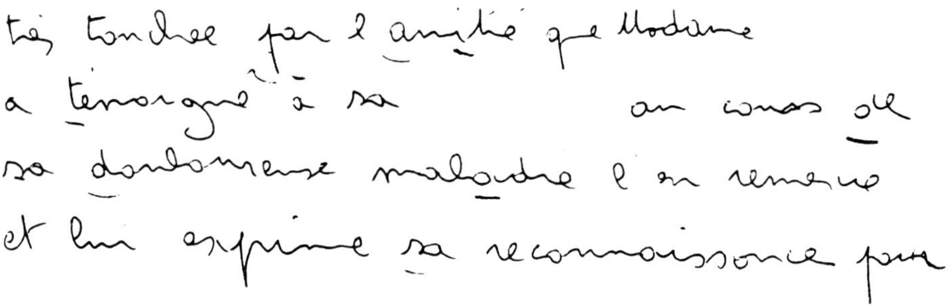

231

femme 50 ans

Bon niveau, traduit par une bonne répartition des blancs et des noirs, de la clarté, des simplifications, un essai de rapidité, mais l'écriture « en surface », un peu irrégulière de dimension et de direction, avec des lettres qui s'accolent, des p *scolaires, des* a, d *en deux morceaux, des jambages ouverts, des lignes un peu descendantes et fluctuantes, exprime la fragilité et la dépendance.*

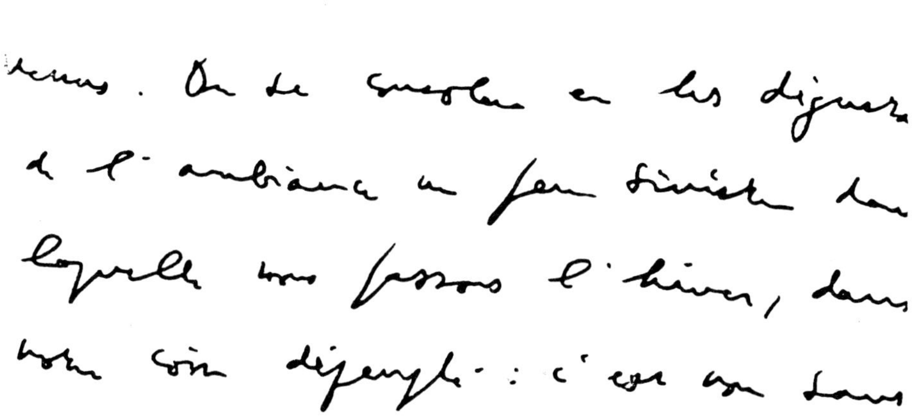

232

homme 55 ans

Niveau A2 pour cette écriture petite, liée, personnalisée, dextrogyre, avec bonne répartition des noirs et des blancs mais dans laquelle on note aussi de la maladresse (saccades, irrégularité de dimension), un manque de lisibilité du graphisme, une écriture très descendante[22]*, habituelle chez le scripteur.*
L'écriture est par ailleurs petite, simplifiée, personnalisée.

22. L'écriture descendante est une composante enfantine : M27 dans l'échelle Enfant.

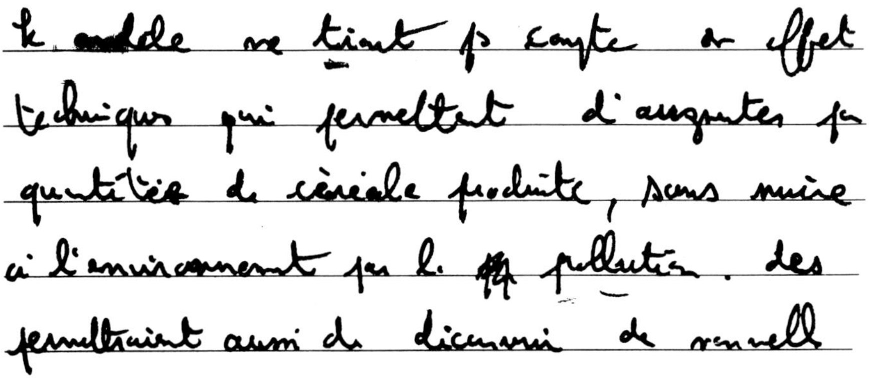

233

homme 23 ans

Étudiant (sciences économiques), niveau socioculturel élevé, mais l'association des soudures, des retouches très nombreuses, de la mauvaise qualité du trait (trait sale), les lettres pochées qui s'étouffent, expriment une anxiété annihilante, chez ce garçon par ailleurs doué. Souffre d'un grand complexe d'échec. L'écriture est par ailleurs petite, simplifiée, personnalisée.

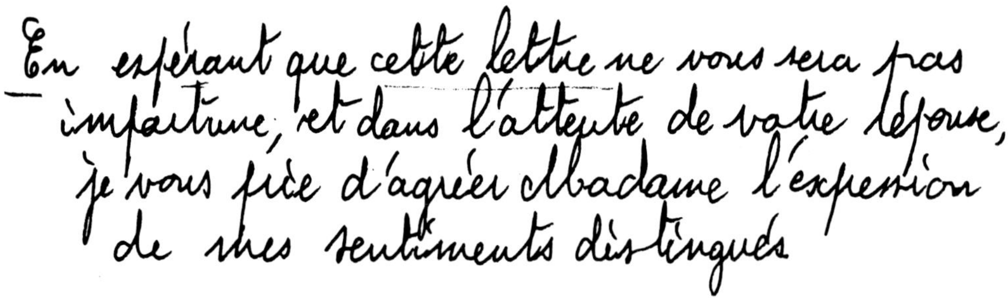

234

homme (âge inconnu)

Prépare un doctorat de troisième cycle.
L'écriture scolaire (remarquer en particulier les majuscules, le p*, les* t *barrés séparément), la maladresse des soudures (reprises, très nombreuses), les retouches, la compacité, la mauvaise marge de gauche, ne correspondent pas au niveau d'études entreprises, peut-être tardivement, à moins que ces composantes ne traduisent des difficultés personnelles.*

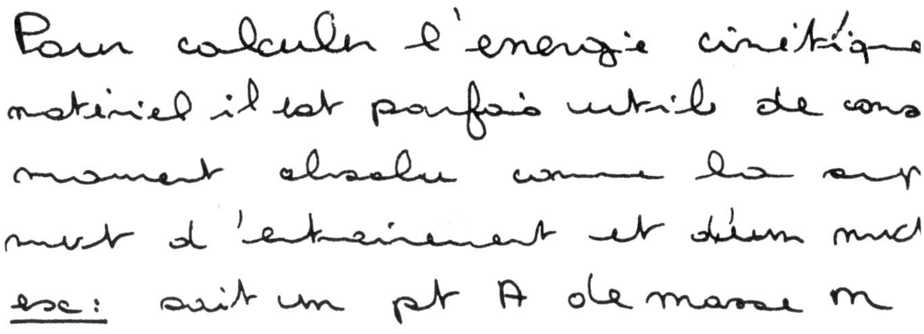

a)

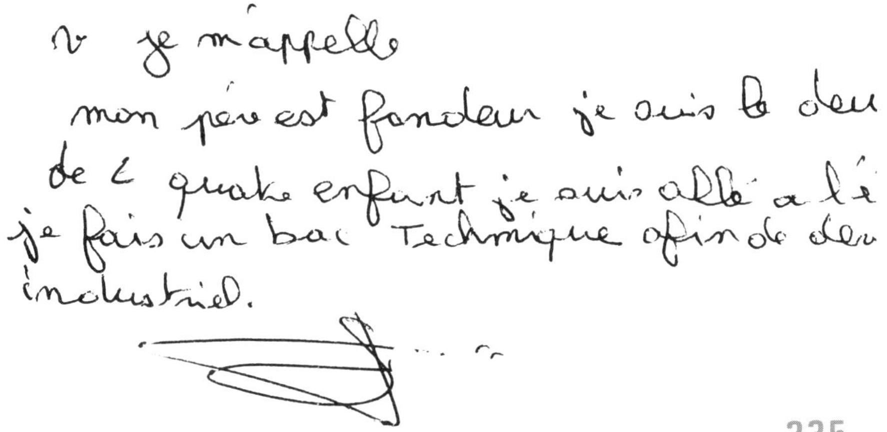

b)

235

homme 19 ans

Nous terminons par un cas [81] *de régression graphique spectaculaire, qui fait apparaître subitement, chez un étudiant intelligent, des composantes enfantines en quantité massive.*

Écriture a) : *étalée, liée, tendance au filiforme, un peu gonflée, petite à écrasée sauf pour les trois premiers mots plus grands par essai de structuration de la forme. Accentuation précise, lourde, basse ;* a, d *ouverts à gauche.*

Écriture b) : *produite après une tentative de suicide, elle a régressé en retrouvant les formes enfantines propres aux difficultés motrices des très jeunes enfants : écriture en surface et dodue, cabossée, saccadée, lignes fluctuantes, mauvais espaces entre les mots et les lignes,* a, d ... *dissociés. Remarquer aussi l'irrégularité de la marge de gauche, les* j *très renversés, les* n *et les* m *à trois et quatre jambages, la signature compliquée, à gauche (le nom est occulté par discrétion). Pronostic peu encourageant pour un garçon qui avait déjà fait auparavant plusieurs tentatives de suicide.*

Pour résumer ce chapitre, c'est au graphologue à percevoir les interrelations des différentes composantes, leurs compensations possibles. Il est difficile de savoir jusqu'où peut aller un être intelligent pour vaincre ses difficultés personnelles.

Et que voit-on de l'intelligence dans l'écriture ?

3. L'intelligence et l'écriture

Tout au long des chapitres de ce livre, les lecteurs auront remarqué que les interprétations graphologiques portaient plus sur la personnalité, le caractère, le comportement, qu'elles ne donnaient de descriptions précises de l'intelligence et surtout du niveau intellectuel.

L'écriture, en effet, nous restitue bien cette unité complexe, l'être humain, dont l'intelligence ne peut être qu'arbitrairement extraite.

On doit rappeler en outre que l'intelligence est une notion difficile à définir et difficile à percevoir avec précision chez un être humain déterminé.

Le Quotient Intellectuel peut être tout à fait convenablement évalué chez les enfants par des tests appropriés. Mais, quand il s'agit de faire une approche du niveau intellectuel des adultes, on se heurte à la pauvreté des moyens et à la difficulté d'inventer des tests qui soient réellement signifiants, si ce n'est pour l'intelligence combinatoire pour laquelle cela est relativement facile.

« L'intelligence, c'est ce que mesurent mes tests », avait dit Alfred Binet, résumant par une boutade la difficulté de la définition et de l'approche de l'intelligence.

Dans l'esprit du laboratoire d'Alfred Binet, Hélène de Gobineau, ainsi que nous l'avons dit précédemment, avait conçu l'espoir de résoudre le problème en faisant de l'écriture un test d'intelligence, pensant que le niveau intellectuel pouvait être appréhendé directement au travers d'une activité graphomotrice usuelle et inséparable de la culture.

Hélène de Gobineau s'est heurtée à plusieurs difficultés : d'abord, pour rechercher les composantes (items) expressifs de l'intelligence, elle a dû prendre les écritures de populations d'adultes de haut niveau d'études, ou de professions représentatives.

C'est donc le niveau d'études et le niveau socioculturel qui sont atteints, et non l'intelligence proprement dite. Échapperont les individus intelligents qui n'ont pas fait d'études, et, par ailleurs, la corrélation intelligence-niveau d'études, si elle est théoriquement admise, n'est pas entièrement infaillible.

Ensuite, dans l'optique de Gobineau, les composantes expressives de l'intelligence, nommées composantes d'Autonomie, devaient être complétées pour une étude graphologique dans son intégralité, par des composantes de Personnalité[23], certaines caractéristiques graphiques n'ayant vraisemblablement aucun rapport avec l'intelligence.

Malheureusement pour Gobineau, la réciproque n'est pas vraie en ce qui concerne les composantes d'Autonomie, qui se sont aussi retrouvées être des composantes de personnalité : l'écriture petite à 2 mm ou moins par exemple, qui est une composante d'Autonomie, est aussi une composante importante pour l'expressivité du caractère (se reporter à l'espèce « petite » dans le chapitre de la dimension, page 99).

Ce qui compte dans l'évaluation du niveau par l'écriture, c'est la somme des items, mais à chiffre total égal, les items peuvent être bien différents, et cette

23. Il est à remarquer que la décomposition en items très analytiques d'écritures d'adultes par définition maîtrisées est souvent contestable, par exemple l'évaluation de la « souplesse », espèce synthétique, en 10 items.

absence de similitude exprime plus les différences dans le caractère des scripteurs que dans leur intelligence[24].

L'ambiguïté des composantes d'Autonomie rend compte, en fait, de la difficulté de séparer l'intelligence du caractère, et, peut-être, du bien-fondé de ne pas le faire : ce qui importe au graphologue, c'est ce que l'individu réalise avec son intelligence, et l'écriture nous restitue bien ce tout[25]. Appréhender dans l'abstrait un niveau intellectuel est difficile, et finalement, d'un intérêt limité.

L'étude du développement de l'intelligence montre que l'affectivité et l'intelligence sont indissociables[26].

L'affectivité joue chez l'enfant comme facteur d'accélération et de retard, chez l'adulte comme inhibant ou stimulant, et cela même pour ceux qui admettent que les structures cognitives chez l'enfant et plus tard le niveau intellectuel chez l'adulte sont indépendants en soi[27].

En fait, si l'intelligence sans le caractère est peu de chose, comme le pense le bon sens populaire, et qu'il vaut mieux avoir un caractère solide allié à du bon sens, qu'une intelligence très brillante sans caractère, le graphologue aura surtout à se souvenir que l'être humain a l'intelligence de son caractère et souvent une certaine forme d'intelligence, toutes choses assez bien restituées par l'écriture : l'intelligence de la recherche dans la réflexion et la solitude ou l'intelligence de la découverte active dans une équipe et parfois l'aventure, l'intelligence de synthèse de ceux qui voient vite et loin, l'intelligence concrète de ceux qui voient les organisations tangibles, etc.

Gobineau, il est vrai, avait essayé de répondre à ces objections qu'elle avait prévues en partie.

Mais il nous semble, qu'en conformité avec une époque proche encore du scientisme, elle a sans doute surévalué la fonction intellectuelle en soi. Le terme d'Autonomie donné aux composantes, reflets de l'intelligence, même s'il s'agit en principe d'autonomie graphique, nous rappelle les données de base de l'intellectualisme moral : si l'on voit juste, on fait bien, et si l'on est très intelligent, on est autonome.

Par ailleurs, les observations multiples sur les écritures montrent bien que l'écriture est avant tout expressive du caractère du scripteur et qu'elle est

---

24. Il en est de même pour l'âge graphomoteur des enfants : à chiffre total égal, on peut avoir des écritures différentes. Même s'il s'agit de maladresse normale due à l'apprentissage, le choix inconscient d'un certain style de maladresse est expressif du caractère.

25. Avec une finalité opposée à celle de Gobineau, certains chercheurs voient dans la pratique de l'écriture, les études, le niveau socioculturel, des variables parasites qui viennent troubler l'expressivité du graphisme et qu'il faudrait éliminer pour bien appréhender le caractère [82]. C'est une attitude qui oublie à la fois, d'une part que la personnalité est une unité complexe, où jouent tous les facteurs, et d'autre part que toute espèce graphique est expressive à plusieurs niveaux.

26. On peut citer notamment les travaux de Piaget.

27. L'hypothèse selon laquelle l'affectivité interviendrait aussi directement dans la constitution des structures cognitives est hors de propos dans ce livre.

certainement la meilleure approche globale que l'on peut avoir du caractère, avec l'avantage de ne pas être tributaire d'une situation de test ou d'entretien.

Lorsque les difficultés de caractère, d'adaptation socio-affective sont fortes, leur manifestation, très prégnante, peut masquer l'expressivité de l'intelligence[28] : les composantes enfantines coexisteront avec les composantes d'Autonomie, lesquelles, dans certains cas, peuvent même disparaître.

De toutes ces considérations, il reste que l'intelligence est moins le domaine de la graphologie que le caractère, au sens large, mais qu'il faut rendre hommage à Gobineau pour ses recherches et conserver cette idée, énoncée dans les pages précédentes et qui reste fondamentale, de situer tout de suite une écriture par rapport à des normes générales correspondant au niveau d'études et au niveau socioculturel du scripteur, données par son curriculum vitae, et d'en tirer les conclusions qui s'imposent en cas de distorsions, dans les deux sens, entre l'écriture et ces normes.

4. La désorganisation de l'écriture par la vieillesse

Nous n'envisageons ici que la détérioration de l'écriture par l'usure du vieillissement, *stricto sensu*, à l'exclusion de tout déficit grave organique ou mental.

Les difficultés motrices, très spécifiques, qui apparaissent progressivement dans les écritures de vieillards, ont été observées de tous temps par les graphologues.

Elles ont ceci de particulier, qu'elles laissent à peu près intacts les acquis de l'écriture dus au niveau socioculturel et à la personnalité, contrairement à la loi de Jackson selon laquelle serait d'abord atteint ce qui a été dernièrement acquis, comme il en est pour les déficits atteignant la mémoire par exemple.

Une écriture de vieillard garde son faciès et l'originalité éventuelle de sa forme : elle ne ressemble pas à une écriture mal organisée d'un enfant, bien que certaines des difficultés motrices qui l'atteignent soient semblables aux difficultés de l'apprentissage.

La difficulté de maîtrise de la motricité fine de la main se traduit essentiellement par :

- une qualité du trait qui devient grêle, cassant,
- une conduite du trait avec des saccades, télescopages, cabossages, de petits tremblements,
- des finales qui se remarquent par leur lancement ou parce qu'elles traînent en traits fins, ressemblant à des petits cheveux,
- des lettres atrophiées.

28. Nous l'avons vu au début de ce chapitre pour les enfants.

L'intervention de la volonté du scripteur, qui fait des efforts pour compenser et cacher ses difficultés, engendre en outre de la lenteur, des appuis renforcés, des lettres retouchées ou écrites en plusieurs morceaux, des levées de plume camouflées (collages), etc.

Une mauvaise tenue de la ligne, des espacements irréguliers peuvent être notés, mais la perturbation réelle de l'ordonnance, le manque de mots ou portions de mots, n'interviennent que lorsque la vieillesse fait des ravages plus importants.

Il est bien évident qu'une écriture qui commence à s'abîmer par vieillissement, n'a que quelques-uns des aspects précités.

Une échelle de détérioration par l'âge a été tentée [33], mais son application s'est heurtée au fait actuel que la vieillesse recule et que, si les êtres humains sont toujours âgés à 80 ans, ils le sont dans des conditions physiques et mentales bien meilleures qu'autrefois, conservant pour beaucoup d'entre eux la pleine possession de leurs moyens intellectuels et physiques et une écriture intacte.

La graphologie enregistre bien ce phénomène dû à tous les progrès réalisés depuis quelques dizaines d'années par la médecine et l'hygiène de vie.

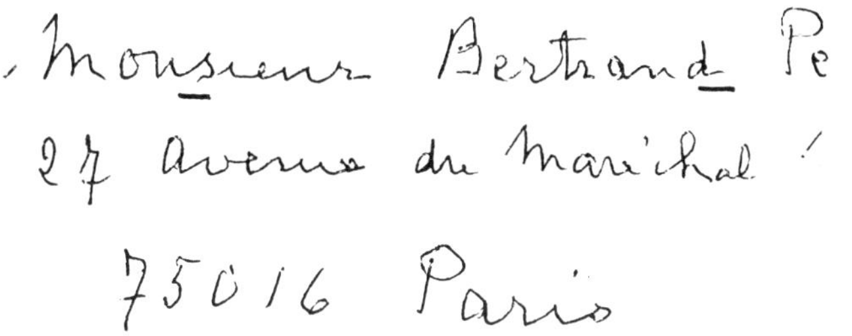
Monsieur Bertrand Pe
27 avenue du Maréchal
75016 Paris

236

femme 90 ans

Le trait grêle, cabossé, un peu tremblé, les petits cheveux (soulignés sur le cliché), la conduite du trait saccadée, ralentie par un effort de contrôle, l'irrégularité de dimension, sont typiques des difficultés graphomotrices dues au grand âge de la scriptrice.
Remarquer que la direction, l'ordonnance, la clarté (lisibilité), la forme (voir les majuscules notamment), sont bien conservées chez cette femme dont les capacités intellectuelles sont intactes.

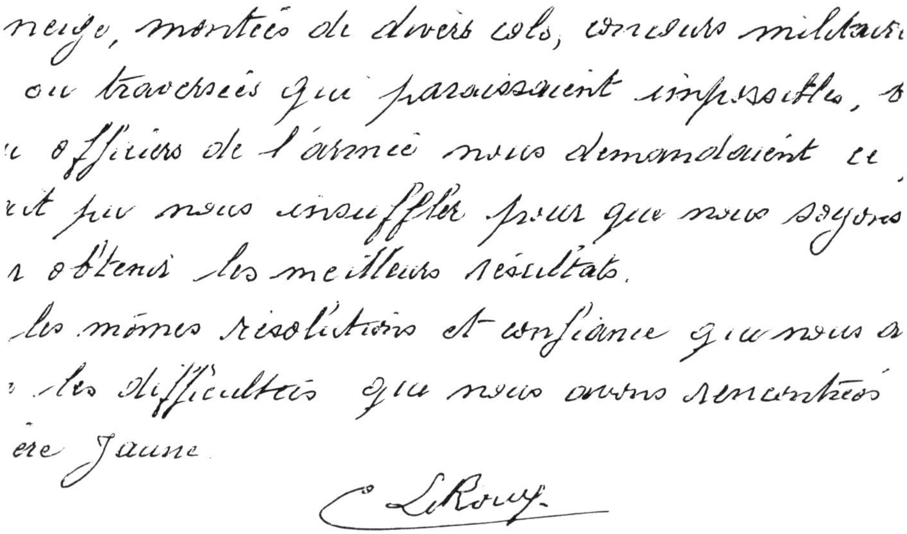
neige, montées de divers cols, concours militaires
ou traversées qui paraissaient impossibles,
officiers de l'armée nous demandaient
peu nous insuffler pour que nous soyons
obtenir les meilleurs résultats.
les mêmes résolutions et confiance qui nous a
les difficultés que nous avons rencontrées
ère Jaune

237

homme 70 ans

L'écriture calligraphiée, claire, l'effort pour maintenir la tenue de la ligne, la régularité, la liaison, traduisent bien la discipline de vie et la densité de travail de ce mécanicien qui a quitté l'école tout enfant et dont l'écriture commence à montrer des traces de vieillissement : trait grêle, cabossé, un peu tremblé ; petites saccades, arrêts de plume, petites finales lancées ou traînantes avec une pression très légère.
Remarquer les retouches des trois hampes du mot « insuffler », expressives de scrupule et de perfectionnisme, l'habileté et la ténacité de la liaison en petits lassos des s, *notamment dans le mot* paraissaient.

Le lecteur peut aussi se reporter à l'écriture n° 27 (chapitre sur le Trait, espèce « grêle »).

Il s'agit de l'écriture d'une femme de 90 ans où coexistent de façon très significative des difficultés motrices dues à l'âge et les transformations dextrogyres dues à l'acquis du niveau socioculturel et de la personnalité : observer en particulier les barres des deux *t* de *petites* tracées d'un seul tenant, les *d* à rebours, les *p* en pinces, l'écriture très liée.

5. La dysgraphie

Il semble que ce soit Ajuriaguerra [83] qui ait employé le premier ce terme pour désigner un trouble de l'organisation de l'écriture, survenant préférentiellement chez les enfants entre 8 et 12 ans, sans raison organique ni intellectuelle.

Les enfants dysgraphiques n'arrivent pas à une maîtrise normale de leur geste, ont des écritures très maladroites en comparaison de la norme statistique des enfants du même âge, et cela sans qu'on puisse, le plus souvent, en déterminer avec certitude la cause, d'ailleurs rarement univoque : la recherche étiologique fait apparaître des causes prédisposantes multiples, difficultés spécifiques, comme la latéralité et la dyslexie, difficultés d'adaptation, troubles affectifs divers, etc.

Ces enfants, pour la plupart, suivent une scolarité normale, bien qu'handicapés par leur écriture. Beaucoup d'entre eux finiront par se débrouiller avec leur graphisme, l'améliorant avec l'âge, souvent aidés par des rééducations, ou s'en arrangeant par quelque compromis.

Il arrive néanmoins qu'un pourcentage de ces enfants dysgraphiques souffre encore très fortement de ce trouble à l'âge adulte.

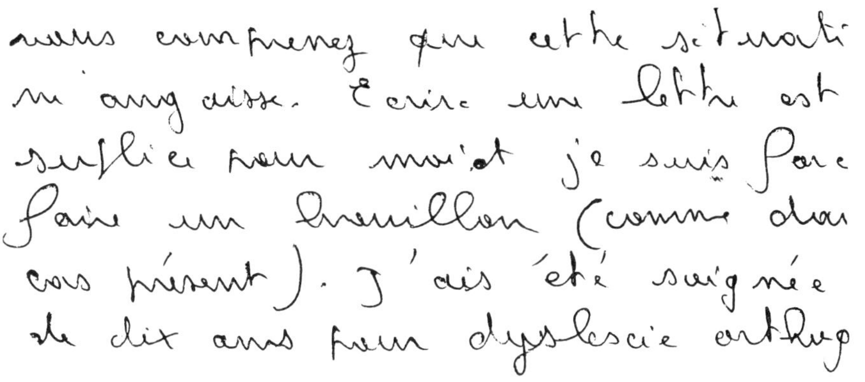

238

jeune fille 21 ans

Ancienne dyslexique-dysorthographique.
Le texte se passe de commentaires.

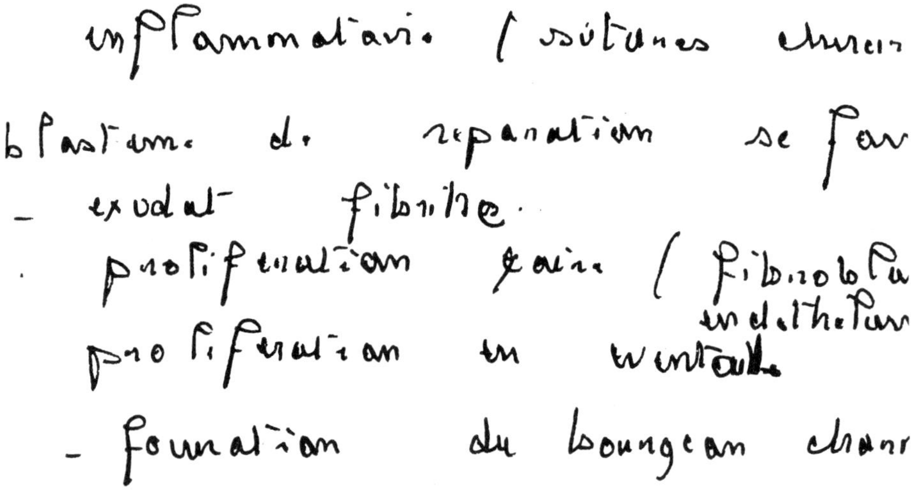

239

homme 22 ans
étudiant en médecine

Raideur, crispation, lenteur, déroulement cursif hâché, saccadé, avec des arrêts importants, créant une écriture juxtaposée statique, avec des trous et d'énormes espacements sans rythme. Les formes sont mal proportionnées, inharmonieuses et trop structurées.
Gros problème d'adaptation, d'intégration au monde extérieur, mais la volonté d'arriver, le bon niveau intellectuel ont permis au scripteur une réussite scolaire, bien qu'un peu tardive. Il parviendra, après l'âge de 22 ans, à améliorer considérablement son écriture, aidé par une rééducation qu'il assumera avec un grand sérieux.

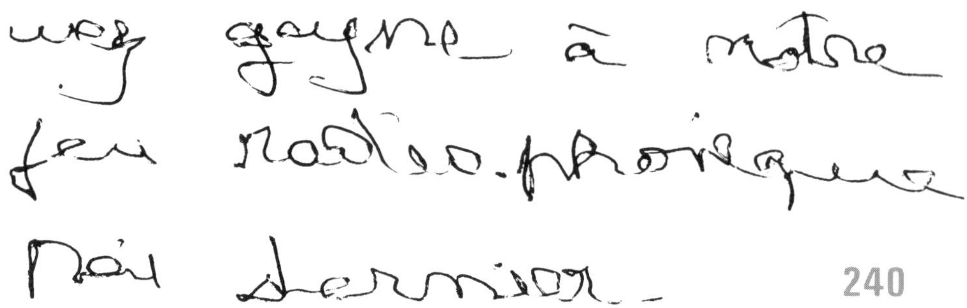

240

jeune fille 21 ans

Dysgraphique et ambidextre depuis le plus jeune âge, écrit en changeant continuellement de main, même pour une seule phrase, avec une crispation et

une maladresse considérables, une raideur du bras, une mauvaise posture, qui dépassent en gravité la dysgraphie classique de l'enfant.
L'écriture montrée est celle de la main gauche, un peu plus petite, malgré sa dimension, et un peu meilleure que celle de la main droite.
L'appui, très fort, essaie de compenser la difficulté de formation des lettres. Le déroulement cursif s'effectue avec de fortes saccades qui apparaissent surtout en fin de geste.
La scriptrice, qui a un bon niveau, parvient à conserver une bonne ordonnance et des espacements satisfaisants entre les mots, par souci de clarté[29].
Fille unique, avec de gros problèmes de relations affectives, la scriptrice n'a jamais pu se décider à choisir une main plutôt que l'autre. A écrit pendant un certain temps, quand elle était plus jeune, en tenant son stylo des deux mains.

L'exemple précité est analogue à ce qu'on appelle la crampe de l'écrivain, très forte crispation qui apparaît dès que la personne qui en souffre veut écrire, avec une raideur qui peut atteindre non seulement les doigts, mais tout le bras et l'épaule, et peut parfois entraîner jusqu'à l'incapacité totale d'écrire : cette crampe a la particularité de n'atteindre que l'écriture, acte codé de communication. Elle laisse en général la possibilité de dessiner et, dans certains cas, peut aussi laisser la signature, acte plus libre, intacte ou presque.

Au point de vue du graphisme, les effets de la crampe se traduisent par un trait léger et tremblé, ou au contraire par des appuis très forts et tendus de scripteurs qui, par un effort de volonté, essaient de lutter contre leur handicap. Les saccades sont présentes dans les deux cas, ainsi que les arrêts, les irrégularités, les lettres souvent étouffées, etc.

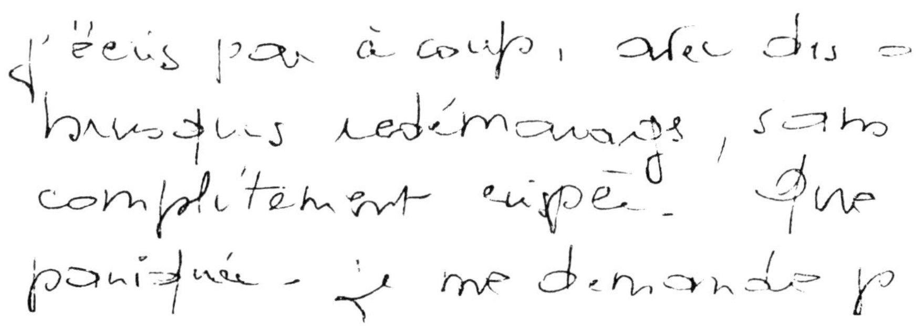

241

femme 40 ans

29. En ce qui concerne les interlignages, on trouve assez peu d'écritures enchevêtrées chez les dysgraphiques ; ils espacent sans doute pour être plus lisibles, inconsciemment [61].

« Il me faut un temps infini pour arriver à écrire une phrase », raconte une femme de 40 ans, atteinte d'une perturbation de l'écriture proche d'une crampe. « J'écris par à-coups, avec des arrêts, puis de brusques redémarrages, sans aucune coordination, complètement crispée. Que faire ? Je suis paniquée ».

Lorsque cette crampe survient seulement à l'âge adulte, ce qui est assez fréquent, et atteint donc une écriture qui est déjà personnalisée, elle laisse possible la perception du niveau socioculturel et de la personnalité du scripteur, comme il en est pour les écritures détériorées par l'âge.

Cette crampe se développe surtout sur des terrains hyperémotifs et phobiques. Elle n'empêche pas d'ailleurs ceux qui en souffrent d'avoir une vie professionnelle et un comportement adapté. On ne sait pas jusqu'à quel point elle ne sert pas d'abcès de fixation et de compensation à des difficultés affectives.

Les crampes sont difficilement réductibles par une rééducation de l'écriture.

Le graphologue est en général prévenu, quand il a à analyser ce genre d'écriture. Son jugement doit rester nuancé, mais l'essentiel de la personnalité est encore perceptible, dans les limites d'une graphomotricité suffisante chez le scripteur.

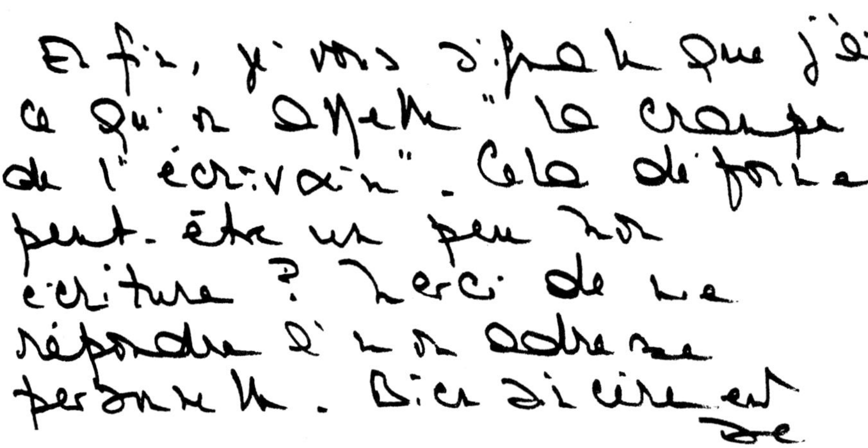

242

femme 44 ans

Le niveau socioculturel évolué, l'écriture féminine mais pleine d'autorité, le besoin d'imposer ses idées, de briller, de capter, se voit dans l'écriture, malgré la difficulté graphomotrice.

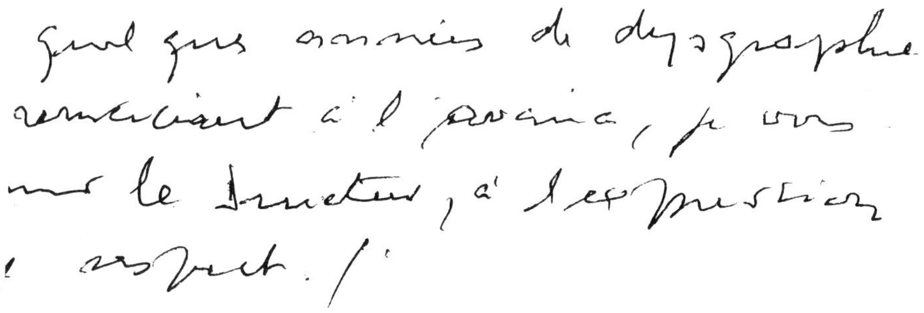

243

homme âge non connu

Tracé léger, tremblé, saccadé pour cette écriture qui a conservé tous les signes d'un caractère indépendant et d'un niveau socioculturel élevé.

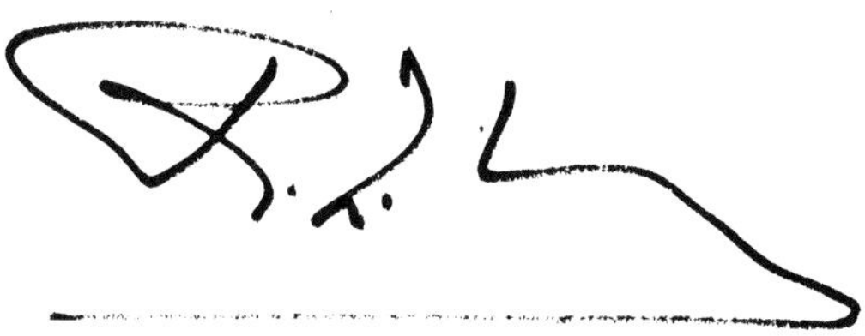

244

homme 44 ans

Cet ingénieur, atteint de crampe depuis un an, a gardé intacte sa signature-sigle, ainsi que la possibilité de dessiner et de tracer des traits droits et fermes, alors qu'il ne peut pratiquement plus écrire (graphisme très lent, tremblé, s'étouffant au bout de quelques lettres, non reproduit ici).

12

harmonie, formniveau rapports de la forme et du mouvement

1. L'harmonie

« L'harmonie de l'écriture est faite de ses proportions heureuses, de sa clarté, de l'accord entre toutes ses parties. Les tracés simples, sobres et aisés précisent davantage sa valeur. Les disproportions, les discordances et les exagérations suffisent, d'autre part, à caractériser l'écriture inharmonieuse surtout si elles sont alliées à la confusion et à la complication » [84].

Le choix de ce critère d'harmonie, s'inspire de l'humanisme classique cher à Crépieux-Jamin. Il est fondé sur des qualités de maîtrise de soi, de respect d'autrui, comme il est en relation avec une éthique et un ordre social.

L'écriture harmonieuse, pour Crépieux-Jamin, était une écriture d'un haut niveau de personnalisation dans l'équilibre et la rigueur. Elle réalisait le plus haut degré de supériorité tant morale qu'intellectuelle.

On peut penser *a priori* que ce critère d'harmonie s'ajustait bien à une époque dont les repères de valeur étaient bien précis et où les approches caractérologiques n'avaient pas été modifiées par la psychologie des profondeurs. En réalité, les éléments qui garantissent l'équilibre personnel de l'individu comme sa bonne insertion sont toujours aussi précieux et l'importance d'une bonne adaptation et d'une bonne communication apparaît toujours nécessaire.

En effet, une écriture harmonieuse est avant tout une écriture équilibrée et nuancée. Elle traduit un geste graphique réussi dans un ensemble clair, ordonné, homogène, bien proportionné, sans recherche superflue et suffisamment souple.

Par analogie, l'harmonie de l'écriture traduit une personnalité équilibrée, les qualités d'intelligence et d'affectivité qu'elle suppose permettent une bonne adaptation et, par conséquent, une bonne utilisation des aptitudes, à quelque niveau que ce soit.

C'est pourquoi nous n'hésitons pas à reprendre les composantes jaminiennes de l'harmonie tout en sachant qu'elles sont rarement toutes réunies dans une même écriture et qu'elles n'introduiront pas forcément une écriture de niveau supérieur dans l'optique de Crépieux-Jamin, à notre époque où le développement des études, des contacts, l'uniformisation des styles de vie ont réduit les extrêmes, les écritures se rejoignant dans un médian moyennement harmonieux. *C'est aussi la raison pour laquelle les concepts d'harmonie et d'inharmonie sont peu utilisés pour décrire les écritures, alors que leurs composantes le sont régulièrement.*

La mise en évidence d'espèces dont la présence est toujours positive, d'une part, et qui font appel à des critères fondamentaux que l'on peut retrouver dans des écritures de niveaux socioculturels très différents, d'autre part, est de la première importance, en sélection professionnelle particulièrement.

Nous rappellerons ces espèces : proportionnée, claire, simple, ordonnée et homogène[1], sobre et aisée.

Nous avons insisté précédemment sur l'importance des proportions de l'écriture, ces proportions recouvrant à la fois les dimensions verticale et horizontale et la dimension des espaces. Nous savons qu'une écriture proportionnée n'est pas forcément une écriture parfaitement régulière, les proportions étant susceptibles de varier dans certaines limites : celles qui ne nuisent pas au déroulement du geste graphique et permettent l'apparition d'un rythme. C'est un point particulièrement qualifiant pour une écriture et sur lequel Crépieux-Jamin et Klages se rejoignent : pour l'un toute disproportion ou exagération est significative d'un conflit intérieur, pour l'autre, elle empêche la formation d'un enchaînement rythmique réussi, facteur de vie.

La clarté, tant lisibilité des formes que mise en valeur de ces formes par l'espace, est en relation avec la structure du mot, elle évoque une personnalité construite et une clarté d'esprit.

La simplicité, dans l'optique de l'harmonie[2], laisse apparaître le naturel d'un scripteur qui se présente tel qu'il est ; elle entre dans les signes de bon sens et d'objectivité.

1. Le terme d'homogène n'est pas nommément cité par Crépieux-Jamin dans les critères d'harmonie, cependant, sa propre affirmation de la nécessité, pour qu'une écriture soit harmonieuse, d'un accord entre toutes ses parties, nous autorise à ajouter le terme d'homogène que d'ailleurs les graphologues emploient couramment au regard de l'harmonie.

2. On se souvient qu'une écriture simple peut aussi être une écriture aux formes pauvres.

Une écriture ordonnée est signifiante au niveau social en révélant une adhésion à un ordre et au niveau relationnel parce qu'elle suppose une maîtrise des espacements qui introduit précisément une relation équilibrée à autrui ; elle est reliée à une bonne organisation de la pensée.

Si la sobriété est un signe de circonspection et de mesure, c'est aussi l'aptitude à voir l'essentiel et à choisir les priorités.

L'aisance, qui suppose une activité grapho-motrice dominée, signe par ailleurs une progression spontanée, adroite et souple, témoin de la bonne adaptation et de l'efficacité du scripteur.

L'homogénéité est inhérente à la notion même d'harmonie dans la mesure où un accord entre les différents éléments du graphisme est nécessaire pour qu'une écriture soit harmonieuse. L'homogénéité dont il est question va plus loin qu'une simple homogénéité de forme, de continuité, de direction. Elle rejoint la qualité profonde d'une personnalité unifiée.

L'harmonie, comme le rythme, est principe de cohésion. Le niveau de sécurité intérieure, et donc de résistance à la frustration qu'elle suppose, accroît considérablement la force du sujet. Elle est source de dynamisme parce qu'elle permet l'accomplissement d'un projet stable à quelque niveau que ce soit.

L'harmonie n'exclut pas l'originalité du sujet mais elle permet que cette originalité n'entrave pas la personnalité des autres.

Inversement, une écriture inharmonieuse est disproportionnée ou excessive, hétérogène par ses discordances, confuse, désordonnée, compliquée, maladroite. Un milieu graphique qui contiendrait tous ces éléments serait franchement négatif ; un de ces éléments à lui seul ne suffirait cependant pas forcément à marquer une écriture de manière négative, surtout lorsqu'il est issu de l'écriture d'un scripteur de niveau socioculturel modeste qui ne possède pas une bonne maîtrise graphique.

Il est intéressant de noter, à propos de l'inharmonie, que l'on trouve, actuellement, moins d'exagérations et d'inharmonie dans les écritures ; moins de faciès d'écritures de « canailles » pour reprendre le terme de Crépieux-Jamin [38]. La généralisation de la culture est peut-être responsable de ce phénomène qui rend encore plus difficile la recherche de la malhonnêteté dans les écritures. En dehors du fait qu'il peut y avoir, d'une part des tendances qui ne seront pas actualisées, et d'autre part des passages à l'acte imprévus, la malhonnêteté n'est pas toujours perceptible.

Néanmoins, Roda Wieser, en étudiant de très nombreuses écritures de criminels, est arrivée à établir des discriminations intéressantes à partir du rythme de base du trait [17].

L'inharmonie traduit un moi faible, une difficulté à résoudre un état conflictuel qui empêche l'unification de la personnalité obligée de rechercher des modes de défense ou de compensation. Elle révèle le manque de sécurité intérieure, la difficulté d'adaptation et parfois le refus d'acceptation des règles de la vie en société.

La signification de l'inharmonie sera d'autant plus péjorative que l'écriture sera bien organisée. Il ne faut pas confondre, en effet, l'inharmonie avec la maladresse de l'écriture de scripteurs qui ont fait peu d'études et écrivent peu.

Le retentissement des différentes composantes de l'harmonie est tel sur l'ensemble de l'écriture qu'il donne, surtout au débutant, des indications de base sur la tonalité du milieu graphique.

2. Le formniveau

Note sur Klages. – Ludwig Klages, né à Hanovre en 1872, mort à Zürich en 1956, Docteur en Chimie, philosophe, caractérologue et graphologue, est l'auteur de nombreux ouvrages, dont trois ont été traduits en français, et parmi eux, son ouvrage fondamental de graphologie *L'expression du caractère dans l'écriture* [23].

Klages, grand adepte du courant vitaliste de l'époque – il avait une profonde admiration pour Nietzsche – fonde sa méthode graphologique sur sa conception philosophique de la prédominance de la richesse et de la libération, des forces de la vie, de l'âme, sur la sécheresse, la contrainte, l'appauvrissement des effets rationnalisants de l'esprit.

Il privilégie ainsi les notions de rythme, d'intensité, d'individualité. Ce sont ces notions qui composent son appréhension synthétique de l'écriture qu'il appelle *Formniveau,* c'est-à-dire niveau vital ; *Form* signifiant ici qualité de vie, richesse intérieure, et non forme au sens psychologique de la *Gestalt* en allemand.

Klages énonce aussi une loi de l'expression et met l'accent, dans la vie psychique, sur la polarité force de la pulsion et faiblesse de la résistance, insistant sur le fait que le même acte, observé de l'extérieur, peut être effectué sous l'empire de l'une ou l'autre de ces deux tendances.

La vision dualiste, antagoniste de Klages l'a conduit à considérer toutes les interprétations des espèces graphiques sous l'angle d'une polarité positive-négative. Par exemple, si nous prenons l'espèce écriture inclinée, les significations en milieu positif seront : sentiments sociaux, donc cœur, dévouement, nature passionnée, etc., et en milieu négatif, irréflexion, donc licence, manque de mesure, de retenue, etc.

La graphologue Théa Stein-Lewinson a fondé son système de graphométrie en répartissant toutes les variables graphiques retenues sous l'angle de la polarité klagésienne, contraction-détente, en trois degrés d'accentuation dans les deux sens, en passant par un point central 0 d'équilibre [85].

Klages côtait le Formniveau en 5 degrés.

Cette évaluation chiffrée est actuellement abandonnée par les graphologues. Par contre, toutes les notions de rythme ont été conservées et approfondie au travers des rapports de la forme et du mouvement, notamment par le Pr Robert Heiss et les graphologues Hans Müller et Alice Enskat dans des ouvrages qui ne sont malheureusement pas traduits en français.

Par ailleurs, les excès dus à une polarité trop absolue du milieu graphique ont été remplacés, en France, par une appréhension plus nuancée qui permet, pour celui qui sait les manier, d'utiliser les interprétations de Klages et de leur conserver leur grand intérêt.

Utilisation du Formniveau. – La graphologie française a retenu du Formniveau, pour son appréhension globale de l'écriture, ce qu'elle a pensé être un complément des composantes de l'harmonie, qui privilégiaient surtout la mesure et l'équilibre.

Cette assimilation, dénuée de tout dogmatisme, s'est faite en dehors de l'évolution des idées de Klages et des discussions théoriques qu'elles ont pu susciter entre graphologues allemands.

L'essentiel a consisté à intégrer, dans notre vision de l'écriture, des notions d'intensité, de plénitude, d'originalité (au sens de : qui a un caractère d'origine, authentique), Klages ayant écrit : « degré d'originalité, individualité, intensité du rythme, niveau vital, tout cela désigne un seul et même phénomène d'expression et, avec lui, l'indice personnel de Plénitude de vie » [86].

Pour appréhender le Formniveau, les graphologues français ont suivi ce que Klages préconisait dans ses écrits, c'est-à-dire que « richesse et pauvreté » de vie sont des qualités... dont il est possible de décrire les oppositions de bien des façons, par exemple par les expressions : plein ou vide, profond ou superficiel, lourd ou léger, épais ou mince, chaud ou froid, coloré ou pâle, fort ou faible » [86].

Ce mode d'appréhension est tombé en désuétude, mais l'idée de Vie du graphisme, synonyme de rythme, est restée un élément important de l'analyse de l'écriture, que l'on doit incontestablement à Klages.

Le rythme sera surtout perçu au travers du mouvement, de la forme et de la répartition, que Klages appelait proportion et ce par quoi il se rapprochait, en fait, de Crépieux-Jamin.

Le Formniveau met l'accent sur l'opposition entre les écritures authentiques, intenses, évoluées avec personnalisation (mais restant, toutefois, sobres, loin des excès), et les tracés dévitalisés, monotones, routiniers, les formes pauvres, compliquées, acquises, banales ou « triviales »[3].

Klages a précisé aussi que les signes de culture ne devaient pas être confondus avec le niveau vital. Un scripteur de peu de culture sera d'autant plus valorisé que son formniveau sera bon. Il rejoint ainsi la notion de niveau socioculturel du scripteur, donnée immédiate à mettre en jeu dans les analyses, ainsi qu'il a été vu au chapitre de l'Organisation.

Les éléments du Formniveau, qui traduisent bien la présence du sujet, ses capacités de rayonnement, sa force de conviction n'apparaissent peut-être pas suffisamment dans l'harmonie, encore que l'aisance du geste graphique recouvre nécessairement une vie du graphisme. Ils sont tout à fait intéressants chaque fois que les qualités de compétition, de communication, d'animation sont primordiales. Comme les éléments d'harmonie, ils sont générateurs de cohésion et d'intégration.

Klages a toujours insisté sur les limites d'une individualisation qui doit rester compatible avec le respect d'un ordre social. Il retrouve ainsi la notion fondamentale d'homogénéité de l'écriture. Les transgressions, parfois peu harmonieuses, de certains gestes ne sont admises que dans la mesure où elles ne nuisent pas à cette homogénéité du graphisme.

Tous ces éléments, ceux de l'harmonie et ceux issus du formniveau constituent, comme le dit Pulver, un pressentiment de tout ce dont l'analyse, par l'abondance des faits inventoriés, établira la présence. Pulver a remplacé le terme de formniveau par ce qu'il appelle « la qualité existentielle du graphisme ».

---

3. Terme de Klages.

Ces éléments sont largement responsables des grandes allures de l'écriture dont parlait Crépieux-Jamin ; leur présence ou leur absence est déterminante pour l'appréciation du milieu graphique, à la fois par rapport à l'ensemble des éléments et par rapport aux particularités distinctives de chacun.

3. Les rapports de la Forme et du Mouvement

Il s'agit d'une grande synthèse utilisée en Allemagne, à la suite surtout du Pr Heiss [87] et des graphologues Müller et Enskat [88]. A partir de l'idée primordiale de Klages, à savoir que la vie est essentiellement rythme, que l'on retrouve le rythme partout dans la nature, la biologie, le battement des ailes des oiseaux... et l'écriture, le Pr Heiss, après Carl Gross, fonde tout un système graphologique sur l'observation de l'écriture sous les trois aspects de rythme de mouvement, de rythme de forme, de rythme de répartition[4] ainsi que sur les rapports de la forme et du mouvement.

Il n'est pas dans le projet de ce livre de faire un exposé didactique d'une graphologie qui demanderait tout un manuel, mais d'exposer ce qui a été intégré dans la graphologie française de ces notions très riches. Une relation réciproque s'est en effet créée ces dernières décades entre les courants graphologiques divers, au plus grand bénéfice de la graphologie (Rappelons que le Formniveau de Klages, dont nous venons de parler, est surtout appréhendé en Allemagne actuellement par cette approche des rapports de la forme et du mouvement).

La graphologie jaminienne n'a pas les mêmes points de départ que la graphologie de Klages. Elle est apparemment moins philosophique, plus expérimentale, mais aussi particulièrement proche du geste graphique qui est synthèse d'un mouvement et d'une forme[5].

Les espèces de Crépieux-Jamin sont envisagées, dans l'observation d'une écriture, non pas analytiquement, ainsi qu'il a été parfois reproché

4. Chaque aspect est lui-même divisé en trois degrés, de l'inévolué au perturbé, en passant par un degré central, « marqué » pour le mouvement, « accentué » pour l'espace, « évolué » pour la forme. Les espèces les plus importantes de Crépieux-Jamin sont ainsi pratiquement toutes couvertes. Notons tout particulièrement, que dans l'aspect de mouvement, inévolué, marqué ou perturbé, on trouve, en dehors des espèces décrivant le cours du mouvement, toutes les espèces concernant le trait selon Hegar, le genre et le degré de liaison, la vitesse. Le trait est inséparable du mouvement dans la graphologie allemande et les trois aspects de mouvements, espace, forme, regroupent les sept genres de Crépieux-Jamin [89].

5. Dans l'écriture, le mouvement n'existe que dans le but de produire une forme. Le mouvement est le moyen : il est directement expressif en tant qu'acte psychomoteur, la forme est le but : elle fait entrer en jeu un élément de représentation, plus intellectuel.

injustement, mais dans les grandes allures de l'écriture qui garantissent leur caractère signifiant. On ne trouvera donc pas chez Crépieux-Jamin cette notion forme-mouvement comme chez les Allemands.

Que peut-on dire, dans une perspective génétique et de graphologie française de cette approche ?

Le mouvement graphique, sur une feuille de papier, pulsion à griffonner, se trouve chez l'enfant avant l'âge de deux ans, si on lui en donne la possibilité instrumentale. Il est expressif, ainsi que nous l'avons vu dans l'avant-propos sur les gribouillis, et vraisemblablement accompagné d'une image intérieure, qui précède la verbalisation [90].

Entre deux et trois ans, l'enfant peut produire certains idéogrammes dans le genre du bonhomme têtard, ayant la possibilité de faire des bâtons et des ronds [3].

L'écriture elle-même ne deviendra possible que par la maturation des muscles antagonistes et la possibilité de tracer des courbes alternativement dans les deux sens, avec précision.

L'enfant, normalement, ne peut donc pas apprendre à écrire avant 4 ans. Après une période spontanée de simulacres d'écritures, il continue parfois par des copies imposées en grande Maternelle, ou par d'autres méthodes qui peuvent changer suivant les institutions et suivant l'époque.

L'écriture nécessite un apprentissage. L'être humain a la possibilité génétique de faire cet apprentissage s'il a un quotient intellectuel suffisant, mais il ne saura pas écrire si on ne le lui apprend pas.

L'écriture demande la reproduction d'un modèle visuel, d'une forme, ce qui est difficile pour l'enfant, lorsqu'il est très jeune.

L'enfant doit se *représenter* ce qu'il va écrire par une image anticipatrice, dans une écriture sous contrôle visuel aux débuts de l'apprentissage. Cette image anticipatrice deviendra semi-consciente, en cours d'apprentissage et quand l'écriture, en tant que geste graphique synthétique d'un mouvement créant une forme, sera devenue une praxie semi-automatique.

L'intégration de la trajectoire graphique (gauche droite dans nos calligraphies) dans l'inscription des lettres, demande aussi une longue maturation ; c'est pourquoi les écritures d'enfants gardent tardivement ce manque de souplesse et de fermeté qui les distinguent des écritures d'adultes.

L'enfant, tout à fait normalement, donne la prédominance à la Forme : elle est le but de l'écriture, elle requiert toute son attention et il n'a pas de raison de transgresser cette forme. Les enfants, qui le font trop tôt, ont des difficultés graphomotrices importantes dont il faut rechercher les causes (difficultés spécifiques, troubles du caractère, de l'adaptation...).

Les adolescents bien scolarisés conservent aussi ce respect de la forme qui permet la communication, pour les autres et pour soi, et cela même s'ils changent de modèle, en adoptant par exemple le script, comme ils peuvent le faire momentanément. Par contre, si le mouvement est trop accentué et perturbe la forme, l'écriture peut refléter le refus face à une adaptation ou à une communication classique.

Dans une écriture d'adulte on peut, arbitrairement, séparer l'élément mouvement de l'écriture de l'élément forme, et poser en hypothèse que le mouvement, plus naturel, correspondant à l'impulsion initiale, est plus proche des pulsions, des réserves vitales, plus *expressif* directement des contenus psychiques, alors que la forme *représentative*, plus en rapport avec le besoin de structurer sa personnalité et de la réaliser, reflète plus l'attitude vis-à-vis d'autrui, des valeurs sociales, de conformité, de conservation, d'éthique et se prête aussi davantage au désir de se représenter, de donner une image de soi par le rôle de communication de l'écriture[6].

On peut admettre en règle générale qu'un bon mouvement portant une bonne[7] forme que Heiss dénomme « forme de mouvement », traduit un équilibre satisfaisant entre les pulsions et la réalisation, la maîtrise, l'acceptation de l'autre, la stabilité de la personnalité, l'authenticité, l'adaptation, l'intelligence, quand il existe un mouvement créateur de formes évoluées.

Une prédominance du mouvement, sans destruction de la forme, indique des pulsions qui ont parfois de la peine à être maîtrisées, mais aussi de la spontanéité, une indépendance vis-à-vis des conventions, une activité intense si l'écriture a un bon trait et de la fermeté. Une forme prédominante, mais claire, portée par un mouvement qui se remarque, indique l'efficacité dans l'acceptation des règles, la solidité, la patience, l'absence de coups de tête, l'interprétation étant d'autant plus valorisée que la forme est évoluée. Avec des formes encore plus accentuées, nous allons retrouver les écritures acquises exprimant le désir du scripteur de se construire une certaine personnalité, de donner à l'autre une image voulue, « impressive ».

Nous sommes dans ce que le Pr. Heiss dénomme des « formes de structure » par opposition aux « formes de mouvement ». Ces formes de structure, pas toujours acquises, rigidifient le mouvement lorsqu'elles deviennent excessives. Elles expriment alors la rigidité du scripteur dans ses attitudes trop « conformes » et conventionnelles et peuvent, dans certains cas, masquer des conflits profonds avec des irruptions possibles de ces conflits. On peut citer aussi, dans l'excès de dominante de forme, certaines formes ciselées avec maniérisme, stylisées sans vie d'un petit pourcentage de malades schizophrènes, et toutes les formes compliquées qu'il ne faut pas confondre avec les formes originales dans les écritures d'artistes créateurs, à prédominance de forme, mais dont le mouvement n'est pas absent[8].

---

6. Nous rappelons que Klages, au travers de sa philosophie vitaliste, distingue expression et représentation. Pour lui les gestes afférents à la transcription du langage sont affectés d'une image directrice individuelle (*Leitbild*), très personnelle, inconsciente, en rapport avec la personnalité et qui font que l'un va écrire arrondi, l'autre anguleux, etc., et que le graphologue interprète symboliquement, à la différence du mouvement qui est expressif, représentant le flux vital, le sentiment.

Il est tout à fait regrettable que le traducteur du livre de Klages en français ait, de façon erronée, traduit *Leitbild* par image anticipatrice au lieu d'image directrice. On doit bien distinguer, en terminologie, cette image *directrice*, hypothèse théorique de Klages, de l'image *anticipatrice*, évidente, devenue petit à petit inconsciente, de nos gestes quand nous écrivons, comme il en est pour toute praxie usuelle (par exemple quand nous conduisons une voiture).

7. Dans la terminologie de Heiss [87].

8. Nous n'abordons pas ici l'écriture comme Art Graphique qui est un tout autre domaine.

On peut observer par ailleurs des mouvements trop pauvres, qui donnent des formes monotones, ou des mouvements perturbés qui abiment la forme et des mouvements trop forts ou trop faibles qui la dissolvent. L'interprétation met en cause l'équilibre du scripteur, la qualité du trait restant prédominante et un facteur positif de compensation quand elle est bonne. Le trait, en effet, fait partie intégrante du mouvement et peut orienter les significations, péjoratives ou non, que l'on peut donner à sa prédominance.

Notons que les femmes ont plus fréquemment une écriture à dominante de forme que les hommes, exprimant ainsi leur plus grand respect des traditions, leur conservatisme, leur besoin de sécurité, leur possibilité d'efficacité concrète, régulière, leurs besoins affectifs et parfois un narcissisme encore proche de l'enfance (dans les dessins des enfants, Ada Abraham a remarqué que les filles font plus de formes rondes et que les garçons ont un trait plus ferme) [90].

L'écriture des hommes, plus fréquemment à prédominance de mouvement, plus spontanée, moins conformiste, exprime plus directement les pulsions, le besoin d'agir, d'imprimer une marque personnelle sur le monde extérieur. L'écriture est sexuée, statistiquement [11, 91].

Une autre question se pose : la forme étant représentative, « impressive », doit-on souscrire à l'idée de Klages de cette image directrice (*Leitbild*) de l'attente inconsciente de ce que nous écrivons sous ses divers aspects, image plus forte dans les écritures à base de forme ? Cette hypothèse semble pouvoir être retenue et elle l'est tout particulièrement outre-Rhin : pour Müller-Enskat, le rapport mouvement-forme représente l'élément vital, pulsionnel et la façon dont il est utilisé à travers le contrôle des images directrices.

En graphologie française, l'apport de la décomposition de l'écriture, en forme et mouvement, est incontestable, dans une optique de signification en profondeur de la forme et du mouvement, et cela en dehors d'une connaissance réelle de la graphologie allemande et de ses rythmes[9] : la prédominance donnée par le scripteur à la forme ou au mouvement est affaire de personnalité.

Une remarque néanmoins s'impose quant à l'incidence du niveau d'études : une prédominance de la forme est fréquente chez les scripteurs de petit niveau socioculturel bien adaptés, une prédominance de mouvement positive nécessitant une évolution et une maîtrise graphique rarement atteintes à ce niveau. Ces notions sont explicitées au chapitre de l'organisation.

Remarque : en comparant les notes, le curriculum vitae et la lettre de candidature d'un scripteur, le graphologue peut observer que le même scripteur peut passer d'une écriture à dominante de mouvement à une écriture où il accentue la forme, la structure, pour être lisible, dans une adaptation consciente à la communication [92].

9. Nous n'abordons pas ici un autre aspect de l'optique de certains graphologues allemands, qui voient surtout, dans une analyse d'écriture, le mouvement en relation avec le tempérament et la forme en rapport avec le cérébral, l'intelligence.

Nous reproduisons ci-dessous, pour le lecteur intéressé, une écriture étudiée en ce qui concerne les rapports de la forme et du mouvement, selon la méthode de Müller et Enskat, auteurs non traduits en français [93].

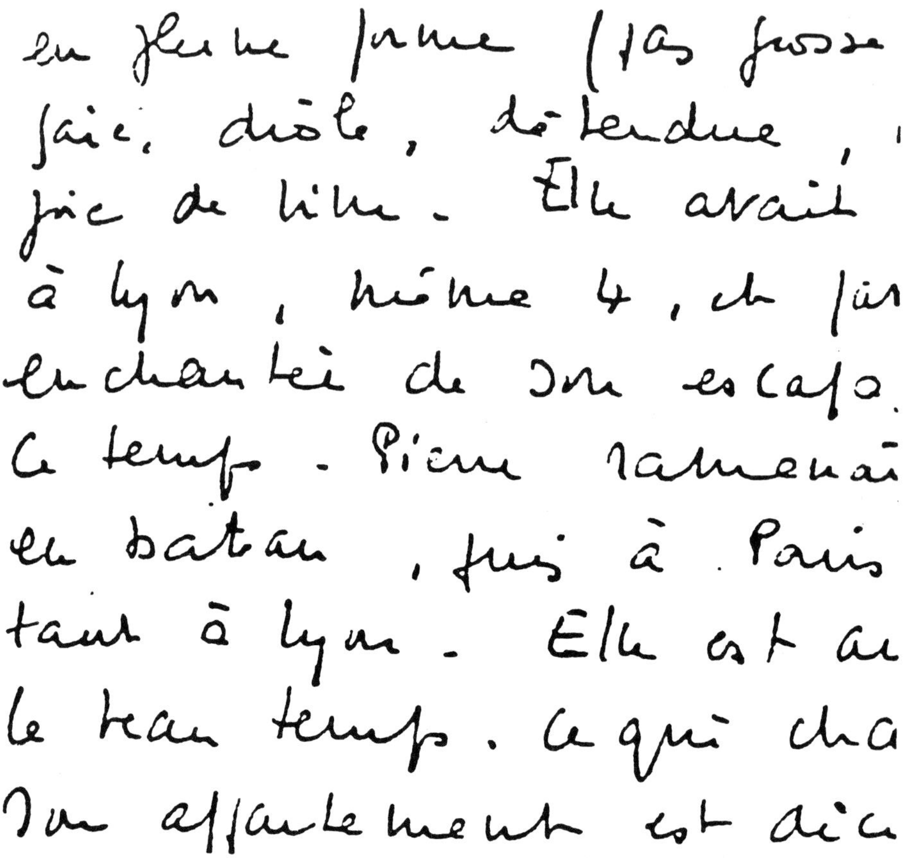

245

« Le rapport mouvement-forme est très bien équilibré. Certaines formes un peu émoussées, quelques lettres à tendance filiforme, des bâtonnements, manifestent une légère prédominance du mouvement. Mais la forme reste ferme et bien déterminée. L'écriture ne se laisse pas entraîner par un mouvement en avant excessif. Le mouvement porte les formes et les rend vivantes.

L'élément de structuration est certain. Il utilise un bon fond vital qui ne témoigne cependant pas d'une intensité ou d'une violence excessives. Les images directrices sont assez fortes pour contrôler et canaliser les mouvements instinctuels sans avoir besoin d'exercer une contrainte. Par ailleurs, l'écriture est trop dépouillée pour que le besoin « impressif » joue un rôle de premier plan. Les exigences de formation de soi semblent donc plutôt destinées à satisfaire une recherche éthique intérieure qu'un désir de paraître. Cette interprétation est d'ailleurs confirmée par le sens général d'authenticité (ne pas désirer paraître autre chose ou plus que ce que l'on est) attribué au rapport mouvement-forme juste par Müller-Enskat ».

13

méthodologie

applications concrètes

MÉTHODOLOGIE
définition-interprétation

Tout au long de ce livre, nous nous sommes efforcés de définir ce qui constitue le matériau de la graphologie : les espèces classées dans leurs différents genres, dans un but didactique. Nous en avons donné les interprétations qui faisaient apparaître leur inter-relation, l'importance du milieu graphique, de l'aspect génétique et socioculturel de l'écriture. Il s'agit maintenant de savoir comment utiliser ces connaissances pour faire une analyse graphologique claire et fidèle à l'écriture. Crépieux-Jamin disait que les espèces sont à la graphologie ce que l'alphabet est à la lecture, traduisant ainsi leur caractère à la fois indispensable et insuffisant ainsi que toute la complexité de leur utilisation.

Le document que le graphologue soumet à son analyse comporte à la fois un texte et une signature, les deux étant signifiants ensemble et séparément. Nous ne reparlerons pas de la signature puisqu'un chapitre lui a été consacré, mais le lecteur devra, bien entendu, en tenir compte dès sa première perception.

Cette première perception concerne ce qui s'impose à première vue dans l'écriture[1], sans que le graphologue débutant ne soit tenté de cristalliser son attention sur des points précis systématiquement appliqués à chaque écriture ni de viser une quelconque interprétation qui ne serait à ce stade que très imprudente. Elle préserve cette phase d'accueil et de réceptivité face à l'écriture que l'on voit pour la première fois. Cette remarque est surtout valable pour l'étudiant, le graphologue professionnel percevant d'emblée l'écriture à travers une méthode qu'il a intégrée.

1. Cette première perception a été pendant longtemps appelée : impression générale.

Cette méthode consiste en trois observations qui sont les suivantes :

1. Première observation : c'est celle du milieu graphique sous le quadruple aspect de l'Organisation, de l'Harmonie, du Formniveau et du rapport Forme-Mouvement, les deux derniers éléments étant sous-tendus par la notion de rythme.

Les espèces qui les justifient sont, comme nous l'avons vu, essentiellement qualitatives, c'est-à-dire déterminantes par rapport aux tendances et choix profonds de la personnalité, tout en tenant compte du milieu socio-culturel. Elles permettront de comprendre l'intelligence, l'affectivité, l'activité du scripteur.

Ces grandes espèces aident en effet à préciser l'interprétation de celles dont on connaît la polyvalence de signification, dans un sens pouvant varier du plus péjoratif au plus valorisant. Nous nous souvenons que chacune peut recouvrir des gestes différents qui procèdent d'attitudes différentes et que c'est la tonalité du milieu graphique qui nous aide à nous déterminer.

Si cette première observation s'applique plus particulièrement aux quatre synthèses précitées, le graphologue ne doit pas oublier que le milieu graphique participe également de l'ensemble des espèces regroupées dans la définition.

2. Deuxième observation : elle est constituée par la définition proprement dite, c'est-à-dire le repérage des attributs propres et essentiels qui appartiennent à l'écriture examinée. Il ne s'agit donc plus d'utiliser systématiquement des critères applicables à toutes les écritures mais, au contraire, d'utiliser les espèces qui différencient au maximum le graphisme.

Ce sont les espèces dites « dominantes » qui doivent demeurer en nombre restreint mais variable selon la richesse ou la complexité de l'écriture considérée.

Deux démarches sont à effectuer par le graphologue :

a) *le choix des espèces* : ce choix est strictement dicté par l'écriture. C'est elle seule qui impose les espèces dominantes en tant que fait évident pouvant être constaté objectivement.

C'est un exercice qui demande beaucoup de pratique, de l'application, de l'esprit critique, de la précision, de la persévérance. « Il faut apprendre à voir, à bien voir, à tout voir ». La simplicité de cet exercice est toute théorique « car une même qualité se manifeste sous des aspects et des intensités différentes ; elle est nuancée par d'autres qui restreignent ou exaltent ses fonctions en sorte qu'on a parfois grand peine à la reconnaître dans le milieu très complexe et déconcertant où elle existe » [38]. Nous ne dissimulons pas, par ailleurs, que « derrière les apparences du caractère, il y a des virtualités infiniment plus complexes. Mais les qualités apparentes sont en même temps les plus agissantes, le reste étant souvent destiné à ne jamais émerger ». Ce sont bien ces qualités premières qui sont représentées par les espèces dominantes.

Il peut s'agir de n'importe quelle espèce comme, par exemple, une forte inclinaison lorsqu'elle imprègne tout le graphisme, ou d'une espèce synthétique à haute portée significative en soi[2].

2. Conventionnelle, inhibée, mouvementée par exemple.

Parmi ces dominantes un petit nombre d'espèces revient plus souvent, ce sont les espèces qu'on peut dire « courantes » et qui correspondent à peu près aux variables des graphologies étrangères (qui en utilisent moins).

Crépieux-Jamin utilisait peu d'espèces dans ses définitions car il ne retenait que celles en rapport avec les « grandes allures » de l'écriture qui, tout à la fois, expliquent et synthétisent les petites. Nous détaillons davantage maintenant afin de regrouper ensuite les observations selon leurs différentes inter-actions et faire apparaître les syndromes[3], ainsi que nous l'explicitons dans notre troisième observation.

C'est l'essentiel qui doit être choisi en correspondance avec le document, mais il arrive que les écritures se caractérisent par un petit signe, habituellement mineur, ou par la particularité de la signature par exemple.

Des espèces déjà apparues dans la première observation peuvent être reprises dans la définition si elles sont caractéristiques.

En même temps que s'élabore la définition, le graphologue réfléchit aux diverses significations susceptibles de convenir.

b) *La hiérarchisation des espèces* : la démarche vers l'interprétation se précise grandement par la hiérarchisation des espèces. C'est sans doute ce qu'il y a de plus difficile. C'est le fruit d'une longue pratique dans laquelle, l'intelligence et la finesse du graphologue interviennent, comme son bon sens et son aptitude à choisir.

Le débutant sera, la plupart du temps, amené à relever trop d'espèces qu'il croit dominantes et le fera dans le désordre. Aussi devra-t-il élaguer d'abord, hiérarchiser ensuite.

La hiérarchisation des espèces se fait selon leur degré de spécificité, c'est-à-dire que les espèces les plus aptes à qualifier l'écriture sont placées les premières[4]. La rigueur de cette hiérarchisation est fondamentale et toute erreur compromet la suite de l'analyse, en particulier le choix des syndromes.

Si la rigueur oblige à restreindre le nombre des espèces, il n'en est pas moins vrai qu'une définition fouillée demande à être complétée par des espèces moins importantes dont l'erreur consisterait à les mettre en premier.

Plus on avance dans l'observation de l'écriture, plus tout se corrobore et se complète, y compris la perception première qui doit trouver ensuite sa justification si le graphologue a vu d'emblée juste.

La signature, qui fait partie intégrante du document, apparaît à tous les niveaux et parfois de façon plus marquée, à l'un d'entre eux.

3. Troisième observation : celle de l'élaboration des syndromes graphiques c'est-à-dire les associations diverses faites d'espèces apparues précédemment. Ces regroupements vont permettre d'élargir considérablement les interprétations tout en les particularisant. Ils permettront également de faire apparaître des interprétations qui ne se seraient pas imposées directement.

Ces syndromes peuvent être d'ordre très différents :

a) Syndromes d'espèces *allant dans le même sens* : par exemple, appuyée, liée, régulière, dynamique. Ce syndrome permet d'intensifier la conclusion faite

3. Nous employons le terme dans la conception de Gobineau [19], un peu différente de la notion de résultante de Crépieux-Jamin.

4. La hiérarchisation en 3 plans successifs pratiquée autrefois est actuellement abandonnée.

déjà sur une des espèces dominantes reprise en tête du syndrome. C'est lui qui précise les conclusions ayant le plus de portée par la mise en relief des traits intenses du caractère, ceux qui, selon toute probabilité, resteront dominants quelles que soient les circonstances.

Ce type de syndrome a, de plus, l'avantage de renforcer le jugement du graphologue en lui apportant des éléments se vérifiant les uns les autres.

b) Syndromes d'espèces *se nuançant les unes les autres* : par exemple, appuyée, liée, dynamique, gladiolée, filiforme.

c) Syndromes d'espèces *faisant apparaître des contradictions* qui pourront s'exercer :
– soit sous forme positive (compensation) par exemple : petite, inégale, étalée, appuyée, dynamique,
– soit sous forme négative : par exemple petite, liée, descendante, à accentuation lourde et basse.

d) Syndromes *faisant apparaître des associations originales* propres à une écriture déterminée et qui s'imposent d'emblée sans faire partie pour autant des syndromes précités. Ils font parfois apparaître des significations psychologiques nouvelles[5].

L'élaboration des syndromes vise à dépasser le constat objectif de la présence des espèces dominantes pour en tirer des interprétations plus en profondeur qui ne seraient pas apparues directement dans ce constat. Les syndromes doivent s'élaborer à partir de cas concrets et il serait dangereux et illusoire de les concevoir et de les appliquer *a priori*, alors qu'ils doivent être dictés par l'écriture.

Ce n'est pas la discipline la plus difficile ni la moins intéressante en graphologie et il semble bien que le graphologue débutant en adopte vite le maniement, mais il faut en tirer le maximum d'informations. C'est peut-être à ce stade que l'intuition, la maturité et l'expérience sont les plus précieuses en permettant d'approfondir dans une vue parfois prospective les caractéristiques précédemment répertoriées.

Ces syndromes sont d'autant plus importants qu'ils constituent la trame de l'analyse, et du bien-fondé de leur élaboration dépendra la solidité de l'argumentation.

Toutes les observations doivent former un tout cohérent qui va permettre de rédiger l'analyse.

Au niveau de la rédaction de l'analyse, l'intelligence des conclusions est liée tout à la fois à la simplicité et à la clarté de l'exposition, en accord avec la demande du client, comme aussi à la prudence et au tact que requiert le respect de la personne.

Le graphologue est, par ailleurs, lié au secret professionnel (article 378 du Code pénal) mais une lettre appartient à son destinataire.

5. De la même manière que les connaissances psychologiques sont indispensables pour comprendre la personnalité du scripteur, on peut penser réciproquement que l'étude des syndromes graphiques peut faire découvrir une psychologie nouvelle à travers l'expressivité du geste [94].

Cette méthode classique de la graphologie française a pu paraître un peu complexe dans son explication. Elle est plus simple, dans une certaine mesure, à mettre en pratique une fois que les règles en ont été intégrées. Elle nous semble préserver à la fois la rigueur de l'évaluation et une certaine liberté dans l'appréciation personnelle du graphologue.

APPLICATIONS CONCRÈTES

Nous donnons ci-après deux applications concrètes : une étude d'adaptation professionnelle, destinée à l'employeur (écritures 246 et 246bis) et une brève étude approfondie, destinée à la scriptrice (écritures 247 et 247bis). Les exemples sont présentés sous deux formes : un extrait de l'écriture et le document entier, réduit au tiers, pour montrer la mise en page et la signature.

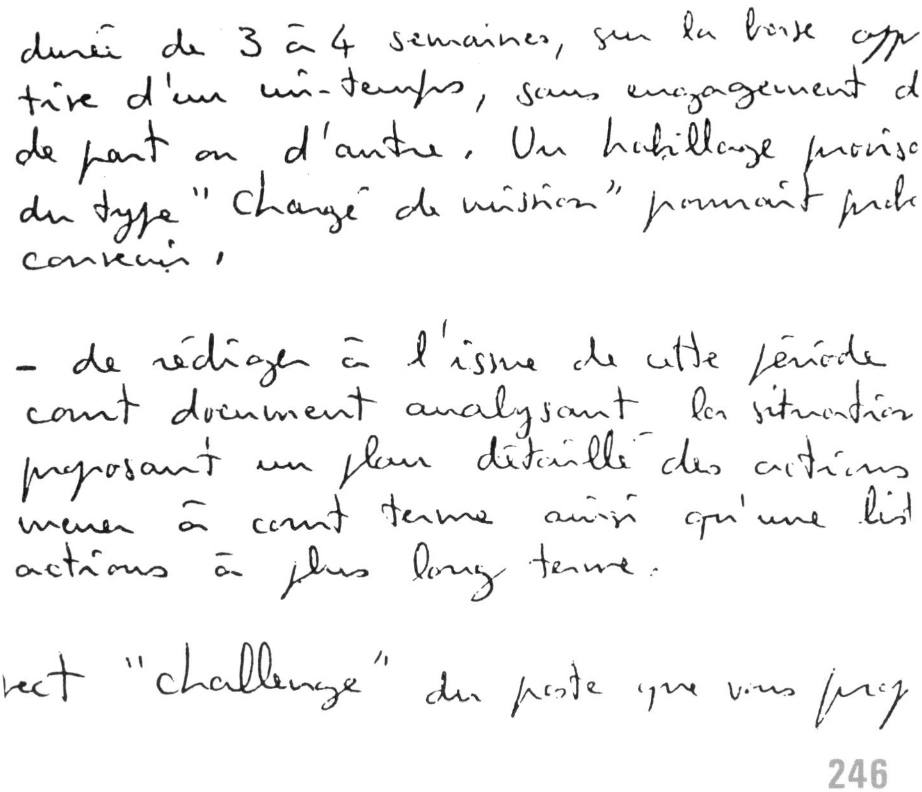
durée de 3 à 4 semaines, sur la base app
tire d'un mi-temps, sans engagement d
de part ou d'autre. Un habillage proviso
du type "Chargé de mission" pourrait prob
convenir.

- de rédiger à l'issue de cette période
court document analysant la situation
proposant un plan détaillé des actions
mener à court terme ainsi qu'une list
actions à plus long terme.

rect "challenge" du poste que vous prop

246

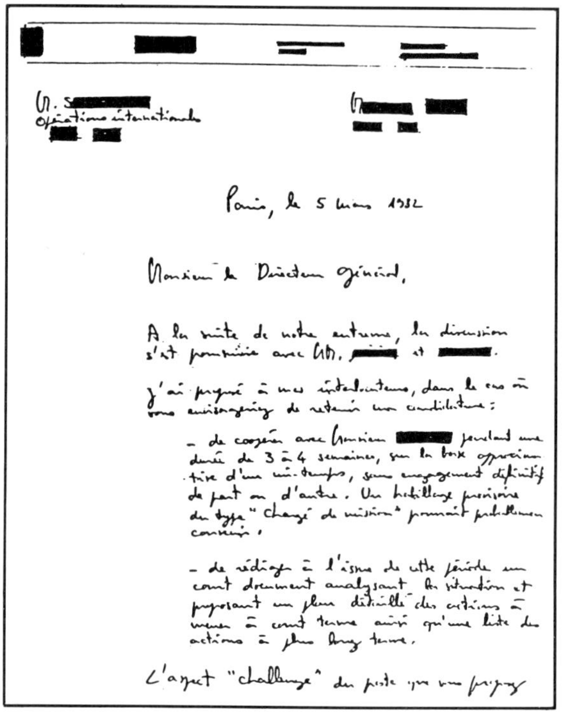

M. S[...]
Opérations internationales

M[...]

Paris, le 5 mars 1982

Monsieur le Directeur général,

A la suite de notre entretien, la discussion s'est poursuivie avec M. [...] et [...].

J'ai proposé à mes interlocuteurs, dans le cas où vous envisageriez de retenir ma candidature :

– de coopérer avec Monsieur [...] pendant une durée de 3 à 4 semaines, sur la base opérationnelle d'un mi-temps, sans engagement définitif de part ou d'autre. Un habillage provisoire du type "Chargé de mission" pourrait probablement convenir.

– de rédiger à l'issue de cette période un court document analysant la situation et proposant un plan détaillé des actions à mener à court terme ainsi qu'une liste des actions à plus long terme.

L'aspect "challenge" du poste que vous proposez

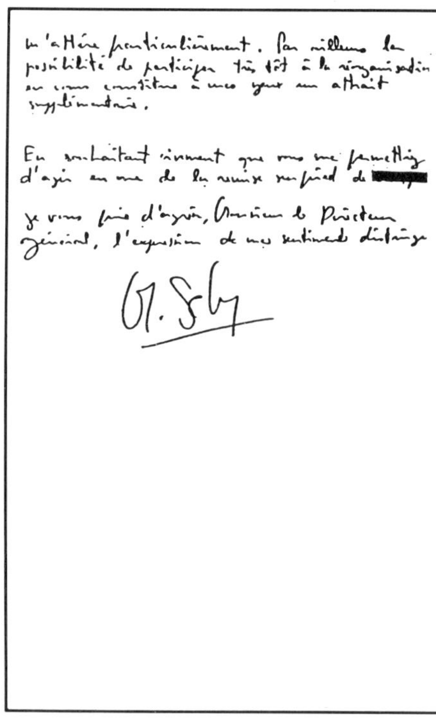

m'attire particulièrement. Par ailleurs la possibilité de participer très tôt à la réorganisation en cours constitue à mes yeux un attrait supplémentaire.

En souhaitant vivement que vous me permettiez d'agir en vue de la remise sur pied de [...]

Je vous prie d'agréer, Monsieur le Directeur général, l'expression de mes sentiments distingués.

M. S[...]

246 bis

homme 35 ans
marié 2 enfants

Le scripteur entre sans diplôme dans la vie professionnelle (banque, puis cabinet d'organisation), y progresse très rapidement tout en préparant l'Institut Supérieur des Affaires auquel il est admis. A l'époque du document, il propose sa candidature à une PME qui recrute un directeur financier. Il en est actuellement directeur général adjoint.

Première perception : graphisme très mobile et animé avec une importante signature plus construite et beaucoup plus grande que le texte, placée au centre.

1. Organisation : le niveau graphique est supérieur à celui rencontré généralement chez les scripteurs n'ayant pas fait, au départ, d'études supérieures.

Malgré des lignes insuffisamment espacées, une mise en page un peu décalée vers la droite, une maîtrise inégale des blancs et des noirs, du mouvement et de la forme, l'agencement général du graphisme, petit, rapide et rythmé, est personnel, pertinent et efficace. Les éléments qui composent la mise en page sont bien disposés, les paragraphes bien marqués.

Le candidat montre son bon niveau d'évolution personnelle et d'intelligence en même temps que certains signes de son cursus et la marque de son caractère : il a souhaité être opérationnel tôt.

2. Harmonie : l'écriture est simple dans sa forme mais n'est pas sobre en raison de la signature, de la maîtrise moyenne du mouvement. Assez ordonnée, quoique de façon personnelle, elle est relativement claire. On ne peut la dire aisée mais elle reste assez homogène dans sa mobilité en dépit de la disproportion de la signature.

3. Formniveau : sans avoir d'intensité, le graphisme a beaucoup de vie donnée par les inégalités, la mobilité : il a un rythme. Les proportions des différents éléments ne sont pas suffisantes pour donner un rythme de répartition.

4. Rapports de la forme et du mouvement : prédominance d'un mouvement vibrant et un peu cabré (donnant lieu à une écriture mouvementée) sur une forme inégalement individualisée mais simple, ouverte, avec des simplifications et de la dextrogyrité.

Définition hiérarchisée. – Écriture rapide et mouvementée, petite, inégale de dimension et surtout de direction, appuyée avec du relief et des acérations, une très grande signature surélevée, soulignée, en demi-sigle, située au centre. Écriture sautillante, guirlandes semi-anguleuses étalées avec quelques saccades, ligne tenue, attaques directes, finales et barres de t inégales, certaines en angle ou retenues ou descendantes, accentuation précise et un peu lancée, en oiseaux, retenue de la troisième lettre de la signature, de certains jambages un peu happés à gauche, hampes plutôt prolongées, quelques *M* importants.

● **Syndromes :**

1.a. l'appui avec le mouvement vibrant et cabré (écriture mouvementée), le rythme, l'écriture sautillante, les inégalités de dimension et de direction, l'ensemble rapide, petit, dense, la variabilité des formes avec des simplifications et de la dextrogyrité, la marge de gauche – grande – qui s'adapte et la marge de droite – petite –, les attaques directes : se regroupent pour indiquer du dynamisme avec de la mobilité, une diversité et une rapidité d'approches et de réactions ;

1.b. les espaces un peu inégaux, les lignes resserrées, les petits angles étalés, parfois saccadés associés aux retenues de certaines lettres, l'écriture sautillante, à dominante de mouvement, l'aspect cabré, les finales inégales, les diverses barres de *t*, les acérations : confirment la réactivité un peu impulsive, impatiente, critique.

2. la très grande signature, surélevée, baucoup plus grande que le texte, construite et dynamique, soulignée, placée au centre, les *M*, le relief et l'appui, l'aspect cabré du mouvement, traduisent une ambition importante, un désir de réussir et d'être au centre des activités et des attentions, qui motivent les projets et guident le comportement.

3.a. la ligne tenue, les paragraphes marqués, l'organisation générale personnelle et efficace, les lignes plus espacées au début et à la fin sous l'effet du contrôle, le relief, les signes de retenue, l'accentuation très précise : indiquent le contrôle dont est capable le candidat par rapport au syndrome 1.b (réactivité) et son réalisme.

3.b. la signature placée au centre avec sa lettre retenue (la position au centre ne peut pas être signe d'hésitation dans ce contexte et avec cette dimension), associée au syndrome 1.a (besoin de mobilité) et au syndrome 2 (ambition) permettent de penser que le candidat veut préserver son indépendance et se garder d'autres voies de réussites personnelles.

Analyse. – Intuitif, ouvert, mobile (syndrome 1.a) le candidat est très présent (densité de l'ensemble, relief), très vite au cœur de la situation. Il souhaite que les choses bougent, a beaucoup d'idées, mais les pondère et les organise afin de les rendre le plus efficace et le plus rentable possible (syndrome 3.a).

Son esprit actif, sa pensée diversifiée et très critique (acérations) lui font vite repérer les failles en même temps qu'ils l'entraînent à envisager toutes les éventualités, en vue d'y parer sur le champ (rapidité et lignes rapprochées).

Le rythme est vif, facilement impatient (syndrome 1.b). Seul le désir de réussir (syndrome 2) en s'appuyant sur le réalisme essaie de modérer cette impatience à vouloir atteindre un peu rapidement les résultats escomptés, résultats qu'il critique et remet en question s'il le faut (ouverture, retenues, redressements) qui le satisfont rarement (ensemble vibrant, un peu tendu, un peu prolongé vers le haut, syndrome 1.b et 2). Il cherche des perfectionnements, d'autres débouchés.

Il tient à son indépendance (syndrome 3.b) n'aime ni qu'on cherche à l'influencer, ni qu'on le manipule.

Il anime, persuade, a de l'à-propos, aime la discussion, la tactique. C'est un caractère qui trouve son meilleur équilibre dans l'action et dans le renouvellement des intérêts et des contacts (mouvement vibrant avec l'appui et syndrome 1.a). Il n'est pas toujours facile à vivre parce qu'il est impatient, vite réagissant, un peu brusque parfois ou maladroit (dominante de mouvement, saccades, lignes rapprochées). Il cherche à se distancer de cette sensibilité vite touchée (efforts d'espacement et de paragraphes, retenues), il oublie ses réactions et s'emploie à les faire oublier par autrui. Il est ouvert, direct (mouvement vibrant et formes ouvertes, simples) avec toutefois le désir de prendre largement sa place (syndrome 2 et marges).

Il a une forte ambition. C'est en fonction de son désir de réussir qu'il dirige l'ensemble de son action. Ses motivations participent d'un goût pour la compétition, d'un besoin de se poser des défis (rapport de la petite zone médiane et de la signature avec la marge de gauche, dans cet ensemble réactif et appuyé).

En revanche, ses facteurs de démobilisation se situent dans la crainte d'être limité, guidé de trop près, et de voir ainsi se rétrécir ses zones de liberté (syndrome 3.b). Tout en sachant tenir compte des règles du jeu social et professionnel (mise en pages), il souhaite disposer d'une marge de manœuvre souple, d'un bon éventail de modalités d'interventions. Il lui faut, pour son confort personnel, pouvoir entrevoir une porte de sortie par rapport à certains événements imprévus, à certaines contraintes. Il redoute la routine et la sclérose, s'inquiète et s'en veut s'il ne peut faire ses preuves (mouvement vibrant appuyé, rapport de la dimension du texte et de celle de la signature, accents en oiseaux, barres de t descendantes).

Ses forces dynamiques et son ambition sont en adéquation avec ce que recherche cette PME qui a besoin d'être dynamisée dans ses nouvelles orientations. Il lui apportera cette indépendance de pensée, cette mobilité et ce regard neuf et critique qu'il porte sur ce qui l'entoure. Il saura s'adapter aux objectifs qui se présenteront (mobilité et lignes un peu serrées) mais saura aussi planifier intelligemment à plus long terme (le niveau d'ensemble, les paragraphes) afin d'assurer la réussite de son action.

D'autre part, même s'il ne veut pas tout miser sur sa vie professionnelle parce qu'il se veut des champs d'action larges (signature centrale avec sa lettre retenue dans cet ensemble actif et mobile) il s'y investit (densité, appui, relief, texte assez homogène) avec toujours beaucoup d'intérêt et d'ardeur et voit, dans cette promotion, une occasion et un moteur nouveaux de dépassement et de prospective (ouvert, étalé, dextrogyre).

Sa candidature est favorable. Même avec ses exigences d'indépendance et de réussite, il apportera beaucoup à l'entreprise.

Remarque : les justifications graphologiques de nos interprétations ont été insérées par parenthèses dans le texte de l'analyse dans un but didactique.

Les syndromes sont très détaillés dans le même but.

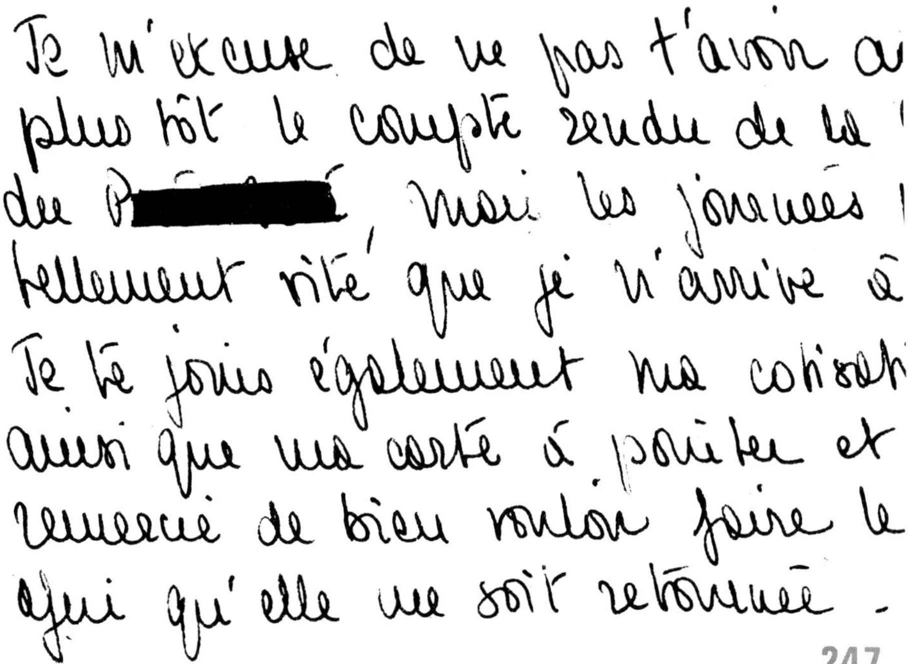

Ma chère Janine-

Je m'excuse de ne pas t'avoir a
plus tôt le compte rendu de la
du P[…], mais les journées
tellement vite que je n'arrive à
Je te joins également ma cotisat
ainsi que ma carte à pointer et
remercie de bien vouloir faire le
afin qu'elle me soit retournée.

247

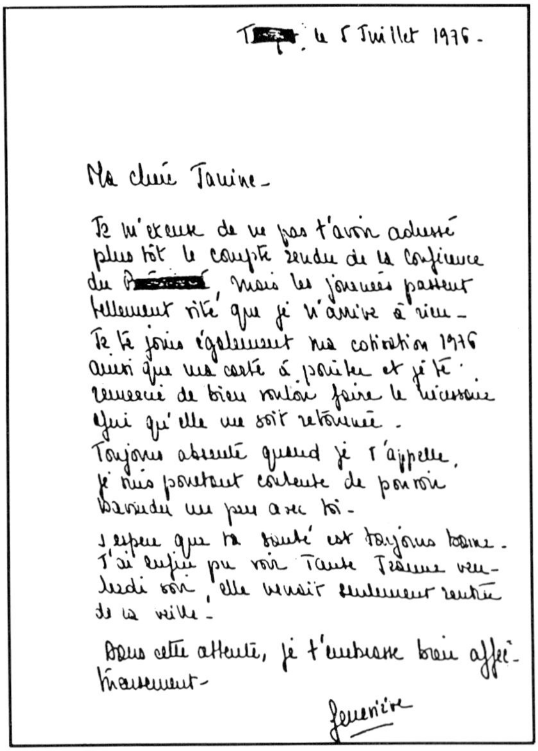

T[…], le 5 Juillet 1976.

Ma chère Janine-

Je m'excuse de ne pas t'avoir adressé plus tôt le compte rendu de la Conférence du P[…], mais les journées passent tellement vite que je n'arrive à rien-
Je te joins également ma cotisation 1976 ainsi que ma carte à pointer et je te remercie de bien vouloir faire le nécessaire afin qu'elle me soit retournée.
Toujours absente quand je t'appelle, je suis pourtant contente de pouvoir bavarder un peu avec toi-
J'espère que ta santé est toujours bonne.
J'ai enfin pu voir Tante Jeanne vendredi soir, elle venait seulement rentrer de la ville!

Dans cette attente, je t'embrasse bien affectueusement-

Geneviève

247 bis

femme 40 ans
célibataire[6]

La scriptrice est secrétaire de direction dans une Chambre syndicale Professionnelle. Autodidacte.

6. Cette écriture a été donnée en épreuve écrite à l'examen de la Société Française de Graphologie en 1984.

Première perception : la cohésion, l'intensité, la retenue de ce graphisme.

1. Organisation : elle est réussie et personnelle, eu égard au niveau d'étude de la scriptrice.

2. Harmonie : les composantes les plus représentées sont : l'homogénéité, la clarté, l'ordonnance. L'écriture est assez simple, sobre (malgré une grande zone médiane). Les proportions sont particulières (peu de hampes). L'aisance est moyenne (association de gestes adroits et de gestes retenus).

3. Formniveau : la vie de l'écriture est davantage donnée par la qualité du trait et par l'intensité contenue dans ce graphisme dense que par un rythme de mouvement. La forme est relativement personnalisée sur un fond conventionnel mais authentique. Malgré la tendance à la compacité entre les lignes, la répartition des masses graphiques est bonne à l'intérieur d'un cadre très circonscrit.

4. Rapports de la Forme et du Mouvement : la forme de « structure » prédominante est portée par un mouvement un peu contraint.

Définition hiérarchisée. – Écriture homogène avec une zone médiane grande et prépondérante, ferme, liée, retenue, un peu cabrée et renversée, étrécie, en guirlandes profondes annelées avec quelques arcades surplombantes et quelques étalements secondaires un peu déplacés en pression, écriture nourrie, pâteuse, marge de gauche rectiligne, ligne très tenue, hampes courtes, jointoiements et petits lassos en base des lettres, lettres à rebours, finales en courbes ouvertes, gladiolées et grossissantes, signature lisible, semblable au texte, montante, soulignée, située à droite assez proche du centre.

● **Syndromes :**

1. l'écriture grande, les guirlandes profondes et annelées, les finales en courbes ouvertes ; l'écriture nourrie et pâteuse, les petits lassos en base des lettres, les jointoiements, la tendance compacte entre les lignes, se regroupent ici pour indiquer une dominante affective importante, de la réceptivité, de la féminité, de la présence, un désir d'affirmation.

La zone médiane prépondérante dans cet ensemble, l'homogénéité et la densité augmentent la force de cette affectivité, donnent une intensité émotionnelle.

La signature claire et lisible, semblable au texte dans ce milieu graphique authentique donne une authenticité, le désir d'être compris.

La dominante de forme dans cet ensemble grand et étréci, précise que l'affectivité et le désir d'être compris s'accompagnent d'un besoin de sécurité.

2. l'écriture un peu cabrée et renversée, étrécie, annelée, jointoyée, à rebours, à traits couvrants avec liaisons des *o* en arcade par en haut, les finales grossissantes ou légèrement gladiolées, la dominante de forme, constitue un syndrome graphique expressif de retenue et de contrôle sur fond défensif.

La dominante de forme donnant dans ce syndrome la maîtrise des réactions, est à mettre en rapport avec la marge de gauche grande et rectiligne, contrastant elle-même avec la densité du texte de forme un peu conventionnelle et peut donner la nature de cette retenue qui se fait à la fois en profondeur et à un niveau moral et social.

Les syndromes 1. et 2. sont en opposition et font apparaître l'ambivalence du caractère (demande affective forte et crainte d'une relation approfondie), assurance apparente et appréhension.

3. l'écriture homogène, grande, ferme et liée, ordonnée avec des lignes tenues, nourrie un peu cabrée, des étalements un peu déplacés en pression, des finales grossissantes, fait apparaître que les contradictions ont été intégrées avec sérieux, courage et discipline.

La dominante de forme avec la zone médiane dense et importante, l'écriture ordonnée, mais avec des lassos et des annelages, précisent l'efficacité concrète.

L'écriture grande et cabrée avec la signature semblable au texte ajoute une recherche de lucidité et une capacité de vivre selon ses choix.

Analyse. – Cette écriture traduit une personnalité qui s'impose par son intensité et sa cohésion, autant qu'elle se limite par sa retenue.

La scriptrice apparaît d'emblée efficace, tenace, contrôlée. Elle l'est en effet. Puis des contradictions se précisent et mettent en évidence la complexité intérieure malgré la maîtrise apparente.

L'affectivité joue un rôle prépondérant en tant que potentiel élevé et difficulté à la vivre de façon naturelle. On perçoit les aspirations de la scriptrice : une affection clairement manifestée, une nette affirmation de soi et une image de soi représentative. Mais l'on constate aussi ce qui se passe réellement : une réceptivité douloureuse de ne pouvoir être spontanément exprimée, la recherche d'une relation affective profonde et la crainte qu'elle n'ébranle une autonomie durement acquise, un sens aigu de sa dignité personnelle liée à une éthique exigeante, une activité exempte de tout relâchement.

Le champ clos des émotions et des sentiments de la scriptrice est étroitement et fermement circonscrit. Elle tient à y conserver l'initiative et assume, quoi qu'il lui en coûte, les frustrations nées de ce manque d'abandon.

Cependant le caractère demeure assez souple et le goût de la vie assez fort pour permettre une adaptation positive à la réalité et aux autres. Tout en restant sur ses gardes, elle passe outre à ses regrets et fait face dans une attitude à la fois déterminée, adroite et prudente. Elle réussit à ne pas s'isoler.

Son travail lui donne l'occasion de maintenir ces contacts dont elle connaît le prix. Elle s'y investit totalement. Travailleuse, organisée, persévérante, appliquée, précise, patiente, c'est une secrétaire efficace et dévouée. Elle sait se rendre indispensable par la qualité de son travail autant que par sa rigueur morale et sa stabilité.

Impliquée affectivement en toutes circonstances, elle est entière, subjective, mais se ressaisit grâce à ses qualités d'intelligence et sa discipline.

La certitude d'avoir, dans sa profession, trouvé le ton juste, à la hauteur de ses aspirations et d'y être reconnue, lui permet de se sentir indépendante et de demeurer simple. Il y a une certaine élégance dans ce comportement.

14

l'écriture de la main gauche des gauchers

L'objet de ce chapitre n'est pas d'étudier l'utilisation de la main gauche, occasionnelle, rendue nécessaire après un accident ou une maladie, ou employée dans un but de falsification, dans les lettres anonymes par exemple. La grande maladresse et les transformations qui apparaissent dans ces cas, en comparaison de l'écriture habituelle de la main droite, a fait l'objet de travaux dûs en particulier au Docteur Paul Locard. Ils intéressent plus les experts que les graphologues.

Par contre, l'écriture usuelle des gauchers appelle un certain nombre de remarques, qu'il nous a paru intéressant d'exposer, cette question ayant été plus souvent abordée sous l'angle du particulier que sous l'angle d'une réflexion générale.

La latéralité est le terme employé pour définir la prédominance d'une partie du corps par rapport à l'autre. Elle est dite harmonique quand tout le côté du corps a la même prédominance, c'est-à-dire la main, le pied et l'œil, dysharmonique quand elle diverge, ce qui est plus rare. Il semble prouvé que seule la latéralité de la main est importante pour l'écriture, bien que l'œil soit directeur.

La question de la latéralité de l'être humain, en très grande majorité à droite, a suscité maintes hypothèses quant à son origine historique, sociologique, culturelle [95]. Parmi elles, citons celle du port du bouclier par la main gauche pour protéger le cœur situé à gauche, développant par voie de conséquence la latéralité de la partie du corps à droite avec la main porteuse, instrument d'attaque...

En outre, le phénomène de latéralité se complique du fait qu'un petit pourcentage d'êtres humains, environ 7 %, sont différents et ont une prédominance de la latéralité à gauche, en particulier de la main.

Cette gaucherie a fait naître aussi, quant à son origine, beaucoup d'hypothèses qui sont loin de faire l'unanimité.

D'abord, le rapport dominance cérébrale – prévalence manuelle, suscite encore des interrogations, quant à l'antériorité de ses facteurs l'un par rapport à l'autre. Ensuite, si on a cru pendant longtemps que le gaucher avait les lobes cérébraux inversés, le centre du langage écrit étant dans le cerveau gauche, on pense plus généralement maintenant que cette hypothèse est exagérée et qu'il s'agit plutôt chez le gaucher d'une spécialisation des hémisphères cérébraux plus diffuse. En fait, la gaucherie garde encore des mystères pour l'homme de science [96], comme le fonctionnement global du cerveau, bien qu'on soit parvenu à une connaissance de plus en plus approfondie des spécialisations très différenciées des zones du cerveau.

Par ailleurs, il est difficile de nier un facteur héréditaire dans le phénomène de gaucherie, la proportion de gauchers dans les familles où les parents (ou l'un d'entre eux) sont gauchers étant considérablement plus élevée que dans les familles où les parents sont droitiers.

Citons enfin, pour mémoire, que dans certains cas concrets, on peut trouver une origine psychanalytique à la gaucherie [97].

La question de l'habileté manuelle des gauchers suscite diverses réflexions : au niveau du quotidien, le gaucher peut être gêné par un univers instrumental conçu pour les droitiers : changements de vitesse des automobiles, outils divers. Dans les apprentissages, la difficulté peut être augmentée par la nécessité d'imiter des enseignants ou des moniteurs droitiers, ce qui oblige les gauchers à une transposition dans l'imitation des gestes.

Mais à l'inverse, la proportion importante et significative de gauchers de haut niveau [98] dans les activités sportives où intervient la main, comme notamment l'escrime, le tennis, fait apparaître que peut-être le gaucher serait favorisé par une plus grande rapidité dans la transmission cerveau-main que le droitier.

Si nous abordons maintenant le fait même de l'écriture de la main gauche des gauchers, plusieurs interrogations se posent à son sujet :

– le sens gauche-droite des calligraphies est-il un handicap, gêne-t-il le gaucher dans son mouvement de translation ?

– Au niveau de l'habileté manuelle même, en particulier pour les activités psychomotrices très fines comme l'écriture, le gaucher a-t-il plus de difficultés que le droitier ?

– Le gaucher a-t-il une écriture à part, du fait même qu'il est gaucher, identifiable comme telle et masquant l'expressivité de son caractère ?

– Un graphologue peut-il analyser une écriture de gaucher, comme celle d'un droitier, ou ne risque-t-il pas de faire une étude erronée s'il ignore que l'écriture qu'il analyse émane d'un gaucher ?

Les deux dernières questions sont en rapport avec les éventuelles difficultés graphomotrices du gaucher, l'application du symbolisme de l'espace et, en arrière-plan peut-être, avec l'idée non formulée consciemment que par sa marginalité, le gaucher serait un être à part : un sportif par exemple est souvent surnommé le gaucher, recevant ainsi une identité provenant de sa différenciation par la latéralité.

1 . L'écriture de la main gauche et le mouvement cursif (continuité)

Il ne peut plus être contesté que le mouvement de translation gauche-droite pose un problème à l'enfant gaucher par rapport au droitier dans notre calligraphie liée qui progresse de gauche à droite : il pousse au lieu de tirer.

En effet, la main placée en-dessous de la ligne, a tendance tout naturellement à se déplacer du corps du scripteur vers l'extérieur (abduction) pour produire l'écriture, avec le maximum d'aisance motrice.

Le sens normal correspondant à ce geste, serait donc pour le gaucher le sens droite gauche et non le sens gauche droite qui convient parfaitement au droitier.

Cette affirmation est validée par deux constatations :

– *au niveau de l'apprentissage, on remarque qu'un grand nombre d'enfants gauchers essaient tout naturellement d'écrire de droite à gauche, en commençant par le bord droit de la feuille* et en faisant des lettres en miroir [4] ou plus exactement se rapprochant du miroir[1], à l'envers. Le vrai miroir étant assez rare et pouvant aussi être produit par des enfants droitiers.

Dans certaines écoles, on met un point rouge sur la table de l'enfant gaucher pour qu'il sache sur quel bord de la feuille il doit commencer.

– Les gauchers dans nos calligraphies font en majorité leurs signes libres, barres de *t,* soulignements, traits spontanés, de droite à gauche, c'est-à-dire dans le sens convenant naturellement à leur geste[2].

– De *façon analogue,* l'écriture de la main droite, réalisée dans des calligraphies où le sens du mouvement cursif est l'inverse du nôtre, fait apparaître, dès que le scripteur se libère, des gestes graphiques lancés spontanément de gauche à droite [99], ou l'accentuation de lettres, comme le *d,* dans l'écriture hébraïque, qui a calligraphiquement cette direction.

1. La véritable écriture en miroir est celle qui se lit dans un miroir. Elle a rarement une origine neurologique. Liliane Lurçat dans ses expériences d'écriture simultanée des deux mains partant d'un point central, chez l'enfant, a constaté aussi que les boucles produites par la main gauche se faisaient plus facilement dans le sens négatif des aiguilles d'une montre et que les formes des lettres se rapprochaient de l'écriture en miroir.

2. 88 % des enfants et adolescents écrivant de la main gauche font leurs tracés libres de droite à gauche [44]. Cette statistique déjà ancienne, est confirmée par les observations quotidiennes. L'étude statistique n'a pas été faite pour les adultes. Il semble que le pourcentage soit inférieur.

Si donc le sens de translation favorisant la main gauche est de droite à gauche, le graphologue peut envisager pour les gauchers quelques difficultés au niveau de la continuité dans notre calligraphie liée : ruptures de rythme du mouvement de progression, difficulté de coordination[3], écriture moins rapide que celle du droitier (cette dernière particularité apparaît nettement chez l'enfant, surtout à partir de 9 ans).

Une moins grande rigueur dans les normes d'apprentissage laisse la possibilité aux gauchers d'adopter des positions du papier et des positions de la main, qui choquent parfois, mais permettent en fait de se rapprocher du geste d'abduction. Notons aussi que les instruments graphiques modernes, à l'opposé de la plume d'autrefois, rendent possibles ces positions, le contact avec le papier pouvant provenir de directions variées.

2. L'écriture de la main gauche et l'habileté motrice fine de la main

Si l'on constate que les droitiers s'adaptent dans les calligraphies hébraïques et arabes[4] à un sens cursif qui n'est pas le plus favorable au mouvement de progression et qu'il n'a pas été signalé que le pourcentage de difficultés graphomotrices était plus important chez les droitiers que chez les gauchers, on peut se poser la question de difficultés pour la scription provenant du fait même de la gaucherie.

En fait, la réponse doit être nuancée, du fait qu'un gaucher est rarement le symétrique d'un droitier et qu'il y a toutes sortes de gauchers. La dextralité est plus prégnante que la gaucherie, en ce sens que devant des épreuves de gestes très différenciés et non socialisés, comme enfiler, gommer, etc., la plupart des droitiers préféreront n'utiliser que la main droite, alors que les gauchers utiliseront leur main gauche pour un nombre d'épreuves inférieur et variable suivant les sujets [100].

En dehors des gauchers que l'on dit francs, c'est-à-dire utilisant de préférence leur main gauche pour un nombre important d'actes usuels et qui seraient aux environs de 6 à 7 %, il y a pratiquement autant de gauchers moins déterminés ou dont la latéralité est arrivée plus tardivement dans l'enfance, nommés assez improprement ambidextres, qui ont très souvent et plus fréquemment que les gauchers francs, des difficultés graphomotrices. A

3. Dans le sens gauche droite, les boucles tracées par la main gauche d'un enfant ont tendance à se resserrer. Un pourcentage d'enfants compense ensuite cette difficulté par des liaisons secondaires étirées, ou des juxtapositions.

4. Les calligraphies sont, il est vrai, différentes des nôtres, non liées, avec prépondérance d'un geste de haut en bas.

ce fait s'ajoute aussi la crainte de contrarier les gauchers, qui a pour conséquence de grossir le pourcentage de scripteurs de la main gauche, phénomène particulièrement apparent aux U.S.A.

On peut donc effectivement admettre, pour un pourcentage de gauchers au sens large, une difficulté dans l'apprentissage[5] provenant d'une motricité fine moins adaptée à l'écriture, mais on peut aussi constater par l'expérience qu'à l'âge adulte, *ces difficultés, par la pratique de l'écriture, ont été compensées dans la majorité des cas, même si statistiquement la main employée par le gaucher est moins efficiente, c'est-à-dire moins rapide, que celle du droitier* [101].

3. Y-a-t-il une écriture des gauchers, identifiable comme telle ?

Toutes sortes de caractéristiques peuvent être avancées, celles provenant des difficultés de coordination (saccades, juxtapositions, finales traînantes ou escamotées, les attaques des *a, d, g, q* à gauche...), de la direction (renversement, irrégularités, signatures plongeantes), de la pression (appui inversé sur les oves, signe de Meyer, c'est-à-dire rugosité sur le bord gauche du trait, peu perceptible avec les instruments graphiques modernes), mais il suffit d'observer un nombre suffisant d'écritures des deux mains pour constater :
– d'abord que tous les gauchers n'ont pas ces signes,
– qu'ensuite tous ces signes, dont il est inutile d'allonger la liste, peuvent se trouver dans des écritures de droitiers [102].

Il n'y a donc pas d'écriture de gaucher, en tant que telle.

Une seule caractéristique permet d'identifier une écriture de gaucher : ce sont les signes libres et soulignements tracés de droite à gauche, mais la difficulté de les repérer à coup sûr en minore l'intérêt indépendamment du fait qu'ils n'accompagnent pas toutes les écritures de gauchers adultes.

En ce qui concerne le renversement des axes, relativement fréquent chez le gaucher, nous prions le lecteur de se reporter aux pages suivantes.

5. D'une population de 144 enfants dysgraphiques, Ajuriaguerra a trouvé 16 % de gauchers et 22 % de mal latéralisés [8].

4. *Peut-on analyser valablement une écriture de gaucher comme une écriture de droitier ?*

Cette question, très souvent posée, a de quoi surprendre.

Il est notoirement connu que l'écriture est une *praxie commandée par le cerveau*[6], expressive comme tous nos gestes, que la main n'est que l'instrument d'élection de cette praxie (avec une éducation spécialisée, les handicapés peuvent écrire avec la bouche ou le pied) et *que la main soit la gauche ou la droite, ne doit donc rien changer à cette expressivité.*

Dans son faciès général, l'écriture de la main droite aurait été la même, si le gaucher avait été droitier ou si on l'avait contrarié[7], ce qui est particulièrement évident si on se réfère à l'image directrice (Leitbild) de Klages.

Mais l'analyse ne va-t-elle pas être faussée par une maladresse qui peut subsister, ou par un symbolisme de l'espace qui devrait s'appliquer différemment ?

a) Le graphologue, par prudence, peut minorer ce qu'il pourrait y avoir de négatif dans l'interprétation de la maladresse de l'écriture des gauchers, mais *à l'âge adulte, les maladresses graphomotrices de l'enfance, si elles ont existé, sont en général compensées.* Si elles persistent, rien ne prouve qu'elles ne font pas partie intégrante du faciès de l'écriture, expressives de difficultés autres qu'instrumentales et que le gaucher aurait aussi bien eues avec la main droite, s'il avait été droitier.

Ensuite, le style même de maladresse, différent pour chaque individu, est interprétable (expressif) : par exemple la façon de pallier les difficultés possibles de translation par des saccades, dans une écriture liée, ou au contraire par des ruptures de continuité dans un tracé lâché, dénote une façon différente de résoudre les difficultés graphomotrices, un caractère du premier plus tenace que celui du second.

Nous attirons néanmoins l'attention du graphologue sur un point précis : quand il sait que l'écriture émane d'un gaucher et que cette écriture est renversée, il ne doit interpréter le renversement que si le contexte graphique, les autres espèces, viennent renforcer la signification de ce renversement. *A contrario,* devant une écriture dont le renversement est peu homogène dans sa signification avec l'ensemble du graphisme, le graphologue est en droit de se demander si l'écriture n'émane pas d'un gaucher et essayer d'obtenir le renseignement.

---

6. Et même dans le cas où serait retenue, non seulement une différenciation anatomo-physiologique entre gauchers et droitiers, mais aussi une certaine pathologie [8] de la gaucherie, l'extrême diversité des écritures de gauchers est le meilleur garant pour le graphologue de leur expressivité.

7. Gobineau, dans ses études sur des ambidextres, signale n'avoir rencontré que quatre cas où l'écriture de la main gauche (dont trois en miroir) était plus expressive du caractère, moins socialisée [19].

En effet la position de la main par en-dessous, analogue à celle du droitier a tendance à renverser le graphisme vers la gauche [103][8] et ce renversement d'origine « instrumental » est peu expressif en soi.

Il est à noter que ce renversement axial du gaucher, très remarqué autrefois, a beaucoup diminué en pourcentage, sans doute en raison des tenues autres et des instruments graphiques modernes.

Quelques gauchers peuvent présenter aussi des signatures plongeantes, dans un contexte dynamique, provenant d'un geste se libérant rapidement. Le graphologue doit rester prudent dans ses hypothèses d'interprétation, mais ces cas sont relativement rares.

b) Peut-on appliquer à l'écriture de la main gauche le même symbolisme de l'espace que celui qu'on applique à l'écriture de la main droite ? c'est-à-dire le *symbolisme de la gauche et de la droite,* le symbolisme de la zone supérieure et de la zone inférieure n'étant évidemment pas en question.

La réponse nous paraît simple.

L'éventualité d'un symbolisme inversé, invoqué par certains au niveau des dessins spontanés, et d'ailleurs sujet à de nombreuses controverses, ne saurait être émis valablement en hypothèse pour l'écriture, à partir du moment où le gaucher, s'adaptant à notre calligraphie, fait siens en même temps l'espace graphique du droitier et son mouvement de translation, et dans cette acquisition très différenciée, s'est coulé dans le moule du droitier.

L'ordonnance en général, les marges[9] ont donc la même signification symbolique.

Il en est de même de l'orientation sinistrogyre ou dextrogyre du tracé dans sa forme et sa continuité : certains gauchers ont des écritures très dextrogyres et l'on ne peut imputer à la seule gaucherie la sinistrogyrité exagérée de quelques graphismes...

L'exception ne se situe que dans les traits libres, soulignements ou paraphes, qui ne sont plus conditionnés par la calligraphie, qui reprennent leur

8. Cette affirmation est vérifiée par de nombreuses observations tant chez les enfants que chez les adultes, sans être toutefois totalement généralisable. L'hypothèse de la corrélation entre l'écriture inclinée à droite des droitiers avec la partie cérébrale gauche, et de l'écriture renversée des gauchers avec la partie cérébrale droite, ne peut être retenue, étant donné le pourcentage de plus en plus faible d'écritures inclinées dans notre calligraphie (a) s'ajoutant à l'aspect neurologique bien hasardeux de l'hypothèse. Cette idée, avancée en Israël [99] où se trouve une grande majorité d'écritures inclinées à très inclinées (80 %), inciterait plutôt à penser que les droitiers ont en majorité une position de la main normale ou en-dessous ; qu'ils compensent peut-être par là le sens droite gauche de leur calligraphie, ou que cela correspond à un phénomène de société. Par ailleurs, symétriquement, la direction renversée observée très fréquemment pour les écritures de la main gauche dans cette calligraphie de droite à gauche, correspond à un geste normal d'abduction.

a) 25 % d'adolescents français seulement dans la recherche européenne de la SFDG [11].

9. Dans certains cas, la position de la main par en-dessous, liée à une certaine position du papier favorise une grande marge à gauche. Mais pourquoi le gaucher accepterait-il cette grande marge si elle n'était pas conforme à une répartition des masses graphiques à laquelle il souscrit plus ou moins consciemment ? Il en est de même quand il s'agit de la marge de droite.

autonomie dans le sens droite gauche et dont l'interprétation doit suivre l'interprétation normale des gestes centrifuges, vers l'extérieur (un soulignement de gaucher de droite à gauche, massué ou acéré, signifie que la massue ou l'acération est dirigée vers l'autre et non vers lui ainsi que nous le verrons dans les exemples proposés plus loin).

Il en résulte que, dans toute analyse portant sur un scripteur dont on ignore la latéralité, le graphologue, devant des barres de t, des soulignements acérés ou massués vers la gauche, doit se poser la question d'une écriture qui est peut-être tracée de la main gauche, avec ces signes tracés de droite à gauche, mais il n'a pas à grossir l'importance de ce qui n'est qu'un détail dans une étude de l'écriture.

Nous donnons ci-dessous quelques écritures qui illustrent ce chapitre, mais ne résultent pas d'un choix déterminé. Le lecteur pourra constater qu'elles ont peu de points communs, qu'il n'y a pas une personnalité de gaucher et qu'elles sont toutes expressives, analysables à titre individuel, en dehors de la gaucherie et de l'éventuelle persistance de maladresses.

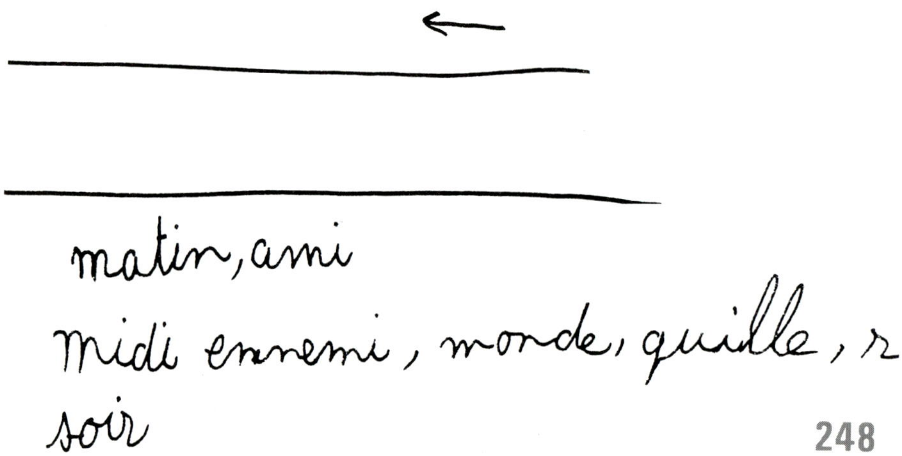

248

garçon 8 ans 3
gaucher pour écrire
tendance ambidextre pour les autres activités

En haut, l'enfant reproduit spontanément de droite à gauche[10] *un modèle de traits donné par l'expérimentateur, en dehors de tout commentaire. Le trait est ferme, rapide.*
En bas, l'écriture de l'enfant, maladroite, raide, lente. Difficulté de l'inscription et de la progression dans le sens calligraphique gauche droite. Barres de t *de droite à gauche.*

10. Pour cette expérience, les résultats statistiques, confirmés régulièrement sont de l'ordre de plus de 90 %.

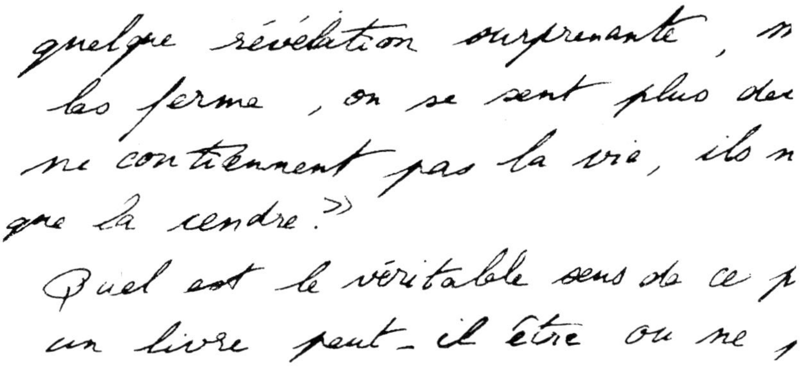
quelque révélation surprenante, n
les ferme, on se sent plus des
ne contiennent pas la vie, ils n
que la cendre. »
Quel est le véritable sens de ce p
un livre peut-il être ou ne,

249

garçon 14 ans
gaucher

Position de la main par en-dessus.
Écriture très inclinée, petite, liée, lancée.
Pré-adolescent très intelligent, réagissant. Curiosité d'esprit passionnée.

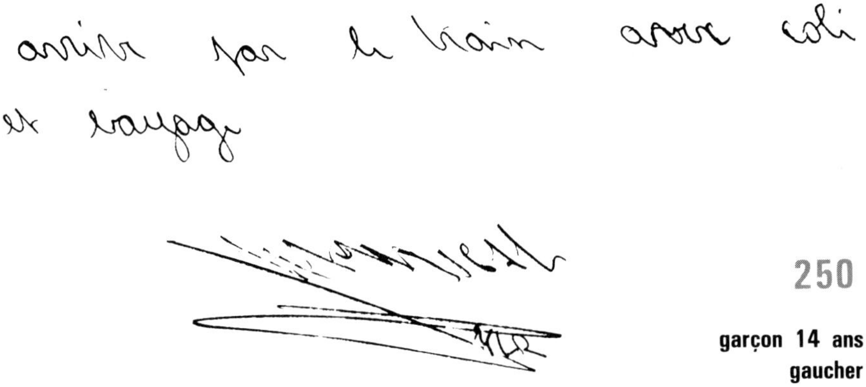
arriver par le train avec coli
et bagage

250

garçon 14 ans
gaucher

Écriture renversée, a, g *tracés à l'envers, pression très légère, mouvement mou. La position de la main par en-dessous facilite le renversement. Mais on note que la signature, au milieu, est plus renversée que le texte, plus grande, plus anguleuse, plus ferme, illisible (il s'agit du prénom, les initiales représentant le nom de famille se trouvent enclavées, à droite dans le paraphe soulignant qui se croise dans un mouvement de va-et-vient). Le renversement, au-delà de la gaucherie, est bien expressif du caractère de l'enfant, les autres espèces venant confirmer une difficulté de communication, une agressivité sous-jacente, un besoin de valorisation en dehors de son milieu familial, sur un arrière-plan de mollesse et de refus face aux impératifs de la réalité.*

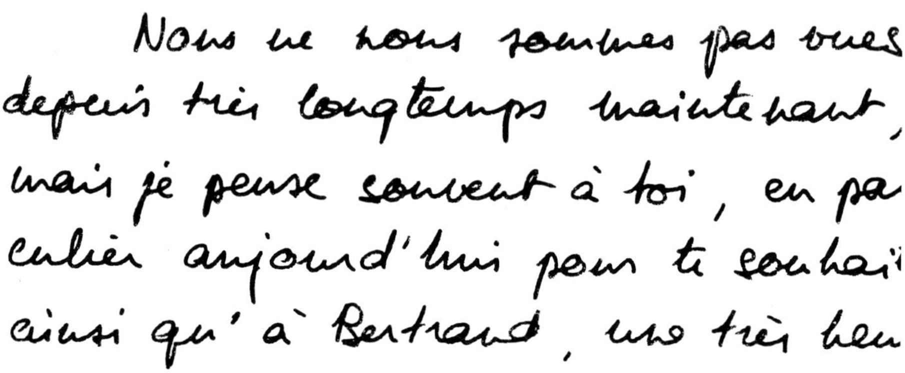
Nous ne nous sommes pas vues
depuis très longtemps maintenant,
mais je pense souvent à toi, en pa
culier aujourd'hui pour te souhai
ainsi qu'à Bertrand, une très heu

251

jeune fille 25 ans
gauchère franche

La scriptrice a toujours tout fait de la main gauche, et n'a eu aucune difficulté pour l'apprentissage de l'écriture.
L'écriture actuelle est un peu conventionnelle, nourrie, liée avec quelques arrêts, retenue, légèrement anguleuse, sinistrogyre et dextrogyre, légèrement inclinée. Il faut noter à la fois les jambages très étrécis, avec traits couvrants, et les oves importantes, rondes et jointoyées. La zone médiane assez grande est inégale de dimension. L'accentuation est très précise, les espacements créent un graphisme suffisamment aéré. La ligne est très tenue.
Affective, mais peu épanouie, cette jeune femme intelligente, consciencieuse dans son travail, n'a pas su se dégager d'une éducation contraignante, ni trouver une identité et une autonomie en tant que femme, malgré tout son désir. Le graphologue n'a pas besoin de connaître la latéralité de la scriptrice pour faire son analyse, néanmoins, les barres de t, quand elles sont détachées, sont tracées de droite à gauche. La barre de t de « Bertrand » n'est pas une barre de t montante vers la droite, mais au contraire descendante, en conformité avec ce graphisme triste dans l'ensemble.
Pour le constater, il suffit de remarquer que l'encrage, dans cette écriture, est accentué par un dépôt dans les finales (fin des lettres non liées à la suivante) et de voir où se situe l'encrage dans les barres de t volantes.

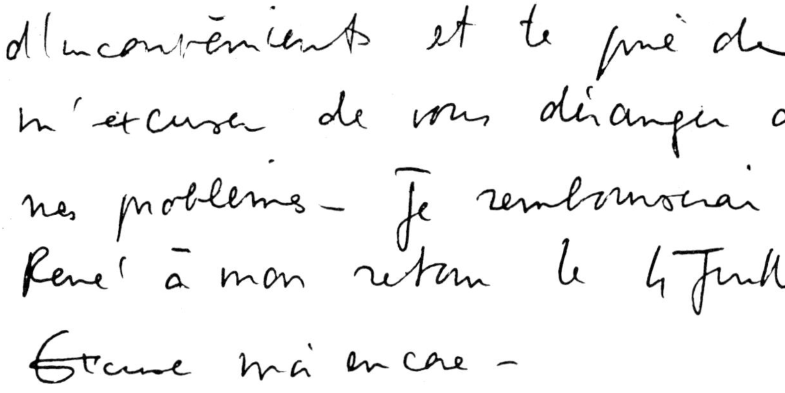
d'inconvénients et te prie de
m'excuser de vous déranger avec
mes problèmes – Je rembourserai
René à mon retour le 4 Juillet.
Encore merci encore –

252

jeune femme 30 ans
gauchère franche

Cette petite écriture très rapide, liée, inégale, dextrogyre avec tendance au fil, souple, aérée, est bien différente de la précédente.
Le graphologue perçoit tout de suite l'efficacité de la scriptrice, ses qualités d'adaptation, mais aussi son besoin d'affirmation, sa capacité de décision. On peut remarquer que les traits libres sont de droite à gauche. Le surlignement des grands j serait bien peu compatible avec un geste qui partirait de la gauche en retrait : il s'agit d'un geste appuyé, centrifuge, pour la scriptrice.

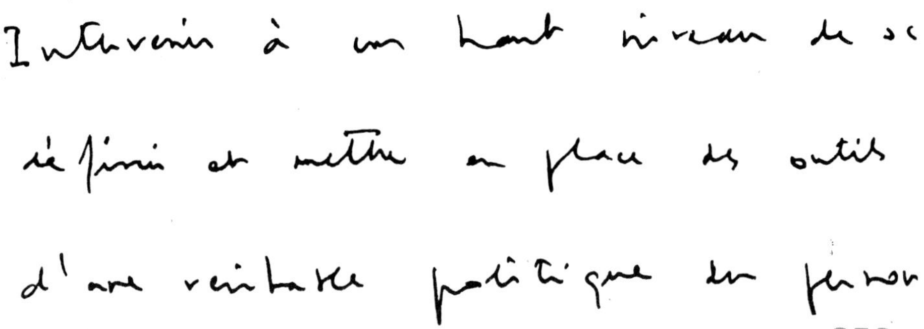
Intervenir à un haut niveau de sc
définir et mettre en place des outils
d'une véritable politique de person

253

homme 35 ans
se dit gaucher dans sa lettre

Petite écriture simplifiée, inégale, un peu descendante, cherchant la rapidité, mais ralentie par des appuis spasmodiques, des arrêts dans la continuité, des lettres un peu étouffées. Écriture bien aérée avec des interlignes importants, mais la mise en page fait remarquer une absence de marge à gauche et une marge plus importante à droite ; une signature à gauche, compliquée.
Dans cette écriture de très bon niveau intellectuel, certaines particularités du graphisme semblent plus en rapport avec des problèmes personnels et la crainte de s'engager qu'avec une gaucherie « prétexte ».

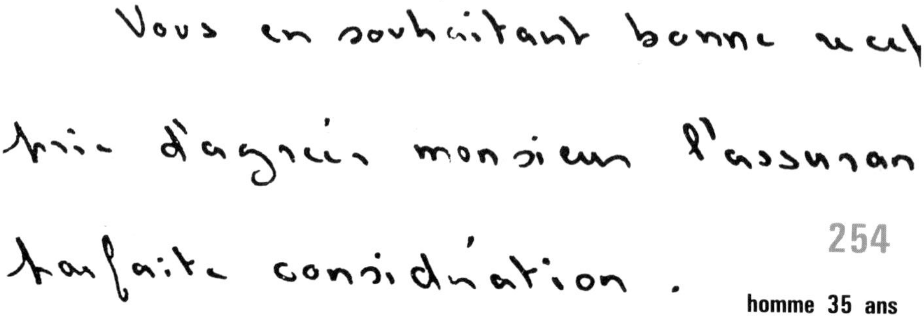

254

homme 35 ans
gaucher

Très différente de la précédente est cette écriture au feutre bleu, renversée, juxtaposée, se rapprochant du script, aux p *surélevés, aux jambages en courbes. Bonne mise en page : entre les mots, entre les lignes ; marge importante à gauche, marge sociale, très petite marge à droite, signature à droite.*
Le milieu socioculturel est moins évolué, mais l'écriture sensorielle, en recherche de contacts, nous fait faire l'hypothèse d'un renversement « instrumental » dû sans doute à la position de la main et que nous n'interpréterons pas.

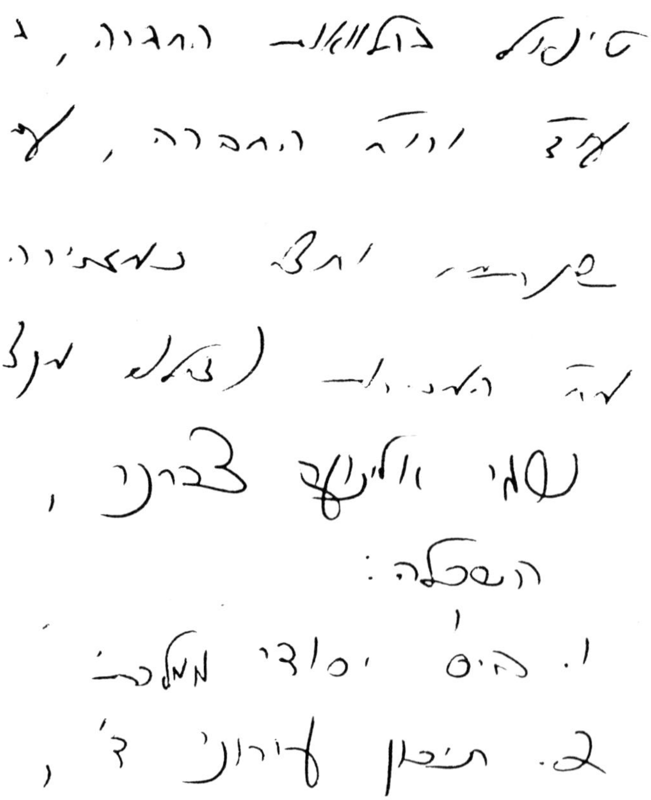

main droite

main gauche

255

femme 34 ans
Israélienne ambidextre

L'écriture de la main droite, en haut, est légèrement inclinée.
Dans cette calligraphie hébraïque de droite à gauche, juxtaposée, on remarque des lancements et des appuis vers la droite.
L'écriture de la main gauche, en bas, est verticale à très légèrement renversée, avec plus d'appuis vers la gauche, de faciès semblable, vraisemblablement plus lente car plus construite (l'ambidextrie correspond rarement à des possibilités totalement équivalentes).

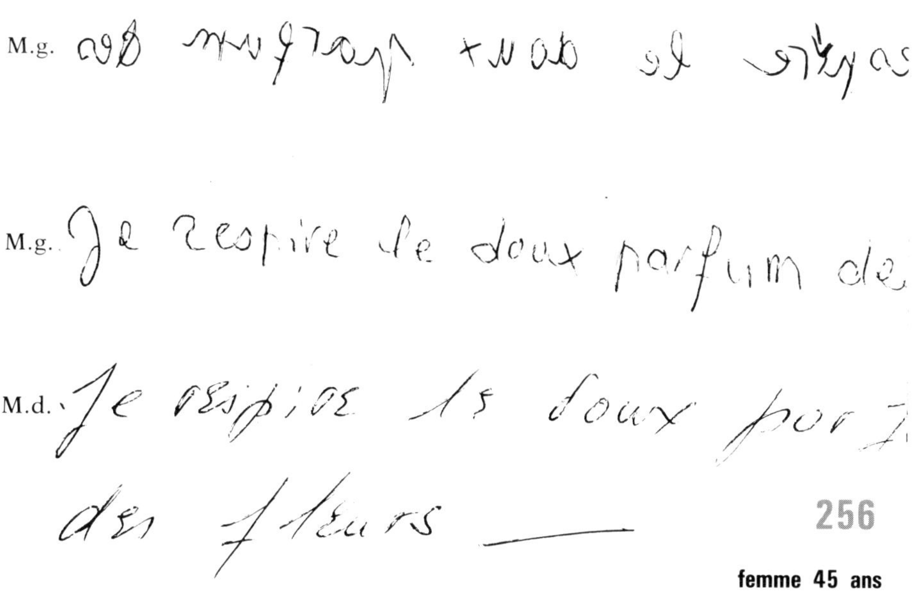

256

femme 45 ans
gauchère franche
contrariée pour l'écriture

Cet exemple un peu caricatural, nous permettra d'aborder succinctement le cas des gauchers contrariés, d'ailleurs actuellement en voie de disparition : le principe de laisser les enfants gauchers écrire avec leur main gauche étant à peu près admis universellement depuis une vingtaine d'années.
Cette femme, gauchère pour tous ses gestes, a eu la particularité d'écrire complètement en miroir de la main gauche jusqu'à l'âge de 8 ans 1/2. Étant donné l'incapacité dans laquelle elle était de respecter un sens et une calligraphie normale avec sa main gauche, on l'a à ce moment changée de main, rééduquée, et après les difficultés de démarrage, la jeune fille a pu acquérir une écriture normale.
Notons que cette enfant n'a eu aucune difficulté dans l'apprentissage de la lecture et seulement une dysorthographie, relativement légère (les double-lettres, les mots d'usage) qu'elle a pu compenser par la suite.
Elle serait actuellement incapable d'écrire de la main gauche avec habileté, comme elle le fait avec la main droite. Elle peut encore écrire en miroir avec la main gauche, si on le lui demande.

Nous montrons dans l'exemple 256 :

– l'écriture actuelle de la main gauche en miroir (qu'elle n'utilise plus jamais),

– un essai d'écriture de la main gauche en calligraphie normale : légère, cabossée, très maladroite,

– l'écriture actuelle de la main droite : grande avec inégalité, inclinée, juxtaposée (formes script originales mêlées à des lancements, des surélévations). Bonne pression.

Les trois exemples se ressemblent, malgré la maladresse de la main gauche.

Ce qui nous intéresse surtout, c'est que cette gauchère très habile avec sa main gauche, est totalement reconditionnée dans ses circuits nerveux pour l'écriture de la main droite, pour laquelle elle n'éprouve aucune gêne (la juxtaposition et les « envolées » sont en rapport avec son caractère réagissant).

Il en est de même pour la plupart des gauchers contrariés[11] pour lesquels les graphologues ont à se poser moins de questions que pour les gauchers non contrariés, le mouvement de translation ne posant pas de difficulté au scripteur, ni l'application du symbolisme de l'espace à l'observateur.

(Les attitudes très coercitives employées autrefois pour contrarier les gauchers entraînaient parfois des blocages, inhibitions, bégaiements, dont on pouvait trouver l'expression dans un graphisme maladroit, raidi, perturbé, retouché. Il était souvent difficile de faire pour ces cas la part exacte de la gaucherie contrariée et actuellement, bien que ces méthodes aient disparu, on se trouve souvent devant la même difficulté de jugement sur l'origine d'une dysgraphie ou d'un bégaiement de gaucher, l'étiologie de ces troubles étant rarement univoque [8]).

11. Dans une statistique déjà ancienne, les auteurs ont mis en évidence que les gauchers contrariés écrivaient mieux que les gauchers non contrariés [101].

APPENDICE I
LE SYMBOLISME DE L'ESPACE GRAPHIQUE

Le schéma reproduit, fondé sur les archétypes, est nécessairement primitif et succinct.

Il n'y a pas de jugement de valeur à porter sur une direction plutôt que sur une autre.

Chacune a une importance particulière. Toutes doivent être interprétées selon le milieu graphique.

Le symbolisme de l'espace s'applique à tous les aspects de l'écriture : accentuation d'une zone (par la dimension ou la pression), orientation des lettres, des traits libres, du mouvement cursif, etc.

A la division quadripartite classique, nous avons ajouté la division tripartite des grecs qui met l'accent sur la zone médiane (θυμος , cœur, courage), particulièrement fiable, car elle est en rapport avec le centre, le nœud même de l'activité gestuelle.

L'écriture est en effet un tout dynamique et vivant et sa différenciation en zones, une fois tracée, est un champ d'application du symbolisme de l'espace qui demande beaucoup de prudence, notamment en ce qui concerne les zones du haut et du bas, ainsi que le lecteur a pu le constater au chapitre de la dimension.

Ce symbolisme repose sur une représentation de l'espace sur la feuille de papier[1], naturelle, conforme aux termes de « hampes » et « jambages », ainsi qu'à toutes les consignes d'apprentissage. Elle ne peut, en particulier, être remplacée par une projection qui en ferait virer les pôles de 90°.

La dimension de « profondeur », relative à la pression, dont la différenciation peut donner lieu à des écritures plus ou moins en relief, à des arcs dans l'espace, ne change rien à la répartition générale de l'espace graphique.

Le symbolisme de l'espace utilisé depuis toujours pour l'interprétation des dessins et de l'écriture a été validé statistiquement par plusieurs chercheurs, surtout pour les dessins, et notamment par Renée Stora, au travers du test de l'arbre [104].

Le graphologue suisse Max Pulver [24] a fondé tout son système graphologique sur l'application de ce symbolisme, avec un arrière-fond psychanalytique. Son optique est très intéressante, malgré quelques exagérations.

1. La représentation de l'espace ne peut pas être discutée, alors qu'un symbole « qui représente autre chose en vertu d'une correspondance analogique » (*Petit Robert*) peut toujours l'être.

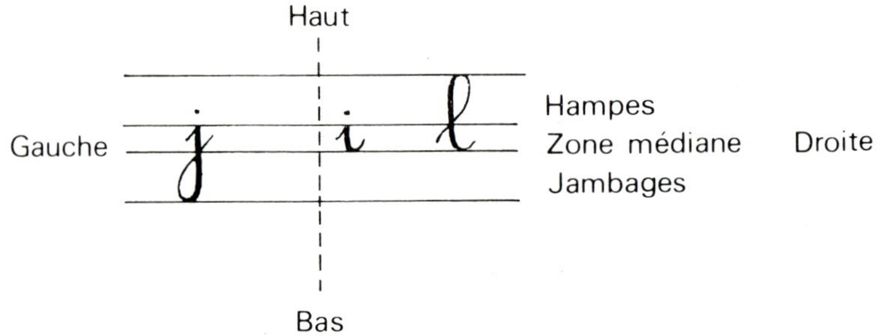

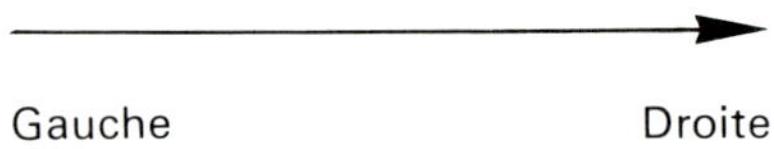

Sens du mouvement cursif
de gauche à droite

Rêverie – Exaltation – Orgueil
Idéalisme
Mental
Ciel – Lumière
Le νους des Anciens (esprit)

Le θυμος des Anciens (cœur)
Le moi comme agent de coordination, action, relation

Origine – Départ

Fin – Arrivée

Passé – Souvenirs
Milieu connu
Le Moi égocentrique
La Mère

Le présent
Le quotidien
Les tendances affectives

Avenir – Projet
Milieu inconnu
L'Autre
Le Père

Le σομα des Anciens (corps)
Terre – Obscurité – Racines
Matérialisme
Instinct – Vie sexuelle

Planche 6

APPENDICE 2

RÉFLEXION A PARTIR DE L'OBSERVATION DE SIGNATURES D'UN GROUPE HOMOGÈNE

Un exposé des méthodes statistiques sortirait du cadre d'un manuel. Nous nous limiterons à illustrer quelques aspects de leurs applications en graphologie par l'exemple d'une étude statistique de la signature, réalisée sur un groupe très particulier constitué par des étudiants en première année de graphologie à Paris.

C'est une population, en très grande majorité féminine, qui est à bien des égards, extrêmement homogène. Les étudiantes sont jeunes : 46 % ont moins de 30 ans, 78 % moins de 40 ans. Leur niveau de formation est élevé : toutes ont le baccalauréat, 71 % un diplôme supérieur, dont 28 % en psychologie. La plupart (78 %) ont une activité professionnelle. La proportion des célibataires (46 %) est très importante : presque trois fois supérieure à celle qu'on observerait dans une population de femmes françaises ramenée à la même structure d'âge.

L'étude a porté sur un échantillon de 125 étudiantes (nous ne faisons pas état ici des étudiants, en nombre insuffisant).

Chaque signature a été examinée sous l'angle des différentes caractéristiques dégagées au chapitre 10 de cet ouvrage.

Pour simplifier nous ne reproduisons, dans les tableaux 1 et 2 ci-dessous et en page suivante, que la distribution des signatures selon quelques-unes de ces caractéristiques : situation dans la page, distance par rapport au texte, graphisme « semblable au texte » ou « en sigle », souligné ou non.

Tableau 1

Nombre

	Situation dans la page			
	à droite	au milieu	à gauche	ensemble
– semblable au texte	76	17	8	101
dont . soulignée	57	13	6	76
. non soulignée	19	4	2	25
– en sigle	20	3	1	24
Total	96	20	9	125
	Distance par rapport au texte			
	loin	normale	près	ensemble
Toutes formes	49	70	7	125

Tableau 2

%

	Situation dans la page			
	à droite	au milieu	à gauche	ensemble
– semblable au texte	75	17	8	100
dont . soulignée	75	17	8	100
. non soulignée	76	16	8	100
– en sigle	83	13	4	100
Total	77	16	7	100
	Distance par rapport au texte			
	loin	normale	près	ensemble
Toutes formes	39	56	5	100

L'analyse de l'acte de signer, différent de l'acte d'écrire, suggère les possibilités d'interpréter la présence dans une signature de chaque caractéristique en particulier, et d'interpréter les combinaisons de ces caractéristiques qui confèrent à une signature son identité.

La recherche de l'identité de la signature, et à travers elle de la personnalité du signataire, met donc en œuvre un grand nombre de données et de combinaisons de données. Chacun a son sens. Toutes ne sont pas également significatives au sens statistique du terme et n'apportent pas la même quantité d'information.

Considérée isolément une caractéristique qui se présente très souvent dans les signatures est une information de moindre « valeur ajoutée » qu'une caractéristique qu'on ne rencontre que rarement.

On sait qu'il est fréquent que la signature soit soulignée. L'observation, banale, n'est utile que si la notion de fréquence est précisée. Le non-soulignement apporterait peu d'information s'il n'était nettement plus rare que le soulignement, mais d'autant plus d'information qu'il serait plus exceptionnel, au moins dans la catégorie de population à laquelle son signalement permet de rattacher le signataire.

Dans l'échantillon de 125 signatures d'étudiantes, 25 % seulement ne sont pas soulignées. Le non-soulignement est certainement porteur d'information. Il faudrait cependant des observations analogues sur d'autres catégories de population pour déterminer si ce résultat est général ou si le non-soulignement est plus chargé d'information dans telle catégorie de population que dans telle autre.

En l'absence de données statistiques fournissant des repères de fréquence, le graphologue ne dispose que de son bagage empirique personnel. Il se peut qu'il se soit, consciemment ou moins consciemment, doté de ses propres repères, et puisse le cas échéant, tirer parti d'une caractéristique comme le non-soulignement, parce qu'il la sait rare. Il se peut aussi qu'il ne dispose d'aucun repère de fréquence de soulignement, soit qu'il n'y ait pas porté attention, soit, éventuellement, que le soulignement ne soit pas significativement plus fréquent que le non-soulignement dans les catégories de population dont il est plus familier.

Le tableau ci-dessus montre que dans l'échantillon étudié la proportion de signatures à gauche n'est que de 7 %. Ce chiffre n'étonne pas : la position dans la page est très largement commandée par l'usage. En France il est habituel, sinon de règle formelle, de signer à droite. Le fait de se démarquer de l'usage courant en signant à gauche est en soi une information importante (outre ce que peut traduire l'occupation de l'espace gauche de la page).

Une signature qui serait à la fois à gauche et non-soulignée contiendrait deux informations, chacune d'une certaine valeur. Cependant l'une n'ajouterait rien à l'autre si les deux faits, l'un de signer à gauche, l'autre de ne pas souligner, étaient liés, non par une relation stricte, car il est manifestement inexact qu'aucun signataire à gauche ne souligne jamais, mais par une corrélation statistique, c'est-à-dire si la statistique montrait que les signataires à gauche soulignent beaucoup moins souvent leur signature que les signataires à droite.

Le tableau 2 montre que pour les 101 signatures « semblables au texte » les proportions de signatures à droite, au milieu ou à gauche (pourcentages horizontaux) sont pratiquement identiques, que la signature soit soulignée ou non. Il n'existe donc pas de corrélation, au moins pour la population étudiée et les signatures « semblables au texte », entre le soulignement et la situation de la signature dans la page.

Les proportions de signatures à droite, au milieu ou à gauche ne sont pas identiques pour les 101 signatures semblables au texte et les 24 signatures en sigle. Cela n'est sans doute dû ici qu'au hasard de l'« extraction » d'un échantillon réduit de 125 signatures, dont seules 24 sont en sigle. Il se pourrait cependant que ce soit significatif et que les signatures en sigle soient encore moins souvent à gauche que les signatures semblables au texte.

C'est à l'analyse statistique de valider l'intuition, qui ici n'est pas suffisante, en fournissant les méthodes rigoureuses permettant de décider s'il est légitime ou non de conclure dans un sens ou dans l'autre.

Un test statistique comme le test du X^2 montrerait que la statistique du tableau 1 ne suffit pas, compte tenu des différences de fréquence observées et des effectifs des sous-échantillons, pour conclure à une différence significative de la position dans la page selon qu'on signe semblable au texte ou en sigle.

La statistique est une discipline mathématique. Ses concepts ne sont pas sans embûches, elle doit être maniée avec respect. Ce n'est cependant que le bon sens réduit au calcul. Avec les calculettes d'aujourd'hui, qui ont en mémoire les fonctions statistiques usuelles, un calcul comme celui du X^2, ou d'un coefficient de corrélation, quand il est nécessaire, n'est plus vraiment rebutant.

La distance de la signature par rapport au texte est la marque d'une occupation de l'espace dont on connaît bien le sens. La signature loin du texte montre l'incertitude et la crainte de l'engagement.

Or 56 % seulement des signatures des étudiantes sont à une distance du texte que le graphologue qui a réalisé l'étude a considérée comme normale. 5 % sont plus près que la normale, 35 % plus loin que la normale.

C'est un résultat remarquable qui montrerait que les étudiantes constituent une population sans doute authentique et cherchant à s'affirmer (ce que traduiraient, en dehors du soulignement et de l'aspect semblable au texte que nous avons retenus, d'autres caractéristiques) mais souvent incertaine d'elle-même, de ses choix, et doutant de sa réussite. Cela n'est pas contradictoire avec ce qu'on sait par ailleurs de la structure sociologique de ce groupe.

Remarquons toutefois que la caractéristique « loin du texte » n'est encore définie dans cette étude que par référence à une distance « normale » qui n'est pas explicitée.

La distance par rapport au texte est une grandeur continue (et non une caractéristique « discrète » comme le soulignement). C'est une grandeur objectivement mesurable, à condition d'avoir construit le « mètre » approprié. Elle se distribue dans une population donnée, selon une certaine loi (pas fatalement une loi gaussienne).

La connaissance de cette distribution dans une population de référence permettrait de définir la distance au texte considérée conventionnellement comme normale : la partie centrale de la distribution, comprenant par exemple 80 % de la population, à l'exclusion des deux déciles extrêmes dans lesquels se situeraient les distances définies comme loin du texte ou près du texte.

Il est vraisemblable que c'est sur une référence analogue mais implicite que s'est fondé le graphologue qui a classé loin du texte 35 % des signatures de son échantillon. S'il en est ainsi, les 35 % observés sont hautement significatifs. On en serait garanti si une statistique permettant d'asseoir la référence normative avait existé.

En l'état actuel de la graphologie, de telles références restent à constituer, grâce à des observations statistiques systématiques.

Il n'est pas surprenant que la graphologie manque actuellement de chiffres[1]. C'est une activité qui s'exerce individuellement. Il est difficile d'imaginer rassembler des matériaux statistiques qui seraient fatalement recueillis en ordre dispersé, selon des critères précis qui n'ont pas été définis parce qu'ils ne pouvaient pas être exploités (comme la mesure objective de la distance au texte)...

Il n'est pas interdit de penser que cet état de chose puisse changer avec la diffusion de la télématique personnelle – peut-être le simple minitel – qui permettrait à la communauté des graphologues une récolte de données statistiques et des traitements de l'information aujourd'hui tout à fait hors de portée de chacun individuellement.

La disposition de bases de données statistiques, ainsi progressivement élargies et affinées, permettrait aussi d'ouvrir peut-être à la graphologie une voie complémentaire, sorte de graphologie sociale. Elle s'attacherait à décrire non la personnalité de l'individu mais la personnalité d'un groupe, comme celui que constituent précisément les étudiants en graphologie.

1. La graphométrie à base de mesures précises des variables graphiques (T. Lewinson, J. Salce, M.T. Prenat) utilise déjà des logiciels pour des analyses factorielles. La signature n'a pas encore fait l'objet d'études systématiques.

BIBLIOGRAPHIE

[1] COHEN M. – *La grande invention de l'écriture et son évolution.* Imprimerie Nationale, Paris, 1958.
[2] HÉCAEN H., ANGELERGUES R. et DOUZENIS J.A. – « Les agraphies ». *Neuropsychologia*, pp. 179-208, 3, 1963.
[3] LURÇAT L. – *Étude de l'acte graphique.* Mouton, Paris, 1974.
[4] LURÇAT L. – *L'activité graphique à l'école maternelle*, 3e éd. Éditions sociales françaises, Paris, 1984.
[5] BERNSON M. – *Du Gribouillis au Dessin.* Delachaux et Niestlé, Neuchâtel et Paris, 1957.
[6] LOMBARD A. – *Le Gribouillis.* Monographie pour le G.G.C.F., 1968.
[7] HEGAR W. – *Graphologie par le trait.* Vigot, Paris, 1962. Épuisé.
[8] AJURIAGUERRA J. de, AUZIAS M. et DENNER A. – *L'écriture de l'enfant.* Tome I : *L'évolution de l'écriture et ses difficultés*, 3e éd. Delachaux et Niestlé, Neuchâtel et Paris, 1979.
[9] WALLON H. – *L'évolution du caractère de l'enfant.* Presses Universitaires de France, Paris, 1957.
[10] Conférences au Congrès international de janvier 1984 à Paris. *La Graphologie*, nº 176, 1984.
[11] « Recherche européenne chez l'adolescent en classe Terminale ». *La Graphologie*, nos 158 et 159, 1980.
[12] FAIDEAU P. – « L'écriture en sillon ». *La Graphologie*, nº 118, pp. 29-38, 1970.
[13] BOURREILLE C. – « Application graphologique de la théorie Jungienne de l'introversion et de l'extraversion ». *La Graphologie*, nº 162, pp. 29-36, 1980.
[14] CRÉPIEUX-JAMIN J. – *A B C de la Graphologie*, 8e éd. Presses Universitaires de France, Paris, 1983.
[15] POPHAL R. – *Zur Psychophysiologie der Spannungserscheinungen in der Handschrift.* Greienverlag Rüdelstadt, 1949. Non traduit en français.
[16] BOSE de C. – « La physiologie du mouvement et son interprétation graphologique d'après l'œuvre de Pophal ». *La Graphologie*, nº 124, pp. 3-22, 1971.
[17] WIESER R. – *Rhythmus und Polarität in der Handschrift. Ein Beitrag zur Rhythmus Forschung.* Ernst Reinach Verlag, Munich, 1973. Ouvrage non traduit en français.
[18] BOSE de C. – *La Graphologie*, nº 101, pp. 6-16, 102, 8-15, 1966.
[19] GOBINEAU de H. et PERRON R. – *Génétique de l'écriture et étude de la personnalité. Essais de graphométrie.* Delachaux et Niestlé, Neuchâtel et Paris. 1953. Épuisé.
[20] DELAMAIN M. – « La tenue de plume ». *La Graphologie*, nº 87, pp. 24-30, 1962.
[21] Figures extraites de *La Graphologie*, nº 142, pp. 10 et 12, 1976.
[22] MICHON J.H. – *Méthode pratique de graphologie. L'art de connaître les hommes d'après leur écriture, pour faire suite au système de graphologie.* Pp. 116-120, 6e éd. Marpon et Flammarion, Paris, 1893.
[23] KLAGES L. – « L'expression du caractère dans l'écriture ». *Technique de la graphologie*, 23e édition traduite de l'allemand par E. Reymond-Nicolet. Delachaux et Niestlé, Neuchâtel, 1953. Réédité par Privat, Toulouse, 1976. Titre original : *Handschrift und Charakter* (1917).
[24] PULVER M. – *Le symbolisme de l'écriture*, p. 103 traduit de l'allemand par M. Schmid et M. Delamain. Stock, Paris, 1953. Réédité Stock-Plus, Paris, 1982. Titre original : *Symbolik der Handschrift.* Orell Verlag, Zurich, 1931.
[25] TORBIDONI L. et ZANIN S. – *Graphologia, testo teorico pratico*, 2e éd. La scuola, Brescia, 1978. Ouvrage non traduit en français.
[26] DELAMAIN M. et M. – *Découvrir la Graphologie.* Le Signe, Paris, 1980.
[27] KLAGES L. – *L'expression du caractère dans l'écriture, op. cit.*, pp. 192-214.
[28] GILLE-MAISANI J.C. – « La graphologie à rebours ». *La Graphologie*, nº 178, pp. 9-32, 1985.
[29] DELAMAIN M. – « L'affaire du script ». *La Graphologie*, nº 54, pp. 7-15, 1954.

[30] PEUGEOT J. – *La connaissance de l'enfant par l'écriture.* P. 46. L'approche graphologique de l'enfance et ses difficultés. Collection « Époques », Privat, Toulouse, 1979.
[31] KERGALL N. et PINON J. – *L'effet filiforme.* Monographie pour le G.G.C.F., 1980.
[32] DUBOUCHET J. – *L'écriture des adolescentes.* Le François, Paris, 1967.
[33] TAJAN A. – *La Graphomotricité.* Que sais-je ? Presses Universitaires de France, Paris, 1982.
[34] MATHIEU H. – « L'accentuation des finales ». *La Graphologie,* 136, 7-11, 1974.
[35] LAMBERTO T. et ZANIN L. – « Les trois largeurs de l'écriture selon Moretti », traduit par J.C. Gille-Maisani. *La Graphologie,* n° 172, pp. 9-22, 1983 et n° 173, pp. 37-47, 1984.
[36] PULVER M. – *Le symbolisme de l'écriture, op. cit.,* p. 59.
[37] PULVER M. – *Le symbolisme de l'écriture, op. cit.,* p. 60.
[38] CRÉPIEUX-JAMIN J. – *Les éléments de l'écriture des canailles.* Flammarion, Paris, 1976.
[39] CRÉPIEUX-JAMIN J. – *L'écriture et le caractère,* 17e éd. Presses Universitaires de France, Paris, 1975.
[40] BRESARD S. – *La graphologie, méthode d'exploration psychologique.* Scarabée et Cie. Paris. 1984.
[41] PULVER M. – *Le symbolisme de l'écriture, op. cit.,* chapitre IV.
[42] CRÉPIEUX-JAMIN J. – *A B C de la graphologie, op. cit.,* première partie, 15 premiers principes.
[43] KESTEMBERG E. – « Notule sur la crise de l'adolescence ». *Revue Française de Psychanalyse,* 3-4, pp. 524-530, 1980.
[44] PEUGEOT J. – *La connaissance de l'enfant par l'écriture, op. cit.*
[45] KESTEMBERG E. – « L'identité et l'identification chez les adolescents ». *La psychiatrie de l'enfant,* 5, n° 2, pp. 441-522, 1962.
[46] FAIDEAU P. – « La juxtaposition ». *La Graphologie,* n° 108, pp. 3-14, 1967.
[47] MAUBLANC H. de et BÉRIOT C. – « Construction et juxtaposition statique ». *La Graphologie,* n° 169, pp. 19-28, 1983.
[48] SÉBILLEAU L. – « Les écritures anglaises ». *La Graphologie,* n° 134, pp. 12-18, 1974.
[49] FONTAINE F. – « Les écritures Anglo-saxonnes ». *La Graphologie,* n° 181, pp. 6-38, 1986.
[50] CRÉPIEUX-JAMIN J. – *A B C de la graphologie, op. cit.,* 1ere partie, p. 57.
[51] BRABANT G.P. – « Les modes d'accentuation ». *La Graphologie,* n° 58, pp. 13-17, 1955.
[52] SAINT-MORAND. – *Les bases de l'analyse de l'écriture.* Vigot, Paris, 1950. Épuisé. Et « Le geste-type de Saint-Morand ». *La Graphologie,* n° 162, pp. 9-22, 1981.
[53] DELAMAIN M. d'après STEIN-LEWINSON T. – « L'inclinaison et ses variations ». *La Graphologie,* n° 103, pp. 40-43, 1966.
[54] GILLE-MAISANI J.C. – *Psychologie de l'écriture.* Payot, 1984. Deuxième édition refondue.
[55] CRÉPIEUX-JAMIN J. – *ABC de la Graphologie, op. cit. Première Partie, les quinze premiers principes,* pp. 21 et 22.
[56] SARTIN P. et BORIE N. – « L'adaptation de la femme à la vie professionnelle ». *La Graphologie,* n° 141, p. 50, 1976.
[57] SAUDEK R. – *Experiments with handwriting.* Allent and Unwin, Londres, 1928.
[58] DUBOUCHET J. – « Méthode de mesure de la vitesse d'un tracé ». *La Graphologie,* n° 123, pp. 58-66, 1974.
[59] MICHEL F. – « Méthode de recueil et d'exploitation quantitative de paramètres temporo-spatiaux du geste graphique ». *La Graphologie,* n° 148, pp. 32-45, 1977.
[60] HECHT D. – « Le scriptchronographe de David Katz ». *La Graphologie,* n° 36, pp. 17-18, 1949.
[61] TROITSKY. – *Approche de la dysgraphie chez l'enfant. Évaluation métrique et projective d'un niveau graphique.* Sciences de psychologie et d'éducation de l'Université, Liège, 1982-1983. Mémoire.

[62] Vinh Bang. – *Évolution de l'écriture de l'enfant à l'adulte*. Delachaux et Niestlé, Neuchâtel et Paris, 1959.

[63] Delamain M. – « Perspective et relativité de la vitesse ». *La Graphologie*, nº 94, pp. 3-12, 1964.

[64] Delamain M. – « Essai d'une orientation psychologique par l'écriture aérée et l'écriture compacte ». *La Graphologie*, nº 1, pp. 15-22, 1935.

[65] Prenat M.T. – « Sur l'étude Graphométrique de la sinuosité en tant qu'expression du rapport émotivité contrôle ». La Graphologie, nº 114, pp. 30-35, 1969.

[66] Muel A. – « La méthode statistique d'analyse graphique appliquée à un groupe de garçons inadaptés de 5 à 14 ans. Autour de l'élément M27, lignes descendantes ». *La Graphologie*, nº 126, pp. 21-40, 1972.

[67] Monnot J. – « Considérations générales sur l'ordonnance. La marge de gauche ». *La Graphologie*, nº 147, pp. 26-28, 1977. « La marge de droite ». *La Graphologie*, nº 155, pp. 11-28, 1979.

[68] Cossel von B. – « Signatures françaises et allemandes ». *La Graphologie*, nº 120, pp. 37-46, 1970.

[69] Tavernier M. – « Importance de la signature en sélection professionnelle ». *La Graphologie*, nº 150, pp. 22-32, 1978.

[70] Stein-Lewinson T. – « Les signatures de Hitler ». *La Graphologie*, nº 162, pp. 44-48, 1981.

[71] Monnot J. – « A propos des signatures ; réflexion socio-psychologique ». *La Graphologie*, nº 166, pp. 28-43, 1982.

[72] Lièvre F. – « Signature et mise en œuvre du potentiel ». *La Graphologie*, nº 177, pp. 71-77, 1985.

[73] Boblet J. et Houel S. – *Les femmes dans les professions libérales*. Monographie pour le G.G.C.F., 1985.

[74] Olivaux R. – *De l'observation de l'écriture à la personnalité*. Éditions Sociales Françaises, Paris, 1969.

[75] Sarda A., Trippier G. et Lombard A. – « Article sur l'alcoolisme ». *La Graphologie*, nº 161, pp. 6-31, 1981.

[76] Klages L. – *L'expression du caractère dans l'écriture, op. cit.*, p. 16.

[77] *La graphologie*, ouvrage collectif mis en œuvre par P. Faideau. M.A. Éditions, Paris, 1983.

[78] Desurvire M. – « Nouveaux métiers, nouveaux hommes, nouvelles écritures ». *La Graphologie*, nº 177, pp. 98-109, 1985.

[79] Peugeot J. – « Recherches : Étude de l'écriture de candidats à un poste de conducteur receveur ». *La Graphologie*, nº 183, 1986.

[80] Peugeot J. – « Recherches » Adresse manuelle, intelligence et maladresse de l'écriture ». *La Graphologie*, nº 129, pp. 16-23, 1973.

[81] Belin C. – « L'écriture des suicidaires ». *La Graphologie*, nº 147, pp. 42-54, 1977.

[82] *Revue belge de graphométrie et de graphologie scientifique*. Liège, 1984.

[83] Ajuriaguerra J. de. – *Manuel de psychiatrie de l'enfant*, 2ᵉ éd. Masson, Paris, 1977.

[84] Crépieux-Jamin J. – *A B C de la Graphologie, op. cit.*, p. 79.

[85] Salce J. – « Graphologie psychomotrice, méthode de Théa Lewinson ». *La Graphologie*, nº 84, pp. 3-25, 1961.

[86] Klages L. – *Graphologie*, traduit de l'allemand par E. Reymond-Nicolet, Stock, Paris, 1943, 3ᵉ éd., 1975.

[87] Heiss R. – *Die Deutung der Handschrift*, 3ᵉ éd., Claasen, Hambourg, 1966. Ouvrage non traduit en français.

[88] Müller Enskat. – *Graphologische Diagnostik. Ihre Grundlagen, Möglichkeiten und Grenzen*, 2ᵉ éd. Huber, Berne, 1973. Ouvrage non traduit en français.

[89] Bose de C. – « Le rythme dans la méthode du Pr Heiss ». *La Graphologie*, nº 107, pp. 15-23, 1967.

[90] Abraham A. – *Les identifications de l'enfant à travers son dessin*. Privat, Toulouse, 1985.

[91] Listenow W. – Congrès de Cologne 1983. Classement des sexes par l'écriture (double expérience aveugle).

[92] Girardeau A. – Monographie pour le G.G.C.F., 1984.
[93] Bose de C. – « Méthode graphologique de Müller-Enskat : application concrète ». Extraits. *La Graphologie*, n° 154, pp. 8-12, 1979.
[94] Brésard S. et Willi M. – « Recherche pour un lexique de graphologie illustrée ». *La Graphologie*, n°s 167 et 168, 1982 ; n°s 170 et 171, 1983 ; n°s 178 et 179, 1985.
[95] Dailly R. et Effenterre van H. – « La droite et la gauche dans l'évolution des formes d'expression symboliques ». *La médecine infantile*, pp. 243-378, Maloine, Paris, 1983.
[96] Hécaen H. – *Les gauchers*. Presses Universitaires de France, Paris, 1984.
[97] Caddy S. – *La latéralité : étude psychanalytique*. Thèse de Doctorat de 3e cycle, 1980.
[98] « La latéralisation chez l'enfant ». *La médecine infantile*. Maloine, Paris, mars 1983.
[99] Ratzon H. – « Sur la graphologie de l'écriture hébraïque moderne ». *La Graphologie*, n° 176, pp. 11-25, octobre 1984.
[100] Auzias M. – *Enfants gauchers, enfants droitiers. Une épreuve de latéralité usuelle*. Delachaux et Niestlé, Neuchâtel et Paris, 1975.
[101] Ajuriaguerra J. de et Hécaen H. – *Les gauchers. Prévalence manuelle et dominante cérébrale*. Presses Universitaires de France, Paris.
[102] Villard C. – « Le problème de l'écriture des gauchers ». *La Graphologie*, n° 131, pp. 5-16, 1973.
[103] Auzias M. – *Les troubles de l'écriture chez l'enfant*. Delachaux et Niestlé, Neuchâtel et Paris, 1975.
[104] Stora R. – *Le test du dessin d'arbres*. Éditions Universitaires, J.P. Delarge, Paris, 1975. Épuisé.

INDEX DES ESPÈCES ET DES CARACTÉRISTIQUES GRAPHIQUES

MASSON, Éditeur
120, Bd St-Germain 75280 Paris Cedex 06
Dépôt légal : Mai 1987

Imprimerie de l'Indépendant
53200 Château-Gontier
Avril 1987